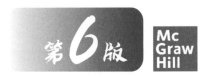

# 全科医生速查手册

John Murtagh's General Practice Companion Handbook

— sixth edition —

[澳] 约翰·莫塔（John Murtagh） ◎ 著

高建苑　张中军 ◎ 主译

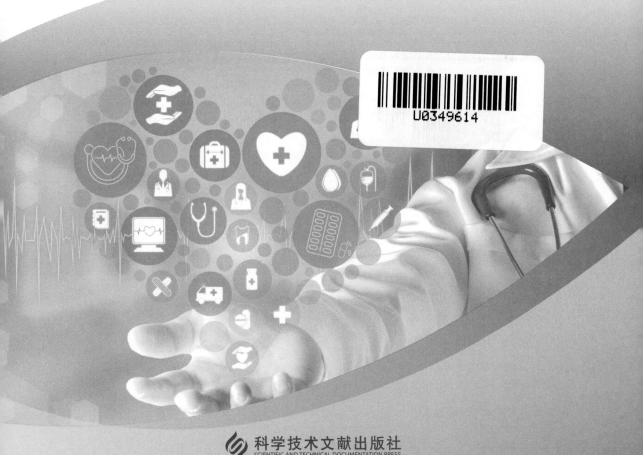

科学技术文献出版社
SCIENTIFIC AND TECHNICAL DOCUMENTATION PRESS
·北京·

图书在版编目（CIP）数据

全科医生速查手册：第6版/（澳）约翰·莫塔（John Murtagh）著；高建苑，张中军主译.—北京：科学技术文献出版社，2022.6

书名原文：John Murtagh's General Practice Companion Handbook（6E）

ISBN 978-7-5189-8556-2

Ⅰ.①全…　Ⅱ.①约…②高…③张…　Ⅲ.①临床医学—手册　Ⅳ.① R4-62

中国版本图书馆 CIP 数据核字（2021）第 222815 号

著作权合同登记号　图字：01-2021-4402

John Murtagh
John Murtagh's General Practice Companion Handbook (6E)
ISBN 9781743763131
Text © 2015 Author John E Murtagh
Illustrations and design © 2015 McGraw-Hill Education (Australia) Pty Ltd

## 全科医生速查手册：第6版

策划编辑：袁婴婴　　责任编辑：帅莎莎　袁婴婴　责任校对：王瑞瑞　　责任出版：张志平

| | | |
|---|---|---|
| 出　版　者 | 科学技术文献出版社 | |
| 地　　　址 | 北京市复兴路15号　　邮编　100038 | |
| 编　务　部 | （010）58882938，58882087（传真） | |
| 发　行　部 | （010）58882868，58882870（传真） | |
| 邮　购　部 | （010）58882873 | |
| 官　方　网　址 | www.stdp.com.cn | |
| 发　行　者 | 科学技术文献出版社发行　全国各地新华书店经销 | |
| 印　刷　者 | 北京时尚印佳彩色印刷有限公司 | |
| 版　　　次 | 2022 年 6 月第 1 版　2022 年 6 月第 1 次印刷 | |
| 开　　　本 | 787×1092　1/16 | |
| 字　　　数 | 738千 | |
| 印　　　张 | 33.5 | |
| 书　　　号 | ISBN 978-7-5189-8556-2 | |
| 定　　　价 | 168.00元 | |

**版权所有　违法必究**

购买本社图书，凡字迹不清、缺页、倒页、脱页者，本社发行部负责调换

# 译者名单

**主　译**　高建苑　张中军

**副主译**　陈　臻　叶旭军　万　健　谭杜勋

**译　者**（按姓氏笔画排序）

万　健　上海市浦东新区人民医院

叶旭军　武汉大学中南医院

李开为　黄石市中心医院

李昌庆　成都市第八人民医院

张中军　深圳市人民医院

陈　臻　云南省第一人民医院

陈向红　海南医学院第二附属医院

高建苑　西京医院

谭杜勋　康源医院

熊　鹰　湖北省荆州市第一人民医院

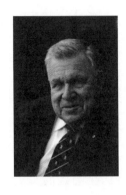

John Murtagh AM

DipObstRCOG，FRACGP，BEd

内外全科医学学士，医学博士，理学学士

莫纳什大学，全科医学名誉教授

墨尔本大学，全科医学教授级研究员

西澳大利亚弗里曼特尔圣母大学医学研究生院临床教授

北京大学客座教授

    John Murtagh 是莫纳什大学新成立的医学院第一批录取的学生之一，毕业于 1966 年，曾任教于维多利亚中学，是一名科学教师，教授化学、生物学和物理学。在参加了一个包括外科教务在内的综合研究生培训计划之后，他与同为医生的妻子 Jill Rosenblatt 合作，在维多利亚南尼尔林的农村社区行医长达十年。

    后来他回到墨尔本就职于莫纳什大学的科研岗位，在 1993 年被任命为全科医学教授及主任，一直到 2010 年退休。他现在是莫纳什大学名誉教授，兼任圣母大学临床教授、墨尔本大学教授级研究员及北京大学科学中心客座教授。

    1980 年担任《澳大利亚家庭医生医学》医学副主编，1986—1995 年担任此书的医学主编。1995 年因在医学领域，尤其是在医学教育、研究和出版领域的贡献，他被授予澳大利亚勋章。

    在他众多的出版物中，《医疗实践技巧》在 2005 年获得英国医学协会最佳基层医疗图书奖。在同一年，他通过出版《澳大利亚医生》被评为在综合医疗实践中最有影响力的人物之一。John Murtagh 被授予莫纳什大学首届 David de Krester 奖章，以表彰他在这一时期对医学、护理及健康科学的贡献。澳大利亚皇家学院全科医生们可能都知道该学院的图书馆就是以他的名字命名的。

    时至今日，John Murtagh 继续积极参与全科医生多种多样的实践活动。他与医生们有着广泛的接触，无论是医学生还是经验丰富的从业者，农村或者城市人群，本地或者国际的医学毕业生、临床医生或者研究人员，他都乐于与他们交流经验。这些经验使他能够洞察到他们的需求，并最终反映在《全科医学》一书中，此书承载着作者 John Mugtagh 的经验和智慧。

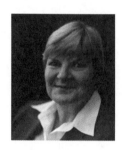

Jill Rosenblatt 博士

GradDipAppSci，DipObstRCOG，FRACGP，内外全科医学士

Ashwood 医疗集团全科医生

墨尔本莫纳什大学初级卫生保健学院兼职高级讲师

 

1968 年 Jill Rosenblatt 毕业于墨尔本大学医学专业。她作为住院医生与她的丈夫 John Murtagh 合作，在维多利亚南尼尔林农村行医。在澳大利亚南部 Koonibba Mission 居住期间，她对原居住民的健康特别感兴趣，她的父亲是当地的警司。

离开农村后，她来到墨尔本，并加入 Ashwood 医疗集团，继续进行综合医疗实践，尤其是护理老年患者。1980 年她被任命为莫纳什大学全科医学系高级讲师、全科医学教师。1985 年完成了澳大利亚皇家全科医师学院文凭课程，2001 年在 Swinburne 科技大学获得营养和环境医学应用科学研究生文凭。

基于 39 年在农村和都市的全科医疗实践经验，Jill Rosenblatt 为本书的编写注入了大量的多元化经验。此外，她曾在 Shepherd 基金会、亨利王子医院更年期诊所、Box Hill 医院及亨利王子医院麻醉科担任临床助理。Jill 曾担任 RACGP 的考官 34 年，并作为澳大利亚医疗协会委员 16 年。2010 年她被授予全科医师澳大利亚皇家学院的终身会员，2014 年被授予最杰出贡献奖。

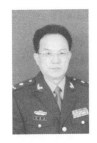

高建苑，1997 年获得中国人民解放军军医大学（原第四军医大学）硕士学位。现任空军军医大学西京医院主任医师、教授，《中国实用医药》杂志编委、《中华现代影像学杂志》常务编辑、《中国综合临床》杂志编委会副主任委员、美国 the ADA Professional Section 会员、中华内分泌学会陕西分会委员、中华医学会陕西疗养保健分会常委、陕西省老年医学专业委员副主任委员、中国医师协会营养与食品安全分会常委。对老年顽固性心衰、严重肺部感染、高血压危象、糖尿病高渗性昏迷等有比较丰富的经验。擅长糖尿病快速强化治疗，以及高血压、糖尿病、冠心病、高脂血症、痛风等生活方式干预治疗。研究方向为老年和特殊人群糖尿病防治。曾参加过美国、新加坡和墨西哥总统的保健工作，并接待外国患者就诊和住院治疗，能进行英语单语教学并担任过国际会议专业英语的现场翻译，善于演讲专业知识。作为第一作者被 SCI 收录文章 6 篇，影响因子 5.0 以上 3 篇；在核心和统计源期刊上发表论文 80 多篇。担任主编临床专著《临床常见内科疾病的点评》《现代临床糖尿病学》《老年医学》、*Clinical Practice in Diabetes*，其中 *Clinical Practice in Diabetes* 获 2009 年度中国西部科技图书一等奖；副主编临床专著《实用临床急危重症诊断与处理》《临床呼吸内科学》《现代内分泌疾病诊疗学》《现代临床内科学》。主持糖尿病治疗研究省部级以上基金 6 项。

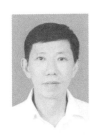

张中军，主任医师、硕士生导师。现任深圳市人民医院麻醉科主任，已培养硕士生 16 名，博士后 2 名，多次获得院级优秀带教老师称号，并于 2018 年获得深圳市优秀带教老师称号。目前担任中国医疗器械行业协会新生儿医疗分会副会长、中国医疗器械行业协会麻醉与围术期分会常委、中国心胸血管麻醉学会疼痛学分会常委、中国医疗保健国际交流促进会围术期医学分会委员、中华医学会麻醉学分会耳鼻喉科麻醉学组成员、广东省医师协会麻醉科医师分会副主任委员、广东省医学会麻醉学分会常委、广东省医学教育协会麻醉学专业委员会副主任委员、广东省抗癌协会麻醉分会副主任委员、深圳市医师协会麻醉科医师分会会长、深圳市医学会麻醉学分会副主任委员。长期致力于麻醉学科相关的临床及科研工作，发表专业学术论文 30 余篇，主编医学专著 4 部。在各种急危重症及疑难患者的救治及麻醉管理方面具有非常丰富的临床经验。

本书是《全科医学（第 6 版）》[ Murtagh's General Practice sixth edition（MGP，6E）] 的精华缩略版本。本书是在数百名临床医生要求下编写的，本书是将医疗实践中的主要知识提炼而成的新书，以方便医生工作时随时查阅。本书按照字母顺序介绍疾病的临床表现，尤其是在日常医疗实践中遇到的常见疾病基本知识。本书的特点包括扩展了 Murtagh 的常见症状诊断策略及"三联体和四联体"辅助诊断策略，有助于更精确地诊断某些重要疾病。除诊断外，本书侧重于疾病的处理，在临床特点、检查及患者整体管理方面进行了简单概述，具体信息可参阅参考文献和《全科医学（第 6 版）》。

此外，本书还介绍了医生经常用到的几个附录和图表，其中包括体重指数（BMI）计算表、皮节分布图、简易精神状态检查量表、斯内伦视力表、2 型糖尿病的逐步管理、儿童传染病学校隔离时间、心电图、呼吸功能测试指标，其主要参考资料源于 Therapeutic Guidelines Limited 出版的药物指南系列丛书。

在此向审读本书的 Dr Ndidi Victor Ikealumba 表示感谢！

　　医学是一门不断发展变化的科学，新的研究成果和临床经验不断地拓宽我们的知识范围，尤其在手术治疗和药物治疗等方面日新月异。本书编辑和出版商对书中的资料进行了审核，尽可能确保信息准确、完整、被公认，符合当下出版质量要求。然而，鉴于个人误差和医学的发展，无论是编辑或者出版商，还是本书前期准备和出版过程中涉及的其他人员，都无法保证这本书在每一方面所包含的信息均是准确或完整的。我们鼓励读者对此书包含的信息与其他来源的信息进行比较。特别建议读者务必确认包含在这本书中的药物相关信息是否准确，每种药物的推荐剂量或禁忌有无变更，这一建议对新上市或很少使用的药物特别重要。

# 目　录

# B

# F

# R

# S

# T

# Z

# 附录

# |A|

## 全科医学的基本常识（ABC of general practice）

### 全科医学的性质和内容

设立全科医学是把初级卫生保健带进社区的传统方法。全科医学本身是一门医学学科，需要将已学习的大量医学知识与沟通艺术相互联系起来。

### 全科医学的定义

全科医学可以定义为一门提供"以社区为基础、持续、全面、预防性的初级保健"的医疗学科，有时也可简称为 CCCP 模型（Community-based，Continuing，Comprehensive，Preventive primary care，CCCP）。澳大利亚皇家全科医师学院（The Royal Australian College of General Practitioner，RACGP）的常规医疗培训课程包括 5 个方面：

· 沟通技巧和医患关系。

· 应用专业知识和技能。

· 全科医学与人群健康。

· 职业和伦理责任。

· 组织学和法律知识。

### 全科医学的独特功能

全科医学与综合医院或专科医院所应用的医学知识不同，其独特之处在于以下几点：

· 第一次接触患者。

· 诊断方法。

· 威胁生命的疾病及严重疾病的早期诊断。

· 护理的连续性和可用性。

· 个性化的护理。

· 急性和慢性疾病的护理。

· 上门进行护理。

· 紧急护理（在家中或社区能得到及时的治疗）。

· 家居护理。

· 姑息治疗（在家中进行）。

· 预防保健。

· 健康促进宣传的范围。

· 对机体整体的分析。

· 医疗协调。

除了以上这些职能外，医生必须对非常常见的问题进行处理，包括那些医学院或研究生课程通常不教的各种问题。其中许多问题尚未普遍发生，可以算是全科医学中的细

1

节问题。

## 诊断视角（**A diagnostic perspective**）

### 基本模型

使用该诊断模型，需要医生以严谨的方式应对问题，迅速回答以下 5 个问题（表 A1）。

表 A1　现存症状的诊断模型

| |
|---|
| 1. 什么是可能的诊断？ |
| 2. 哪些是不应漏诊的严重疾病？ |
| 3. 往往会漏诊哪些疾病（趋利避害）？ |
| 4. 在医疗实践中，患者会患有某一"易混淆"的疾病吗？ |
| 5. 患者还想告诉我什么？ |

1. 可能性诊断

这基于医生的角度及对疾病感染率、发病率和自然史的临床经验。问题是"对于现在这个有特殊问题的特殊患者，最有可能的诊断是什么？"

2. 哪些是不应漏诊的严重疾病？

医生需要通过建立"临床高度怀疑"来做到早期识别严重疾病。一般认为，这种能力在很大程度上与直觉有关，但事实可能并非如此，准确地来说它主要来自于临床经验。除非已经确诊，这些疾病（表 A2）在诊断过程中就需要一直被考虑，可分类为 V（血管）、I〔感染（严重）〕和 N（肿瘤），尤其是恶性肿瘤。

表 A2　"不容忽视"的重症疾病

| 血管 | 感染 |
|---|---|
| ·动脉 | ·脑膜脑炎 |
| ——急性冠状动脉综合征 | ·败血症 |
| ——脑：如卒中、蛛网膜下腔出血 | ·脑膜炎双球菌感染 |
| ——动脉瘤：主动脉瘤、颅内动脉瘤 | ·感染性心内膜炎 |
| ·静脉 | ·艾滋病病毒 / 艾滋病 |
| ——深静脉血栓形成→肺栓塞 | ·梭状芽孢杆菌感染 |
| ——腋静脉血栓形成 | ·肺炎 / 禽流感 / 严重急性呼吸系统综合征 |
| ·动脉炎 | ·出血热 |
| ——巨细胞动脉炎 / 颞动脉炎，血管炎 | 肿瘤，尤其是恶性肿瘤（癌症） |
| ·出血，如异位妊娠、弥散性血管内凝血 | 其他 |
| | ·哮喘 |
| | ·即将发生的或潜在发生的自杀 |

非常有必要考虑到心肌梗死或局部缺血，因为这类疾病具有非常严重的潜在致命性，并且有时可能被繁忙的医生所忽视。冠状动脉疾病也可表现为危及生命的心律失常，症状可能表现为心悸和（或）眩晕。需要有高度怀疑时才能诊断为心律失常。

一些危险信号和"报警"征象有助于识别出这些疾病，例如：

· 年龄 > 50 岁。

· 突然发作。

· 癌症史。

· 发热 > 37.8 ℃。

· 体重减轻。

· 脸色苍白。

· 海外旅游。

· 不寻常的呕吐。

· 神经缺损。

· 认知、意识改变。

· 未能改善。

· 在厕所昏厥。

· 药物或者酒精滥用。

· 药物的使用，如类固醇，或其他生物制剂。

3. 往往会漏诊什么疾病？

这个问题指的是在全科医疗过程中经常遇到漏诊的情况。疾病的漏诊绝对与经验因素有关，而相当简单、不危及生命的疾病容易被忽略，除非医生已经将它们囊括在诊断框架之中。一些重要的、易漏诊的疾病列于表 A3。

表 A3　易漏诊的疾病

| | |
|---|---|
| 过敏 | 异物 |
| 脓肿（隐匿性） | 贾第虫病 |
| 念珠菌感染 | 血色素沉着 |
| 慢性疲劳综合征 | 铅中毒 |
| 腹腔疾病 | 更年期综合征 |
| 家庭暴力，如虐待儿童 | 偏头痛（非典型的变种） |
| 药物 | 佩吉特病 |
| 带状疱疹 | 孕期（早期） |
| 粪便嵌塞 | 癫痫 |
| | 泌尿系统感染 |

4. 易混淆疾病

安全机制的运用对防止误诊是非常重要的。有些医生会考虑进行会诊，用以明确诊断。患者的表述含糊不清，让人觉得像混乱的"购物单"，但是核实这个"购物单"是非常有用的。

21 世纪前，鉴别诊断是非常重要的，如梅毒和结核病是最常见的易混淆疾病，现在这些感染性疾病已经被医源性疾病、恶性疾病、酗酒、内分泌紊乱及具有种种表现的动脉粥样硬化，尤其是冠状动脉供血不足、脑血管供血不足等疾病所取代。内分泌失调，往往涉及脑垂体功能障碍（图 E4），这对于诊断是一个特别的挑战。

如果患者某部位疼痛，这种疼痛可能源自于脊柱，因此脊柱源性疼痛（神经根性或其他相关类型）可能是各种疼痛综合征的病因，如头痛、手臂痛、下肢痛、胸部疼痛、盆腔疼痛，甚至腹痛。笔者的经验是，在全科医学中，脊柱源性疼痛是未确诊的疾病中最易被忽视的病因之一。

　　表 A4 和表 A5 提供了一份检查清单，将其中疾病分为两组，每组有 7 种类型的易混淆疾病。第一个列表代表了全科医疗中遇到的比较常见的疾病，第二个列表包括相对不常见的易混淆疾病，如 Epstein-Barr 病毒（Epstein-Barr virus，EBV）感染所致的单核细胞增多症等疾病，这些在全科医疗中也是很常见的易混淆疾病。

表 A4　7 种常见易混淆疾病

| | |
|---|---|
| 1. 抑郁症 | —其他 |
| 2. 糖尿病 | 4. 贫血 |
| 3. 药物 | 5. 甲状腺等内分泌障碍 |
| ·医源性 | ·甲状腺功能亢进症 |
| ·自己滥用 | ·甲状腺功能减退症 |
| —酒精 | ·艾迪生病（Addison 病） |
| —毒品 | ·脊髓功能障碍 |
| —尼古丁 | 6. 泌尿系感染 |

表 A5　7 种不常见的易混淆疾病

| | |
|---|---|
| 1. 慢性肾衰竭 | —疟疾 |
| 2. 恶性疾病 | —罗斯河热 |
| ·淋巴瘤 / 白血病 | —登革热 |
| ·肺癌 | ·其他 |
| ·盲肠癌 / 结肠癌 | 6. 神经顽症 |
| ·肾癌 | ·帕金森病 |
| ·多发性骨髓瘤 | ·吉兰－巴雷综合征（Guillain-Barre 综合征） |
| ·卵巢癌 | ·癫痫，尤其是复杂部分性癫痫 |
| ·癌症转移 | ·多发性硬化症 |
| 3. HIV 感染 / 艾滋病 | ·重症肌无力 |
| 4. 不明原因的细菌感染 | ·颅骨占位性病变 |
| ·梅毒 | ·偏头痛及其变异类型 |
| ·肺结核 | ·其他 |
| ·感染性心内膜炎 | 7. 结缔组织疾病和血管炎 |
| ·人畜共患病 | ·结缔组织疾病 |
| ·衣原体感染 | —系统性红斑狼疮 |
| ·非典型肺炎 | —系统性硬化症 |
| ·其他 | —皮肌炎 |
| 5. 不明原因的病毒（和原虫）感染 | —重叠综合征 |
| ·Epstein-Barr 病毒感染所致的单核细胞增多症 | ·血管炎 |
| ·TORCH 微生物（如巨细胞病毒） | —多动脉炎 |
| 肝炎，A 型、B 型、C 型、D 型、E 型、F 型、G 型 | —巨细胞动脉炎 / 风湿性多肌痛 |
| ·蚊子传播的疾病 | —肉芽肿性疾病及其他 |

　　5. 患者想告诉我什么？

　　医生必须考虑，患者是否在描述病情时别有深意，尤其是在未明确疾病的情况下。当然，患者可能会出现抑郁情绪（或真或假），也可能出现真正的焦虑状态。然而，患者可能是因为疲倦等表现出来的症状来就诊。它可能代表一种在压力状态下或焦虑状态下的患者请求帮助的情况。表 A6 提供了一个检查清单，有助于确定引发患者不适的心理原因。

重要的潜在的社会心理问题被称为黄色预警信号。

表 A6　潜在的恐惧或引起紧张和焦虑的问题

| | |
|---|---|
| 1. 家庭中发生的人际冲突 | 6. 性问题 |
| 2. 看见朋友生病或去世 | 7. 与毒品有关的问题 |
| 3. 对恶性肿瘤具有恐惧感 | 8. 致残性关节炎 |
| 4. 性传播疾病，尤其是艾滋病 | 9. 财政忧虑 |
| 5. 即将发生的"冠状动脉疾病"或"卒中" | 10. 其他不正常的压力 |

例如，求医癖（孟乔森综合征），异常病态行为，不典型体征，工作表现差，容易出现法律和社会问题。

延迟诊断的棒球规则：三振出局，你就出局了。

# 腹痛（Abdominal pain）

### 主要症状和检查要点

在两个全科医疗研究中，急腹症最常见的原因如下：第一项研究表明是急性阑尾炎（31%）和绞痛（29%）；第二项研究表明是急性阑尾炎（21%）、绞痛（16%）、肠系膜淋巴结炎（16%）。后者的研究中纳入儿童。急性腹痛的诊断策略模型见表 A7。

**急性腹痛的预警症状**

· 发热。

· 厕所内摔倒。

· 缺血性心脏疾病。

· 脸色苍白、大汗淋漓。

· 渐进性呕吐，疼痛，腹胀。

· 月经异常。

· 心房颤动。

· 反跳痛及肌紧张。

表 A7　急性腹痛：诊断策略模型

| | |
|---|---|
| **问：可能性诊断** | · 心肌梗死（特别是下壁） |
| **答：急性胃肠炎** | · 肠系膜动脉缺血 |
| 　· 急性阑尾炎 | · 异位妊娠 |
| 　· 胆绞痛 | 严重感染 |
| 　· 经间痛 / 痛经 | · 胆管炎 |
| 　· 肠易激综合征 | · 腹膜炎 / 内脏穿孔 |
| **问：不容漏诊的严重疾病** | · 急性输卵管炎 |
| **答：血管** | · 胰腺炎 |
| 　· 腹主动脉瘤破裂 | 肿瘤 |

| | |
|---|---|
| ·夹层动脉瘤 | ·肠梗阻 |
| 绞窄性疝 | ·糖尿病（酮症酸中毒） |
| 问：误区（经常漏诊） | ·药物，如麻醉剂 |
| 答：阑尾炎（非典型） | ·贫血（镰状细胞贫血） |
| ·肌筋膜撕裂 | ·艾迪生病 |
| ·肺部疾病，如肺炎 | ·脊髓功能障碍 |
| ·粪便嵌塞 | ·泌尿系感染，包括尿脓毒血症 |
| ·消化性溃疡 | 问：患者想告诉我什么？ |
| 问：7种常见易混淆疾病 | 答：经常性非典型疼痛，可考虑心理因素，如求医癖（孟乔森综合征） |
| 答：抑郁症 | |

### 诊断指南

**一般规则**

·上腹部疼痛是由上消化道的病变引起。

·下腹部疼痛是由下消化道或盆腔器官的病变引起。

·早期严重呕吐预示着消化道的高位梗阻。

·急性阑尾炎的特点是症状进行性变化：疼痛→厌食→恶心→呕吐。

**疼痛类型**

腹痛诊断的典型部位和疼痛类型见图 A1、图 A2。绞痛是有节奏性的疼痛，是一种会出现高峰和减退的规律性疼痛，并伴随有规律性痉挛，这几乎可以特异性诊断为肠梗阻。输尿管绞痛是真正的腹部绞痛，但所谓的胆绞痛、肾绞痛则不是真正的绞痛。

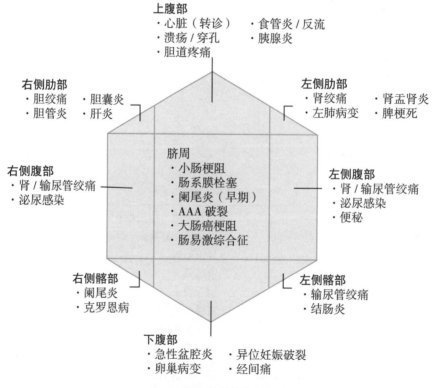

**上腹部**
·心脏（转诊）　·食管炎/反流
·溃疡/穿孔　·胰腺炎
·胆道疼痛

**右侧肋部**
·胆绞痛　·胆囊炎
·胆管炎　·肝炎

**左侧肋部**
·肾绞痛　·肾盂肾炎
·左肺病变　·脾梗死

**右侧腹部**
·肾/输尿管绞痛
·泌尿感染

**脐周**
·小肠梗阻
·肠系膜栓塞
·阑尾炎（早期）
·AAA 破裂
·大肠癌梗阻
·肠易激综合征

**左侧腹部**
·肾/输尿管绞痛
·泌尿感染
·便秘

**右侧髂部**
·阑尾炎
·克罗恩病

**左侧髂部**
·输尿管绞痛
·结肠炎

**下腹部**
·急性盆腔炎　·异位妊娠破裂
·卵巢病变　·经间痛

图 A1　腹痛诊断的典型部位

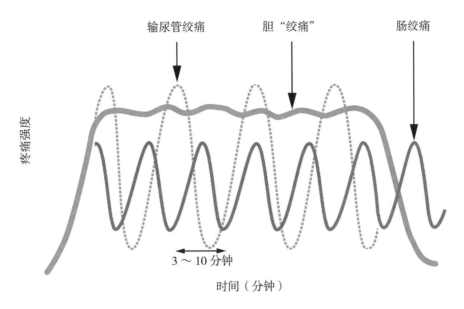

输尿管绞痛　　　胆"绞痛"　　　肠绞痛

疼痛强度

3～10分钟

时间（分钟）

图 A2　各种原因引起的急性腹部绞痛的特征性疼痛诊断类型

## 儿童腹痛（Abdominal pain in children）

腹痛是儿童常见的主诉，尤其是复发性腹痛。

婴儿绞痛（Infantile colic）

又名"紫色哭闹期"或"哭闹不安的婴儿"。

典型特征

· 发生在婴儿出生第 2～16 周，尤其是第 10 周。

· 健康的孩子哭闹时间延长，每日持续至少 3 小时，每周 3 天以上，持续 3 个月。

· 多于傍晚哭泣。

· 儿童双腿弯曲，因为"肚子痛"而紧握拳头，喘气，脸红。

处理

· 进行安抚并向患者父母解释这不是一种肠道紊乱。

· 抚慰方法见本书 111 页"婴儿哭闹"。

· 如果病情较重，请转诊儿科医生。

药物

如果可能的话，避免药物治疗，但可以考虑选用二甲基硅油制剂（如二甲硅油滴液）。

肠套叠（Intussusception）

典型的临床特征

突然、反复发作的剧烈、阵发性中心性疼痛，无缓解疼痛的办法（图 A3）。

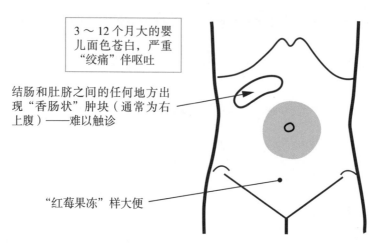

图 A3 急性肠套叠疼痛的典型特征分布

诊断

·超声（Ultrasound，US）成像。

治疗

·通过空气或氧气（首选）或钡剂灌肠来降低压力。

·少数可能需要外科手术干预。

药物（Drugs）

在儿童中，尤其是在年龄较大的、主诉急性腹痛的儿童中，需要检查药物的摄入情况。儿童腹部绞痛的常见原因是吸烟（尼古丁），同时还要考虑其他药物，如大麻、可卡因和海洛因。

肠系膜淋巴结炎（Mesenteric adenitis）

这是急性阑尾炎鉴别诊断的一个难题，因为两者病史可能是非常相似的。有时候，几乎没办法进行区分。一般来说，肠系膜淋巴结炎的局部性疼痛和压痛并不明确，肌紧张缺乏特异性，患者体温较高，厌食、恶心、呕吐也缺乏特异性。这种疾病会持续大概5天，随后会得到快速恢复。

复发性腹痛（Recurrent abdominal pain）

反复发作性腹痛（Recurrent abdominal pain，RAP）在学龄儿童中占到10%（反复发作性腹痛是指每个月中，疼痛的发作次数超过3次或更多）。只有5%～10%的儿童会发现器质性疾病，大多数患童的病因仍不清楚，需要考虑便秘、儿童偏头痛、乳糖不耐症。

检查

·尿液分析和中段尿培养/尿液镜检和培养。

·全血细胞分析和血沉。

·普通X线（评估粪便潴留）。

## 急性腹痛的具体原因（Specific causes of acute abdominal pain）

腹主动脉瘤（Abdominal aortic aneurysm）

腹主动脉瘤（Abdominal aortic aneurysm，AAA）破裂的风险与腹主动脉瘤的直径、直径增加的速率有相关性（图 A4、图 A5）。

检查

·超声（相关系数＞ 50 的患者有筛查指征）。

·CT 扫描（成像更清晰），最好是螺旋形 / 螺旋线形 CT。

·MRI 扫描（良好的清晰度）。

所有这类患者都适用。如果＞ 5 ～ 5.5 cm，建议进行手术治疗。

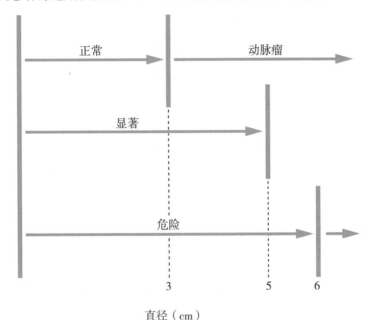

图 A4　成年人中腹主动脉正常和异常的宽度指南

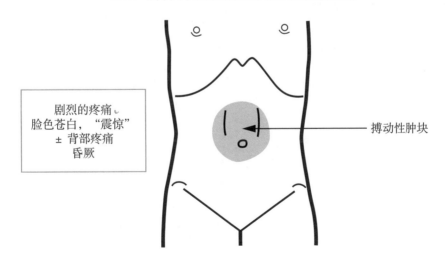

图 A5　腹主动脉瘤破裂的典型疼痛分布

**肠系膜上动脉闭塞**（Mesenteric artery occlusion）

急性肠缺血起因于肠系膜上动脉闭塞，可能为急性或慢性（图 A6）。

·CT 扫描可获得最好的清晰度。

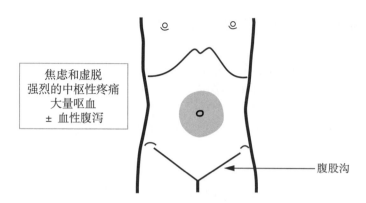

焦虑和虚脱
强烈的中枢性疼痛
大量呕血
± 血性腹泻

腹股沟

图 A6　肠系膜动脉闭塞的典型疼痛分布

处理

早期手术可预防肠坏死，而在晚期需要在拯救生命的过程中，对坏死肠道进行大规模地切除。早期诊断（在发病几个小时内）是非常重要的。

急性尿潴留（Acute retention of urine）

处理

· 如果有任何影响诊断的排泄物则需要排空肠道后再进行直肠指检。男性需要进行前列腺癌或者前列腺炎的检查。

· 使用 14 号或 16 号 Foley 导尿管进行导尿，以缓解梗阻，并进行尿液排放。进行中段尿培养。若难以实施，在耻骨上放置导尿管进行导尿。

· 留置导尿，并寻求泌尿科医生的建议。

· 如果有恢复的机会，如症状是药物引起的，需要停止使用该药物，并将导管保留 48 小时，拔除后给予哌唑嗪（0.5 mg，每日 2 次）或特拉唑嗪。

急性阑尾炎（Acute appendicitis）

急性阑尾炎主要发生于青壮年（特别是 15 ～ 25 岁），但在所有年龄段中均有发生（虽然少见于 3 岁以下儿童）。急性阑尾炎是最常见的外科急症，主要依靠临床症状去诊断（图 A7）。

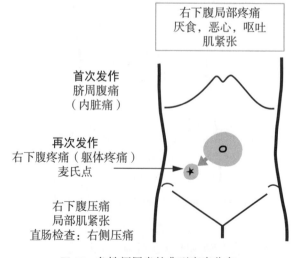

右下腹局部疼痛
厌食，恶心，呕吐
肌紧张

首次发作
脐周腹痛
（内脏痛）

再次发作
右下腹疼痛（躯体疼痛）
麦氏点

右下腹压痛
局部肌紧张
直肠检查：右侧压痛

图 A7　急性阑尾炎的典型疼痛分布

检查

· 全血细胞分析示白细胞增多；C-反应蛋白增高。

· 女性患者应考虑盆腔超声。

· 超声诊断阑尾炎的准确率可以达到 80% ~ 90%，但肥胖或既往进行过腹部手术都会影响准确率。CT 扫描或 MRI 检查准确率更高。

处理

· 立即转院进行手术切除，如果穿孔，使用头孢噻肟（或类似药物）和甲硝唑治疗。

## 小肠梗阻（Small bowel obstruction）

症状取决于阻塞的程度。越近侧的阻塞，疼痛越严重。普通 X 线直立位摄片可明确诊断。CT 扫描对于诊断很有帮助（图 A8）。

处理

· 静脉输液和使用鼻胃管进行胃肠减压。

· 剖腹手术（不用于 Crohn 病）或者疝修补。

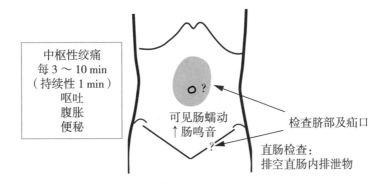

图 A8　小肠梗阻的典型疼痛分布

## 大肠梗阻（Large bowel obstruction）

75% 的症状是由结肠癌引起：考虑肠扭转、憩室炎、便秘等（图 A9）。

处理

推荐手术治疗（均需术前减压）。

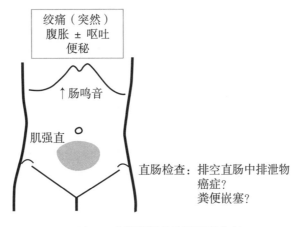

图 A9　大肠梗阻的典型疼痛分布

消化性溃疡穿孔（Perforated peptic ulcer）

临床症状有三个阶段（图 A10）：

第一阶段：虚脱。

第二阶段：反应（2～6 小时后）——症状改善。

第三阶段：腹膜炎（6～12 小时后）。

X 线检查：X 线胸片可显示横膈下（75% 患者可见）的游离气体，检查前需要直立静坐 15 分钟。限量的泛影葡胺制剂餐可以证实诊断。CT 扫描可使诊断更为准确。

处理

·静脉滴注和胃肠减压（立即使用鼻胃管）。

·复苏后立即行剖腹探查术。

·保守治疗是可能的治疗方法（如后期症状和吞咽泛影葡胺造影可提示穿孔的密封程度）。

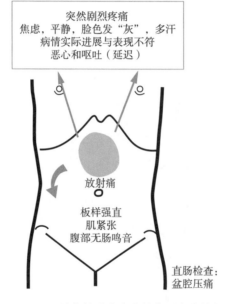

图 A10　消化性溃疡穿孔的典型疼痛特征

腹膜炎（Peritonitis）

腹膜炎可局部发生（如憩室炎、阑尾炎），也可因内脏穿孔后引起败血症而造成广泛性腹膜炎。典型症状是消化性溃疡穿孔。关键的诊断依据为腹腔液体培养和CT 扫描。

处理

·通常需要外科干预。

·抗生素：头孢菌素或阿莫西林 / 氨苄西林 + 庆大霉素 + 甲硝唑（静脉滴注）。

输尿管绞痛（Ureteric colic）

肾绞痛并非真正的绞痛，但由于血块或位于盆腔输尿管交界处的结石嵌顿产生的持续性疼痛除外；输尿管绞痛则表现为严重的真正意义上的绞痛（图 A11）。

诊断

·普通 X 线检查：结石绝大部分（75%）是不透射线的（成分为草酸钙和磷酸盐）。

结石< 5 mm 通常是可以通过输尿管的。

· 静脉肾盂造影：可以确认不透明度，并能够检查肾脏功能（限定值）。

· 超声：可以确定结石的位置和排除梗阻症状。

· 非对比螺旋性 CT 是金标准。

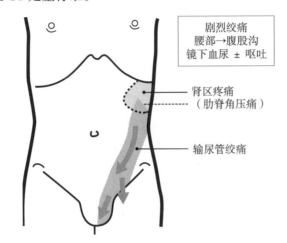

图 A11　输尿管绞痛：辐射性左输尿管绞痛的典型疼痛类型

处理（标准身高和体重的成年人剂量）

· 如果出现呕吐症状，需用吗啡 5 ～ 10 mg（静脉输注），或芬太尼 50 ～ 100 mcg 静脉输注 ± 甲氧氯普胺 10 mg，肌内注射或静脉输注，或东莨菪碱 20 mg，肌内注射。

· 避免大量摄入液体。

· 对于进一步的疼痛，需要使用吲哚美辛栓剂（限每日 2 次）。

可选：双氯芬酸 75 mg，肌内注射；酮咯酸 30 mg，肌内注射。

胆痛（Biliary pain）

通常由于结石或胆汁淤积所致（图 A12）。

诊断

· 腹部超声 / 核医学肝胆显像（DIDA 或 HIDA 扫描），或 CT 扫描。

· 白细胞和 C- 反应蛋白：可能升高。

处理

· 胆石溶解或碎石术。

· 胆囊切除术（主要方法）。

急性胆囊炎的治疗

· 卧床休息。

· 静脉输液。

· 禁食。

· 镇痛药：吗啡 2.5 ～ 5 mg，静脉输注（边加药边观察，至最佳效果），或芬太尼 50 ～ 100 mcg，静脉输注（边加药边观察，至最佳效果），或者酮洛酸。

· 抗生素：阿莫西林静脉输注或肌内注射，加庆大霉素静脉输注（如果患有败血症的话），或头孢菌素类肌内注射或静脉输注。

·胆囊切除术。

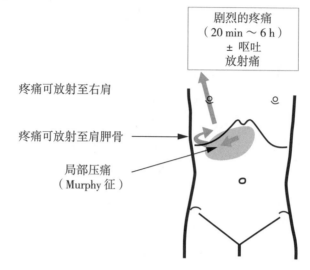

图 A12　胆道"绞痛"和急性胆囊炎典型的疼痛位点

急性胰腺炎（Acute pancreatitis）

急性胰腺炎的典型疼痛分布见图 A13。

诊断

·白细胞计数：白细胞增多。

·血清淀粉酶或脂肪酶增加（通常成 5 倍增加）。

·普通 X 线可能会发现左上腹部有一个孤立扩张的小肠肠襻，即前哨肠襻。

·CT 扫描。

·超声检查（评估胆道系统）。

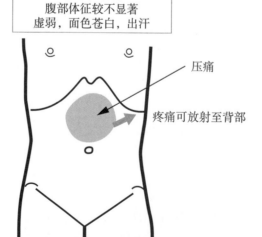

图 A13　急性胰腺炎的典型疼痛分布

处理

· 安排入院，可能需要进行逆行胰胆管造影（Endoscopic retrograde cholangiopancrea-tography，ERCP）。

· 基本的治疗方法是卧床休息，禁食，鼻胃管抽吸（如果有呕吐症状的话），静脉输液，静脉或肌内注射镇痛药（吗啡或芬太尼）和止吐药。

慢性胰腺炎（Chronic pancreatitis）

疼痛较轻，但更持久，上腹部疼痛可引起后背疼痛。症状可能复发和恶化。使用CT扫描和超声等技术进行检查。可能发展到体重减轻和脂肪痢。给予对乙酰氨基酚或可待因用于镇痛，并且给予胰酶补充药用于治疗脂肪痢。

急性憩室炎（Acute diverticulitis）

< 10% 的患者会出现憩室病（图 A14，详见本书 182 页）。

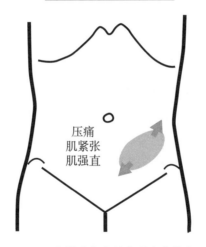

左髂窝急性疼痛
左侧辐射痛
发热
± 便秘

压痛
肌紧张
肌强直

图 A14　急性憩室炎的典型疼痛分布

检查

· 全血细胞分析：白细胞增多，血沉增高。

· 脓血大便。

· 腹部超声 /CT 检查（最好能发现瘘管、脓肿或穿孔）。

治疗

· 禁食。

· 服用镇痛药。

· 服用抗生素。

　　—轻症病例：阿莫西林 + 克拉维酸钾每日 2 次，使用 5 ～ 7 天。

　　—重症病例：阿莫西林静脉注射 + 庆大霉素静脉注射 + 甲硝唑静脉注射。

· 对并发症进行手术。

## 女性下腹部疼痛（Lower abdominal pain in women）

英国的一项研究显示，女性慢性下腹痛的病因可能包括粘连（36%）、无诊断（19%）、子宫内膜异位症（14%）、便秘（13%）、卵巢囊肿（11%）和盆腔炎性疾病（7%）。

异位妊娠（Ectopic pregnancy）

异位妊娠临床特征见图 A15。

诊断

·尿妊娠试验确诊为阳性。

·β-hCG 的测定（可能需要连续测试），如果始终＞1500 U/L，则确诊为阳性。

·阴道超声可以在 5～6 周进行诊断（空子宫、输卵管囊肿）。

·腹腔镜检查（明确诊断程序）。

处理

可以采取保守疗法（基于超声和 β-hCG 测定结果）；可通过注射甲氨蝶呤到异位囊肿进行治疗；腹腔镜切除；或在严重的情况下行开腹手术。伴随有失血的异位妊娠破裂需要紧急手术。

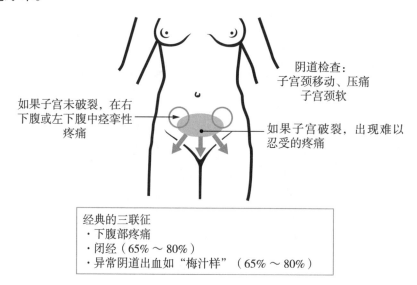

图 A15　异位妊娠临床特征

囊状卵泡（小体）破裂（经间痛）[ Ruptured ovarian( Graafian )follicle( Mittelschmerz ) ]

典型的临床特征

·周期性疼痛发作。

·一侧或另一侧髂窝（RIF＞LIF，右侧比左侧疼痛明显）深部疼痛（平均持续 5 小时）。

·经常被描述为"马踢样疼痛"。

·疼痛有移向腹部中间的趋势。

·盆腔出现沉重感。

处理

·解释和安慰。

· 简单的镇痛药：阿司匹林或对乙酰氨基酚（扑热息痛）。

· 如果疼痛严重，则需要使用"热水袋"进行热敷。

**卵巢囊肿破裂**（Ruptured ovarian cyst）

排卵之前或性活动后囊肿有破裂的可能。

· 一侧或另一侧髂窝突然疼痛发作。

· 可能出现恶心和呕吐。

· 疼痛通常在几个小时内缓解。

体征

· 髂窝处压痛及肌紧张。

· 直肠检查：直肠子宫陷凹处压痛。

诊断

· 超声检查

处理

· 适当的解释和安慰。

· 保守治疗。

　—单纯囊肿 < 4 cm。

　—内部出血。

　—最轻微的疼痛。

· 可能需要阴道穿刺引流或腹腔镜手术。

**卵巢囊肿急性蒂扭转**（Acute torsion of ovarian cyst）

诊断

· 超声 ± 超声多普勒

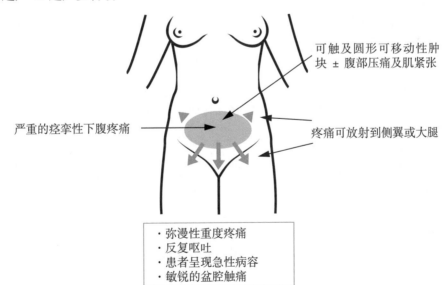

可触及圆形可移动性肿块 ± 腹部压痛及肌紧张

严重的痉挛性下腹疼痛

疼痛可放射到侧翼或大腿

· 弥漫性重度疼痛
· 反复呕吐
· 患者呈现急性病容
· 敏锐的盆腔触痛

图 A16　卵巢囊肿急性蒂扭转的典型临床特征

治疗

·剖腹手术和手术矫正。

### 盆腔粘连（Pelvic adhesions）

盆腔粘连可能是盆腔疼痛、不孕、痛经及肠绞痛的病因。当粘连清晰可见，并且没有肠襻牢牢粘在一起时，盆腔粘连可以通过腹腔镜手术来进行诊断和手术分离。

# 痤疮（Acne）

### 外用的治疗方案（Some topical treatment regimens）

**轻度（粉刺 ± 丘疹脓疱型）**

原理：治疗粉刺用粉刺抑制剂（如硫化合物、水杨酸、视黄醇）附加抗菌类药物，如过氧化苯甲酰和壬二酸。

一线用药（初期使用）：

·维 A 酸 0.025% 或夜间使用 0.05% 乳膏。

·或夜间使用异维 A 酸 0.05% 凝胶。

·大面积轻度痤疮，可考虑局部 3% 水杨酸溶于 70% 乙醇，每日 1 次。

如果 6 周后疗效不佳，需要联合药物治疗，例如，夜间使用 0.05% 异维 A 酸凝胶，加 2.5% 或 5% 过氧化苯甲酰乳膏或凝胶，或外加：

·克林霉素 1% 洗剂外用（在更严重的病例中合并使用过氧化苯甲酰）。

·或早晨使用红霉素 2% 外用凝胶。

·或壬二酸，每日 2 次。

持续用药 3 个月并进行复查。

**中度（± 躯干受累）**

·维 A 酸或过氧化苯甲酰，外加口服抗生素。

**中度至重度（+ 结节，± 囊肿）**

·夜间局部使用维 A 酸外用。

·或夜间使用阿达帕林 0.1% 乳膏或凝胶，外加口服抗生素。

### 克林霉素治疗方案

使用溶于乙醇的盐酸克林霉素，每日 2 次，用指尖涂抹于各个粉刺部位。

·克林达塔克（Clindatech，1% 盐酸克林霉素溶液制剂）是一种制备好的克林霉素制剂。

·克林霉素对于孕妇和不耐受抗生素或去角质产品的患者更为有用。

### 口服抗生素（Oral antibiotics）

如果痤疮对外用药物具有耐药性或是患炎症性痤疮时，可以口服抗生素。多西环素 100 mg/d，或米诺环素 50 ～ 100 mg（不良反应更多），每日 2 次，连续治疗 12 周，然后根据疗效减少用药量（如使用多西环素 50 mg，持续至少 6 个月可以达到最佳疗效）。如果对以上药物不能耐受或禁忌，则可使用红霉素 250 ～ 500 mg（口服），每日 2 次。

其他疗法（Other therapies）

严重的囊肿性痤疮（专科护理）：

· 异维 A 酸（保肤灵）。

· 氨苯砜。

对一线药物疗效不明显的女性患者：

· 低剂量复方口服避孕药［如炔雌醇 / 醋酸环丙孕酮（达英 -35）］。

用于轻至中度痤疮的新制剂：

· 他扎罗汀，0.1% 乳膏，夜间 1 次。

面部瘢痕（Facial scars）

胶原注射可用于治疗囊肿性青春痘引起的凹陷面部瘢痕。

# 速发型过敏反应（Acute allergic reactions）

· 多系统性

— 速发型过敏反应。

— 一般过敏反应。

· 局部性

— 血管性水肿。

— 荨麻疹。

过敏性休克和相关的过敏症状（Anaphylaxis and anaphylactic reactions）

**治疗（成年人）**

*一线治疗*

· 输氧，流量为 6 ～ 8 L/min（通过面罩给氧）。

· 肾上腺素 0.3 ～ 0.5 mg（1 ∶ 1000），肌内注射，最好是在股前外侧中部（如三角肌）给药（mg= mL 的 1 ∶ 1000 肾上腺素）。

如果没有迅速改善症状：每 3 ～ 5 分钟重复进行肌内注射；然后加入四线治疗方案，将 1 mg 肾上腺素溶于 1000 mL 生理盐水中（即 1 mL= 1 mcg）静脉输液；给予静脉推注 50 mL。然后根据需要考虑进一步治疗，最好有心电图监测。

· 输入晶体溶液，如生理盐水（1 ～ 2 L）。

· 沙丁胺醇吸入气雾剂（如果严重的话使用喷雾剂）。

· 住院观察（至少观察 4 小时）。

· 异丙嗪 25 mg，每日 3 次 + 泼尼松 50 mg/d，治疗 2 日。

*如果疗效不明显*

继续每隔 5 分钟给予 1 次肾上腺素：

· 氢化可的松 500 mg，静脉输注（为了达到治疗效果，需持续 3 ～ 4 小时）。

· 如果需要，建立人工气道（口咽通气道或气管插管）。

**儿童治疗**

· 输氧，流量为 6 ～ 8 L/min（通过面罩给氧）。

· 如果小于 12 个月的婴儿，给予 1 ∶ 1000 肾上腺素（0.01 mL/kg），肌内注射。如果疗效不佳，每 5 分钟重复进行肌内注射，并按照成年人的方法给予输液，但要注意降低剂量。

· 住院观察。

*如果有必要*

· 氢化可的松：8 ～ 10 mg/kg，静脉输注。

· 低血压：静脉滴注胶体溶液，如海脉素、稳定的血浆蛋白溶液（stable plasma protein solution，SPPS）或右旋糖酐 70。

· 支气管痉挛：持续吸入雾化的沙丁胺醇。

· 上呼吸道阻塞。

　—轻度至中度：如果有必要，吸入肾上腺素，1 ∶ 1000 溶液用量 0.5 mL/kg，最多 4 mL，用生理盐水或水稀释至 4 mL。

　—严重：如果有必要，进行插管治疗。

### 花生过敏

通过皮肤针刺或 RAST 测试花生特异性 IgE 可以证实诊断。患者应避免食用花生类食品，并携带过敏反应试盒。

肾上腺素注射器：成人及儿童 > 30 kg，300 mcg，肌内注射；15 ～ 30 kg 的儿童（通常 1 ～ 5 岁）0.125 mcg。

### 血管性水肿和急性荨麻疹（Angioedema and acute urticaria）

急性荨麻疹和血管性水肿一般是仅限于皮肤、皮下组织和其他特定器官的过敏反应。两种症状可能一起出现。

*治疗*

单纯性皮肤肿胀：

· 抗组胺药，如异丙嗪 25 mg 口服，每日 3 次，如果症状严重给予 25 mg 肌内注射。
　上呼吸道受累：

· 肾上腺素 0.3 mg，肌内注射。

· 抗组胺药，肌内注射。

# 艾迪生病（Addison disease）

原发性慢性肾上腺皮质功能减退，通常是由于自身免疫性疾病造成。

疾病特征：疲劳，食欲不振 / 恶心 / 呕吐，腹泻，腹痛，消瘦，头晕，直立性低血压，色素沉着（口部、硬腭部、手掌皮肤皱褶处）。

检查：$K^+$ ↑，$Na^+$ ↓，皮质醇↓，短时促肾上腺皮质激素刺激试验（关键测试）。

请注意：本病的一个重要特点是容易延误诊断，可能出现时间和物质上的浪费，死亡，以及因感染、手术等应激引起的 Addison 危象。必要时进行紧急复苏术，静脉输液和应用氢化可的松复苏。

# 青少年健康（Adolescent health）

青少年时期是指年龄跨度在 10 ~ 19 岁，从青春期开始的心理生理阶段。

**青少年发展时期**

青春期早期（10 ~ 14 岁）："我正常吗？"

青春期中期（14 ~ 17 岁）："我是谁？"

青春期后期（17 ~ 19 岁）："我要去哪里？"

**青春期的标志**

青春期的主要特点是：

· 自我意识。

· 自觉，自知。

· 自我为中心。

· 缺乏自信。

**青少年的需求**

青少年具有以下基本需求，可以为他们的发育提供最佳环境条件。

· 有独立的活动空间。

· 隐私和保密。

· 安全性（如稳定的家庭）。

· 被伙伴接受。

· 有"依靠"（如他们中的领袖人物）。

· 有英雄偶像。

· 建立成年人的性角色。

· 有一个值得信赖的朋友。

**临床方法**

在病史中，牢记助记符 HEADS：

H（家）。

E（教育、就业、饮食和锻炼、经济形势）。

A（活动、影响、野心、焦虑）。

D（药物，包括抽烟和饮酒，抑郁症）。

S（性、压力、自杀、自尊、安全）。

在此过程中，要注意青春期的基本发展任务，即：

· 建立身份和自我形象。

· 从家庭中脱离，开始自力更生。

· 建立适当的成年人的性角色。

· 发展和形成个人的道德准则。

· 制定职业生涯规划和进行职业选择。

· 自我认同和自尊。

进行会诊时有必要进行查体并进行非常基本的辅助检查以排除器质性病变，并为进一步的咨询奠定基础，与咨询和指导领域最相关的是：

· 感情问题 / 抑郁症。

· 严重的心理缺失（如"初恋"的失恋）。

· 性行为。

· 避孕。

· 内疚、手淫或其他问题。

抑郁症、自杀企图和自杀（Depression，parasuicide and suicide）

多达 25% 的青少年有精神健康和（或）药物滥用问题，尤其是焦虑和抑郁。

与青少年打交道，关注抑郁症和自杀是非常重要的永不过时的问题，抑郁症和自杀是这个年龄段第二常见的死因。自杀成功的男性人数比女性高 4 倍，而企图自杀的女性人数却比男性高 8 ～ 20 倍。

抑郁症的治疗

非药物干预（所有级别）：

· 普遍支持和教育。

· 家庭治疗。

· 人际心理治疗。

· CBT（认知行为疗法）。

药物治疗：

· 轻度：不推荐。

· 中度至重度：氟西汀 10 ～ 20 mg/d；恢复后继续用药 6 ～ 12 个月。

转诊至精神科医生是明智的选择。

# 酗酒问题（Alcohol problems）

## 过量饮酒和危害性饮酒

对于男性来说，过量饮酒是指每日饮酒量超过 4 SDs。对于女性，饮酒量超过 2 SDs 即可以成为一个严重的问题。这个水平在孕妇可影响到胎儿发育。男性每日饮 6 杯酒，女性每日饮 4 杯酒即可以构成高风险或对人体有害（表 A8）。

表 A8　降低饮酒风险的澳大利亚国家卫生和医学研究理事会（NH&MRC）准则

| 健康男性和女性 | 每日不超过 2 SDs<br>每次不超过 4 SDs |
| --- | --- |
| 儿童和青少年 < 18 岁 | 如果年龄 < 15 岁则不能饮酒，并且尽可能不饮酒 |
| 孕妇及哺乳期妇女 | 戒酒是最安全的选择 |

## 实验室检查

下列血液检查有助于鉴定长期过量摄入酒精的情况：

· 血液中的酒精浓度。

· 长期饮酒者血清谷氨酰转移酶升高（停止摄入后即可恢复正常）。

· 红细胞平均体积（Mean corpuscular volume，MCV）> 98 fL（即大红细胞症）。

·在慢性饮酒患者中，糖缺失性转铁蛋白↑。

**测量酒精的摄入量**

一个 SD 单位是指含有 10 g 酒精，即 1 杯（或 1 罐）标准啤酒（285 mL），2 杯低度啤酒或 5 杯超低度啤酒。它们的酒精含量与一小杯葡萄酒（120 mL），或一玻璃杯雪利酒或波特酒（60 mL），或一小杯烈酒（30 mL）的酒精含量相等（图 A17）。

| 1 杯（或 1 罐）标准<br>啤酒（285 mL） | 1 杯葡萄酒<br>（120 mL） | 1 杯玻璃杯雪利酒或<br>波特酒（60 mL） | 1 小杯烈酒<br>（30 mL） |

· 1 杯全浓度啤酒 = 1.4 SDs。
· 1 杯低浓度啤酒 = 0.9 SDs。
· 一瓶啤酒（750 mL）= 2.6 SDs。
· 一瓶葡萄酒（750 mL）= 7 SDs。

图 A17　标准饮品

**处理方法**

对于家庭医生而言，所面临的挑战是能够在早期识别存在的问题。一些研究表明，医生的早期干预和简要咨询能够有效地使患者康复。有些结果非常能够说明此问题：

·患者期望自己的家庭医生能够在安全饮酒方面给出建议。

·他们会倾听并按照我们的建议行动。

·如果在形成酒精依赖或发展形成慢性疾病之前给予治疗会更加有效。

**一个简明实用的治疗计划**

在全科医生早期干预程序中采纳的六步治疗计划，具体如下：

1. 反馈您的评估结果，尤其是与他们每日饮酒量和饮酒相关的风险程度的具体内容。并对已经患上的病痛强调说明。

2. 认真聆听患者的反馈。患者需要说出自己的感受，并且可能会对医生的干预有抵触心理。

3. 向患者说明减少饮酒量的好处（如省钱，更健康）。

4. 与患者协商，设定控制饮酒可行的目标。

·男性的目标是每周饮酒量少于 12 SDs。

·女性的目标是每周饮酒量少于 8 SDs。

·对于患有严重疾病及对酒精产生依赖的患者，需建议患者长期戒酒。

5. 想办法让患者维持在低风险界值以下，例如：

·对于之前经常饮酒的患者，需要让患者饮用非酒精饮料来解渴。

·改为低醇啤酒。

·留意派对类型。

·探索新的兴趣，如钓鱼、去电影院、社交俱乐部、参加体育活动。

6. 让患者用记日记的方式监控自己的饮酒情况。预约日期进行随访，并推荐相应的文献资料，如"饮酒与健康"等。征得患者同意后进行电话随访。实用性很强的最简明干预计划列于表A9。

表 A9　最简明干预计划（5～10分钟）

---

1. 建议患者将饮酒量减少到安全水平
2. 介绍减少饮酒的好处
3. 提供一个自助小册子
4. 整理饮酒日记或其他反馈信息
5. 征得患者同意后进行电话随访
6. 提供额外的帮助（如转诊到治疗酒精和毒品成瘾的科室或支持这方面治疗的小组）

---

随访（1周后）

阅读患者的饮酒日记。查找任何可能出现的问题，总结，倾听，并提供支持和鼓励。如果患者没有复诊，请联系患者。

"抑制渴求"的药物

以下是在一定程度上能够协助戒酒的药物：

· 阿坎酸 666 mg，口服，每日 3 次。
· 纳曲酮 50 mg，口服，每日 1 次。

组合用药在预防复发方面比单独用药更有效。

**早期戒断症状的处理建议**

· 地西泮 20 mg，口服，每 2～6 小时 1 次，根据病情每日用药量最高可达 60～100 mg，如果有临床症状需要静脉滴注（2 天后逐渐停用）。
· 如果患者具有精神症状，需加用氟哌啶醇 1.5～5 mg，口服，每日 2 次。
· 硫胺素 300 mg，肌内注射或静脉注射，3～5 天后，300 mg/d，口服。
· 口服补充 B 族维生素制剂或每日进行肌内注射。

# 斑秃（斑片状脱发）［Alopecia areata（patchy hair loss）］

疾病特征

· 完全性头皮裸露性斑秃。
· "惊叹号"样毛发。
· 可以自我修复的小规模斑秃（约 80%）。

治疗

· 外用强效糖皮质激素（3 级或者 4 级）每日 2 次，持续治疗 12 周。
· 皮内注射曲安西龙（康宁克通 A10）。
· 或米诺地尔 5% 1 mL，每日 2 次，当头发生长时用于干性头皮的治疗（持续治疗 4 个月或更长时间）。

雄激素性脱发（男性型脱发）［Androgenetic alopecia（male pattern baldness）］

**男性的治疗**

· 咨询出现的问题。

· 其他方法：戴假发或进行头发移植。

药物

· 米诺地尔 2% 和 5%，1 mL，每日 2 次，适用于干性头皮（持续用药最少 12 个月），但价格昂贵，且停药后会又开始脱发。

· 非那雄胺每日 1 mg（口服），持续用药最少 2 年。具有与上药同样的问题。

**女性的治疗**

· 咨询。

· 其他方法：改变发型、戴假发或进行修饰。

药物

· 米诺地尔（同男性用药方法相同）。

· 螺内酯或醋酸环丙孕酮（需要在专业人员指导下使用）。

# 失忆症（失去记忆）［Amnesia（loss of memory）］

失忆症是一种不能回忆过去部分或全部经历的疾病。原因包括心因性（转换障碍、神游状态、人为引起等）、韦尼克 – 科尔萨科夫综合征（与饮酒有关）、创伤后遗症、一过性机体功能障碍（脑卒中、癫痫、缺氧、颅内感染、药物等）、脑肿瘤、各种药物（酒精、大麻、抗癫痫药、地高辛等）及短暂性全面遗忘。

短暂性全面遗忘（Transient global amnesia）

· 中年和老年患者的良性疾病。

· 急性发作的严重失忆；也有顺行性和逆行性失忆症。

· 回答不出常识性问题（例如，"我在哪里？"）。

· 自限性，通常指 4 ～ 8 小时（最多 24 小时）。

· 完全恢复。

· 通常单次发作（20% 复发）。

· 促发事件（如应激）。

· 无其他神经系统症状或体征。

· 能够执行复杂的运动技能（如驾驶）。

· 良好的预后。

· 检查通常对诊断无帮助。事件目击者对诊断至关重要。

· 没有推荐的积极治疗方法。

# 贫血（Anaemia）

贫血是一种症状，而不是一种特定的可作为诊断的疾病。贫血的定义是血红蛋白

（Hemoglobin，Hb）低于该个体所处年龄和性别的正常参考水平。定义如下：

·血红蛋白< 130 g/L（男性）。

·血红蛋白< 120 g/L（女性），孕妇、学龄儿童< 110 g/L。

表 A10　与铁离子相关的研究结果

| 状态 | 血清中铁离子 | TIBC | 转铁蛋白饱和度（%） | 铁蛋白 |
|---|---|---|---|---|
| 缺铁性贫血 | ↓ | N 或↑ | ↓ | ↓↓ |
| β 地中海贫血 | N 或↑ | N | N 或↑ | N 或↑ |
| 慢性病贫血 | ↓ | N 或↓ | ↓ | N 或↑ |
| 铁粒幼细胞性贫血 | N 或↑ | N | N 或↑ | ↑ |
| 血色病 | ↑ | ↓ | ↑↑ | ↑↑ |

注：N 代表正常；TIBC 为总铁结合力。

## 贫血分类

贫血可以根据红细胞平均体积进行分类（见表 A11）。

表 A11　贫血的分类和各类贫血的病因

| | |
|---|---|
| 小细胞性贫血<br>（MCV < 80 fL） | 缺铁<br>血红蛋白病，如地中海贫血<br>铁粒幼细胞性贫血（遗传性）<br>慢性病贫血（有时是小细胞性） |
| 大细胞性贫血<br>（MCV > 100 fL） | （a）存在巨幼红细胞<br>　　维生素 $B_{12}$ 缺乏<br>　　叶酸缺乏<br>　　细胞毒类药物<br>（b）不存在巨幼红细胞<br>　　肝病 / 酒精中毒<br>　　骨髓增生异常症 |
| 正常红细胞性<br>（MCV 80 ～ 100 fL） | 急性失血 / 潜隐性出血<br>慢性病贫血<br>溶血<br>慢性肾脏疾病<br>内分泌疾病（如甲状腺功能减退症） |

## 小细胞性贫血［Microcytic anaemia，MCV ≤ 80 fL］

小细胞性贫血（MCV ≤ 80 fL）的主要原因是缺铁和血红蛋白病，特别是地中海贫血。

### 缺铁性贫血（Iron-deficiency anaemia）

世界范围内，缺铁是贫血最常见的病因，由慢性失血（痔核、月经过多、消化系统溃疡和癌症等）和不良的饮食习惯等引起。

血液病学检查：典型化验结果

· 小红细胞，低色素红细胞。

· 红细胞大小不均（尺寸变化），异形红细胞（形状变化）。

· 血清中铁离子浓度低。

· 总铁结合力增多。

· 血清中铁蛋白浓度低（正常值：女性 15 ～ 200 mcg/L；男性 30 ～ 300 mcg/L，这是最有用的指标）。

· 可溶性转铁蛋白受体因子增多。

治疗

· 纠正已识别的病因。

· 铁制剂

 —口服铁剂（首选方法），如硫酸亚铁 350 mg/d（口服），与橙汁或维生素 C 合用，每日 1 次，直到血红蛋白达到正常。

 —肠外铁剂最好仅用于特殊情况下，它会引起"文身"的效果。给予 0.5 ～ 1 g 铁钴，静脉滴注（在 30 分钟之前先静脉滴注氢化可的松）。

 —如果条件允许，尽量不要输血。

治疗效果

· 约 2 周后贫血病情有所缓解，并通常于 2 个月后症状得到改善。

· 持续口服铁剂 3 ～ 6 个月，以补充铁的储存量。

· 常规监测血清铁蛋白。

· 铁蛋白浓度 > 50 μg/L 通常表示有足够的铁存储量。

### 地中海贫血（Thalassaemia）

基因为杂合型时通常无症状，患者几乎不表现为贫血。纯合型则表现为非常严重的先天性贫血，并需要终身输血来维持生命。

诊断杂合型"轻型地中海贫血"的关键是存在与正常血红蛋白或有轻微贫血者有显著差异的小红细胞，以及通过血红蛋白电泳或 DNA 分析确认 $HbA_2$ 水平升高。它必须与缺铁性贫血相鉴别，因为铁制剂对地中海贫血没有作用，并且从理论上讲也是矛盾的。

## 大细胞性贫血 ［Macrocytic anaemia，MCV > 100 fL］

### 维生素 $B_{12}$ 缺乏（恶性贫血）［Vitamin $B_{12}$ deficiency（pernicious anaemia）］

其临床特点是贫血（大细胞性）、体重减轻和神经系统症状，尤其是神经病变。血清维生素 $B_{12}$ 含量低于正常水平。

替代疗法

· 维生素 $B_{12}$（1 mg）肌内注射：10 次注射后（每 2 ～ 3 天注射 1 次，并每日口服叶酸 5 mg），人体储存的维生素 $B_{12}$（3 ～ 5 mg）得到补充。

· 每 3 个月注射 1 mg 使维生素 $B_{12}$ 维持适当水平。

叶酸缺乏（Folic acid deficiency）

主要病因是摄取不足，这与年老、贫困和营养不良有关，通常也与酗酒有关。吸收不良、常规使用抗癫痫药如苯妥英钠时会出现该症状。虽然发生概率小，但叶酸缺乏与妊娠相关疾病的关系也应该受重视。最好的检测方法是测试红细胞叶酸（正常范围 360 ~ 1400 nmol/L）。

替代疗法

口服叶酸 5 mg/d，4 周可以补足身体储存量（5 ~ 10 mg），再继续服用 4 个月。

# 心绞痛（Angina pectoris）

心绞痛是一种压迫性胸骨后不适，可反射至手臂、下巴和喉咙。如果是不稳定心绞痛，则被认为是心肌梗死的前兆。

**稳定型心绞痛的处理**

· 注意任何风险因素。

· 如果处于非活动期，则可进行一定的运动，如每日步行 20 分钟。

· 常规性锻炼，强度达到心绞痛阈值。

· 充分休息。

· 避免诱发因素。

· 不要过分地限制生活方式。

**药物治疗**

*急性发作*

· 硝酸甘油 600 mcg（1 片）或 300 mcg（半片）舌下含服。

· 或硝酸甘油舌下喷雾：1 ~ 2 喷，如果 5 分钟后疼痛持续，则重复处置（最多 2 个剂量）。

· 或硝酸异山梨酯 5 mg 舌下含服；每 5 分钟重复一次（最多 3 个剂量）。

· 或如果对硝酸盐不耐受，则使用硝苯地平 5 mg 规格胶囊（吞下或咀嚼）。

提醒，如果使用 2 ~ 3 片后，症状没有缓解，则需要就医。

如果在过去的 1 ~ 5 天内，因治疗勃起功能障碍使用磷酸二酯酶抑制药，则需要避免使用硝酸盐。

*轻度稳定型心绞痛*

心绞痛是可预测的，紧张的活动会引发症状，但是能够迅速得到缓解。

· 口服阿司匹林 150 mg/d（如果不耐受，则口服氯吡格雷 75 mg/d）。

· 硝酸甘油（舌下或喷雾）（需要较早使用），需要时给予。

· 考虑 β 受体阻滞药或长效硝酸盐或尼可地尔。

*中度稳定型心绞痛*

中等水平的活动可诱发规律性的疼痛。

· 除了以上所列，还需要 β 受体阻滞药，如阿替洛尔 50 ~ 100 mg，口服，每日 1 次，或美托洛尔 50 ~ 100 mg，口服，每日 1 次。

· 每日使用硝酸甘油（软膏或贴膏仅需用药 12 ~ 16 小时），或硝酸异山梨酯 60 mg

缓释片剂（口服，每 12 小时用药 1 次）。

如果症状得不到控制

添加二氢吡啶类钙通道阻滞药：

· 口服硝苯地平 10 ～ 20 mg，每日 2 次。

· 或口服硝苯地平控释制剂 30 ～ 60 mg/d。

· 或口服氨氯地平 2.5 ～ 10 mg，每日 1 次。

如果 β 受体阻滞药禁忌，应用：

· 口服地尔硫缓释制剂 90 mg，每日 2 次（最多 240 mg/d）或控释制剂 180 ～ 360 mg，每日 1 次。

· 或口服尼可地尔 5 mg，每日 2 次，用药 1 周后将剂量增加至 10 ～ 20 mg，每日 2 次。

*持续性或顽固性心绞痛*

患者需要经过专业人员评估，确定是否适合冠状动脉手术（见下文）。

*不稳定型心绞痛*

患者需要住院，以稳定病情和进一步评估。目的是优化治疗，静脉给予硝酸甘油和肝素，并考虑冠状动脉造影，必要时行手术治疗，如冠状动脉搭桥手术或血管成形术、支架置入术。

# 肛肠疾病（Anorectal disorders）

## 肛门直肠疼痛（Anorectal pain）

患者可能的主诉是，因为肛门直肠疼痛，排便非常痛苦，或者几乎不可能进行排便。

### 肛裂（Anal fissure）

肛裂引起排便疼痛，通常是由便秘和里急后重持续一段时间发展而来（可能是短时期）。

#### 治疗（轻度患者）

轻度肛裂的不适感较轻微。未成年人的特点是肛门痉挛，发病急。

急性肛裂通常会自行痊愈，或在几周内通过食用高纤维素饮食、坐浴和用缓泻药等手段痊愈。

#### 保守治疗

· 肛保（Xyloproct，内含醋酸氢化可的松和利多卡因）栓剂或软膏。

· 或硝酸甘油软膏（Nitro-bid 2%），将 1 份药品稀释至 9 份白凡士林中，在肛管下部给药（如 2%Rectogesic 软膏，每日 3 次，持续 4 周）。

#### 预防

· 多纤维素饮食（考虑加入麸皮和小麦制品），使粪便软化。

· 避免便秘引起的大便干硬（目标是松软的大便）。

严重的慢性肛裂

该病的特点是收缩过度的肛门括约肌，针对它需要采取一些医疗措施。如要缓解疼痛，需要在肛门括约肌注射肉毒杆菌毒素，或进行根治性手术。

痉挛性肛门直肠痛（Proctalgia fugax）

主要特点

·一过性直肠疼痛。

·从轻微不适到严重痉挛。

·持续 3 ～ 30 分钟。

·患者经常在夜里醒来。

·功能性肠紊乱。

·影响日常生活，尤其是职场男性。

处理

解释和安慰。

在疼痛时可以使用沙丁胺醇吸入器（出现症状立即喷 2 下）、硝酸甘油喷雾或硫酸奎宁喷雾。

肛周血肿（Perianal haematoma）

发病后 24 小时内：在局麻情况下，进行抽吸血液或手术引流。

发病后 24 小时到 5 天：在局麻情况下，通过小切口排出血栓（去顶减压术）。

发病后 6 天之后：除非很痛苦或感染，否则不用再处置。

绞窄性痔（Strangulated haemorrhoids）

如果患有混合痔，则会出现一个明显的周边水肿。如果仅有一个绞窄性痔，直肠镜检查将有助于将其与肛周血肿区分开。初始治疗中，在行痔切除术之前应尽早进行休息和冰袋冷敷。绞窄性痔如果情况紧急则建议转诊（图 A18）。

肛周脓肿（Perianal abscess）

必须进行仔细检查，以便做出诊断，并寻找瘘的证据。

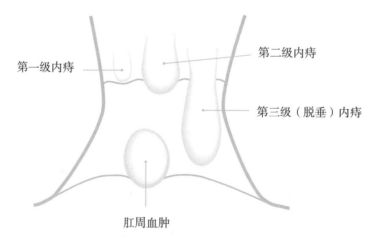

图 A18　痔疮的分类

治疗

在皮肤最硬处切深十字切口排脓。如果是顽固性脓肿或蜂窝织炎，则须口服甲硝唑 400 mg，每 12 小时 1 次，持续治疗 5 ～ 7 天，并口服头孢氨苄 500 mg，每 6 小时 1 次，持续治疗 5 ～ 7 天。

## 肛门直肠肿块（Anorectal lumps）

### 皮赘（Skin tags）

皮赘通常是未经处理的肛周血肿的后遗症。由于美观、卫生方面的原因，或者由于皮赘刺激肛门引起瘙痒等症状，可能需要切除。

### 肛周疣（Perianal warts）

将常见的病毒疣与二期梅毒的扁平湿疣区分开来是非常重要的。局部治疗包括每 2 ～ 3 天由医生给予鬼臼树脂进行治疗，或患者自行使用咪喹莫特乳膏进行治疗。

### 内痔（Internal haemorrhoids）

痔是比较常见的，往往在 20 ～ 50 岁病情有所发展。最常见的病因是与缺乏膳食纤维相关的慢性便秘。

治疗

痔疮的治疗基于三个程序：注射、冷冻治疗及括约肌切开术。手术一般用于大型绞窄痔的治疗。然而，预防是痔疮最好的治疗方法，将软化大块粪便，使其能够较为容易地排出。

## 肛门（大便）失禁［Anal（faecal）incontinence］

针对这个常见问题的初始治疗方法包括咨询，通过饮食产生较大块的粪便，骨盆底肌肉练习，以及使用药物进行治疗，如洛哌丁胺。严重时则需要转诊至结直肠外科考虑进行手术修复［植入肠括约肌假体（Action Neosphincter）］。

## 肛肠出血：诊断策略模型（Anorectal bleeding：diagnostic strategy model）

可能的诊断

·痔核 / 肛周血肿。

·肛裂。

·结直肠息肉。

·憩室炎。

·皮肤擦伤（肛门瘙痒）。

一些不容漏诊的严重疾病

·血管性：

—缺血性结肠炎。

—血管发育不良（血管扩张）。

—抗凝治疗。

· 感染：

  —肠炎（如弯曲杆菌、沙门菌）。

· 癌症 / 肿瘤：

  —结直肠，盲肠。

  —淋巴瘤。

  —绒毛状腺瘤。

· 其他：

  —炎症性肠病（结肠炎 / 直肠炎）。

  —肠套叠。

潜在疾病（经常遗漏）

· 直肠脱垂。

· 肛门外伤（意外 / 非意外）。

· 绒毛状腺瘤。

罕见情况：

· Meckel 憩室。

· 直肠孤立性溃疡。

至关重要的病史

出血的性质，包括鲜红血液和氧化后的血液，马桶内可看到粪便内混有血液，在内衣上可看到混有血液的黏液。出血的量：轻微、中等或严重的。相关的症状（如体重减轻、便秘、腹泻、疼痛、虚弱、有肿块、尿急、排便不满意、最近排便习惯改变）。

关键的查体

· 一般检查（贫血证据）和生命体征。

· 异常检查，包括肛门检查、直肠指诊和直肠乙状结肠镜检查。

关键的检查

· 全血和血沉检查。

· 大便检查及培养。

· 大便潜血试验。

· 结肠镜检查。

· 考虑腹部 X 光、CT 结肠镜、血管造影、小肠灌肠（根据临床表现决定）。

诊断技巧

· 黑色、焦油状大便（黑便）表明上消化道出血（上消化道远端到回肠后部分出血也会导致黑便，但罕见）。

· 血液和黏液频繁流出表明直肠肿瘤或直肠炎。

· 如果大量出血，考虑憩室疾病，血管发育不良或更近端病变（如梅克尔憩室、十二指肠溃疡）。

· 年龄＞ 55 岁的新出血患者需要结肠检查。

· 80% 的直肠肿瘤位于直肠指诊指尖范围内。

· 在年轻人中，诊断可能是痔疮或肛裂。

# 抗凝血药（Anticoagulants）

详见本书 439 页。

# 焦虑症（Anxiety disorders）

焦虑是在面对恐惧或即将发生的灾难时一种极为不适的内心感受。在全科医学健康问题的国际分类（ICHPPC-2）中，焦虑症的定义标准：广义的和持续性的焦虑或不能产生关联的焦虑情绪，或者对特定的社会心理压力、应激或事件出现与正常不符的过度反应。

焦虑的分类

根据精神疾病的诊断和统计手册（DSM-5），对焦虑症大致分类如下：

·广泛性焦虑症。

·伴随或不伴随广场恐怖症的恐惧症。

·特定恐惧症。

·社交恐惧症。

·恐惧症。

·强迫症。

·创伤后应激障碍。

·急性应激障碍。

·适应障碍与焦虑情绪。

·躯体形式障碍。

广泛性焦虑症（Generalised anxiety disorder）

广泛性焦虑症包括过度的焦虑及担心各种生活状况，持续时间至少长于 6 个月，并且与特定活动、时间或诸如创伤、强迫观念或恐惧等事件没有相关性。如果有以下六种症状中的三种或三种以上，则提示存在广泛性焦虑症：

1. 烦躁不安或紧张焦虑。

2. 很容易疲劳。

3. 难以集中注意力或头脑一片空白。

4. 易怒。

5. 肌肉紧张。

6. 睡眠障碍。

> **检查要点**
> 在治疗患有焦虑症的患者之前，家庭医生需要考虑 5 个问题：
> ·这是甲状腺功能亢进的症状吗？
> ·这是抑郁症的症状吗？
> ·这是正常的焦虑症状吗？
> ·这是轻度焦虑或单纯恐惧的症状吗？
> ·这是中度或重度焦虑的症状吗？

处理

像其他类型的焦虑需要特殊的心理治疗一样，广泛性焦虑应做以下处理。家庭医生可以使用简短的咨询和支持来缓解症状：

·使用非药物的方法。

·给予患者解释和安慰。

·提升压力管理技巧，如冥想。

·给患者关于应对技巧的建议。

·如果可能，避免使用药物。

·提供持续的支持性心理治疗，考虑正念疗法。

药物治疗

急性发作：

其他措施无效的间歇性短暂发作，特别是对那些比较严重的症状。

·口服地西泮单剂量 2～5 mg，根据需要重复用药，每日 2 次。

·或口服地西泮 5～10 mg，夜间用药。

特别说明：

·推荐用药（如果需要的话）长达 2 周，然后在接下来的 4 周内逐渐减少到零。

·7 天后对用药重新评估。

·对于交感神经兴奋性增高的患者，如心悸、震颤和出汗过多，考虑使用 β 受体阻滞药（如口服普萘洛尔 10～40 mg，每日 3 次）。但是，这些用药不能减轻焦虑的精神症状。

长期治疗

对于致残性持续性焦虑，如果非药物治疗无效，可选用选择性 5- 羟色胺再摄取抑制剂（Selective serotonin reuptake inhibitor，SSRI）类药物：

·口服舍曲林 25 mg，每日使用，增加至 200 mg/d。

·或口服文拉法辛（药物释放改良）75 mg，早晨使用，逐渐增加至 225 mg/d，症状消退后持续数周，6 个月后停止用药。

·或开始每日口服度洛西汀 30 mg，如果需要可以增加到 120 mg/d。

惊恐障碍（Panic disorder）

惊恐障碍患者常经历突然的、意外的、短暂发作的强烈焦虑。往往是反复发作，最常发生在年轻女性中。按照"精神疾病的诊断和统计手册（DSM-5）"的标准进行诊断。

处理

安慰、解释和支持（就广泛性焦虑而言）。

认知行为治疗

旨在通过教患者如何识别、评估、控制和改正他们消极的、恐惧的思想和行为，以减少焦虑的发生。如果简单的心理治疗和心理压力调节失败，则患者应转诊进行这种治疗。

如果换气过度，用纸袋进行呼气和吸气（详见本书 303 页）。

药物治疗

急性发作：

· 口服地西泮 5 mg。

· 或口服奥沙西泮 15 ～ 30 mg。

· 或口服阿普唑仑 0.25 ～ 0.5 mg。

· 或口服帕罗西汀 20 ～ 60 mg。

预防

选择性 5- 羟色胺再摄取抑制剂和文拉法辛是一线治疗药物。

注意事项：应根据患者反应和耐受情况，慢慢释药，并持续关注。

### 恐惧症（Phobic disorders）

在恐惧状态中，焦虑与特定情境或对象有关。患者努力避免恐惧状态的出现，当他们预期到这种状态时，会变得焦虑。

三种主要类型的恐怖状态是：单纯的恐惧症、广场恐惧症、社交恐惧症。

10 种最常见的恐惧症（按次序）是蜘蛛、人与社会环境、飞行、开放空间、密闭空间、高度、癌症、雷暴雨、死亡和心脏疾病。

处理

所有恐惧症的基本处理方法都是心理治疗，包括行为治疗和认知治疗。

药物治疗

本治疗方案仅用于非药物措施效果不明显时。

· 广场恐惧症：惊恐发作时应用药物。

· 焦虑性社交恐惧症：社会活动或演出前 30 ～ 60 分钟，口服普萘洛尔 10 ～ 40 mg。

对于可疑性社交恐惧症使用选择性 5- 羟色胺再摄取抑制药。

### 强迫症（Obsessive–compulsive disorder）

处理

首选治疗是心理联合疗法，尤其是认知行为疗法和药物治疗联合应用，即：

· 对于强迫症进行认知行为疗法。

· 对于冲动进行暴露和反应的预防。

药物处理包括 SSRIs 类中的任何一个，如口服氟西汀 10 ～ 80 mg/d，或口服帕罗西汀 10 mg/d 或氯米帕明。

### 急性应激障碍（Acute stress disorder）

这是与异常的焦虑相关的症状，在创伤性事件后 4 周内发生，并且在 3 个月的时间内消失。这些症状可分为三种，即闯入性症状、激惹性增高和回避性症状。治疗主要基于交谈和咨询。

### 创伤后应激障碍（Post–traumatic stress disorder，PTSD）

创伤后应激障碍是指暴露在应激条件后持续 3 ～ 6 个月的急性应激障碍症状。延迟创伤后应激障碍主要是在 6 个月后发生。

PTSD 有三个特点：

· 重新体验症状，如噩梦、闪回。

· 过度觉醒现象，如易怒、睡眠障碍。

· 逃避和麻木。

治疗

治疗是困难的，并且涉及咨询，咨询的基础是通过个人或团体的治疗，推动精神舒解。其目的是让患者能够公开正视回忆。症状持续提示需要转诊到专门治疗创伤的心理诊室治疗。

药物治疗

没有发现特别有针对性的药物，但对于治疗恐惧症、广泛性焦虑症或抑郁症，药物治疗是有益处的。

# 口腔溃疡（口疮）［Aphthous ulcers（canker sores）］

需考虑的疾病：血质不调，义齿压迫，克罗恩病，恶性贫血，缺铁性贫血，过度应激。

轻微的溃疡：直径＜5 mm，持续5～10天。

严重的溃疡：直径＞8 mm，持续数周后愈合，并形成瘢痕。在溃疡出现的3周内如果不愈合则需要转诊。

治疗方法（溃疡恶化初期）

可经常将湿润的、经挤压的红茶茶袋直接敷在溃疡表面（鞣酸可以促进愈合）。

症状缓解

· 使用外用型利多卡因凝胶或乳剂［如SM-33成年人乳剂配方或SM-33凝胶（儿童），每3小时使用一次］。如果餐前使用，会减小溃疡对吃东西的影响。

· 或使用棉棒将共晶恩纳霜5 g涂抹至溃疡处，可作用5分钟。

愈合方法

可以选用下面所列的方法：

· 曲安奈德0.1%（康宁克通明胶制剂）贴膏，每8小时使用1次，夜间使用（首选方法）。

· 或氯霉素溶于10%丙二醇，使用棉棒蘸药涂抹1分钟（溃疡干燥后），每6小时使用一次，持续使用3～4天。

· 或将氢化可的松涂抹于溃疡中，每日1次。

· 或丙酸倍氯米松喷剂喷至溃疡处，每日3次。

· 将1 g硫糖铝溶解于20～30 mL温水中，作为漱口剂。

严重的溃疡，考虑：

· 口服泼尼松，25 mg/d，持续用药5～7天。

· 或注射类固醇至溃疡处。

# 手臂和手部疼痛（Arm and hand pain）

手臂疼痛的原因可以借助诊断模型进行诊断（表A12）。

牵拉肘（Pulled elbow）

·通常在 2 ～ 5 岁发病。

·儿童拒绝使用手臂。

治疗

·家长帮助。

·用一只手支撑肘，手肘弯曲，然后突然扭动前臂至充分旋后。

·或轻轻地交替旋后和旋前。

注意：如果患者不合作，让患者在家中使用吊带（可能会自我康复）。

表 A12　手臂和手部疼痛：诊断策略模型

| 问：**可能性诊断** | 问：**误区（经常漏诊）** |
|---|---|
| 答：颈椎功能障碍（低位） | 答：神经卡压病（如正中神经、尺神经） |
| 　　肩部疾病 | 　　儿童肘关节拉伤 |
| 　　内侧或外侧上髁炎 | 　　异物（多见于肘关节） |
| 　　手腕肌腱的过度使用 | 　　罕见 |
| 　　腕管综合征 | 　　风湿性多肌痛（多见于手臂疼痛） |
| 　　拇指和远侧指间关节骨性关节炎 | 　　复杂区域疼痛综合征 |
| 问：**不容忽视的严重障碍** | 　　胸廓出口综合征 |
| 答：血管性 | 　　红斑性肢痛病（红痛） |
| 　·心绞痛（转诊） | 　　孢子丝菌病（"园丁"手臂） |
| 　·心肌梗死 | 问：**七种易混淆疾病** |
| 　·腋静脉血栓 | 答：抑郁症和脊髓功能障碍 |
| 感染性 | 问：**患者想告诉我什么** |
| 　·化脓性关节炎（肩/肘） | 答：极有可能是所谓的重复性劳损综合征 |
| 　·骨髓炎 | |
| 　·腱鞘和手掌筋膜间隙感染 | |
| 肿瘤性 | |
| 　·肺上沟瘤 | |
| 　·骨肿瘤（罕见） | |

网球肘（Tennis elbow）

处理

·中止可能造成损伤的活动，进行休息。

·如果是急性发作，则考虑采用 RICE 疗法，分别为休息（Rest）、冰敷（Ice）、压迫（Compression）、抬高（Elevation），以及口服非甾体抗炎药。

·通过锻炼强化肌肉，如在桌上进行哑铃锻炼，掌心朝下用于治疗外上髁炎，掌心朝上用于治疗内侧外上髁炎，或绞拧毛巾运动。

其他（如难治性）：

·类固醇/局部麻醉药注射（最多 2 种）。

·推拿治疗。

·或手术治疗。

鹰嘴滑囊炎（Olecranon bursitis）

慢性复发性创伤性滑囊炎有滑膜积液：

·抽吸部分液体。

·通过同一个针头注射皮质类固醇。

扳机指/拇指（Trigger finger/thumb）

考虑将 1 mL 长效类固醇与局部麻醉药联合使用，注射入肿胀部相邻的腱鞘。

雷诺现象（Raynaud phenomenon and disorder）

排除和治疗潜在的病因，如结缔组织病等。

治疗（选项）

·全身保暖，避免受寒。

·戴手套，穿厚毛袜。

·戒烟。

·在寒冷的天气情况下，使用血管扩张药（如口服氨氯地平 5 ～ 20 mg/d 或硝苯地平缓释片 30 ～ 60 mg/d）。

·在桡动脉或手背处外用硝酸甘油软膏。

·考虑行交感神经切除术。

冻疮（Chilblains）

详见本书 96 页。

腕管综合征（Carpal tunnel syndrome）

排除类风湿疾病、肉芽肿性疾病、内分泌失调、Paget 病、甲状腺功能减退症和淀粉样变性。

治疗（选项）

·外科减压术（首选）。

·注射皮质类固醇配合局部麻醉药至腕管。

·超声治疗。

·在手腕中部用夹板（睡前）。

关节炎（Arthritis）

关节痛/关节炎：诊断策略模型（Arthralgia/arthritis：diagnostic strategy model）

可能的诊断

·骨关节炎。

·病毒性多发性关节炎（如肝炎、细小病毒）。

不容漏诊的严重疾病

·感染：

—风湿热。

—心内膜炎。

—结核病。

—布鲁菌病。

—化脓性关节炎：淋球菌、葡萄球菌、金氏杆菌。

—HIV 关节病。

——登革热。

·癌症：

——支气管肺癌。

——白血病 / 淋巴瘤。

——继发性恶性肿瘤。

其他：

·类风湿性关节炎（Rheumatoid arthritis，RA）。

·结缔组织疾病：系统性红斑狼疮，硬皮病，多肌炎和皮肌炎以及其他。

诊断陷阱（经常漏诊）

·脊柱关节病（如银屑病）。

·纤维肌痛综合征。

·风湿性多肌痛。

·晶体沉积：

——痛风。

——焦磷酸（假性痛风）。

·关节积血。

·登革热。

·罗斯河病毒病。

主要病史

关节受累模式（单关节或多关节）、现病史和近期病史、家族史和吸毒史。

询问关节疼痛是急性的还是隐匿的，局限于特定关节的还是短暂的，如在风湿热中。

重点检查

针对受累关节进行系统检查，需找出炎症、畸形、肿胀和运动受局限性的体征。

寻找相关的系统性疾病，如结缔组织疾病和感染，需要检查胸部、心脏和腹部。

主要检查

·全血检查。

·血沉和 C-反应蛋白。

·尿酸。

·尿液分析。

·关节 X 线。

·滑膜液体分析和培养。

·RA 的因素。

·自身抗体（抗核抗体、双链 DNA、抗可溶性抗原），抗 CCP 抗体（针对 RA）。

·根据感染检测结果进行其他检测（如特异性血清学检查、血培养）。

**多发性关节炎的危险信号**
- 发热。
- 体重减轻。
- 较多的皮疹。
- 淋巴结病。
- 心脏杂音。
- 严重的疼痛和残疾。
- 身体不适和疲劳。
- 脉管炎迹象。
- 涉及两个或多个系统。

## 骨性关节炎（Osteoarthritis）

### 治疗（首选）

- 说明：对患者进行教育和安抚，关节炎不是像大部分患者想的那样，关节炎不是严重损害身体健康的疾病。
- 休息：仅在关节炎活动期需要卧床休息。
- 锻炼：循序渐进的锻炼计划是必不可少的，以达到保持关节功能的目的。力求在充分休息与合理运动之间达到很好的平衡。
- 热敷：使用热水袋、泡温水澡或使用电热毯舒缓疼痛和僵硬是值得推荐的热敷方法。建议保暖，不要受凉。
- 饮食：如果超重，那么减轻重量达到理想的水平是很重要的。
- 物理治疗：为了特定的治疗目的转诊，如进行康复锻炼和进行水疗。
- 作业疗法：参考关于家庭康复训练的建议。
- 简单的镇痛药（常规处理疼痛）：对乙酰氨基酚（如果近期消化不良或有消化性溃疡病史，避免使用可待因或右旋丙氧酚制剂和阿司匹林）。
- 非甾体抗炎药和阿司匹林：对于更持续性疼痛或有炎症证据的疼痛是一线治疗药物。用收益 - 风险方程认真权衡用药的利弊。原则是能不用非甾体抗炎药就尽量少用。主要在 14 ~ 20 天的短期治疗中使用。应该在有非甾体抗炎药适应证，但溃疡和出血的风险很高的情况下使用 COX2 特异性抑制药。
- 关节内注射糖皮质激素：原则上不推荐关节内注射皮质类固醇激素，但偶尔使用对于伴疼痛的炎症发作是非常有效的（如膝关节骨性关节炎突然出现的发热感）。
- 黏弹性物补充疗法：可以使用关节内海兰，尤其是对膝关节骨关节炎。
- 氨基葡萄糖：一种天然胺糖，已证明对骨关节炎有疗效，尤其是对膝关节：1500 ~ 2000 mg/d，与食物同服，试验性应用 3 ~ 4 个月。
- 转诊进行外科治疗：患者逐渐衰弱，伴发顽固性疼痛或残疾。如髋关节、膝关节、肩关节、拇指腕掌关节、第一跖趾关节的骨关节炎。

## 类风湿关节炎（Rheumatoid arthritis）

### 检查

- 血沉增高，通常由活动性疾病引发。

· 贫血（正色素正细胞性）可能存在。

· 类风湿因子（在 70% ～ 80% 患者中为阳性，但并非特异性）。

· 抗环瓜氨酸肽抗体检测，具有特异性。

· X 线改变。

处理原则

给予患者耐心教育、支持和适当的安抚。诊断过程中一般有疼痛感，因此应向患者和家属仔细地解释并获得他们的支持。应当说明，大多数患者几乎没有长期的后遗症。转诊至风湿病科共同护理。

具体的建议

· 休息和夹板：对于任何急性发作的关节炎患者，这是很有必要的。

· 功能锻炼：有规律的运动非常重要。尤其是步行和游泳，在温水池中进行水疗。

· 转诊至理疗师和作业治疗师：以获得关于功能锻炼的专业指导，应对家庭生活和工作的物理治疗和咨询是很重要的。

· 联合运动：每个受累关节每日都要全方位运动，以保持关节的活动性并且减轻僵程度。

药物治疗

1. 简单的镇痛药（如对乙酰氨基酚）。

非甾体抗炎药（Non-steroidal anti-inflammatory drugs，NSAIDs）。

2. 糖皮质激素：口服泼尼松 5 ～ 10 mg/d。

建议：在病情严重或其他药物失效的情况下使用。

3. 改善病情的抗风湿药物，如羟氯喹。

金化合物（静脉注射或口服）。

D- 青霉胺。

柳氮磺吡啶。

免疫抑制药，如甲氨蝶呤、硫唑嘌呤、环磷酰胺、来氟米特、环孢素。

治疗 RA 的标准初始药物：

· 口服甲氨蝶呤 5 ～ 10 mg/w，根据临床疗效和毒性反应，药物可加大到最大剂量 25 mg，并同时使用叶酸 5 mg，每日 3 次。如有指征需要早期使用。

初始治疗效果不佳：

· 联合治疗，如甲氨蝶呤 + 柳氮磺吡啶 + 羟氯喹。

考虑：加用生物性改善病情的抗风湿药物 (Disease-modifying antirheumatic drugs，DMARD）治疗，如阿达木单抗、依那西普和阿那白滞素。

## 结缔组织疾病（Connective tissue disorders）

主要结缔组织疾病都具有关节炎或关节痛等共同特征，包括系统性红斑狼疮、硬皮病、多肌炎和干燥综合征。其他的常见特征还包括血管炎和多系统受累。它们是自身免疫性疾病，应该转诊进行共同护理。

### 系统性红斑狼疮

关节炎是 SLE 最常见的临床特征（超过 90%）。表现为一种对称性的多关节炎，主要累及中小关节，尤其是手的近端指间关节和腕关节。

最初的表现与类风湿关节炎具有一定的相似性。如果怀疑系统性红斑狼疮，则可检测 ANA，如果为阳性，则需要检测 DNA 和 ENA 抗体（Abs）。

检查

· 血沉：与疾病活动性呈正相关。

· 抗核抗体：阳性率至少 95%。

· 双链 DNA Abs：对系统性红斑狼疮有 95% 的特异性，但目前只达到 60%。

· ENA Abs，尤其是抗史密斯抗体：高度特异性。

· 类风湿因子：阳性率为 50%。

· LE 测试：效率低且不能使用。

药物治疗

· 轻度：NSAIDs/ 阿司匹林（用于关节痛）。

· 中度：低剂量的抗疟疾药物（如羟氯喹），最高达 6 mg/kg，每日 1 次。

· 中度至重度：糖皮质激素（主要用药），免疫抑制药（如硫唑嘌呤、甲氨蝶呤 + 叶酸）。

· 考虑口服鱼体油，0.2 mg/kg，每日 1 次。

**硬皮病**

在 25% 的患者中，可以表现为影响患者手指的关节炎，尤其是在早期阶段。硬皮病主要影响皮肤，在超过 85% 的患者中出现雷诺现象。

检查（没有特异性诊断测试）

· 血沉可能会升高。

· 抗核 Abs：90% 阳性率

· 类风湿因子：30% 阳性率。

· 抗核和抗着丝点 Abs：特异性。

治疗

· 给予镇痛药和非甾体抗炎药以减轻疼痛。

· 避免血管痉挛（禁止吸烟和使用 β 受体阻滞药、麦角胺）。

· 雷诺现象使用钙通道阻滞药。

· 皮肤或全身受累使用 D- 青霉胺。

· 胃食管反流使用质子泵抑制药。

**多发性肌炎和皮肌炎**

在约 50% 的患者中会出现关节痛和关节炎，并且在肌肉无力、肩膀和骨盆的近端肌肉萎缩等主要症状之前出现。手的小关节通常受累，并且症状可能类似于类风湿关节炎。多发性肌炎 + 相关的皮疹 = 皮肌炎。

**干燥综合征**

在没有任何其他自身免疫性疾病情况下，干燥综合征的症状主要是眼干（角质结膜炎、结膜干燥症）。

症状特点：眼干，口干，关节痛。

检查诊断：ENA 抗体阳性，SSA 抗体、SSB 抗体呈阳性。

治疗：除结膜炎治疗外，使用羟氯喹或类固醇治疗关节炎。

### 结晶性关节炎（Crystal arthritis）

关节炎可以是急性的、慢性的或无症状的，是由多种结晶沉积于关节处引起的。三种主要类型的结晶是尿酸钠（痛风，详见本书 260 页）、二水合焦磷酸钙和磷酸钙（通常是羟基磷灰石）。

### 脊柱关节病（The spondyloarthropathies）

脊柱关节病是一组疾病，这些疾病的共同特点是影响脊椎（椎骨）。除了背部疼痛，倾向于常发生在年轻患者的单关节病症状（详见本书 56 页）。

该组疾病包括：强直性脊柱炎、反应性关节炎、炎性肠病（肠病性关节炎）、银屑病关节炎、幼年型慢性关节炎、未分类的脊柱关节炎（仅有局部症状）。

**强直性脊柱炎**

在年轻的成年患者中，强直性脊柱炎通常表现为炎性背部疼痛（骶髂关节和脊柱病变引起）和僵硬，并且 20% 的患者在背部疼痛发作前有外周关节受累的症状。通常会影响上肢带、下肢带关节（臀部和肩膀），膝关节或踝关节。

*重要的临床特点*

·起病隐匿，并有不适。

·年龄小于 40 岁。

·腰部疼痛的持续时间＞ 3 个月。

·引起的晨僵＞ 30 分钟。

·运动或 NSAID 能改善症状，通过休息得不到缓解。

·骶髂关节炎。

·在矢状面和额状面处腰椎活动受限。

**反应性关节炎**

这是反应性关节病的一种形式，为某些性病或痢疾病原体的急性感染后出现的非化脓性关节炎，经常是骶髂关节炎。

Reiter 综合征 = 非特异性尿道炎 + 结膜炎 ± 虹膜炎 + 关节炎。

反应性关节炎 = 没有眼部或皮肤黏膜病变的类似综合征。

**肠病性关节炎**

炎性肠病（溃疡性结肠炎、克罗恩病和 Whipple 病）可能与外周关节炎和骶髂关节炎有关。

**银屑病关节炎**

类似于 Reiter 综合征，可以发展到一种与强直性脊柱炎难以区分的状态。因此，重要的是检查出银屑病的皮肤病变后，应考虑到大约 5% 会发展为银屑病性关节病。

**脊柱关节病的处理原则**

·确定本病的致病因素并进行相应的治疗。

·向患者及家属提供康复知识与适当的安抚。

·转诊至理疗科室，并进行锻炼，如体位练习和水疗。

·药物：

　—非甾体抗炎药物（如吲哚美辛 75 ～ 200 mg/d）以缓解疼痛、僵硬和关节滑膜炎。

　—柳氮磺吡啶（在 NSAIDs 无效的情况下使用）。

—用于严重单关节炎的关节内糖皮质激素和用于肌腱和韧带起止点病灶的类固醇。

—仅在严重的情况下使用免疫抑制药，如甲氨蝶呤。

### 莱姆病（Lyme disease）

莱姆病，也称为莱姆疏螺旋体病，是由一种莱姆病螺旋体引起的疾病，由硬蜱传播，特别是鹿蜱。它不是澳大利亚特有的疾病，通常见于来自受影响地区的旅行者。

血清学诊断应考虑患者是否有被蜱叮咬，咬伤部位可出现典型的皮疹（圆环形状的红色皮疹，直径约有 6 cm），是否有心脏疾病（特别是心律失常）、不寻常的关节痛（通常大关节，如膝关节）或中枢神经系统疾病等病史。

### 治疗

治疗可使用青霉素、四环素或头孢菌素类（如多西环素 100 mg，每日 2 次，用药 21 天）。

### 血管炎（The vasculitides）

血管炎或者血管炎综合征是多种不同疾病的统称，特征是血管的炎症和坏死，临床表现和分类取决于受累血管的大小。

常见的病因是与许多重型疾病相关的小血管炎病变，如类风湿关节炎、系统性红斑狼疮、感染性心内膜炎、过敏性紫癜及乙型肝炎。常伴发皮肤损害和关节炎。

主要的血管炎病：

· 多动脉炎。

· 巨细胞动脉炎 / 风湿性多肌痛。

· Wegener 肉芽肿。

· Behcet 综合征。

· Churg-Strauss 血管炎。

· Takayasu 动脉炎。

如果没有诊断出病因，则问题可能是致命的肾脏疾病。如果怀疑结缔组织病，则需要进行抗中性粒细胞胞浆抗体检测。

注意：如果怀疑结缔组织疾病或血管炎，则需要使用试纸法检测尿常规（隐血、白蛋白）和尿微量蛋白，并且检查血压。如果呈阳性，则表明有肾脏疾病，并且需要转诊。

## 哮喘（Asthma）

哮喘控制良好的定义

· 无论白天和黑夜几乎都没有症状。

· 没有因哮喘而夜间醒来。

· 体力活动没有受到限制。

· 没有滥用 $\beta_2$ 受体激动药。

· 病情没有恶化。

· 药物治疗无不良反应。

· 正常肺功能 $FEV_1 \pm PEER > 80\%$，则预示控制是成功的。

## 哮喘的药物治疗

教授患者治疗哮喘的"控制药物"和"缓解药物"的概念对患者来说是非常有用的。

### 控制药物或消炎药

这些药物都用于控制潜在的异常支气管高反应性，这种高反应性和气道炎症相关。实际在患者的治疗过程中它们未得到充分利用。

如果哮喘发作 > 每周 3 次，或患者使用短效 β- 受体激动药每周超过 3 次，则推荐使用控制药物进行治疗。

> **处理哮喘的五大进展**
> 1. 认识到哮喘是一种炎症性疾病，因此，中度至重度哮喘的一线治疗是吸入色甘酸钠或皮质类固醇。
> 2. 定期监测肺功能。
> 3. 任何年龄段的患者都可以使用安装隔离装置的吸入器。
> 4. 对吸入器进行改进，使其更高效，如涡流吸入器。
> 5. 如果需要的话可联合使用长效类固醇和 $\beta_2$- 受体激动药。

#### 皮质类固醇

吸入类型：倍氯米松、布地奈德、环索奈德、氟替卡松（长效）。

剂量范围：400 ～ 1600 mcg（成年人），目标是保持在低于 400 mcg（儿童），1000 mcg（成年人）。

注意：吸入类固醇后，用水漱口并吐出。

#### 口服

泼尼松龙主要用于病情加重患者，与通常使用的吸入糖皮质激素和支气管扩张药联合使用。

剂量：最高 1 mg /（kg·d），持续使用 1 ～ 2 周。

#### 色甘酸钠

这种肥大细胞稳定药为胶囊型干粉型吸入制剂，是可计量的气溶胶产品或喷雾器溶液。可计量气溶胶产品和隔离装置的应用有助于在哮喘儿童中使用色甘酸钠。

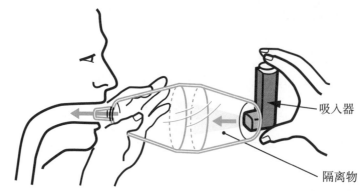

吸入器

隔离物

注：规则为儿童喷 1 次，然后呼吸 4 ～ 5 次（如有必要几秒钟后重复以上动作）；成年人喷 1 次，然后深呼吸 1 ～ 4 次。

图 A19　隔离装置的使用

**奈多罗米钠**

一种较新的非甾体色甘酸计量气溶胶产品。初始剂量为 2 次吸入，每日 4 次。

**白三烯拮抗药**

这是一类新型试剂，包括孟鲁司特和扎鲁司特，对于季节性哮喘和阿司匹林敏感性哮喘非常有用，并且可以减少对吸入性类固醇的需求。

**"压迫缓解"药或支气管扩张药**

支气管扩张药分为三组，分别是：

·$\beta_2$- 肾上腺素能受体激动药（$\beta_2$- 受体激动药）。

·甲基黄嘌呤，茶碱衍生物。

·抗胆碱药。

**$\beta_2$- 受体激动药**

$\beta_2$- 受体激动药很少口服给药。在 1 ～ 2 分钟内，吸入的药物可引起支气管明显扩张，峰值效应维持 10 ～ 20 分钟。传统的药物如沙丁胺醇和特布他林是短效制剂（Short-acting beta-2 agonist，SABA）。医生应给所有患者开此药物。新的长效药（Long-acting beta-2 agonist，LABA）包括沙美特罗和福莫特罗。LABA 只能联合用药，不作为单一用药。

**联合治疗**

·吸入性糖皮质激素（Inhaled corticosteroids，ICS）+ 长效 $\beta$ 受体拮抗药（LABA）。

·规则：用于中、重度哮喘。

·不同类型药物应以不同的方式使用。

当病情稳定下来，减少 LABA 的使用，并逐步恢复单独用吸入性糖皮质激素。

固定剂量组合药物：

·氟替卡松 + 沙美特罗 = 舒利迭。

定量吸入器：50 mg /25 mg、125 mg /25 mg、250 mg /25 mg。

剂量为成年人：吸入 2 次，每日 2 次；儿童 4 ～ 12 岁：吸入 2 次，50 mg /25 mg，每日 2 次。

阿库吸入器：100 mg /50 mg ；250 mg /50 mg ；500 mg /50 mg。

剂量为成年人：吸入 1 次，每日 2 次；儿童 4 ～ 12 岁：吸入 1 次，100 mg /50 mg，每日 2 次。

·布地奈德 + 福莫特罗 = 吸必扩。

涡流吸入器：100 mg /6 mg ；200 mg /6 mg ；400 mg /12 mg。

剂量：吸入 1 ～ 2 次，每日 2 次；根据年龄和需要选择剂型，儿童 > 12 岁选择 100 mg /60 mg 或 200 mg /60 mg。

·氟替卡松 + 福莫特罗 = 呼特康（MDI）。

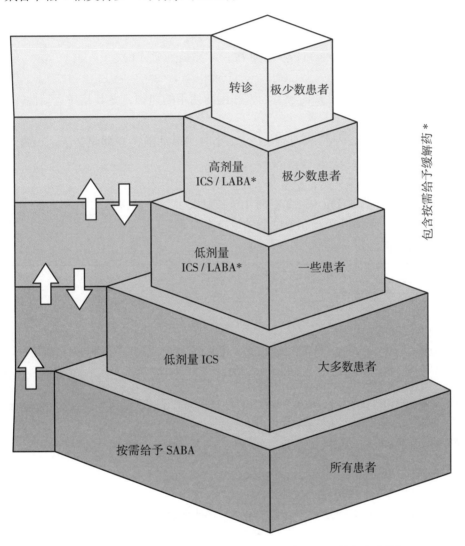

图 A20　逐步调整成人哮喘给药方案的方法（从 NPS 医学角度改编）

持续性哮喘的维持治疗方案——成年人（举例）[ Maintenance plan for persistent asthma–adult（example）]

·必要时应用吸入性短效 β₂- 受体激动药。

·吸入性类固醇（根据病情轻重调整剂量，如果是温和性哮喘，则可以考虑使用色甘酸钠）。

如果对病情控制不佳，症状严重，可以逐步选择添加：

· 长效吸入性类固醇，每日 2 次（如果使用短效的类固醇则应停止使用）。

· 长效 β₂- 受体激动药，单独用药或联合以上药物使用。

· 茶碱（口服）控释。

· 吸入异丙托溴铵。

· 白三烯拮抗药。

· 必要时口服泼尼松。

发作

· 吸入高剂量支气管扩张药（优先使用隔离装置）。

< 25 kg，喷 6 次；25 ~ 35 kg，喷 8 次；> 35 kg，喷 12 次。

预防药物

预防药物是指那些在已知的触发因素作用前使用的药物，尤其是对运动性哮喘。

运动性哮喘

· β₂- 受体激动药吸入器；在持续 1 ~ 2 小时的运动前，立即喷 2 次。长效 β 受体激动药效果更好。

· 色甘酸制剂和奈多罗米，喷 2 次（运动前 5 ~ 10 分钟）。

· 口服孟鲁司特钠 10 mg（≥ 2 岁的儿童减量），1 次 / 日，运动 1 ~ 2 小时前使用。

· 联合用药 β₂- 受体激动药和色甘酸钠或奈多罗米。

**哮喘急救行动计划**

姓名＿＿＿＿＿＿＿＿＿＿＿＿＿＿＿＿＿＿

联系医生＿＿＿＿＿＿电话＿＿＿＿＿＿＿＿＿＿＿＿

救护电话＿＿＿＿＿＿＿＿＿＿＿

1. 坐直，并保持冷静。

2. 使用缓解药物喷雾器，通过隔离装置独立地喷 4 次（一次喷一下）。如果没有隔离装置，就使用自身配备的喷雾装置。每喷 1 次从隔离装置侧做 4 次呼吸。

3. 等待 4 分钟，如果症状没有改善，再喷 4 次。

4. 如果症状缓解不明显或没有改善，立刻呼叫救护车（拨打 120），并陈述您哮喘发作的情况。每隔 4 分钟，喷 4 次药物，直到救护车到达。

严重哮喘发作后立即去看医生。

哮喘行动方案（举例）[ Asthma action plan（example）]

如果你是因重症哮喘引起疼痛：

· 呼叫救护车，并说"严重的哮喘发作"（最佳选择）。

· 或打电话给你的医生。

· 或如果你难以找到医生帮助，让别人开车送你到最近的医院。

· 遵循"4×4×4"规则［先喷 4 下（喷一下，吸一下，共 4 次）；等 4 分钟，如果症状没缓解，再喷 4 次］使用缓解药物，但是如果感到非常难受，应持续使用支气管扩张药吸入器。

急性哮喘发作（The acute asthma attack）

### 成年人用量

· 连续性使用雾化沙丁胺醇，同时供应 $O_2$ 8 L/min（如果无法使用喷雾器：使用 $β_2$-受体激动药吸入器，喷 6 ~ 12 下，最好使用隔离装置，4 ~ 6 次呼吸之后再喷 1 次），以使血氧达到 95% 以上。

· 建立静脉通路。

如果显效慢

· 使用第二个喷雾器，沙丁胺醇 2 mL，异丙托溴铵 2 mL，同时加入 4 mL 生理盐水。

· 氢化可的松 250 mg，静脉注射，立即使用。

表 A13　儿童中哮喘的给药设备

| 给药设备 | 年龄 | | | |
| --- | --- | --- | --- | --- |
| | 2 岁以下 | 2 ~ 4 岁 | 5 ~ 7 岁 | 7 ~ 8 岁及以上 |
| 单独使用吸入器 | | | * | √ |
| 吸入器 + 隔离装置 | | √ | √ | √ |
| 吸入器 + 隔离装置 + 面罩或雾化室 | √ | √ | | |
| 涡流吸入器 | | | * | √ |
| 雾化器 / 空压机 / 面罩 | √ | √ | √ | √ |
| 吸入胶囊剂 | | | * | √ |
| 吸入粉末剂 | | | * | √ |

注："*" 为可能在个体儿童中发生。

表 A14　儿童逐步区间管理计划

| 哮喘等级 | 治疗药物 |
| --- | --- |
| 轻度（发作不频繁）<br>· 发作并不严重<br>· ＞ 6 ~ 8 周发作 1 次 | SABA（必要时） |
| 中度（发作频繁）<br>· 发作间隔 ＜ 6 周<br>· 平均每 4 ~ 6 周发作 1 次<br>· 发作难以控制 | SABA（必要时）及<br>· 孟鲁司特，特别情况：<br>　2 ~ 5 岁：夜间口服 4 mg<br>　6 ~ 14 岁：夜间口服 5 mg<br>· 或色甘酸钠<br>· 或 ICS 的最小有效剂量，如倍氯米松，100 ~ 200 μg/d，布地奈德 200 ~ 400 μg/d |
| 重度（持续性哮喘）<br>· 大多数日子中都会有症状<br>· 每周会出现 ＞ 1 次的夜间哮喘<br>· 多次急诊就医 | SABA（必要时）及<br>· ICS，如倍氯米松 100 ~ 200 μg，每日 2 次<br>· 考虑联合使用 LABA+ICS<br>添加茶碱控释剂<br>· 异丙托溴铵（喷雾器）<br>· 口服泼尼松龙（需要时） |

如果疗效不佳，或者在紧急情况下

· 硫酸镁 25 ～ 100 mg/kg（最大用量 1.2 ～ 2 g），静脉注射，超过 20 分钟。

· 肾上腺素 0.5 mg 1 ：1000 肌内注射，或 1 ：10 000 静脉注射（1 mL，超过 30 秒），使用时连接监测设备，或沙丁胺醇 200 ～ 400 mcg 静脉注射，超过 2 分钟。

· 做胸部 X 线，排除并发症。

· 动脉血气 / 脉搏血氧饱和度，然后沙丁胺醇和氢化可的松静脉滴注。

### 儿童

应移至重症监护病房：

· 通过面罩持续吸入雾化 0.5% 沙丁胺醇。

· 通过雾化器给氧，流量为 6 ～ 8 L/min（最优选择）。

· 静脉滴注：

　　—沙丁胺醇 5 mg /（kg · min）。

　　—氢化可的松 4 mg/kg，立即使用，之后每 6 小时 1 次。

### 对儿童的常见错误处置

· 使用机械辅助通气（较为危险，主要适应证是机体衰竭和心跳呼吸骤停）。

· 不给予高流量吸氧。

· 接受过多的液体。

· 接受疗效不理想的支气管扩张药治疗。

## 儿童哮喘（Asthma in children）

### 关键检查点

· 为 6 个月以下的儿童寻求专业建议。

· 支气管扩张药，吸入或口服，12 个月以下无效。

· 为儿童选择合适的给药方式是一个问题，表 A13 给出了不同年龄段适宜的给药设备。

· 在婴幼儿患者中（如 1 ～ 2 岁），可以用带间隔装置的面罩给予气雾剂药物。

· 建议用肥皂水或清洁剂清洗隔离物，在毛巾上晾干，每 7 天 1 次。

· 在所有年龄超过 6 岁的哮喘患儿中，呼气峰流速率可以得到测量。7 岁之前的结果是不可靠的。

· 在 7 ～ 8 岁患者中，使用涡流吸入器通常不切实际。

### 儿童的预防措施

非类固醇药物孟鲁司特（口服）和吸入色甘酸钠或奈多罗米是轻度至中度儿童慢性哮喘可选择的预防药物之一。

如果色甘酸钠治疗无效，可以使用吸入性糖皮质激素，但必须始终考虑风险与收益。持续应用 100 ～ 250 mcg 丙酸倍氯米松或同类药物（如果剂量较高，最好有专业人员看护）会使患儿症状消失。一两次发作不是使用皮质类固醇治疗的适应证。

可选择白三烯拮抗药（如孟鲁司特钠 5 mg 咀嚼片，夜间使用）用于治疗年龄 6 ～ 14 岁的患者。

# |B|

## 背部疼痛（Back pain）

包括腰背部（腰骶部）疼痛和胸背部疼痛。

### 腰背部疼痛（Low back pain，LBP）

医生诊断腰背部疼痛最常见的病因是伤病（机械性损伤性背部疼痛或背部拉伤／扭伤）引起的椎间关节功能障碍。这个病因约占腰部疼痛病例的72%，而腰椎病（退行性骨关节炎）在背部疼痛的患者中则占到了约10%。肌韧带的拉伤是很常见的，但通常发生在白天。背部疼痛的处理取决于病因。

表 B1　腰部疼痛：诊断策略模型

| | |
|---|---|
| 问：**可能性诊断** | 问：**诊断陷阱（经常漏诊）** |
| 答：脊椎功能障碍，尤其是小关节和椎间盘（机械性） | 答：脊柱关节病 |
| 　　肌肉韧带拉伸／拉伤 | 　　·强直性脊柱炎 |
| 　　颈椎病（退行性骨关节炎） | 　　·反应性关节炎 |
| 问：**不容忽视的严重病症** | 　　·银屑病 |
| 答：血管性 | 　　·肠道炎症 |
| 　　·主动脉瘤破裂 | 　　骶髂关节功能障碍 |
| 　　·腹膜后出血（抗凝药） | 　　腰椎滑脱 |
| 　　感染性 | 　　跛行 |
| 　　·骨髓炎 | 　　·血管性 |
| 　　·硬膜外脓肿 | 　　·神经性 |
| 　　·化脓性椎间盘炎 | 　　前列腺炎 |
| 　　·肺结核 | 　　子宫内膜异位症 |
| 　　·盆腔脓肿／PID | 问：**七种易混淆疾病** |
| 　　·肾盂肾炎 | 答：抑郁症，脊髓功能障碍，泌尿道感染 |
| 　　肿瘤性 | 问：**患者想告诉我什么？** |
| 　　·胰腺 | 答：可能有许多需要留意的问题 |
| 　　·骨髓瘤 | 　　考虑生活方式，压力，工作问题，装病， |
| 　　·转移性 | 　　转化反应 |
| 　　·马尾神经受压 | |
| 　　·骨质疏松性骨折 | |

注：相关联的臀部和腿部疼痛包括在内。

重要检查

遵循观察、感觉、移动、计量的临床治疗途径，重点强调触诊（包括中央区和外侧区）。

腰骶部脊椎正常的移动幅度为：

· 向后伸展 $20° \sim 30°$。

· 向前伸展 $75° \sim 90°$。

· 左右伸展 $30°$。

如果下肢有疼痛，也需要对脊柱进行神经病学和血管检查。

主要检查

这一方面相对保守，特别是在缺少标志性体征的时候。基本的检测指标包括：

· 血常规血沉 /C - 反应蛋白。

· 尿分析。

· 血清碱性磷酸酶。

· $50 \sim 75$ 岁男性检测前列腺特异抗原（PSA）。

· 如果有慢性疼痛和体征，进行普通的 X 线检查。

如果怀疑严重疾病（恶性肿瘤和感染），再进行 CT 扫描、MRI 扫描或者骨核素扫描。

**脊柱疼痛诊断指南摘要**

· 连续性疼痛（白天和晚上）需考虑肿瘤，尤其是恶性肿瘤或感染。

· 最主要的原发性恶性肿瘤是多发性骨髓瘤。

· 最主要的三种转移癌是肺癌、乳腺癌和前列腺癌。

· 其他的三种转移癌是甲状腺癌、肾癌 / 肾上腺癌和黑色素瘤。

· 站立 / 行走时疼痛发生（通过坐可以减轻疼痛），提示存在脊椎滑脱。

· 休息时出现疼痛（和僵硬），通过活动可以减轻疼痛，提示存在炎症。

· 如果年轻人发现有脊柱关节炎症，则考虑强直性脊柱炎、Reiter 综合征或反应性关节炎。如果休息时感到僵硬，活动时或活动后感觉疼痛，休息后疼痛得到缓解，考虑骨关节炎。

· 活动可以引起疼痛，休息使疼痛得到缓解，提示存在机械损伤性功能障碍。

· 清晨在床上感觉疼痛 = 炎症，抑郁症或恶性肿瘤 / 感染。

· 肢体疼痛 = 椎间盘性 → 根性疼痛。

· 或血管性 → 跛行。

· 或椎管狭窄性 → 跛行。

· 行走时小腿疼痛（上升性疼痛），提示存在血管性跛行。

· 行走时臀部疼痛（下降性疼痛），提示存在神经性跛行。

· 单一腰部椎间盘受损 = 单一神经根损伤症状（除了 $L_5 \sim S_1$ 椎间盘）。其中单一神经根损伤症状 = 单一腰椎间盘受损（通常情况如此）。

· 两个或多个神经根受损，考虑肿瘤。

· 腰神经根病变的一般规则是 $L_3$ 对应 $L_2 \sim L_3$ 椎间盘，$L_4$ 对应 $L_3 \sim L_4$ 椎间盘，$L_5$ 对应 $L_4 \sim L_5$ 椎间盘和 $S_1$ 对应 $L_5 \sim S_1$ 椎间盘。

·广泛椎间盘突出症可引起膀胱症状，出现尿失禁或尿潴留。

·抗凝血治疗引起的腹膜后出血可引发显著的神经根病变症状与体征。

---

**背部疼痛的"预警"特征**

·年龄＞50岁和＜20岁。

·有癌症病史。

·温度＞37.8 ℃；盗汗。

·持续性疼痛，无论白天和黑夜。

·不明原因的消瘦。

·显著外伤（如交通事故）。

·骨质疏松症，女性＞50岁，男性＞60岁。

·使用抗凝血药和糖皮质激素。

·吸毒或者酗酒，特别是静脉注射毒品。

·1个月以上症状无改善。

·神经功能缺损。

·可能是马尾神经综合征。

---

**非神经根性疼痛性脊椎功能障碍（非特异性腰痛）[ Vertebral dysfunction with non-radicular pain（non-specific LBP）]**

典型特征

腰部疼痛的常见原因

· 通常是由于疼痛敏感性小关节 ± 小型椎间盘中断引起的功能不全（损伤）。

·疼痛通常是单侧的，也可以表现为中央性或累及双侧。

·对小于2周的急性疼痛，如果没有需要特别注意的特征，则无须进行检查。

处理：无痉挛的急性腰部疼痛（仅适用于此症状）

·无须卧床休息，继续正常的日常活动并积极参加其他活动，量力可以重新开始工作。

·背部健康知识宣教。

·定期使用简单的镇痛药（如对乙酰氨基酚、布洛芬或阿司匹林）。

·制定运动方案（运动时疼痛不加剧）。

·游泳（如果可行的话）。

·非甾体抗炎药：14天（仅在有炎症的情况下）。

·检查后4～5天，如果需要可以进行脊柱伸展运动、关节松动术和推拿。

预后：患者大多是相对无痛苦的，能在14天内重新开始工作。

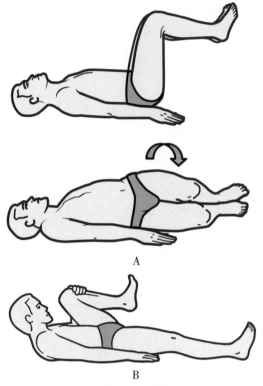

注：A. 旋转运动；B. 屈曲运动。

图 B1  腰部疼痛的练习动作举例

**慢性腰背痛（疼痛时间＞ 3 个月）[ Chronic LBP（pain ＞ 3 months）]**

考虑检查

考虑：常规 X 线、血沉、尿液分析、前列腺特异性抗原（男性＞ 50 岁）。

处理

·背部健康知识宣教。

·正常活动。

·镇痛药或对乙酰氨基酚。

·非甾体抗炎药：14 天（如果是炎症）。

·制定运动方案。

·如果没有禁忌证，可试验性进行推拿（如果从未尝试过），强度为正常的 3 倍。

·转诊至物理治疗师。

·考虑阿米替林 10 ～ 25 mg（口服），夜间使用，增加至最大药量 75 ～ 100 mg。

**神经根型脊椎功能障碍（坐骨神经痛）[ Vertebral dysfunction with radiculopathy（sciatica）]**

处理

如果出现异常神经体征（如足下垂），则考虑进行常规 X 线平片、CT 扫描 ± MRI 检查。

坐骨神经痛是一种更为复杂且需要长期治疗的疾病，但是，如果使用以下治疗方法，大多数问题会逐渐在 12 周内得到解决：

· 开始发病时，需要长达 3 天的相对休息（保持脊椎平直 – 避免坐软椅子和久坐）

· 可能尽快恢复活动。

· 根据患者运动情况，按常规使用非阿片类镇痛药。

· 非甾体抗炎药：14 天。

· 如果是严重的不可缓解的疼痛，短期治疗可以口服曲马多 50 ～ 100 mg，必要时每日 2 ～ 4 次（每日最大剂量是 400 mg）。

· 对于急性剧烈疼痛，考虑使用类固醇类药物，如泼尼松 50 mg，使用 5 天后减至 25 mg →直至停药（总疗程为 3 周）。

· 背部健康知识宣教。

· 练习直腿抬高，抬高至疼痛的耐受极限。

· 游泳。

· 牵引（小心）。

· 硬膜外麻醉（如果显效慢）。

**手术治疗指征**

最常见的椎间盘脱垂是 $L_4 \sim L_5$，$L_5 \sim S_1$

· 膀胱、肠道功能紊乱。

· 进行性运动障碍（如足下垂加重，股四头肌无力）。

· 治疗 6 周仍治疗无效且持续剧烈疼痛，成像显示与症状相对应的病变。

## 腰椎退行性疾病（Lumbar spondylosis）

**典型特征**

> 50 岁：发病率随着年龄的增长而增加。

· 腰部持续性疼痛。

· 僵硬，尤其是在早上（主要功能）。

· 干重活，弯腰时疼痛会加重（如园艺）。

· 温和运动、水疗可减轻疼痛。

· 所有动作都受到限制。

注意：容易引起伴有神经源性跛行的椎管狭窄，手术减压效果很好。

**处理**

· 基本镇痛药（视患者反应及耐受性而定）。

· 非甾体抗炎药（间歇性使用要谨慎）。

· 轻度活动与休息之间取得适当的平衡。

· 制定运动方案和水疗（如果条件允许的话）。

· 定期行腰椎松动可能会有疗效。

· 考虑进行电疗法，如经皮神经电刺激疗法和针灸。

## 腰椎滑脱（Spondylolisthesis）

约 5% 的人有腰椎滑脱，但并不是所有的腰椎滑脱都会表现出症状。疼痛是神经根、棘间韧带或病变腰间盘受到极度拉伸引起的。

诊断可以通过侧位 X 线片得到证实（图 B2）。

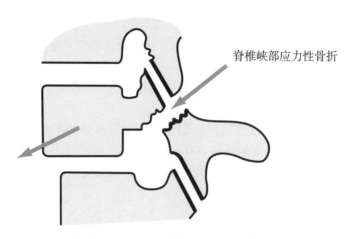

脊椎峡部应力性骨折

图 B2　滑脱症：显示一块椎体在另一块椎体上向前移位

处理

· 进行至少 3 个月严格的屈曲运动（避免过度伸展）。

· 被动脊柱松动术或许对于康复有所帮助。

· 围腰可能会有效果，但应尽可能避免使用。

· 手术是最后的治疗选择。

脊柱关节病（The spondyloarthropathies）

血清阴性脊柱关节病是指血清类风湿因子阴性，脊柱关节受累的一组疾病的总称，特点是骶髂关节病变，伴随上升性脊椎炎和脊柱关节外表现，如少关节炎和肌腱附着处炎症（详见本书 43 页）。

典型特征

· 青年男性 15 ～ 30 岁。

· 炎症性疼痛、跳痛。

· 放射至臀部的腰部疼痛。

· 背部僵硬，尤其出现在早晨。

· 腰椎前凸缺失。

· 骶骨下压试验阳性。

诊断确认：骨盆 X 线（骶髂关节炎）。

　　　　　骨扫描和 CT 扫描。

　　　　　ESR 常常升高。

　　　　　> 90% 的患者中 HLA-B$_{27}$ 抗原为阳性。

治疗

越早治疗患者恢复得越好，预后通常好。

· 良好的背部护理和体位指导。

· 通过练习方案扩展活动度。

· 药物治疗，特别要指出的是耐受者可使用 NSAIDs（如吲哚美辛）。

· 柳氮磺吡啶是一种有效的二线药物，如果使用 NSAIDs 病情仍进展，可使用这种药物。考虑使用甲氨蝶呤和其他的改善病情的抗风湿药物。

## 胸背部疼痛（Thoracic back pain）

胸背部疼痛在各年龄段人群中均普遍存在，主要原因包括胸椎关节功能障碍，以及独特的肋椎关节。

肌肉和韧带拉伤是较为普遍的病因，但很少有人会去医院诊治，因为该病具有自限性，而且病情并不严重。

这种功能障碍可以引起胸壁各个部分的牵涉痛，并可能与各种内脏疾病的发病症状相似，如心绞痛、胆绞痛和食管痉挛等疾病。

胸椎发生椎间盘脱出是非常罕见的，通常出现在 $T_9$ 以下部位，主要累及 $T_{11} \sim T_{12}$，因为其是癌症骨转移的常见部位（详见本书 53 页"背部疼痛的预警特征"），所以引起腰背部疼痛的疾病不容忽视。

### 休门症（Scheuermann disorder）

**典型特征**

· 年龄 11 ～ 17 岁。

· 男性患者多于女性。

· 下胸椎 $T_9 \sim T_{12}$ 疼痛。

· 胸部疼痛或无症状。

· 超过 1 ～ 2 个月的进行性胸椎后凸。

· 不能碰到足趾。

· 通过 X 线检查确定诊断结果（Schmorl 结节等）。

**治疗**

· 解释病情和提供支持。

· 伸展练习，避免前倾前屈。

· 体位矫正。

· 避免提重物、弯腰等活动。

· 如果严重畸形则考虑支撑牵引或手术治疗。

### 特发性青少年脊柱侧弯 [ Idiopathic adolescent scoliosis ]

脊柱侧弯在男孩和女孩中的发生率差异不大，病情较为轻微，并且无后遗症。比较显著的青少年脊柱侧弯 85% 发生在女孩中。青少年脊柱侧弯出现在围青春期，通常与井喷式增长相吻合。行筛查试验（通常在 11 ～ 13 岁）时要注意向前弯曲时背部的轮廓。正常青少年中，有 10% 的脊柱侧弯 > 5°，但仅仅 1% ～ 2% 的正常青少年的脊柱侧弯会 > 10°。

**检查**

只行站立后前位脊柱 X 线检查就已足够；Cobb 角是常规的指标。

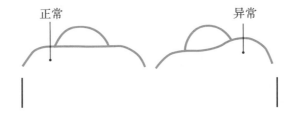

图 B3　特发性青少年脊柱侧凸的筛选：通过前倾前屈测试其不对称性

处理目标

· 保持良好的外观：肩膀水平，没有躯干偏移。

· 在成年时期防止曲度增加：应保证小于 40°。

· 脊柱不需要矫治到在 X 线上为直线形的程度。

· 请参考专家意见。

根据 Cobb 角选择治疗方式

· Cobb 角 < 20°，观察即可。

· Cobb 角 20° ~ 40°，支撑固定。

· Cobb 角 > 40°，手术干预。

### 脊柱后凸（Kyphosis）

从侧面来看，脊柱后凸有正常的胸椎曲线。侧位 X 线片显示，最上面和最下面的倾斜椎体间成角正常范围是 20° ~ 45°。过大的角度（> 45° ~ 50°）发生于后凸畸形中，通常是在童年发生并且是先天性的。如果 > 50° 则考虑转诊。

### 胸椎功能障碍（Dysfunction of the thoracic spine）

也叫胸椎活动度受限，这是医生诊治的引起疼痛症状（通常肩胛间）的最显著病因，而且也比较容易诊断，简单的脊柱推拿治疗效果显著（注意脊椎病，尤指骨质疏松症）。

联系：慢性不良姿势。

确诊：脊柱检查，X 线检查（主要是排除疾病）。

处理

· 如果疼痛持续，继续进行活动。

· 解释和安慰。

· 背部健康知识宣教计划。

· 脊柱推拿（非常有效）。

· 脊柱松动术（如果有推拿禁忌证）。

· 按要求使用简单的镇痛药。

· 制订运动计划，尤其是扩展练习。

· 体位指导。

# 坏消息（突发坏消息）——指南［Bad news（breaking bad news）— guidelines］

**A. 对于意外受伤或死亡，如车祸**

需要做的

· 与亲属联系，最好是由医生进行。

· 精心准备：了解实际情况，制定诊疗方案。

· 使用合适的安静的私人房间（不要被人打扰）。

· 提供同情、支持、理解、感受。

· 要真诚、直接。

· 提供反应和提问的时间和机会。

· 提供沉默、悲伤和情感的自由表达。

· 允许观看死者或伤者的身体。

· 提供适当的后续跟进支持。

不要做的

· 延缓接触。

· 仓促问诊。

· 捏造事实。

· 反应迟钝。

· 隐瞒事实真相或获得错误的事件信息。

· 陈词滥调和用语过于委婉。

· 不现实地给予保证。

**B. 告知本人坏消息（表 B2）**

· 规划咨询，了解实际情况，预留充足的时间。

· 相约在合适的房间见面，私密且不会被打断。

· 询问患者是否希望有人陪伴（如亲戚或朋友）。

· 充分的眼神交流和留意那些非语言反应。

· 使用简单易懂的语言。

· 要诚实和随机应变（不掩盖问题）。

· 给予充分的时间，接纳沉默、眼泪或者愤怒。

· 避免应用不恰当的方法（参见以上所述"不要做的"），不要尝试精确预测患者的寿命。

表 B2　坏消息七步治疗方案

| 1. 评估患者的权益和对坏消息细节的承受能力 |
|---|
| 2. 建立患者对战胜疾病的信心，并告诉他或她想知道的事情 |
| 3. 慢慢向患者透露坏消息，经常核实患者对已知坏消息的理解程度 |
| 4. 监测患者对问题的感受及说了些什么 |
| 5. 病情有进展应重复告知，尤其是在给予新的处置和（或）病情恶化后 |
| 6. 让患者依赖的家庭成员参与其中 |
| 7. 设计持续性干预的计划，让医生与患者一直保持联系 |

丧亲之痛和应对（Bereavement and coping with loss）

失去亲人后，人们会表现出愤怒、悲伤、无助、内疚、憧憬和绝望等复杂的情绪反应。

阶段

通常的正常阶段是：

1. 震惊或怀疑：数小时到数天。

2. 悲伤和哀悼：6 周以上。

3. 绝望：社交退缩，悲伤，无助（约 6 个月）。

2～3阶段存在愤怒，内疚和自责。

4.适应和接受，包括情感淡漠、抑郁、身体疾病（一年或更长时间）。

全科医生的作用

·提供基本的咨询和后续支持。

·提供给患者宣讲资料。

·求助于悲痛疏导员、宗教团体、支持性团体，如婴儿猝死综合征。

·注意病态的或病理性的悲伤。

规则

死者家属可能

·感到很内疚。

·对医生或他人生气。

·需要死亡原因和死亡方式方面的明确、态度温和的解释。

·需要感觉到你是真正关注的。

·需要经历悲痛的阶段。


# 包皮龟头炎（阴茎头包皮炎）［Balanitis（balanoposthitis）］

包皮龟头炎是指包皮的炎症，经常影响龟头和包皮后面的组织（阴茎头包皮炎）。

致病因素

·包茎。

·卫生条件差。

·白色念珠菌感染。

·糖尿病。

·Reiter综合征（如果无症状尤其应考虑）。

治疗

·轻微的病例可能通过温和的盐水浴、护肤膏或1%氢化可的松涂抹至阴茎头上而得到治疗，如果更严重，可以使用抗菌软膏，如夫西地酸乳膏。

·用棉签采样进行培养。

·仔细清洗包皮后面。

如果存在真菌感染，外用型制霉菌素或咪唑乳膏（如1%的克霉唑使用5天）。

如果存在滴虫感染，口服甲硝唑或替硝唑治疗。

如果存在细菌感染（通常是蜂窝织炎），适当地外用抗生素（如氯霉素），如果严重的话，口服或肌内注射双氯西林或氟氯西林。

伴随有皮肤苍白的包皮增厚表明为闭塞性干燥性龟头炎，如果是轻度的，可以使用皮质类固醇霜。通常可在10～12岁导致包茎。症状反复发作可行包皮环切术。

儿童包茎的轻症患者

使用0.05%倍他米松乳膏，每日3次，连续治疗10天。

# 压疮 [ Bed sores ( pressure injury ) ]

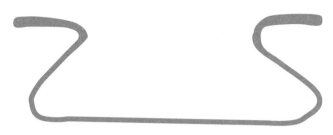

图 B4 压疮通常在边缘区破坏

## 处理

### 预防

· 识别患者发生压疮的风险，如 Norton 量表评估。

· 良好的护理条件，如果必要的话，每 2 小时为患者翻身一次（90% 的压疮是可以预防的）。

· 受压区域要进行特殊护理，如果必要的话，轻柔地进行处置。

· 使用特殊的床、床垫（如充气纹波型）和羊皮垫，以减轻压力。

· 良好的营养和卫生。

· 避免吸烟。

· 控制大小便失禁。

· 避免使用环状坐垫。

### 溃疡的治疗

最重要的原则是早期干预，包括对压力、摩擦和剪切力的缓解。

除了使用以上措施外，还需要：

· 用温水或生理盐水（通过注射器轻轻涂抹）或清得佳凝胶液（IntraSite Gel）（大多数杀菌剂都能破坏细胞，如用 0.5% ～ 1% 聚维酮碘）做基础清洁。

· 使用敷料的一般原则：

　—深溃疡：藻酸盐（如施乐辉敷料和保赫曼敷料）。

　—浅溃疡：亲水胶体敷料 [ 如多爱肤（Duoderm）敷料和卡提诺瓦（Cutinova Hydro）亲水胶体敷料 ]。

　—干性或坏死性溃疡：水凝胶（如施乐辉敷料）。

　—重型渗出性溃疡：泡沫状敷料 [ 如里奥泡沫敷料（Lyofoam）和里奥加泡沫敷料（Lyofoam extra）]。

· 给予维生素 C，500 mg，每日 2 次。

· 为防止蜂窝织炎蔓延，给予抗生素（否则作用不大）。

· 小心移除敷料，如果必要，可以边用水冲洗边移除敷料。

· 愈合结局令人满意，若效果不佳，需进行坏死组织清创手术和皮肤移植。

## 嗳气（吞气症）［Belching（aerophagia）］

（患者未意识到有吞咽空气）。

· 让患者意识到有过度吞咽和嗳气症状。

· 建议患者：

　—避免喝汽水（碳酸）饮料。

　—避免嚼口香糖。

　—不要吃饭时喝水。

　—不要将蛋白质和淀粉混合食用。

　—慢慢地进食，并且吞咽前应彻底咀嚼食物。

　—应在口唇闭合状态下咀嚼食物。

如果持续：使用二甲基硅油（如碳酸钙制剂Ⅲ，西甲硅油片剂）。

如果无效：餐后在后牙之间放置一个小软木塞，维持 30 分钟。

## 贝尔麻痹（面部神经麻痹）［Bell（facial nerve）palsy］

每日口服泼尼松 1 mg/kg，连续治疗 5 天，在接下来的 7 天逐渐减少用量至零（发作 48 小时内给药）。对泼尼松和阿昔洛韦的疗效还缺乏有说服力的证据，但可以考虑应用于较严重的病例。可使用阿昔洛韦治疗带状疱疹膝状神经节综合征（详见本书 291 页）。

· 教育和安抚患者。

· 如果角膜暴露，则晚上在眼部贴胶带或贴片。

· 如果眼干则使用人工泪液，尤其是在晚上。

· 在康复过程中按摩和面部锻炼。

· 约 80% 病例可以自愈。

## 苯二氮䓬类问题（Benzodiazepine problems）

应避免长期使用，应对要求开此处方药的"新的患者"加以关注。坚决遵守处方原则，出现以下情况可开具此处方药，例如：

· 改变生活方式引起的焦虑（如飞机旅行，仅仅间歇性短程使用）。

· 突发事件之后的自我持续性焦虑，心理咨询效果不明显等（给予 2～4 周短期疗程）。

· 对广场恐惧症和惊恐发作，可以紧急短期使用。

苯二氮䓬类戒断综合征（Benzodiazepine withdrawal syndrome）

通常是发作相对延迟，并可能持续数周或数个月。戒断特点包括：

· 焦虑（反弹）。

· 抑郁症。

· 失眠。

·恶心。

·食欲缺乏。

·震颤。

·思绪混乱。

一种有效的处理方法是非常缓慢地停止用药，同时提供咨询和支持，包括转诊到自助小组。如果患者出现抑郁症迹象，可用抗抑郁药来进行替代治疗，如果其他措施都失败，应选择 β 受体阻滞药帮助缓解戒断综合征。

## 咬伤和蜇伤（Bites and stings）

在澳大利亚，被动物如蜘蛛、海洋螫刺动物和昆虫蜇伤或叮咬是较为常见的，但致命事件是罕见的。

### 咬伤（Bite wounds）

#### 毒蛇咬伤（Snake bites）

大多数咬伤不会有（蛇毒素射入），蛇毒素射入常见于驯蛇人或当蛇在皮肤上留下清晰的咬伤伤口时出现。

**急救**

·使患者尽可能保持不动。

·不要清洗、切割伤口或对伤口进行手术，不要冰敷或使用止血带。

·立即对咬伤部位进行牢固的包扎（不要太紧）。弹性绷带是理想的选择：应该从咬伤部位延长尽可能长的距离，至少 15 cm（如果踝关节周围被咬伤，绷带应从腿部覆盖至膝盖以上）。

·用夹板来固定肢体，使伤口得到固定（硬的棍子或木板是理想的材料）。

·尽快运送到医疗机构，不要给予患者酒精饮料或兴奋药。

**注意：** 蛇毒检测试剂盒可用于检测咬伤区域的拭子样本或新鲜尿液标本（最佳选择）或血液标本。

当患者通过医学观察确定安全后，可以除去绷带。应观察是否有症状和蛇毒素的痕迹。

**有蛇毒素射入**

蛇类咬伤并射入蛇毒素的重要早期症状包括：

·恶心和呕吐（一个可靠的早期症状）。

·腹痛。

·大量出汗。

·剧烈头痛。

·视物模糊。

·说话或吞咽困难。

·凝血障碍（如血尿）。

·触痛性淋巴结肿大。

**注意：** 除非出现蛇毒素射入的临床症状或生化指征（如尿糖阳性或凝血异常表现），否则不宜给予患者抗蛇毒血清。

*蛇毒素射入的治疗*

·缓慢静脉滴注生理盐水。

·随时准备使用肾上腺素。

·稀释的特定抗蛇毒血清（用生理盐水按 1 ： 10 稀释），加入生理盐水缓慢输入超过 30 分钟（可能需要 2 瓶或更多瓶抗毒血清）。

·随时准备应用肾上腺素、氧气和类固醇激素。

·监测生命体征。

·如有必要，提供基本生命支持。

**注意：** 不推荐给予试验剂量的抗蛇毒血清。

在某些情况下，可预防性给予肾上腺素，用量要小心（如排除棕色蛇和凝血功能障碍）。

### 蜘蛛咬伤（Spider bites）

多种蜘蛛的毒素仅会导致局部疼痛、红肿，但另有一些种类的蜘蛛毒素可导致人迅速死亡，尤其是致命的悉尼漏斗网蜘蛛（Atrax robustus）。

*急救*

·悉尼漏斗网蜘蛛：见毒蛇咬伤。

·其他蜘蛛：敷上冰袋，不要包扎。

*毒素射入后的治疗*

·悉尼漏斗网蜘蛛：入院接受医院紧急护理。

　—特定的抗毒素血清（至少需要 4 ～ 6 瓶）。

　—复苏及其他支持措施。

·红背蜘蛛：入院接受治疗或者急诊观察。

　—抗毒素血清，肌内注射（如果严重的话则静脉注射）。

### 人类咬伤和拳头打伤（Human bites and clenched fist injuries）

人类咬伤和拳头打伤往往会引起微生物感染，如金黄色葡萄球菌感染。

*治疗原则*

·清洁并仔细消毒伤口（如用水溶性抗生素溶液或过氧化氢消毒）。

·如果咬伤严重或很深，预防性给予青霉素。

·如果可能，避免缝合。

·给予破伤风类毒素。

·考虑艾滋病病毒或乙型或丙型肝炎病毒感染的可能性。

*伤口感染*

·用棉签清理。

·普鲁卡因青霉素 1.5 g 肌内注射+口服阿莫西林 / 克拉维酸 875 mg（儿童：15 mg/kg，最大用药量 875 mg），每日 2 次，持续用药 5 天。

*严重的贯通伤（如关节，肌腱）*

· 甲硝唑 400 mg，口服，每日 2 次 + 头孢噻肟或头孢曲松 1 g，静脉注射，每日 1 次，持续用药 5 ～ 10 天。如果确定存在感染，应持续治疗 14 天。

### 狗类咬伤（非狂犬病）[ Dog bites（non-rabid）]

动物咬伤后也容易被与人类咬伤相同的微生物所感染，还可能感染多杀性巴斯德菌（ Pasteurella multocida ）。

治疗原则

· 用水溶性抗生素清洁伤口并清创，浸泡伤口 10 ～ 20 分钟。

· 如果可能的话，争取进行开放性愈合，避免缝合。

· 应用非黏附、吸收性敷料 [ 石蜡纱布和施乐会纱布敷料（Melolin ）] 从伤口中吸收分泌物。

· 破伤风预防：免疫球蛋白或破伤风类毒素。

· 对于咬伤严重或伤口较深者，预防性给予青霉素：普鲁卡因青霉素 1.5 万单位，肌内注射，立即给予，然后口服青霉素或阿莫西林、克拉维酸（剂量如上述），持续治疗 5 ～ 7 天。

· 告知患者愈合过程是缓慢的并可能会留下瘢痕。

### 猫类咬伤（Cat bites ）

猫类咬伤非常有可能引发化脓性感染。可采用与人类咬伤或狗类咬伤相同的处理原则，但使用阿莫西林 / 克拉维酸钾的用药时间为 5 天。对深层咬伤和贯通伤进行清创是很重要的。如果感染了则使用甲硝唑加多西环素。另一个问题是猫抓症，据推测是由革兰阴性细菌引起的，如果感染，则以罗红霉素治疗，持续用药 10 天。

### 臭虫叮咬（Bed bug bites ）

目前在儿童和青少年中，一个常见的问题通常是"背包客痒"。

表现为 3 处及 3 处以上的线性叮咬伤，常见于浅表血管丰富的颈部、肩膀、手臂、躯干和腿部等。会出现奇痒无比的红色斑丘疹病变 ± 伤痕。

治疗

· 清洁病变部位。

· 使用皮质类固醇激素软膏，每日 1 次，或简单的止痒药膏。

· 联系有执照的害虫防控人员。

### 白蛉叮咬（Sandfly bites ）

如果疼痛，使用舒缓止痒霜或 5% 利多卡因软膏。针对某种特定原因处置，如可能有狐臭的人，口服硫胺素可以防止白蛉叮咬。

剂量：硫胺素 100 mg，口服，每日 1 次。

### 软体动物咬伤（蓝环章鱼，芋螺）[ Mollusc bite（blue-ringed octopus, cone shell ）]

软体动物毒液常会导致麻木和感觉异常，而长时间的肌肉无力可能会导致呼吸麻痹，从而迅速致命。

治疗

· 加压包扎咬伤的部位（通常是手 / 手臂）。

· 肢体制动。

·安排车辆（最好用救护车）将患者送到医疗机构。

·观察（并处理）呼吸麻痹症状。确保人们具备足够的基本救护知识。

## 蜇伤（Stings）

### 蜜蜂蜇伤（Bee stings）

急救

·用指甲或刀片将刺侧向刮掉，不要用手指挤压。

·使用 20% 硫酸铝溶液 [叮固（Stingose）] 或甲基化酒精处理。

·冰敷蜇伤区域。

·休息并抬高被蜇伤的患肢。

如果有过敏反应，则须进行针对性治疗。

### 蜈蚣和蝎子咬伤 / 蜇伤（Centipede and scorpion bites/stings）

经常会引起轻微的系统性症状，主要症状是非常剧烈的疼痛且持续时间很长。

急救

·局部热敷（如使用加入氨 / 家用漂白剂的热水）。

·清理被咬伤 / 蜇伤的区域。

·局部麻醉药（如 1 ～ 2 mL 1% 利多卡因）浸润注射到咬伤、蜇伤的伤口周围（如果持续疼痛）。考虑注射吗啡或芬太尼缓解疼痛。

·观察破伤风免疫注射后的情况。

### 箱形水母或海黄蜂（澳大利亚箱形水母）蜇伤 [Box jellyfish or sea wasp（Chironex fleckeri）]

治疗

·将患者从水中救出，以防止溺水。

·立即戴手套取下箱形水母或海黄蜂的触角。

·用醋浇在伤口处，持续浇 30 秒（不要使用酒精），用于灭活箱形水母或海黄蜂的触角，一次最多使用 2 L 的醋。

·检查呼吸和脉搏。

·立即开始心肺复苏术（如果需要的话）。

·开通静脉通路，并输注胶体，给予吸氧和正性肌力药。

·对主要蜇伤部位进行固定。

·肌内注射或静脉注射箱形水母抗毒血清。

·如有需要，提供镇痛治疗（如冰敷、使用利多卡因和镇痛药）和（或）注射用芬太尼或吗啡。

### 伊鲁坎吉水母（一种箱水母）综合征 [Irukandji（carukia barnesi）syndrome]

微小水母可能会导致严重并可能致命的迟发性（30 分钟内）综合征。准备进行心肺复苏术，根据需要，每 5 分钟注射一次吗啡或芬太尼。没有可用的抗毒血清，考虑静脉注射镁。

"蓝瓶"水母和其他蜇人水母引起的蜇伤（"Blue bottle" and other stinging jellyfish）
· 用海水清洗被蜇的部位。
· 移除所有触角。
· 在热水浸泡 20 分钟（约 45 ℃）。

刺鱼蜇伤（Stinging fish）

刺鱼身上的锐刺有毒腺，如果被其刺伤甚至擦伤皮肤可产生剧烈疼痛。最有名的是石头鱼，其毒素通常具有热敏感性。

毒液射入
· 剧烈疼痛。
· 局部肿胀。
· 皮肤淡蓝色。

治疗
· 洗澡或将患处持续浸在热水中 20 分钟（不要太烫，约保持在 45 ℃），疼痛可能会立刻得到缓解。
· 如果疼痛持续，给予 1% 利多卡因局部注射 / 渗透，甚至进行区域阻滞。如果疼痛症状认为得到缓解，尝试应用吗啡或者芬太尼。
· 存在特异性抗毒血清用于治疗石头鱼刺伤。

其他生物叮咬（Other bites and stings）

包括蚂蚁、黄蜂、蚊子和某些种类水母叮咬。

急救
· 用大量冷水冲洗叮咬区域。
· 使用醋（可自由掌握用量）或叮固（Stingose）处理伤口，持续 30 秒。
· 冰敷几分钟。
· 如果疼痛异常剧烈，使用润肤止痒霜或 5% 利多卡因乳膏或软膏。

通常不需要采用药物治疗，但对于水母蜇伤来说，对蜇伤区域进行清洗后直接使用安他唑啉或萘甲唑林滴在蜇伤区域是有效的。

# 膀胱癌（Bladder cancer）

位居最常见恶性肿瘤的第七位（移行细胞癌）。
· 血尿，尤其是微量血尿。
· 刺激性下尿路症状（尿频），排尿困难。
诊断是尿液细胞学（×3）和膀胱镜检查。
根据癌症的分级和分期选择治疗方式。
· 原位膀胱癌进行卡介苗免疫治疗。
· 其他膀胱内药物，如丝裂霉素。
· 手术切除。
· 放、化疗。

## 膀胱功能障碍（女性夜尿）

## [ Bladder dysfunction（in women during night）]

患有尿道综合征的女性也经常因排尿冲动在夜间醒来，但却只排出少量的尿。

· 叮嘱患者保持上背部平衡，膝盖弯曲，抬起骨盆，并保持该姿势 30 秒来进行骨盆升降运动。
· 向内收缩盆底（就好像憋尿或憋大便）。
· 重复进行几次。

## 睑缘炎（Blepharitis）

分为三种类型：
· 脂溢性睑缘炎。
· 酒渣鼻性睑缘炎。
· 葡萄球菌睑缘炎。

治疗

· 脂溢性睑缘炎需要注意眼睑卫生。使用棉棒蘸 1 ∶ 10 稀释的婴儿洗发水或碳酸氢钠溶液或温水进行清洗，每日 1 ~ 2 次。
· 可使用人工泪液（如羟丙甲纤维素 1%）治疗眼睛干涩。
· 使用药用洗发水控制头皮皮脂分泌过旺（如酮康唑制剂）。
· 如果是慢性的，短期使用氢化可的松 0.5% 软膏。
· 如果患有面部酒渣鼻，口服多西环素 100 mg，每日 2 次，持续使用 4 ~ 8 周。
· 如果感染（如金黄色葡萄球菌），使用四环素 1% 软膏或氯霉素 1% 软膏涂于眼睑边缘，每日 2 次。
· 如果眼睑脓肿，使用双氯西林 / 氟氯西林。

## 狐臭（Body odour）

狐臭的病因主要是卫生条件差、过度出汗和皮肤细菌代谢旺盛。腋窝和腹股沟是主要发生部位。

注意事项

考虑尿毒症、阴道炎。

治疗方法

· 至少在早上和晚上使用除臭香皂擦洗身体，尤其是腹股沟和腋下。
· 尝试使用抗菌性外科用擦洗剂。
· 保持衣服清洁，经常洗衣服。
· 选择天然纤维（如棉）的衣服，而不要选用合成纤维织物。

· 使用止汗除臭剂。

· 可选择松香皂。

· 饮食：避免食用大蒜、鱼、咖喱、洋葱、芦笋等。

· 减少咖啡因（咖啡、茶和可乐饮料）的摄入，这类物质会刺激排汗活动。

· 考虑无糖饮食。

· 剃掉腋毛。

· 为防止过多出汗可进行腋窝楔形切除术。

# 疖（经常性）[Boils（recurrent）]

· 采集化验标本。

· 每日使用 3% 六氯酚清洗身体。

· 使用莫匹罗星治疗病变部位，可以用于鼻孔。

· 根据化验结果选择抗生素，如双氯西林 500 mg，口服，每日 1 次，持续治疗 7 天，或红霉素 500 mg，每日 2 次，持续治疗 10 天（可能需要长达 3 个月）。

# 乳房肿块（Breast lumps）

## 主要症状和检查点

· 最常见的肿块是良性乳腺发育异常疾病（纤维囊性乳腺病）。

· 良性乳腺发育异常也是囊肿的常见原因，尤其是在绝经前阶段。

· 超过 75% 的独立性乳房肿块被证明是良性的。临床上恶性肿瘤只能通过穿刺活检或肿瘤组织学检查进行确诊。

· 乳腺癌是女性最常见的癌症之一（位于皮肤癌之后），在澳大利亚 85 岁以下的女性中，每 8 个女性就有 1 名发生乳腺癌。

· 约 25% 的女性新发肿瘤是乳腺肿瘤。

· 在老年女性患者中，"明显的"乳房肿块应被考虑为恶性肿瘤。

乳房肿块（女性）：诊断策略模型 [Breast lumps（women）：diagnostic strategy model]

概率诊断

· 乳腺结构不良 32%。

· 乳腺纤维腺瘤 23%。

· 肿瘤 22%。

· 囊肿 10%。

· 乳房脓肿 / 乳晕炎症。

· 泌乳囊肿（乳腺囊肿）。

不可漏诊的严重疾病

· 血管：

　　—血栓性静脉炎（Mondor 病）。

·感染：

　　—乳腺炎 / 乳房脓肿。

　　—结核病。

·癌症：

　　—癌。

　　—原位导管癌。

　　—乳头佩吉特病。

　　—肉瘤。

　　—淋巴瘤。

　　—炎性乳腺癌。

·其他：

　　—叶状肿瘤。

**诊断陷阱（经常漏诊）**

·导管乳头状瘤。

·脂肪瘤。

·乳腺管扩张。

·脂肪坏死、纤维化。

> **乳房肿块的危险信号**
> ·硬而不规则的肿块。
> ·皮肤有皱纹。
> ·皮肤水肿（橘皮样改变）。
> ·乳头溢液。
> ·乳头变形。
> ·乳头湿疹。
> ·绝经后妇女。

## 临床表现

### 乳腺癌症状

·肿块 76%。

·压痛或疼痛 10%。

·乳头的改变 8%。

·乳头溢液 2%。

·乳房不对称 / 凹陷 4%。

·乳晕炎（尤其是由于乳头内陷或乳腺导管扩张症引起的）。

·乳房佩吉特病 = 潜在的恶性肿瘤。

### 乳头溢液

可能是一侧或双侧乳头间歇性地发作。常见的原因是生理性因素，为正常激素分泌过程的一部分。在乳房的四分象限范围内挤压会诱导该症状。

· 血性溢液：

—导管内乳头状瘤（最常见）。

—导管癌。

—乳腺结构不良。

· 绿灰色：

—乳腺结构不良。

—乳腺导管扩张症。

· 黄色：

—乳腺不典型增生（浆液性）。

—乳腺脓肿（脓液）。

· 乳白色（溢乳）：

—哺乳期囊肿。

—哺乳。

—高泌乳素血症。

—药物（如氯丙嗪）。

**疾病诊断的三步检测**

1. 临床乳腺检查。

2. 细针穿刺 ± 芯针活组织检查。

3. 影像学检查：35 岁以下，超声检查；35 ~ 50 岁，超声 ± 乳房 X 线检查；50 岁以上，乳房 X 线检查 ± 超声检查。

**辅助检查**

**乳房 X 线检查（钼靶检查）**

乳房 X 线检查可作为一个筛选检查，并可作为一个诊断手段。它是目前唯一有效的乳腺癌筛检工具。筛选：

· 对于超过 50 岁的女性肯定是有益处的。

· 对于 40 多岁的女性可能是有益处的。

· 随访乳腺癌患者发现，6% 的患者对侧乳房也会发生病变。

· 使用细针穿刺确认病变部位。

**乳腺超声检查**

乳腺超声检查主要是用来检测乳腺不同区域的密度，是确定良性乳腺疾病的最佳方法，尤其在有囊性病变情况下。该检查通常对于 30 岁以下女性患者非常有用。

**细针穿刺技术**

· 囊肿抽吸。

· 细针穿刺或芯针活组织检查：对于固体块状物是非常有用的检测方法，能达到 90% ~ 95% 的准确度（优于乳腺 X 线检查）。

**乳腺癌（Carcinoma of the breast）**

在 30 岁以下的人群中，乳腺癌的发病是罕见的，但患病率随年龄逐渐增加，在 60 岁达到最大值。约 1/3 的女性是绝经前发病，2/3 的女性是绝经后发病。

临床特点

· 无痛性肿块（10% 伴随有疼痛）。

· 不规则的硬肿块。

· 其他症状包括乳房疼痛、乳头溢液（血性或浆液性）、乳头内陷或变形、皮肤凹陷和皮肤水肿呈橘皮样。

· 极少癌症表现为佩吉特病的临床指征（乳头肿瘤周围出现红色鳞屑状皮疹）。

· 极少表现为继发性骨症状（如背部疼痛、呼吸困难、体重减轻、头痛）。

处理

如果怀疑或诊断为乳腺癌，则需要立即转诊至专科医生。任何可疑的乳房肿块都应该被切除。

### 纤维囊性乳腺病（Fibrocystic disease）

同义词：纤维腺病、慢性乳腺炎、乳腺增生、囊性增生。最常见于 30 ~ 50 岁的妇女。

处理

· 如果 40 岁以上的患者乳房中出现弥漫性肿块，则需要考虑乳房 X 线检查。

· 如果肿块是分散的，则进行穿刺活检或抽吸可触及囊肿。

· 安抚不是癌症的患者。

· 给予药物治疗，以减轻乳腺疼痛。

· 如有必要，则使用镇痛药。

· 手术切除未确诊的巨大肿块。

### 乳腺囊肿（Breast cyst）

分散的肿块，坚硬且可以相对移动，并且很少有波动。

诊断

· 乳房 X 线检查。

· 超声检查（选择做 X 线）。

· 抽吸细胞。

利用细针穿刺引流术治疗。很少需要手术治疗。

### 哺乳期囊肿（积乳囊肿）[ Lactation cysts（galactoceles）]

· 怀孕期间和产后会出现富含奶水的囊肿，与围绝经期囊肿存在类似的症状。

· 肿块直径在 1 ~ 5 cm。

· 抽吸可以治疗：液体可能是透明或乳白色。

· 考虑恶性肿瘤的可能性。

### 纤维腺瘤（Fibroadenoma）

临床特征

· 分散的无症状肿块。

· 通常发病于 20 岁（发病范围为 20 ~ 60 岁）。

· 坚硬、光滑和可移动（即 "乳房耗子"）。

· 通常是圆形的。

· 通常位于外上象限。

处理

推荐进行超声检查和细针穿刺或活检细胞学检查。如果检查结果为阴性，患者可以放心，不必要进行肿块切除，除非患者和医生对肿块的大小或后续变化有所担心。

脂肪坏死（Fat necrosis）

通常是大片擦伤或轻微外伤的结果，如长期进行母乳喂养。肿块往往伴随着皮肤或乳头回缩，从而非常类似于乳腺癌。

乳腺导管扩张症（Mammary duct ectasia）

同义词：浆细胞性乳腺炎，导管周围乳腺炎。

一种良性疾病，整个乳房的 1/4 可能有硬结，有压痛感。肿块经常位于乳晕的边缘，是一个结实的或坚硬的或柔软的、边界不清晰的肿胀，并且可能出现牙膏状乳头分泌物。有时候需要进行外科手术从而明确诊断。

叶状肿瘤（Phyllodes tumour）

巨纤维腺瘤样瘤，经常是良性的，但有 25% 是恶性的。

# 乳房疼痛［Breast pain（mastalgia）］

主要症状和检查点

·乳房疼痛的典型发病年龄为 30 ～ 50 岁。

·发病高峰为 35 ～ 45 岁。

·有 4 种常见的临床表现：

 1.弥漫性，双侧周期性乳房疼痛（最常见）。

 2.弥漫性，双侧非周期性乳房疼痛。

 3.单侧弥漫性非周期性乳房疼痛。

 4.局部乳房疼痛。

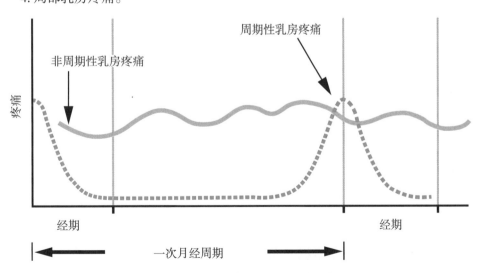

图 B5　周期性和非周期性乳房疼痛的类型

**周期性乳房疼痛（Cyclical mastalgia）**

*临床表现*

· 典型发病年龄为 35 岁左右。

· 感到不适，并且有时存在疼痛。

· 通常是双侧疼痛，其中一侧乳房疼痛更为明显。

· 主要是经前发病，与经前期综合征相关。

· 乳房弥漫性结节状或块状。

· 可能与服用药物相关联。

· 绝经后少见。

*处理*

排除癌症的诊断和抽吸可触及囊肿后，可以根据严重程度给予不同的治疗方法（表 B3）。建议进行定期随访检查。

表 B3　对于周期性乳房疼痛的处理计划（逐步试行）

| | 逐步渐进疗法 |
| --- | --- |
| 步骤 1 | 安慰：向患者解释该病的缓解效果较好<br>合适的胸罩支撑：专用配件<br>最佳的饮食；减重；禁止吸烟<br>止痛剂，如对乙酰氨基酚 |
| 步骤 2 | 可考虑的试验性治疗<br>月见草油，1 g，每日 3 次，持续 3 个月（证据不足） |
| 步骤 3 | 请咨询乳腺科专家，考虑应用达那唑或他莫昔芬 |

**非周期性乳房疼痛（Non-cyclical mastalgia）**

疼痛是连续的或间歇性的，在月经周期内没有变化。典型发病年龄是 40 岁出头。

*处理*

非周期性乳房疼痛是非常难以治疗的，比周期性乳房疼痛反应性差。建议进行试验性治疗。

**肋软骨炎（Tietze 综合征）[ Costochondritis（Tietze's syndrome）]**

*临床表现*

· 胸骨边缘可触及小于 4 cm 的肿块，主要由于肋软骨组织肿大引起。

· 深呼吸和咳嗽时症状加重。

· 自限性，但可能需要数个月方可消退。

*治疗*

· 使用局部麻醉药和皮质类固醇进行浸润（需谨慎）。

**乳腺炎（Mastitis）**

*临床特点*

· 最初的症状是出现肿块，感到酸痛。

· 皮肤可见红色柔软区域。

· 可能出现发热、疲倦、肌肉酸痛等症状。

治疗（全身症状）

·抗生素：没有发展到脓肿时，通常使用抗生素预防。

双氯西林、氟氯西林 500 mg，口服，每日 4 次，持续用药 10 天（如果严重则静脉给药）或头孢氨苄 500 mg，口服，每日 4 次，持续用药 10 天。

·超声治疗（2 W/cm$^2$，持续治疗 6 分钟），每日 1 次，持续治疗 2 ～ 3 天。

·阿司匹林或对乙酰氨基酚镇痛。

指导患者

·保持患侧乳房能够顺利分泌乳汁。

·继续母乳喂养：频繁哺乳，并从疼痛的一侧开始。

·喂奶前对肿痛的乳房进行热敷（如用热水淋浴或用预热的水）。

·喂奶后对乳房进行冷敷：从冰箱中取出预冷的水。

·清空乳房内乳汁：如果需要的话，用手将剩余奶挤出。

炎性乳腺癌［Inflammatory breast cancer（mastitis carcinomatosa）］

一种罕见的疾病，能快速发展至乳房发红、肿胀，有皮肤小凹陷及乳房沉重等症状，但并不十分疼痛。易与乳腺炎相混淆，但对抗生素反应差。需立刻转诊。

乳房脓肿（Breast abscess）

如果乳房压痛、红肿持续超过 48 小时，局部出现硬结，那么乳房脓肿已经形成了。这时需要在全身麻醉情况下进行外科引流，或在局部麻醉情况下使用大口径的针进行抽吸，每隔 1 天进行 1 次，直到治愈，应用抗生素（如双氯西林 500 mg，口服，每日 4 次，持续治疗 10 天），保证休息，将乳房内乳汁完全排空。如果上述治疗不能做到的话，持续使用患侧的乳房进行喂养或挤压患侧乳房的乳汁。如果能做到的话，尽可能避免手术，因为瘘管的形成很常见。

# 屏气发作（Breath-holding attacks）

这是一种非常受人关注的紧急情况。主要分为两种类型：一种与发怒相关（说明如下），另一种是简单的昏厥。可以表现为"蓝色发作"（声门闭合的同时憋气），或"白色发作"，也称为反射性缺氧癫痫发作，经常伴随疼痛发生。

临床特征

·通常发生于 6 个月至 6 岁（峰值发病年龄通常在 2 ～ 3 岁）儿童。

·突发事件（轻微的情绪或身体刺激引发）。

·儿童发出一声大叫，然后屏住呼吸。

·患者脸色变得苍白，然后变成蓝色。

·如果严重，可能会导致神志不清，甚至是简短的强直、阵挛性发作。

·持续 10 ～ 60 秒。

处理

·将孩子置于昏迷体位。

·让患者家长认为发作是自限性的，不会对人体有害，与癫痫或精神发育迟滞没有

　关联（通常会在发病 3 年后消失）。
- 提醒家长在生活中要有原则，并且不要溺爱孩子。
- 尽量避免已知的能挫败孩子或促使孩子发脾气的事件发生：尝试使用分散注意力技巧。

# 毛细支气管炎（Bronchiolitis）

- 由呼吸道合胞病毒引起的急性病毒性疾病。
- 婴儿中最常见的急性呼吸道感染。
- 通常的发病年龄为 2 周至 9 个月（最大年龄至 12 个月）。
- 患鼻炎后紧接着刺激性干咳。
- 喘息性呼吸困难常常会令人苦恼。
- 呼吸急促。
- 胸部过度充气（桶状胸）。

听诊：
- 泛发性细微性爆裂音（哮喘时消失）。
- 经常出现呼气性哮鸣音

X 线检查：肺部过度充气，伴发有横膈下降。

取患者鼻咽分泌物，通过 PCR 技术对病毒进行鉴定。现已推出快速呼吸道合胞病毒检测。

处理

通常需要入院治疗，尤其是因喂养困难发现的呼吸窘迫（频率＞ 50 次 / 分钟）。
- 尽可能地减少处理措施 / 良好的护理。
- 观察皮肤颜色、脉搏、呼吸、血氧饱和度（脉搏血氧仪）。
- 给氧：维持氧分压＞ 90%（最佳值为 95%）。
- 如果无法用口进食，则可通过静脉给予流体营养或鼻胃管进食。
- 除非有继发细菌感染，否则不推荐使用抗生素。

# 支气管炎（Bronchitis）

## 急性支气管炎（Acute bronchitis）
- 主要症状有咳嗽和咳痰等。
- 喘鸣和呼吸困难。
- 通常有病毒感染。
- 流感嗜血杆菌和肺炎链球菌感染通常会使慢性支气管炎更复杂。
- 听诊闻及散乱哮鸣音 ± 发热或咯血（少见）。

结果

平素身体健康的患者通常在 4 ～ 8 天就能自发好转。

*治疗*

· 对症治疗。

· 通气受限使用吸入型支气管扩张药。

· 抗生素通常并非必要。

· 如果确诊是急性细菌性感染伴有发热，应该使用抗生素（如阿莫西林 500 mg，每日 3 次，持续用药 5 天；如果怀疑是支原体感染，则开始使用多西环素 200 mg，之后 100 mg/d，持续用药 5 天）。

**慢性支气管炎**（Chronic bronchitis）

定义：临床以咳嗽、咳痰为主要症状，每年发病持续 3 个月，连续 2 年或 2 年以上。

· 有哮鸣音，渐进性呼吸困难。

· 急性支气管炎复发加重。

· 主要发生在吸烟者中。

**慢性阻塞性肺病**（Chronic obstructive pulmonary disease，COPD）见本书 128 页。

# 擦伤和出血（Bruising and bleeding）

许多患者主诉容易出现擦痕，但只有少数经证实有潜在的血液疾病。

*主要症状和检查要点*

· 紫癜 = 淤点 ± 淤斑。异常出血基本上是血小板、凝血机制异常，或血管性疾病等的结果。

· 在出血性疾病的评估中，记录完整的病史是非常重要的。

· 个人史和家庭史的评估是出血性疾病鉴别的第一步。

· 当患者主诉"容易淤伤"时，排除因骨髓疾病及凝血因子缺乏症（如血友病）等引起的血小板减少是很重要的。

· 鉴别诊断：由潜在的系统性血管炎引起的"可触及性紫癜"是一个重要的鉴别疾病。该淤斑高出皮面，因此需用手指触诊。其原因是潜在的血管炎影响小血管（如结节性多动脉炎）。

· 一般来说，血小板缺陷继发出血是自发的，常表现为点状皮疹，并且在创伤或切割伤后立即发生出血。

· 实验室评估应该以临床诊断为指导。

· 因凝血因子缺乏引起的出血通常是创伤性和延迟发作的（如在血友病患者中，拔牙后 24 小时后发生出血）。

· 尽管存在严重的出血状态，用于检测出血性疾病的常规筛检结果却显示正常。

**紫癜：诊断策略模型**（Purpura：diagnostic strategy model）

*可能的诊断*

· 简单紫癜（易淤伤综合征）。

· 老年性紫癜。

· 类固醇诱导性紫癜。

· 免疫性血小板减少性紫癜。

· Henoch-Schonlein 紫癜。

· 肝病，如酒精性肝硬化。

不容漏诊的严重疾病

· 恶性疾病：

　—白血病。

　—骨髓瘤。

· 再生障碍性贫血。

· 骨髓纤维化。

· 感染：

　—败血症。

　—脑膜炎球菌感染。

　—感染性心内膜炎。

　—麻疹。

　—伤寒。

　—病毒性出血热。

· 弥散性血管内凝血。

· 血栓性血小板减少性紫癜。

诊断陷阱（容易遗漏）

· 血友病 A、B。

· 血管性血友病。

· 输血后紫癜。

· 创伤（如家庭暴力、虐待儿童）。

· 坏血病。

· 伪装。

　—药物有几种（用药史）。

　—再生障碍性贫血。

辅助检查

检查内容的初始选择取决于出血类型。

如果怀疑为凝血缺陷性疾病，选择：

· 凝血酶原时间（PT），即 INR。

· 活化部分凝血酶时间（APTT）。

· 纤维蛋白原水平。

· 凝血酶时间（TT）。

如果怀疑为血小板病理性疾病，选择：

· 血小板计数。

· 血小板功能分析仪（PFA-100）。

如果怀疑是遗传性疾病，选择：

· 凝血因子Ⅷ（血友病 A）。

· 血管性血友病因子活性。

· 血管性血友病因子抗原。

全血细胞分析和血涂片可以帮助查明病因。其他特殊检查，如血管性假血友病筛查和 PFA-100，可以经过观察讨论另行通知。骨髓检查用以排除血小板减少症的继发性原因，如白血病、其他骨髓浸润性贫血和再生障碍性贫血。

### 血管疾病（Vascular disorders）

**症状特征**

· 容易出现淤伤和皮肤出血。

· ± 黏膜出血。

· 检查结果正常。

**单纯性紫癜**

一种通常发生于二三十岁健康女性的良性疾病。特征是臂部、腿部和躯干在受到轻微的创伤时会出现淤青。患者可能会主诉月经量多。在要求凝血正常的操作中，如拔牙、分娩和手术等，并不伴随失血过多。

**过敏性紫癜**

由小血管炎引起的可触及性紫癜。

**临床特征**

· 所有年龄段均有发生，但主要累及儿童。

· 常伴随下呼吸道感染，如咽喉炎。

· 皮疹主要位于臀部和腿部。

· 可发生于手部、手臂和躯干部。

· 关节炎：主要在踝关节和膝关节。

· 腹部绞痛（消化道的血管炎）。

· 血尿（可以提示肾炎，需要随访肾功能）。

预后一般良好。目前尚无特定的治疗方法，但糖皮质激素可能对于治疗腹痛有所帮助。

### 血小板疾病（Platelet disorders）

**疾病特征**

· 淤点 ± 淤斑。

· 黏膜部位出血。

· 血小板计数小于 $50 \times 10^9$/L（50 000/mm$^3$），正常值：（150 ~ 400）× $10^9$/L。

**免疫性血小板减少性紫癜（immune thrombocytopenic purpura，ITP）**

血小板免疫破坏引起的以下两种不同类型：

· 急性 ITP（儿童型），往往是病毒感染后发病。如果血小板小于 $30 \times 10^9$/L，或者出现活跃出血，建议住院治疗。预后良好——绝大多数具有自限性。用免疫球蛋白或类固醇激素治疗出血。

· 慢性（成年型）ITP：自身免疫性疾病，需要转诊，可能需要使用类固醇或者单克隆抗体，甚至行脾切除术。

凝血功能障碍（Coagulation disorders）

*疾病特征*

·淤斑。

·关节积血，肌肉血肿。

·通常是创伤后发生和延迟发生。

血管性血友病最常见的凝血障碍疾病，患病率为1%。该疾病容易引发淤伤，月经过多（女性）及切口、牙科手术和黏膜创伤等会引起出血增加。目前没有特异的治疗方法，可以使用如重组因子浓缩物等药物。遗传性疾病较为罕见，如血友病A和B等，只涉及一个抗凝血因子缺乏。获得性疾病更为常见，如弥散性血管内凝血，往往会涉及多种抗凝血因子缺乏。

# 磨牙症［Bruxism（teeth grinding）］

·鼓励患者认识和理解症状，并且克服磨牙症。

·练习保持牙齿分开。

·睡眠前慢慢嚼一个苹果。

·练习放松技巧，包括睡眠前冥想（磨牙症与压力有关）。

·在达到放松状态前，将热毛巾放置在脸的侧面。

·如果这些措施失败，并且在夜间磨牙不能被接受，则考虑使用护齿。

# 灼热足综合征（Burning feet syndrome）

前脚掌前部有烧灼痛感觉则考虑跗管综合征（通常在更年期女性中发生，夜间症状恶化），原因包括周围神经病变（如糖尿病）、血管供血不足、Morton 神经瘤或精神因素。

# 烧伤（Burns）

处理取决于范围和深度（烧伤分为浅表烧伤或深度烧伤）。要在治疗过程中一直考虑缓解疼痛。

小面积烧伤，应立即浸入冷水中（如自来水），持续20分钟。

对于化学烧伤，应尽可能用大量的水进行冲洗。对于碱烧伤，应用1：10稀释的醋酸溶液处理；对于酸烧伤，则使用碳酸氢钠溶液处理。

遇到以下的烧伤情况，应转诊至医院：

·大于10%的表面区域烧伤，尤其是儿童。

·所有的深度烧伤。

·治疗困难或重要区域的灼伤（如脸部、手部、会阴/外生殖器、足部）。

·有潜在问题的烧伤（如电灼伤、化学试剂灼伤、环状灼伤）。

对于严重烧伤，必须采取补液治疗。如在受伤后的24小时内，静脉给予哈特曼溶液（乳酸林格液）。

浅表烧伤的治疗

大部分烫伤可以引起局部表面损伤。如果皮肤完好，则使用温和的消毒药，如使用氯己定水溶液等细雾喷水。如果起疱，用吸水性的敷料覆盖损伤部位，之后用水胶体片或菲克森穆尔（Fixomull 牌）透明薄膜敷料胶带固定，最后清洗黏合材料上的浆液性渗出物，每日清洗 1 ～ 2 次。

暴露（开放方法）

·保持伤口开放，而不使用敷料（适合面部、会阴部或单一表面烧伤）。

·每 24 小时换一次杀菌性霜剂涂层。

敷料（封闭方法）

·适用于环形伤口。

·使用非黏附性薄纱覆盖烧伤区域（如石蜡纱布）。

·使用吸水性的多层纱布和羊毛绷带覆盖烧伤区域。

·如果必要，使用石膏夹板。

手部烧伤（Burns to hands）

浅表性水疱性手部灼伤的急救方法是应用上述的黏性敷料带，其对手指损伤有良好的适用性。

然后在手部缠绕上弹力绷带，不要包扎拇指和其他手指，使得手指可以在绷带内自由移动。考虑用绷带吊着胳膊。在受伤后的第 7 天，将敷料浸泡入油中 2 小时后，再去诊所换药。

# |C|

## 小腿疼痛（Calf pain）

小腿疼痛通常不是很严重，除非有肿胀。

常见原因：抽筋，肌肉僵硬，肌肉损伤，如腓肠肌撕裂，跛行（外周血管病）。

不可遗漏：深静脉血栓形成，血栓静脉炎。

其他：贝克囊肿破裂，指定疼痛（背部、膝盖），跟腱断裂。

## 癌症（Cancer）

在小于 35 岁的人群中，每死亡 8 人就有 1 人是死于癌症，在大于 45 岁的人群中，每死亡 4 人就有 1 人是死于癌症。在澳大利亚和美国，引发死亡最常见的六种癌症分别为肺癌、肠癌、乳腺癌、前列腺癌、淋巴瘤和胰腺癌。肿瘤，尤其是悄无声息出现的恶性肿瘤（如卵巢、肾、盲肠和升结肠、肝和血液组织）可表现为未分化的疾病，并且常表现出"伪装症状"。恶性肿瘤的临床表现是由于：

· 肿瘤生长所致的压迫效应（如腹痛）。

· 在各种器官中浸润或转移。

· 全身症状。

　—疲劳、倦怠、乏力。

　—厌食和恶心。

　—体重减轻。

· 副癌综合征，例如：

　—高钙血症（引起口渴）。

　—低钠血症（引起嗜睡）。

　—发热和盗汗。

　—异位激素的产生。

　—血液病（如凝血功能障碍）。

　—神经病变。

> **癌症的预警指征**
> · 体质（全身）症状：疲倦，全身乏力，虚弱，厌食，恶心，发热，夜间盗汗。
> · 不明原因的体重减轻。
> · 年龄＞ 50 岁。
> · 恶性肿瘤的既往史。
> · 治疗处理无效的疼痛。
> · 不寻常的肿块或肿胀。
> · 家族史，如乳腺癌、卵巢癌、胃癌。
> · 对治疗反应迟钝。

## 诊断特定癌症的三联征（Diagnostic triads / tetrads for specific cancers）

（除了全身症状外，如全身乏力、疲倦）。

膀胱：血尿 + 尿频 + 尿痛。

诊断：尿细胞学 ×3，细胞学检查。

乳腺：肿块 + 乳头的变化（有分泌物、变形）。

诊断：针吸 / 活检，切除活检，影像学检查。

脑部：癫痫发作 + 认知障碍 ± 头痛。

诊断：CT 扫描 /MRI 检查。

子宫颈：性交后出血 + 月经间期出血 + 阴道有分泌物。

诊断：宫颈涂片检查，活检。

大肠：便血 + 排便习惯改变 ± 腹部不适。

诊断：结肠镜检查，粪便隐血检查（FOBT）。

肾脏：血尿（60%）+ 腰部疼痛（40%）± 可扪及肾肿块。

诊断：尿细胞学 ×3，超声或 CT/MRI 检查。

肺部：持续咳嗽 + 体重减轻 ± 咯血。

诊断：胸部 X 线片（CXR），CT 扫描，PET 扫描，支气管镜检查。

食管：吞咽困难 + 胸部不适 + 体重减轻 ± 打嗝。

诊断：钡餐，胃镜。

卵巢：腹部不适，腹胀或腹胀肠鸣 ± 肠道改变 ± 月经功能紊乱。

诊断：盆腔超声，血清 CA-125。

胰腺：腹部不适（75%）+ 黄疸 + 上腹部 / 背部疼痛（尤其是胰腺）。若是胰腺的头部问题，可能→无痛性黄疸 + 胆囊增大。

诊断：CT 或 MRI 成像（MRCP），CA19-9。

前列腺：膀胱出口梗阻（70%）+ 背部疼痛（15%）+ 血尿 5%。

诊断：肛门指诊，中心活组织检查（经直肠超声），前列腺特异性抗原。

胃部：厌食 + 消化不良 + 体重减轻。

诊断：胃镜 + 活检。

白血病：

急性（急性淋巴细胞白血病，急性髓系白血病）：苍白 + 骨痛 + 出血倾向 + 牙龈肥大（急性髓系白血病）。

慢性粒细胞白血病：发热 / 盗汗 + 腹部饱胀（脾增大）+ 贫血症状。

慢性淋巴细胞白血病：发热 / 盗汗 + 体重减轻 + 淋巴结肿大。

诊断：全血检查 / 全血涂片，骨髓活检，胸部 X 线，CT 扫描，淋巴结活检。

淋巴瘤：

霍奇金淋巴瘤：发热 / 盗汗 + 瘙痒 + 颈部淋巴结肿大。

非霍奇金淋巴瘤：发热 / 盗汗 + 淋巴结肿大。

诊断：淋巴结切除活检，全血检查 / 全血涂片，胸部 X 线检查。

多发性骨髓瘤：虚弱 + 不明原因的腰部疼痛 + 对感染的易感性。

诊断：全血检查/胶片全血涂片，尿 Bence-Jones 蛋白，血清异常蛋白，骨骼检查。

### 转移性肿瘤（Metastatic tumours）

三大转移性原位肿瘤分别是肺癌、结肠癌和乳腺癌，共同的靶点是淋巴结、肝、肺、纵隔和骨。其他有可能的重要原位肿瘤如下：

· 肝肿瘤来源是：结肠癌、胰腺癌、胃癌、乳腺癌、肺癌、黑色素瘤。

· 肺和纵隔肿瘤来源是：乳腺癌、结肠癌、肾癌、睾丸癌、子宫颈/子宫癌、淋巴瘤、黑色素瘤。

· 骨肿瘤来源是：乳腺癌、前列腺癌、肺癌、肾癌、甲状腺癌、黑色素瘤、霍奇金淋巴瘤。

· 脑肿瘤来源是：乳腺癌、肺癌、结肠癌、淋巴瘤、肾癌、黑色素瘤、前列腺癌。

# 吸食大麻 ［Cannabis（marijuana）］

吸食大麻的影响因人而异。吸食小量到中量大麻的影响（吸食 20 ～ 180 分钟后）包括：

· 感觉舒服和放松。

· 压抑感降低。

· 头昏眼花，轻飘飘的感觉。

· 嗜睡和困倦。

· 爱说话和爱笑。

· 鼻子发红，目光发直和口干。

· 对于声音和颜色有不同寻常的感觉。

· 恶心和头晕。

· 注意力涣散。

· 精神恍惚或有喝醉的感觉。

· 缺乏协调性。

长期吸食和依赖

"吸食大麻"对使用者的个性和内驱力造成了严重影响。吸食者失去了精力、主动性和进取心，变得无聊、不思进取、精神萎靡和丢三落四。吸食大麻的严重影响是失去记忆。一些严重的问题包括：

· 焦虑。

· 呼吸系统疾病（比尼古丁作用更大）。

· 尝试服用硬性毒品的"前奏"。

· 发展为精神疾病（类似精神分裂症）：该药物似乎促发了潜在的精神疾病。

· 偏执，尤其是吸食一种名为"疯狂的大麻"的新型毒品时。

停止使用

突然停止使用会产生失眠、恶心、抑郁、盗汗、肌痛、烦躁不安，也许会出现愤怒和侵犯性行为。效应峰值在 2 ～ 3 天，持续 7 天。采用支持疗法进行治疗，并且可使用地西泮。

处理

认知行为疗法可有效治疗患者对大麻的依赖性。最好的治疗方法是预防。人们应该不使用大麻，或将其限制为实验使用。如果已经使用，人们应该准备"停用"，而不是受驱动继续使用。没有证据表明存在有效的药物可以治疗大麻戒断或复发预防。

# 心肺复苏术（Cardiopulmonary resuscitation）

可以参照心搏骤停的基本生命支持，但理想的顺序应遵循：评估危险、评估反应、寻求帮助、开放气道、呼吸、胸部按压和除颤（如果可用并且需要使用）。

基本的生命支持

处理摔倒或处于无意识状态的成年患者的方案如下。

1. 摇患者并对患者喊叫。

2. 检查患者呼吸。

3. 用手指清理患者口咽部。

4. 检查患者脉搏（触摸颈部邻接甲状软骨的部位）。

5. 呼救（如果患者没有脉搏），如拨打 120。

6. 将患者放置在坚硬的平面上，仰卧平躺。

7. 捶击心前区（如果出现心搏骤停）。

8. 让患者的头向后倾（到最大限度）。

9. 抬起患者下巴（如果可能，使用气道）。

基本生命支持包括：

·人工呼吸（进行 2 次深呼吸）。

·胸外按压（没有停顿）（连续按压 30 次）。

·每做 30 次心脏按压（频率为 100 次 / 分钟），进行 2 次有力的人工呼吸。

注：30 ：2 的模式中，现在认为最好配备 1 个或 2 个救援人员，但需要参照国际复苏联合委员会（International Liaison Committee Resuscitation，ILCORE）指南（www.ilcor.org）。一些权威人士提倡进行连续按压。

高级的生命支持

最佳初步支持包括：

·气管插管（否则使用气袋和氧气）。

·心电监护。

·静脉通道（大周围静脉或中央静脉）。

·持续胸外按压。

最佳初始治疗包括：

·除颤。

·氧气。

·作用于心脏的药物，尤其是肾上腺素。

对于心室颤动（无脉性室性心动过速），给予一次性电除颤，而不是序贯除颤。

对于心搏骤停患者，需要具备专业的抢救知识和手动除颤器，在第一次除颤尝试后，给予高达3次的序贯除颤。

每次除颤尝试后，在检查心率和脉搏之前，进行2分钟心肺复苏术。

## 消脂（Cellulite）

消除"赘肉"的最好方法是保持理想的体重。如果超重，则需要慢慢减肥，并且加强锻炼以改善臀部和大腿的肌肉力量。

## 蜂窝织炎（Cellutitis）

蜂窝织炎是累及皮下脂肪［与丹毒不同（详见本书227页），其累及真皮上部］的皮肤播散性感染。主要是由 β- 溶血性链球菌和金黄色葡萄球菌引起，通常发生于老年人的腿部（详见本书330页）。一种特殊的突变致病菌为"食肉性"β- 溶血性链球菌，会导致组织的局部破坏。

*治疗*

对于β- 溶血性链球菌使用青霉素；对于金黄色葡萄球菌，使用双氯西林 / 氟氯西林。留意潜在的病因（如皮肤溃疡）。

## 中枢神经系统感染（包括脑膜炎、脑炎、脓肿）［Central nervous system infections（incl. meningitis，encephalitis，abcess）］

关键症状：头痛、癫痫发作、意识改变状态。

脑膜炎：经典三联征——头痛、畏光、颈部僵硬。

其他：全身乏力、呕吐、发热、嗜睡。

细菌性病因：肺炎链球菌、流感嗜血杆菌（特别是儿童）、奈瑟菌脑膜炎（可以出现脑膜炎或脑膜炎双球菌败血症，或两者均有）。

此外，还有单核细胞增生性李斯特菌、结核分枝杆菌、B 组链球菌、无乳链球菌（尤其是新生儿）、金黄色葡萄球菌属、革兰阴性菌、梅毒螺旋体。

病毒性病因：肠道病毒（柯萨奇病毒、艾柯病毒、脊髓灰质炎病毒），腮腺炎病毒，1 型、2 型或 6 型单纯疱疹病毒，水痘 - 带状疱疹病毒，人类疱疹病毒，艾滋病病毒。

真菌性病因：隐球菌、组织胞浆菌属。

细菌性脑膜炎（Bacterial meningitis）

基本上是儿童感染（出生后 6 ～ 12 个月内风险增加）。

婴儿期（临床表现）

· 发热，脸色苍白，呕吐 ± 改变意识状态。

· 嗜睡。

· 伴随嗜睡，进行性增强的烦躁。

· 拒绝喂养，对母亲冷漠。

· 颈部僵硬（并非总是存在）。

· 肢体发冷（一个可靠的体征）。

· 可能出现囟门膨出。

3 岁以上儿童，青少年，成年人

· 脑膜刺激征更加明显（如头痛、发热、呕吐、颈项强直）。

· 后期：谵妄，意识改变状态。

· ± Kernig 征（图 C1）。

注：抗生素可能掩盖症状。对抗生素反应正常的孩子，发热 3 天以上则可怀疑为脑膜炎。

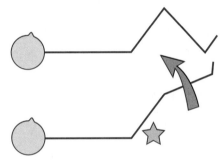

图 C1　Kernig 征：髋关节屈曲 90° 的同时被动伸膝出现的屈肌疼痛

暴发性

· 剧烈的突发性休克，过敏性紫癜（按压并不发白）± 昏迷。

· 通常是由脑膜炎双球菌败血症，也可能是由 B 型流感病毒、肺炎链球菌引起。

注意：在无脑膜炎的迹象下，感染性休克仍可能发生。

治疗（疑似脑膜炎）

· 首选：吸氧 + 建立静脉通道及寻求咨询。

· 取患者血液进行培养（评估后 30 分钟内）。

· 对于儿童，给予 10 ～ 20 mL/kg 的生理盐水，如果有灌注不足的症状，可加至 60 mL/kg。住院进行腰椎穿刺（成年人初步行 CT 扫描，以评估腰椎穿刺的安全性）。

· 地塞米松 0.15 mg/kg，最高用药量为 10 mg，静脉输入。

· 从抗生素开始：证明有效的抗生素——头孢曲松、头孢噻肟钠、青霉素、美罗培南。

· 头孢曲松 4 g（儿童：100 mg/kg，最高用药量为 4 g），立即使用，每日 1 次，持续治疗 3 ～ 5 天，或头孢噻肟 2 g（儿童：50 mg/kg，最高用药量为 2 g），每 6 小时 1 次，持续治疗 3 ～ 5 天。

治疗（脑膜炎双球菌血症——所有年龄段）

一旦怀疑为脑膜炎，治疗是极为紧迫的（如躯干及四肢出现点状或紫癜样皮疹）。应该在到达医院前就进行治疗。

经验性治疗：

· 青霉素 60 mg/kg，静脉输入（最多 2 g）立即使用（持续治疗 5 天）。

· 如果不能进行静脉通路，则给予肌内注射。

· 或头孢曲松 100 mg/kg，静脉输入或肌内注射（最大 4 g）立即使用，然后每日使用，持续治疗 5 天。

使用青霉素的简单方法：

· 婴幼儿 < 1 岁：300 mg，静脉输入或肌内注射。

· 1 ～ 9 岁：600 mg。

· > 10 岁：1200 mg。

预防

· C 群和 D 群脑膜炎球菌（单独注射）联合疫苗。

**病毒性脑膜炎（Viral meningitis）**

· 可以与细菌性脑膜炎有相似的症状，但更轻并且大多数情况下有自限性。

· 常见病因：人疱疹病毒 6 型（婴儿玫瑰疹的病因）、肠道病毒、腮腺炎病毒。

· 用腰椎穿刺进行诊断。

· 主要采取对症治疗（镇痛、补液等）。

· 应用阿昔韦洛治疗疱疹性脑膜炎。

**脑炎（Encephalitis）**

脑炎是脑实质的炎症。主要是由病毒引起的，其他的一些生物也能引起脑炎，包括一些细菌、支原体、立克次体和组织胞浆菌。当出现病毒感染前驱症状之后表现为易激惹、意识状态改变，可能出现脑神经病变，此时可以怀疑为脑炎。

临床特征

· 临床特征各异，从轻微到严重。

· 全身症状：发热（并非必然），全身不适，肌肉痛。

· 脑膜特征：头痛，畏光，颈部僵硬。

· 脑功能障碍：意识障碍（意识模糊、嗜睡、性格改变、癫痫发作）。

· 局灶性神经功能缺损。

病因（病毒）

· 1 型或 2 型单纯疱疹病毒、肠道病毒、腮腺炎病毒、巨细胞病毒、人类疱疹病毒、艾滋病病毒、麻疹病毒、流感病毒、狂犬病病毒、虫媒病毒（如流行性乙型脑炎、西尼罗河脑炎、墨累河谷脑炎、罗斯河热病）。

· 在免疫抑制个体中鉴别诊断应考虑到脑型疟疾、刚地弓形虫，尤其在 HIV 患者。

检查

· 腰椎穿刺：检查脑脊液（通常是无菌性脑膜炎）。

· PCR 检测脑脊液中的病毒，尤其是单纯疱疹病毒，刚地弓形虫。

· CT 扫描通常显示脑水肿。

· 钆增强性 MRI。

·脑电图特征波。

治疗

住院治疗主要进行对症处理。对于疑似单纯疱疹病毒性脑炎，应立即静脉使用阿昔洛韦治疗。

### 脑脓肿（Brain abscess）

脑部占位性感染病灶，可通过局部扩散或血液扩散。通常是由多种微生物引起的。在免疫抑制的患者中，考虑弓形虫、诺卡杆菌和真菌感染。

*临床特点*

·颅内压升高。

·头痛。

·恶心和呕吐。

·意识状态改变。

·视盘水肿。

*其他*

·局灶性神经系统体征，如偏瘫、语言障碍、共济失调。

·癫痫发作（30%）。

·发热（有些患者可能没有发热）。

·其他部位的败血症症状如牙龈出血、心内膜炎。

*检查*

·MRI 检查（如果可行）或 CT 扫描。

·全血细胞分析、血沉 /C-反应蛋白、血液培养。

注意：禁忌腰椎穿刺。

·考虑可能存在心内膜炎。

应紧急进行神经外科转诊。

### 脊髓硬膜下或硬膜外脓肿（Spinal subdural or epidural abscess）

通常是由金黄色葡萄球菌引起的，难以明确诊断。

*临床特征*

·背部疼痛（增加）± 神经根病。

·脊椎叩击痛。

·进行性神经功能缺损，如渐进性腿部无力和感觉丧失 ± 发热（可能不存在）。

*病因*

·相关感染：疖、压疮、相邻的骨髓炎、椎间盘炎等。

·后背外伤伴血肿。

·硬膜下或硬膜外麻醉阻滞之后。

·1/3 患者是自发性。

*检查*

·血液培养。

·MRI 扫描有助于显示局部脓肿。

处理是紧急进行神经外科转诊。在等待培养结果的过程中，可以考虑经验性应用抗生素，如氟氯西林或者庆大霉素。

### 朊病毒传染疾病（Prion transmitted diseases）

特征是传染性海绵状脑病，如克雅病（又称为 Creutzfeldt-Jakob 病，简称 CJD）、Kuru 病（新几内亚中部高地）、致死性家族性失眠症。克雅病包括散发型、家族遗传型和医源型。

临床特征
· 渐进性痴呆（开始表现为人格改变和记忆丧失至最终言语损失）。
· 肌阵挛。
· 疲劳和嗜睡。
· 变化的神经系统症状（如共济失调、舞蹈病）。

诊断
· MRI：丘脑处出现高信号强度。
· 脑脊液：14-3-3 蛋白免疫测定阳性。
· 脑电图。

处理
· 支持性：没有经过证实的特异性治疗。大多数患者在 6 个月内死亡。

### 脊髓灰质炎（Poliomyelitis）

脊髓灰质炎是由特异性损害脊髓前角细胞的肠道病毒（小核糖核酸病毒）引起的。多数感染是无症状的（95%）或有流感样症状。瘫痪阶段的病变是弛缓性麻痹，可能包括脊柱性脊髓灰质炎影响下肢和（或）延髓性脊髓灰质炎 ± 呼吸衰竭。无感觉丧失。请参阅有症状的瘫痪患者转送至医院检查的情况。儿童免疫接种至关重要。

累及中枢神经系统的其他感染
· 梅毒。
· 肺结核。
· 艾滋病病毒。
· 寄生虫（蠕虫），如包虫、绦虫。
· 梭状芽孢杆菌感染，如破伤风、肉毒中毒。
· 狂犬病。
· Hansen 病（麻风病）。

## 宫颈癌和宫颈涂片检查（Cervical cancer and Pap test）

· 宫颈癌是全球女性最常见的恶性肿瘤。
· 发病的两个高峰年龄：30 岁后期和 60 岁后期。
· 平均而言，从宫颈鳞状上皮内病变发展到宫颈癌至少需要 10 年时间。
· 宫颈鳞状细胞癌几乎全部发生在性行为活跃且容易感染人类乳头瘤病毒的女性中；但在没有插入式性行为的女性中也会发生。
· 第一次性交的年龄越早，患宫颈癌的机会越大。
· 侵袭性子宫颈癌的癌前病变是明确可治愈的，可使用巴氏涂片进行筛查以发现可治疗的癌前病变。

· 通过巴氏涂片、阴道镜检查及阴道镜下宫颈活检进行筛查检查，宫颈癌的患病率显著下降。

· 不规范的巴氏涂片技术是导致假阴性结果的常见原因。

预防：人类乳头瘤病毒疫苗。需要进行 3 次注射，建议 9 ～ 26 岁所有女性均进行接种。

临床表现

很多宫颈癌患者是没有症状的，当早期症状出现时，患者往往认为这些症状是无关紧要的。

如果存在该疾病，可能症状有：

· 阴道出血，尤其是性交后出血，经间期出血。

· 阴道分泌物增加。

· 晚期的疾病症状（如阴道排尿或排气，无力）。

筛查建议

常规巴氏涂片检查：

· 对于没有宫颈病变临床证据的女性患者，每 2 年进行一次巴氏涂片检查。

· 从性活动开始起至 70 岁期间进行巴氏涂片检查。

· 在 18 ～ 20 岁或第一次性交后 1 ～ 2 年进行巴氏涂片检查（以较迟者为准）。

· 女同性恋需要定期进行子宫颈涂片检查。

· HPV 可以通过外阴部皮肤的接触传播。

未来：在新的目标年龄 25 ～ 69 岁，筛查最终将变为每 5 年进行 1 次 HPV DNA 检测，基于液体细胞学进行分类。

## 宫颈涂片检查（Taking a Pap smear）

好标本的重要性

最佳宫颈涂片检查包括：

· 充分成熟和化生的鳞状上皮细胞，提示整个移行带有足够的采样量。

· 充分的颈管细胞，提示移行带的上限得到取样，并为腺癌和其癌前病变的筛选提供了样本。

采集标本的最佳时机

最佳时机是月经期停止后的任何时间。

宫颈涂片之前注意事项：

· 非月经期间。

· 无阴道感染。

· 24 小时内没有性生活。

· 24 小时内未做阴道灌洗。

· 48 小时内没有阴道上药。

· 没有使用 PV 检查对子宫颈进行润滑和清洗。

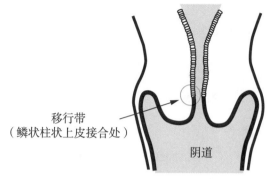

移行带
（鳞状柱状上皮接合处）

阴道

注：用刮刀（尖端）或子宫颈取样器或子宫颈刷梳子 + 宫颈刷（必需）。

图 C2　更年期女性中的移行带：该区域是至关重要的，巴氏涂片的细胞取自该区域
（对育龄女性使用刮刀的钝端）

检查结果：

·低度鳞状上皮内病变：

30 岁以上（在过去的 2 ～ 3 年无细胞学检查阴性结果）——立即进行阴道镜检查或在 6 个月内复查。

其他女性：在 12 个月内复查涂片检查。

·高度鳞状上皮病变：转诊进行阴道镜检查。

·侵袭性鳞状细胞癌或腺癌：转诊至专科。

# 胸痛（Chest pain）

检查要点和黄金法则
·胸痛提示为急性冠状动脉综合征，直到有证据才能否定疑诊。
·自发性胸痛即刻危及生命的病因是：①心肌梗死；②肺栓塞；③主动脉夹层；④张力性气胸。
·心肌梗死的主要鉴别诊断包括心绞痛、主动脉夹层、心包炎、食管反流、痉挛及过度焦虑。
·在缺血性心脏疾病的诊断中，病史仍然是最重要的临床因素。心绞痛的重要线索是症状的重复性。

## 胸痛的位置、放射部位和特点（Site，radiation and features of chest pain syndromes）

### 急性冠状动脉综合征（Acute coronary syndromes）

典型的胸骨后疼痛部位显示于图 C3。胸骨后疼痛或胸前部疼痛，应提示存在心脏疾病，除非证实为其他疾病。

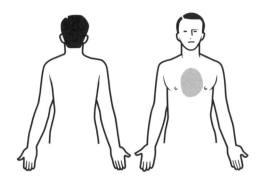

图 C3　心肌缺血性疼痛：典型部位

　　疼痛部位差异很大（如下颌、颈部、手臂内侧、腹部及肩胛间），应牢记疼痛部位。疼痛放射至左臂的概率比放射至右臂的概率要高 20 倍。

　　疼痛性质具有典型特征。患者为了说明收缩感，经常用握紧拳头来表示。

　　急性冠状动脉综合征（ACS）的主要类型是：

· ST 段抬高型心肌梗死（STEMI）。

· 非 ST 段抬高型急性冠状动脉综合征：

　　—不稳定性心绞痛。

　　—心肌梗死（心肌坏死）。

　　心绞痛详见本书 28 页，心肌梗死详见本书 347 页。

表 C1　成人胸痛诊断策略模型

| 问：可能性诊断 | 胃食管反射 |
|---|---|
| 答：肌肉骨骼（胸壁） | 带状疱疹 |
| 　　心因性 | 肋骨骨折（如咳嗽骨折） |
| 　　心绞痛 | 脊髓功能障碍 |
| 问：不容忽视的严重疾病 | ·罕见性 |
| 答：血管性 | ·胰腺炎 |
| ·急性冠状动脉综合征 | ·Bornholm 障碍（胸膜痛） |
| ·主动脉夹层 | ·可卡因吸入 |
| ·肺栓塞 | ·肥厚型心肌病 |
| 感染性 | 问：五种易混淆的疾病 |
| ·肺炎 / 胸膜炎 | 答：抑郁症　　　　√ 可能 |
| ·纵隔炎 | 　　糖尿病　　　　（　） |
| ·心包炎 | 　　药物　　　　　√ 可卡因 |
| ·心肌炎 | 　　贫血　　　　　√ 间接 |
| 肿瘤 | 　　脊髓功能障碍　√ |
| ·肺癌 | 问：患者还想告诉我什么？ |
| ·脊髓肿瘤和脊髓膜炎 | 答：考虑功能性原因，尤其是过度通气引起的 |
| 气胸 | 　　焦虑，阿片类药物依赖 |
| 问：经常漏诊的疾病 | |
| 答：二尖瓣脱垂 | |
| 　　食管痉挛 | |

注：胸部疼痛是心肌缺血，直到证明并非如此。

关键特性（Key features）

关键病史

需要深入、细致地采集病史，因为其中可能存在危及生命的原因。用苏格拉底或SROT-SARA 系统分析疼痛的一般特征。

注意家族史、用药史、心理社会史和既往史，特别是当免疫系统受损时（如患有糖尿病或代谢综合征）。

关键检查

·一般外貌。

·生命体征。

·末梢循环。

·仔细检查心血管和呼吸系统。

·上腹部触诊。

主要检查

·家庭医生可做的基本检查包括心电图、心肌酶和胸部 X 光检查，在大多数病例中上述检查有助于确认诊断。

·否则，包括影像学检查在内的专业检查仅限于医院和心脏病中心。

主动脉夹层（Aortic dissection）

疼痛通常是突然发作且十分剧烈，位于躯体干部，具有撕裂感，通常位于胸骨后和肩胛骨之间（图 C4）。疼痛放射到腹部、侧腹部和腿部。

一个重要的诊断依据是各部位脉搏强弱不等（如颈动脉、桡动脉、股动脉）。控制高血压是治疗的基础，同时必要时需采取急诊手术，尤其对于 A 型动脉瘤（在升主动脉中产生）。

表 C2　急性冠状动脉综合征类型

| | 血清标志物 | | 心电图评价 |
|---|---|---|---|
| | 肌酸激酶 | 肌钙蛋白 | |
| 不稳定型心绞痛 | | | |
| ·低风险 | 正常 | 未检测到 | 正常 |
| ·高风险 | 正常 | 可检测到 | ST 段压低 |
| 心肌梗死 | | | |
| ·非 ST 段抬高 | 升高 | 可检测到 | ST 段压低，无 Q 波 |
| ·ST 段抬高（STEMI） | 升高 | 可检测到 | ±Q 波 |

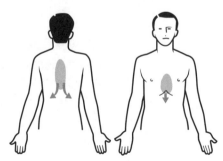

图 C4　主动脉夹层疼痛部位

**肺栓塞**（Pulmonary embolism）

症状通常在肺动脉或主要分支闭塞后突然出现，尤其是 50% 以上肺动脉主干横截面栓塞时。

存在无疼痛性呼吸困难时，诊断可能会有困难。关键的检查是 CT 肺血管造影和通气 / 灌注（V/Q）检测。肺栓塞常表现为胸骨后疼痛（图 C5），并且可能与晕厥和呼吸困难相关联。治疗主要是通过紧急抗凝血（肝素配合华法林）或溶栓治疗，有时需要进行血栓切除术。

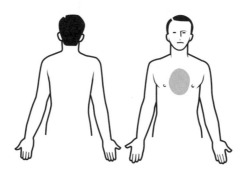

图 C5　肺栓塞疼痛部位

**急性心包炎**（Acute pericarditis）

心包炎可能有多种病因，从而引发 3 种不同类型的疼痛（图 C6）：

1. 胸膜炎（最常见），咳嗽和深吸气会使疼痛加重，有时吞咽也会引起疼痛。

2. 胸骨后持续性压榨性疼痛，与心肌梗死的症状相似。

3. 与心跳同步的疼痛，感觉在心前区和左肩之上。

主要体征为心包摩擦音。

治疗主要包括使用阿司匹林或吲哚美辛缓解疼痛。

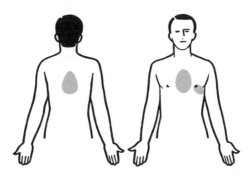

图 C6　心包炎疼痛部位

**自发性气胸**（Spontaneous pneumothorax）

具有哮喘或肺气肿病史的患者发生气胸的特点是胸膜源性疼痛和呼吸困难的急性发作。自发性气胸通常发生在无肺疾病病史的年轻瘦高个男性中。

**心因性胸痛**（Psychogenic pain）

心因性胸痛可波及胸部任何区域，但常常位于左侧乳腺下区域，通常不存在放射性（图 C7）。疼痛往往是连续的、尖锐的或刺痛性的。它可能与心绞痛症状类似，但往往持续数小时或数天。疼痛通常会因劳累或情绪紧张加剧，可能与气短、乏力和心悸等症状相关联。

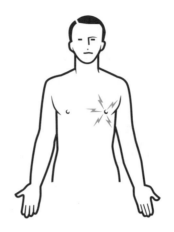

图 C7　心因性胸痛的典型部位

# 冻疮（Chilblains）

*注意事项*
- 考虑为雷诺（Raynaud）综合征。
- 保护患者免受创伤和继发感染。
- 请勿摩擦或按摩受伤组织。
- 不要进行热敷或冰敷。

*物理治疗*
- 抬高患病部位。
- 逐渐升温至室温。

*药物治疗*
- 应用血管扩张药硝酸甘油喷雾或软膏或膏药（使用塑料手套，在涂抹软膏前洗手）。

*其他治疗*
- 夜间饮用朗姆酒（口服）。
- 硝苯地平控释片，30 mg/d。

# 儿童：正常发育过程中的重要事件（Children：normal developmental milestones）

表 C3　正常发育过程中的重要事件

| 重要事件 | 年龄（平均） |
| --- | --- |
| 抬起下巴 | 4 周 |
| 注意到突然发出的声音（如吸尘器） | 4～5 周 |

| 重要事件 | 年龄（平均） |
|---|---|
| 对生人笑 | 6 周 |
| 很容易出现笑容 | 2 个月 |
| 眼睛会追踪人的移动 | 2 个月 |
| 大笑 | 3 个月 |
| 能够认出母亲 | 3 个月 |
| 对巨大响声有反应 | 3 个月 |
| 能够握住和玩耍拨浪鼓 | 3～4 个月 |
| 听到声音会转头 | 3～4 个月 |
| 抬起头 | 3～4 个月 |
| 翻身（俯卧到仰卧） | 4 个月 |
| 在支持下能够坐起 | 4～6 个月 |
| 翻身（仰卧到俯卧） | 5 个月 |
| 能够用手传递物体 | 5～8 个月 |
| 能够喂自己饼干/面包干 | 6～8 个月 |
| 大笑、尖叫和咯咯地笑 | 6～8 个月 |
| 无支持下能够坐起 | 6～9 个月 |
| 能够保持站立 | 6～10 个月 |
| 爬行 | 7～9 个月 |
| 认生 | 8～9 个月 |
| 挥手告别 | 8～12 个月 |
| 能够拉着东西站立 | 9～10 个月 |
| 理解"不"的意思 | 9～10 个月 |
| 到处爬 | 10～11 个月 |
| 吃手指 | 10～12 个月 |
| 正确说出妈妈/爸爸 | 10～18 个月 |
| 能独自行走或牵着一只手行走 | 10～15 个月 |
| 说出第一个字 | 11～12 个月 |

## 儿童：发育障碍（Children：developmental disorders）

### 生长和青春期问题（Growth and puberty problems）

#### 身材矮小（Short stature）

如果身高小于一定数值会被认为是一种心理性和身体性残障：

· 男性＜ 162.6 cm。

· 女性＜ 152.4 cm。

一般原因考虑：

· 发育延迟（延迟的井喷式增长）。

· 家族具有身材矮小基因。

· 器质性原因（如乳糜泻、克罗恩病）。

治疗（专家监督）

· 重组生长激素（生长激素）。

标准

· 身高增长速度低于 1%。

· 骨龄增长速度 < 25%。

· 骨龄，女性 < 13.5 岁，男性 < 15.5 岁。

基于父母身高预测儿童成年身高的粗略法则：

· 男孩：父母身高的均值 +5 cm。

· 女孩：父母身高的均值 –5 cm。

### 身材高大（Tall stature）

身材高大者发育成熟时的身高预计超过 97% 的人群是：

男性 > 193.1 cm。

女性 > 182.9 cm。

通过安慰、辅导和宣教等方式，可以减轻家庭的担忧。如果可以的话，第一次青春期外观发生变化之后，女孩使用高剂量的雌激素，男孩则使用睾酮。

### 生长痛（良性夜间肢体疼痛）[ Growing pains（benign nocturnal limb pain）]

特征

· 典型年龄 3 ～ 12 岁。

· 家族史阳性。

· 疼痛能使孩子从睡梦中醒来。

· 腿部局部性疼痛（膝盖、小腿胫部或腓部）。

· 持续 20 ～ 30 分钟，用药无效。

· 检查正常。

· 第二天早上无疼痛或行动障碍。

处理

· 进行心理安慰。

· 如果及时，可以自行缓解。

· 考虑热敷。

· 按摩是有帮助的。

· 如有其他怀疑需要检查血沉。

### 青春期延迟（Delayed puberty）

症状主要是在青春期期间没有发育：

· 女孩 > 13 岁。

· 男孩 > 14 岁。

如果为家族性或体质性（生长和骨龄延迟），则无须进行检查。如有其他疑问，需要进行骨龄 X 线检查。根据检查结果（如慢性哮喘）处理，或转诊至儿科内分泌专家。治疗方法包括对男孩进行睾丸激素治疗、对女孩进行雌二醇治疗。

### 性早熟（Precocious puberty）

呈现出真正的青春期外观：

· 女孩 < 8 岁。

· 男孩 < 9 岁。

检查

如果怀疑，可检查促卵泡激素和黄体生成素及性激素（睾酮或雌二醇）水平，如果发现促卵泡激素或黄体生成素水平升高，可行骨龄检查和头颅 MRI 检查。

处理

· 如果发育缓慢需治疗。

· 如果担心，则转诊至小儿内分泌专科医生。

乳房过早发育（Premature thelarche）

在 < 8 岁的女孩中可见单独的乳房发育症状，属良性病变，需要观察。

肾上腺功能早现（Premature adrenarche）

在 6～9 岁以下的患者中（通常为女孩）可见出现阴毛的单独症状，未出现其他青春期特征。通常是一种正常变异，但需要观察有无先天性肾上腺皮质增生症。

青春期乳腺增生（Pubertal breast hyperplasia）

属于青春期的正常变异。在正常的男性青少年中是常见的，并且是暂时的。无须进行激素、药物或手术治疗。

# 智力残疾（Intellectual disability）

智力残疾被认为是发育障碍的一个组成部分，指的是显著的智力功能障碍（2 SDs ＜智商平均值），伴随有适应性行为缺陷，并且在发育过程中表现出来。症状主要包括学习困难、语言发育迟缓及行为问题。

两种最常见的疾病是 21- 三体综合征和脆性 X 染色体综合征。

脑瘫（Cerebral palsy）

定义

与活动和姿势相关的持久性运动障碍，病因为产前发育或围生期异常或产后中枢神经系统损害（对未成熟大脑）。包括痉挛、共济失调和不自主运动。

事实

脑瘫并不是一种单独的诊断结果，而是一组由脑损伤而导致的临床综合征。

· 在大多数情况下，病因不明。

· 少于 1/10 的患者病因是缺氧。

· 活产婴儿中患病率约为 2/1000。

处理

· 准确的诊断。

· 遗传学咨询。

· 儿童能力的评估。

· 转诊至评估机构（如听觉、视觉、营养、语言方面的专业人士，以及其他专职医务人员），最好转诊至脑瘫诊疗中心。

· 关注可能出现的问题（如便秘）。

· 骨科评估，特别注意腿部（如臀部、膝盖、腘绳肌）。

### 唐氏综合征（Down syndrome）

唐氏综合征（21-三体综合征）具有典型的面部特征（面部扁平、斜着眼睛、内眦皮褶皱、小耳朵），肌张力低下和单手通贯掌。

相关疾病

·惊厥（通常起病后）。

·听力受损。

·白血病。

·甲状腺功能减退症。

·先天性异常（如心脏病、十二指肠狭窄、先天性巨结肠、法洛四联症）。

·老年样痴呆（40～50岁患者）。

·活产婴儿中患病率为1/650。

处理

·评估孩子的能力。

·转诊至相关机构进行评估（如听觉、视觉、发育障碍等科室）。

·根据性别提出建议，尤其是对女性（即月经的管理、避孕），特别是那些想要生育的女性。

### 脆性 X 染色体综合征（Fragile X syndrome）

脆性 X 染色体综合征（FXS）有典型的临床表型，如招风耳、面部狭长、睾丸偏大和智力残疾等。该病为已知最常见的遗传发育障碍，应始终纳入考虑范围。

诊断

·细胞遗传学试验（核型分析）。

·DNA 检测（尤其是对于全突变及携带者）。

处理

·细致的遗传鉴定和咨询。

·评估儿童的能力。

·多学科评估，包括发育障碍科室。

·转诊进行语音和语言集成治疗、特殊教育、行为管理。

·癫痫的药物治疗，或关注有无情绪行为障碍。

·根据用药情况决定孩子是否应留在医院。

### 普–威综合征（Prader–Willi syndrome）

这种罕见的疾病（10 000～15 000人中有1人发病）具有典型的特征，特别是具有奇怪的食欲和饮食习惯，全科医生应该了解。最常见的原因是15号染色体短臂缺失。

症状特征

·低肌张力性婴幼儿生长迟缓。

·贪婪的胃口导致病态肥胖。

·精神发育迟滞。

·额发际窄，嘴部向下。

·手部和脚部偏小。

·性腺功能减退。

处理

·及早诊断和转诊。

·多学科合作。

·专业饮食控制。

威廉姆斯综合征（Williams syndrome）

威廉姆斯综合征（特发性高钙血症或精灵般面孔综合征）的发病原因不明。患儿有独特的精灵般面孔，轻度产前和产后生长阻滞，轻度畸形及轻度至中度发育迟缓。在2岁前，该疾病可能导致喂食困难、呕吐、烦躁不安、听觉过敏、便秘、生长迟滞等症状，但患儿很少在这个阶段被诊断出来。

## 特殊学习障碍（Specific learning disabilitie）

特殊学习障碍是一种无法预期和无法解释的状态，发生在中等或中等以上智力的儿童中，在一个或多个学习领域有显著的障碍，包括阅读、拼写、写作、算术、语言（理解和表达）、注意力和组织力、协调力及社交和情感发育等领域。特殊学习障碍（SLD）的症状可以从非常轻微到非常严重。这可能反过来引起一般的学习障碍。主要病因尚不清楚。

诊断

如果未被父母发现，SLD 将在课堂上被检测到。有时直到 8 岁之后才会被发现，因为此时功课要求变得更高。语音延迟、阅读困难和计算问题是最早出现的迹象。检查听力和视力是很重要的。这些孩子可能也存在行为障碍，因为他们常常受到其他孩子的嘲笑，并逐渐形成一种可怜的自我形象和自卑心理。

处理

SLD 的儿童通常被转诊至有经验的专业人士或到诊所（如诵读困难诊所）进行症状评估。可由临床心理学家、听觉病矫治专家、验光师或语言病理学家共同诊治。需要设计能够纠正问题并且促进学习的具体方法。可以寻求支持团体的帮助。

阅读障碍（Dyslexia）

诵读困难的儿童智商正常，并且身体方面没有问题，但他们的阅读能力都低于平均水平。其他的 SLD 也可能存在，尤其是在拼写、写作和口语阐述等方面。

两个主要的特征是阅读和拼写困难，因为阅读障碍儿童经常会混淆某些形状相似的字母，这些字母可能是互为镜像（如混淆 "b" 与 "d" 和 "P" 与 "Q"）。这意味着受影响的儿童不能正常使用和解释他们所获得的知识。

特征包括：

·不愿大声朗读。

·朗读时使用单调的语音。

·阅读课文时用手指着课文。

·很难重复长单词。

当然，上述特征在所有或大多数的学习者中都会出现，但如果他们确实是聪明的孩子，应考虑诵读困难。在处理中最重要的因素是认识问题，并且越早越好。特殊的教育指导对处理这一问题通常有效。

### 自闭症谱系障碍（Autism spectrum disorders）

自闭症谱系障碍(广泛性发育障碍)是终身的神经发育障碍，通常在36个月前发病。三个核心诊断特征为社会交往功能受损，语言和非语言沟通技巧障碍，以及行为和活动刻板。

谱系可以划分为：

· 自闭症。

· 埃斯博格综合征。

· 未另作规定的非典型孤独症。

· 瑞特综合征。

#### 自闭症

1943年由Kanner进行第一次描述，自闭症是一种从童年早期开始的广泛性发育障碍，该疾病在10 000人中影响至少4名儿童，并且男孩的发病率为女孩的4倍。

许多自闭症儿童身体健康并且发育良好，但是自闭症与一系列其他疾病有关联，如图雷特（Tourette）综合征和癫痫。大多数患者有智力障碍，但是约30%患者的功能在正常范围内。

自闭症儿童显示出许多不安的行为，如乱发脾气、多动和破坏性，以及社交能力受损。

自闭症在婴儿期的早期征兆包括：

· 过度哭闹。

· 哭闹时对拥抱没有反应。

· 预期被抬起时，身体不能摆姿势配合。

· 当被抱起时，身体挺直或拒绝。

· 未能回应，或对感官刺激反应过度。

· 减少或者避免眼神交流

· 长期无法模仿动作，如挥手再见。

· 与其他孩子互动不佳。

· 迷恋某种玩具/物品。

· 在2岁之前，自闭症的诊断仍然困难。

#### 评估

如果孩子已经发育迟缓，并且怀疑为自闭症，必须进行全面的多学科评估。应转诊至有治疗自闭症经验的专业科室。

---

**自闭症的危险信号：国际认可**

· 在12个月大的时候不会牙牙学语或咕咕地叫。

· 在12个月大的时候不会做手势（指、挥手等）。

· 在16个月大的时候不会说一个词。

· 在24个月大的时候不会说两个词的短语。

---

**阿斯伯格综合征**

或称为高功能自闭症，症状有：

·社会交往障碍。

·沟通技巧障碍。

·不断重复有限的兴趣，但通常无显著的语言发育迟缓。

儿童有意图寻求友谊，但缺乏技能来交朋友和维护友谊。

其他特点是：

·智商正常或临界。

·缺乏同情心或感情。

·缺乏常识。

·行动固定和僵化。

·焦虑。

·男性发病率高。

通常在 6 岁以上被诊断，但 2 岁就可以被诊断出来。

# 虐待儿童（Child abuse）

各类虐待方式（以及估计的发生率）被归类为：

·身体方面（儿童 5% ～ 10%）。

·忽视（12%）。

·情感方面（11%）。

·性方面（男性：彻底 1% ～ 8%，非彻底 6% ～ 16%；女性：彻底 4% ～ 12%，非彻底 14% ～ 36%）。

·女性生殖器切割。

·潜在性虐待。

·代理型孟乔森综合征。

现况和图片

·年龄较小的儿童和残疾儿童被虐待的风险更大。

·比起男孩，女孩更有可能被虐待。

·女孩可能受到熟人的攻击虐待。

·大多数进行性虐待的成年人是男性（> 90%）。

·约 75% 的罪犯是孩子认识的人。

·虐待是权力（如近亲）的滥用，再加上孩子不成熟。

·澳大利亚的一项研究显示，虐待儿童的类型分为：身体虐待 15%，情感虐待 48%，性虐待 9%，忽视 28%（图 C8）。

·对虐待事件的漏诊和漏报是令人难过的事实。

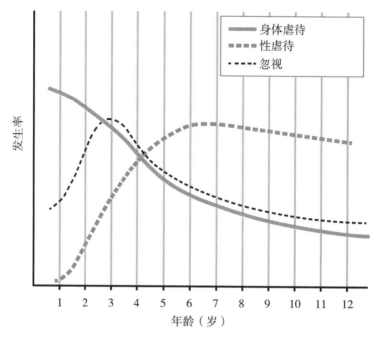

图 C8　被虐待儿童典型的相对年龄类型

定义

儿童虐待可以通过虐待行为的性质或受到虐待的结果来定义。家长、监护人或其他照顾者可以通过故意行为或未能提供足够的照顾来伤害一个孩子。

身体虐待

如果孩子或父母具有特定的某些身体或行为方面的线索，应怀疑身体虐待，尤其是对一个小于 3 岁的孩子。青紫，尤其是指尖青紫，是身体受虐儿童最常见的标志。

处理

家庭医生在面对父母单方或双方时，应该一直以儿童的最佳利益为准则，对家庭提供帮助。一种说辞是，"我很关心你的孩子的损伤，因为它们不合情理——这些损伤通常不是由被告知的病因引起的。因此，我将寻求援助，这是我的法律义务，我的职责是帮助你，尤其是你的孩子。"

处理的步骤是：

·确认或披露虐待。

·家庭成员分离。

·进行家庭修复工作。

·当家庭修复失败时，为孩子寻找一个新的家庭。

性虐待

乱伦和家庭成员对儿童进行性虐待的发生频率比公认的要高。

性虐待主要以三种主要方式表现出来：

·由儿童或成人指控。

·伤及生殖器或肛门。

·可疑的症状特性，尤其是：

—生殖道感染。

—复发性尿路感染。

—无法解释的行为变化 / 心理障碍。

性虐待可以采取多种形式，包括：

· 生殖器爱抚。

· 使用手指插入下体。

· 使用各种物体插入下体。

· 模拟性交（男孩肛门部位）。

· 充分的性侵入。

· 色情。

· 卖淫。

处理

必须采取符合儿童最佳利益且负责任的行动。重要的是要认识到孩子处于危机中。孩子们往往是被一个值得信任的成年人进行性虐待，并被警告对此行为保密，且受到巨大的披露后果的威胁。当我们遇到真实的或可疑的虐待儿童行为时，有必要立即采取行动。孩子需要一位辩护者代表他们的利益，并且我们的干预行动可能要重新定义我们与孩子家人的关系。一些行为原则是：

· 切勿试图独自解决问题。

· 不要试图对抗和进行独立的辅导（除非在特殊情况下）。

· 寻求专家的建议（使用电话即可）。

· 避免将孩子们说的话告诉被指控的加害者。

· 请转诊至儿童性侵犯中心，在那里有经验丰富的团队可以帮助解决这种问题。

支持儿童

· 确认孩子的恐惧，也许是愧疚。

· 让孩子知道和相信这不是他或她的错。

· 告诉孩子你将提供帮助。

· 取得孩子的信任。

· 告诉孩子其他孩子也发生过类似情形，而且你帮助过他们。

行为提示

· 一个受虐待孩子的陈述应该被认为是真实的，除非证明并非如此。

· 儿童对性虐待话题很少撒谎。

· 虚假的指控不管怎么样都是家庭不和谐的迹象，同时也说明孩子可能需要帮助。

· 不要坚持认为孩子"弄错了"，即使你觉得孩子口中加害者的行为难以置信。

· 不要拖延（迅速采取行动来解决问题）。

· 要通过倾听、相信、善待和关怀来支持孩子。

注意：所有的家庭医生都应熟悉有关强制性报告的当地法规。

何时转诊

除非有特殊情况，均需要转诊到适当的虐待儿童中心，在那里可以得到专业团队提供的建议。如果仍有怀疑，发生相对紧急的情况时，可选择转诊至儿科医生处。

# 儿童期常见的传染性疾病（Childhood： common infectious diseases）

## 皮疹（Skin eruptions）

### 麻疹（Measles）

如果急性麻疹性疾病并不伴有干咳和眼睛发红，则麻疹的可能性较小。

脑炎（患病率 1 ： 1000）是值得关注的并发症。

诊断：血清学或鼻咽分泌物（PCR）。

治疗

· 非特异性处理。

· 对症治疗（如咳嗽甜浆剂）。

· 静养。

· 卧床休息，直到发热消退。

· 给予充足的液体。

· 隔离（患者隔离 5 天，未经免疫接种的接触者隔离 14 天）。

预防

· 在 12 个月和 4 岁时接种联合疫苗。

### 风疹（Rubella）

在儿童中算是轻微疾病，但在新生儿中，先天性风疹仍然是导致失明和耳聋的最重要病因。风疹是完全可以预防的。

症状特征包括耳后淋巴结肿大、面部皮疹。

诊断：血清学检测。

治疗

· 对症治疗。

· 静养直到康复。

· 对乙酰氨基酚治疗发热和关节痛。

· 隔离（患者隔离 5 天，接触者无须隔离）。

预防

· 在 12 个月和 4 岁时联合使用疫苗。

### 猩红热（Scarlet fever）

感染性化脓链球菌引起。使用青霉素 V 进行治疗：10 mg/kg，最高剂量 500 mg，口服，每 12 小时 1 次，持续治疗 10 天。

### 病毒疹（第四综合征）[ Viral exanthema（fourth syndrome）]

风疹样皮疹，易被误诊。皮疹主要局限分布于躯干。孩子平素健康，或有轻微症状。治疗主要是对症治疗。

### 传染性红斑（第五综合征）[ Erythema infectiosum（fifth syndrome）]

"传染性红斑"是由细小病毒引起的，斑丘疹主要分布在四肢处，并且面颊部出现片状红斑，通过血清学检测可诊断（如有必要）。这是一种轻微的疾病，但在妊娠期间则是一种需要注意的问题。不需要隔离。

婴儿玫瑰疹（幼儿急疹或第六综合征）[ Roseola infantum（exanthema subitum or sixth syndrome）]

婴儿期（通常在 6 ～ 18 个月）的病毒感染（人类疱疹病毒 6 型），热退出疹，治疗主要是对症治疗。

水痘 [ Chickenpox（varicella）]

发病

·儿童：无先兆症状。

·成年人：先兆症状（肌痛，发热，头痛），持续 2 ～ 3 天。

皮疹

·向心分布，累及口腔黏膜。

·如果头皮损伤可被感染。

·小水疱、丘疹、结痂病变等同时存在。

·瘙痒。

治疗

·需进行对症治疗，通常不需要特殊治疗。

·向患者保证病变部位通常不会留下瘢痕。

·卧床休息，直到康复。

·用对乙酰氨基酚退热。

·摄入足够的液体，保持饮食清淡。

·用炉甘石洗剂止痒。

·每日洗澡时在浴缸水中添加碳酸氢钠（添加半杯）或皮得露（Pinetarsol）润肤剂（添加该润肤剂更好）。

·避免搔抓。

·如有必要，使用抗组胺药治疗瘙痒。

·在 14 岁以上的患者中，使用阿昔洛韦或类似药物（仅在疾病发作的前 3 天开始使用），有助于避免并发症的发生，包括瘢痕。

隔离

·患者隔离 7 天，接触者无须隔离，除非为免疫缺陷患者。

预防

·满 18 个月孩子开始接种水痘疫苗。

手足口病（Hand，foot and mouth）

也被称为"托儿所疾病"，通常在 10 岁以下的儿童中流行，一种由 Cox-sackie 病毒引起的暴发性小水疱。在口腔和喉咙肿痛后的 1 ～ 2 天，红色斑丘疹发展为水疱。

治疗

·对症治疗。

·使用对乙酰氨基酚退热。

·注意卫生（具有强传染性）。

·进食后用食盐水漱口。

·增加液体的摄入量（用吸管饮用）。

·不推荐进行隔离。

川崎病（Kawasaki disease）

详详见本书 318 页。

## 其他（Others）

流行性腮腺炎（痄腮）[ Mumps（epidemic parotitis）]

单侧或双侧腮腺炎是很普遍的疾病：一侧腮腺首先肿胀，并且在 1 天或 2 天后，70% 的病例另一侧也会发生肿胀。比较常见的并发症包括睾丸炎、无菌性脑膜炎（良性）和短暂性腹痛。

*治疗*

·对症治疗。

·使用对乙酰氨基酚退热。

·摄入充足的液体和卧床休息。

·隔离方案（患者隔离 9 天，接触者无须进行隔离）。

*预防*

·在 12 个月和 4 岁接种联合疫苗。

百日咳 [ Pertussis（whooping cough）]

主要发生在 2 岁以下的婴幼儿中。诊断是基于临床症状——咳嗽持续 2 ~ 12 周，其中包括三个不同的疾病阶段。通过鼻咽分泌物或咽拭子 PCR 检测可以确诊：IgA 血清学检测。

注意：衣原体呼吸道感染可引起"假性百日咳"。

*治疗*

·症状严重的患儿和所有 6 个月以下的患儿均需要送至医院。

·对症治疗（止咳合剂是无效的）。

·使用克拉霉素或阿奇霉素或红霉素持续治疗 7 天，尤其是在卡他性阶段，以缩短可传染期（不会改变疾病的病程）。

*预防*

·分别在 2 个月、4 个月、6 个月、4 岁接种百白破三联疫苗（DTP）。

*隔离*

·患者在开始抗生素治疗后隔离 5 天，未经免疫接种的接触者隔离 14 天，家庭成员应该持续 7 天预防性使用抗生素。

## 对儿童的特殊观察（Children：special observations）

对儿童的诊断是基于与孩子和家长能够达成良好沟通的能力基础之上的。

### 建立融洽的关系

表现出对孩子真正感兴趣是一种策略，如：

·问他们喜欢被称作什么。

·对孩子们多加赞美，如他们的衣服物品或玩具或书籍。

·花时间与他们交谈。

·问他们，当他们长大后是否想成为一名医生。

·询问他们的老师或朋友。

为了便于检查：

·玩游戏，如闪烁的灯光，挠痒痒或捉迷藏，并使用各种类型的声音，特别是动物的声音。

分散注意力的策略，如：

·小动物的图像（如听诊器上印有的考拉图案）。

·一个小的玩具鸭，并且里面有响声，用于腹部触诊。

·一个发条旋转音乐玩具置于检查床上。

·一个机械玩具（如在桌子上打鼓的兔子）。

**婴儿期严重疾病的识别**

在儿童时期诊断严重威胁生命的疾病是至关重要的，尤其是在婴儿早期。一个生病孩子的症状包括：

·不爱动，静静地躺着，提不起兴趣。

·精神状态不佳。

·呼吸频率增加。

·呼吸深度增加。

·呼吸有嘈杂的声音。

—胸壁内陷。

—哮鸣音，呼噜，喘鸣。

·心动过速。

·眼睛凹陷。

·肤色斑驳，发冷，苍白。

·嗜睡。

（预警指征详见本书 122 页）

需要考虑的严重疾病包括：

·脑膜炎双球菌感染。

—败血症。

—脑膜炎。

注意：在紫癜症状出现前，脑膜炎双球菌血症临床表现为斑丘疹。

·B 型流感嗜血杆菌（Hib）感染（因为有 Hib 疫苗，所以现在并不常见）。

　—急性会厌炎。

　—脑膜炎。

·其他形式的脑膜炎。

·急性心肌炎。

·哮喘 / 支气管炎 / 细支气管炎。

· 肺炎。
· 肠套叠 / 肠梗阻 / 阑尾炎。
· 严重的肠胃炎。
· 尿路感染。

## 孩子是家庭的晴雨表（The child as a barometer of the family）

孩子不安是家庭不和谐的一种常见指标。有一种说法认为"爱之于孩子，就像阳光之于花朵"。

孩子对家庭不和谐的反应，可表现在三个方面（有显著重叠）：

· 行为问题。
· 身心症状。
· 入学困难。

## 身体发育不良（Failure to thrive）

身体发育不良（FTT）是指未能获得预期的重量，即到第 2 年时体重增长低于 3 个百分点。这是潜在病症的一个指示器，包括非器质性病变（心理）或器质性病变。FTT 的主要原因（高达 90%）是营养不良和正常变异。

非器质性 FTT 的病因主要是情感剥夺或由摄入不足造成的营养不良。进行家访以评估家居环境是非常有价值的，包括对儿童父母的充分认识。这项工作要与社区护士联系。

器质性 FTT 包括肾衰竭、内分泌疾病（如甲状腺功能减退症）、各种原因引起的吸收不良（如腹腔疾病、囊性纤维化）、心脏疾病、各种先天性异常的代谢性疾病、智力低下和睡眠呼吸暂停。艾滋病病毒携带者生出的婴儿，在开始的 5 个月时间里，在有或无疾病征兆的情况下都会表现出 FTT 病。

筛查试验包括血常规计数、尿分析和培养，对于苯丙酮尿症的筛查有格思里测试、甲状腺功能检测、尿路造影和染色体分析及激素分析。

*身体发育不良的指南推荐*

· 体重小于第 1 至第 3 百分位或大于第 99 百分位数。
· 重量百分位数持续降低。
· 长度小于第 1 百分位数或大于第 99 百分位数。
· 头围小于第 1 百分位数或大于第 99 百分位数。
· 其他异常。

# 儿童行为障碍（Children's behaviour disorders）

*注意缺陷障碍（伴多动）（Attention deficit hyperactivity disorder）*

诊断标准（DSM-5）

A.1 或 2 或者两者结合。

　1. 注意力不集中。

  2. 多动和易冲动。

  B. 1 岁和 2 岁以下的儿童会出现 6 个或更多的症状，17 岁以上的人群中会出现 5 个或者更多的症状。

  C. 症状必须在 2 个或更多的情形下出现（如在学校和在家里）。

  D. 在诊疗过程中会有困扰或社交障碍，学术或职业功能的障碍。

### 儿童的处理

· 保护孩子的自尊心。

· 给予家人咨询和支持。

· 请教师参与治疗。

· 转诊至合适的专业人士（如儿童精神科医生）。

· 转诊至家长支援小组。

  饮食：为儿童单独准备饮食可能无益，但应鼓励孩子培养良好的饮食习惯（推荐营养师的帮助）。

  用药：主要类别为精神兴奋药，持续使用 ≥ 4 年：

· 哌甲酯（利他林），0.5 mg/（kg·d），口服，分 2 次给药；或右旋丙胺，2.5 ～ 10 mg/d［按 0.15 ～ 0.5 mg/（kg·d）计算，口服，如果 > 5 mg 则分 2 次给药］。

· 抗抑郁药（如 SSRIs 类药物）等为二线用药，但有可能成为一线用药。

### 屏气发作（Breath–holding attacks）

详见本书 75 页。

### 行为障碍（Conduct disorders）

行为障碍影响 3% ～ 5% 的儿童，是儿童精神疾病的最大群体。

### 临床特点

· 反社会行为，并具有重复性和持久性。

· 对于冒犯行为缺乏内疚或悔恨的心态。

· 通常人际关系差。

· 易被操纵。

· 具有攻击性、破坏性，有"犯罪"行为倾向。

· 学习能力存在问题（约 50%）。

· 多动（1/3）。

### 处理

· 及早给予干预和家庭援助，以帮助创造一个温暖、关爱的家庭环境。

· 家庭治疗，以减少家庭成员之间的冲突。

· 适当的教育计划，以使患者养成自尊感和成就感。

· 提供有趣的、积极的社会活动机会（如体育、娱乐、工作或其他技能）。

· 行为矫正方案。

### 婴儿哭闹（Crying and fussing in infants）

在出生后前 3 个月，哭闹是很正常的。如果宝宝在本应该睡觉或玩耍的时间持续性长时间哭闹（通常是在晚上 6 点至 9 点），则是过度哭闹。器质性原因虽说不常见，但是仍然应予以考虑。

常见病因：

·饥饿（通常喂食不足）。

·尿布是湿的或是脏的。

·寂寞（抱起后哭闹终止）。

·腹绞痛（通常在 2～16 周，详见本书 7 页）。

·个人性格。

·长牙（详见本书 436 页）。

处理

·进行体格检查（包括孩子的个性评估）。

·父母给予安慰和教育。

·对孩子进行安抚，可以保持额外的关注（而不是过度刺激）。

·提供使孩子舒缓的替代品（如使用道具 / 奶嘴，拥抱和抱起，轻柔地按摩）。

5S 法

1. 襁褓（Swadding）——用衣服包紧。

2. 侧放（Side or stomach）——将宝宝侧放。

3. 发出嘘声（Shush）——即像孩子一样大声地说"嘘"。

4. 秋千（Swing）——抱着孩子从一边到另一边摇摆。

5. 哺乳（Suckling）——乳头或奶嘴。

习惯性咳嗽（Habit cough）

·只在孩子清醒时出现（睡眠时并不出现）。

·通常是响亮的、刺耳的、鸣喇叭状或犬吠样。

·持续数月。

·通过排除法进行诊断。

·触发因素：家庭内部的问题，被欺负，焦虑，紧张，如上学。

处理

·安慰和解释。

·认知行为疗法（CBT）。

敲打或摇晃头部（Head banging or rocking）

常见于小于 4 岁的儿童临睡前，尤其是在 3 岁时。这也是严重的情绪剥夺的一个特点，与儿童使用手部击打头部的原因完全不同。家长们可以放心，这个问题会在 4～5 岁自然消失。

·建议分散注意或主动忽略该行为。

·避免过多地关注使该行为更加严重或因此处罚孩子。

·建议在房间中间放置床或婴儿床，远离墙壁。

·规定睡觉时间（适宜情形下）。

对抗行为（Oppositional behaviour）

对抗行为是 2～4 岁及学龄儿童的一个共同特点。对儿童和家庭成员进行问诊，以确定该行为是正常的还是异常的。支持性辅导和行为改正有效。寻找孩子的"好"行为并加以表扬或奖励。表扬（或惩戒）的是孩子的行为，而不是针对个人。对于大于

18 个月的孩子，"计时隔离"（最多 1 分钟 / 年龄）是最好的惩戒措施，对于大于 6 岁的孩子可采取撤销特权的惩戒。

异睡症（夜惊、梦呓和梦游）[ Parasomnias（night terrors，sleep talking and walking）]

这些都不是真正的睡眠障碍或夜间觉醒，但均发生在深度睡眠时。

夜惊，通常发生在 2～4 岁和 6～9 岁儿童，持续 1～2 分钟。安慰通常无效，孩子对该事件没有记忆。

· 通常无须积极治疗。
· 如果具有严重而持久的损伤风险，可以使用苯妥英钠或丙米嗪或催眠药，试用 6 周。

不合理的饮食（Poor eating）

评估主诉的有效性并仔细询问病史，在正式的图表上检查体重，并与理想饮食状态进行比较。处理包括指出从营养角度来看什么食物是必要的，无须从文化层面对饮食进行评估。

睡眠障碍（Sleep disorders）

处理

建议家长：

· 晚上不要将孩子放在床上，除非他们很乐意上床。
· 在深夜期间避免对孩子给予关注（这会鼓励孩子寻求关注）。
· 迅速将孩子放回床上，并且只花很短的时间对孩子进行安抚。
· 睡前进行一系列的严格的流程，以帮助孩子形成一种习惯。可以通过轻柔的音乐、柔软的玩具和温柔的夜光来协助解决睡眠问题。

尽管在短期内合理使用镇静、安眠药可能会打破无眠周期，但是在睡眠障碍的处理中，药物治疗作用并不大。这类药物包括异丁嗪（酒石酸异丁嗪），单剂量 1～2 mg/kg。

偷窃（Stealing）

独立的盗窃形式是常见的，可能反映了儿童正常的冒险行为、对压力的反应、自卑、朋友方面的压力或"呼救或寻求关注"。

处理

· 坚持惩罚，归还失物或钱财，并进行道歉。
· 撤销孩子相应的特权。
· 如果持续性偷盗则需要转诊进行心理治疗。

口吃（Stuttering and stammering）

口吃的特点

· 影响 5% 的儿童及 1% 的成年人。
· 多见于男孩。
· 通常在 6 岁以下出现症状（2～5 岁）。
· 没有证据表明是神经质或神经系统疾病。
· 引起焦虑和社交退缩。

处理

虽然大多数口吃者能够得到自发改善，但请一位充满爱心的语言病理学家进行言语治疗则更为有效（至少90%治疗成功）。不是所有的孩子们"长大后症状都消失"。

### 乱发脾气（Temper tantrums）

乱发脾气是"可怕两岁孩子"的特征，其对抗沮丧感的方法主要是乱踢、尖叫、乱扔东西或敲打头部等剧烈反应。如果孩子处于疲倦或厌烦状态，更有可能乱发脾气。

处理

请家长们放心，乱发脾气较为常见，并没有危害性。解释乱发脾气的原因，包括"发脾气需要一个观众"等概念。

建议

· 忽略可忽略的部分：父母应该假装忽略一些行为，对孩子的行为不加评论，留下孩子独处，包括家长离开到另外的区域（但不要将孩子锁在自己的房间内）。

· 避免可以避免的部分：尽量避免容易引起孩子乱发脾气的一些原因（如逛超市）等。

· 分散可分散的注意力：将孩子的兴趣重点转移到其他对象或活动上。

· 对孩子的恰当行为进行赞美和表扬。

药物治疗在乱发脾气的管理中并没有太大作用。

### 抽搐（习惯性痉挛）[Tics（habit spasm）]

多数抽搐是轻微的、短暂的面部抽搐，鼻子抽动，或发声抽动，如呼噜声、清嗓声和断断续续半咳嗽。大多数这些抽搐可以自行缓解（通常不超过1年），对患者进行安抚。

### 抽动秽语综合征 [Tourette disorder]

又称为 Gilles de la Tourette 综合征或多发性抽搐疾病，通常在4～15岁的儿童中初次发病，患病率为1∶10 000。当儿童在1年以上的时间中反复性抽动，在此期间抽搐未发作的时间从未超过3个月时，则可做出诊断。

临床特点

· 多见于男孩。

· 奇怪的多种运动性抽搐。

· 一个或多个发声抽搐。

· 模仿言语（重复话语）。

· 秽语症（强迫性的淫秽之辞）。

· 家族性：伴随表达易变的显性基因。

治疗

· 对患者、家长和教师进行教育和辅导。

· 氟哌啶醇、可乐定或匹莫齐特（如有必要）。

## 儿童：外科问题（Children： surgical problems）

### 耳、鼻、面部和口腔（Ear，nose，face and oral cavity）

突出性蝙蝠 / 贝壳耳（Prominent bat/shell ears）
· 手术矫正的最佳时间是 5 ～ 6 岁后。
· 在出生后的 6 个月之内，可使用绷带对耳进行塑型矫正。

面部畸形（Facial deformity）
一旦诊断，尽快转诊。

头面部皮角（External angular dermoid）
位于眉外区域，逐步扩大，最好行切除术。

唇裂和腭裂（Cleft lip and cleft palate）
注意"隐藏"的黏膜下裂（位于腭中线的腭垂裂和深沟）。出生 3 个月以内是唇裂治疗的理想时间，在孩子开始说话之前、出生后 6 ～ 12 个月是腭裂治疗的理想时间。

鼻部疾病（Nasal disorders）
· 隆鼻手术最好推迟到青春期后期。
· 如果是双侧后鼻孔闭锁会导致窒息，在急诊手术中，可用尿道探子穿破薄膜。

舌系带过短（Tongue tie）
考虑母乳喂养的问题和患者无法将舌头伸出嘴唇。该疾病往往具有显著的家族病史。通常建议在出生后 4 个月内或 2 ～ 6 岁时进行手术。

耳前窦道（Pre-auricular sinus）
如果发生感染，耳轮上侧前部的鼻道水平处的微小开口中会出现分泌物。应转诊进行手术切除，但是如果没有异常则可以保留。

腮裂窦道 / 囊肿 / 瘘管（Branchial sinus/cyst/fistula）
位于外耳道下方和胸锁乳突肌的前方。转诊进行手术切除。

### 眼部（Eyes）

斜视［Strabismus（squint）］
详见本书 120 页。

鼻泪管阻塞（Blocked nasolacrimal duct）
详见本书 230 页。

### 颈部肿块（Neck lumps）

80% 的颈部肿块是良性的。良性肿块通常见于颈前三角，而恶性肿块常见于颈后三角。

胸锁乳突肌肿瘤 / 纤维化（Sternomastoid tumour/fibrosis）
婴幼儿症状特点：
· 肌肉中出现坚硬的无痛性肿块（2 ～ 3 cm）。
· 胸锁乳突肌变紧并缩短。

·在出生后 20 ～ 30 天时症状明显。

·斜颈（头部远离肿瘤方向倾斜）。

1 年以内，大多数症状会自行消失。应尽早进行理疗。轻轻地按摩肿块，并向肿块方向伸展颈部。很少采取手术治疗（最好在发病 12 个月以内进行手术）。

### 甲状舌管囊肿（Thyroglossal cyst）

这种最常见的颈部中线肿胀，会随着吞咽和舌头伸出而移动。容易发生感染、脓肿。最好尽早切除。

### 淋巴管畸形 / 囊状水瘤（Lymphatic malformation/cystic hygroma）

表现为颈部、面部或口腔的软囊性肿瘤，泛发的集簇性小囊泡 ± 红疹。最好尽早进行手术。如果发生在口腔或咽喉内，可能危及气道。

### 颈部淋巴结肿大（Cervical lymphadenopathy）

多数淋巴结肿大是"正常的"，也可能由局部感染（主要是病毒性感染）所致，尤其是当肿块直径小于 2 cm，且表现为不坚硬或不固定时。如果锁骨上淋巴结肿大，并伴有发热症状，则提示为炎症引起的淋巴结肿大。

若可疑的淋巴结肿大直径 > 2.5 cm，具有更坚硬和移动性较小的特点，则需转诊检查。

### 鸟 – 胞内分枝杆菌性淋巴结炎［MAIS（Mycobactyerium AIS）lymphadenitis］

发生在 2 ～ 3 岁的儿童中，无痛性肿胀（寒性脓肿）超过 4 ～ 6 周，并且对抗菌药物反应迟钝，可通过手术切除治疗。

## 先天性心脏病（Congenital heart disorders）

### 室间隔缺损（Ventricular septal defect）

需在 6 个月内及早进行手术，尤其是在发生心脏衰竭的情况下，但也可以在出生后的任何年龄进行手术。约 50% 的患者室间隔缺损会自然闭合，尤其是肌型室间隔缺损；而膜型室间隔缺损则很少会自行闭合。一些患者可通过经皮心导管使用闭塞装置关闭。

### 房间隔缺损（Atrial septal defect）

使用超声心动图进行诊断。尽早转诊，尤其是原发性房间隔缺损的患者。如果症状明显，建议闭合房间隔缺损。可选择直接手术（缝合或补块）或闭合装置（VSD 中也有使用）。

### 动脉导管未闭（Patent ductus arteriosus）

如果引起症状，转诊进行手术闭合或安装闭塞装置，请心脏病专业人士提出建议。

### 主动脉缩窄（Coarctation of aorta）

常表现为婴儿期心脏衰竭。转诊及早进行手术。

## 疝及生殖器疾病（Hernias and genital disorders）

### 疝（Hernias）

本书 121 页对疝气的治疗指南进行了总结。一般来说，腹股沟疝和股疝应立即转诊

及早手术，以避免发生高危风险的绞窄。脐疝大多数情况不需要手术治疗，因为 95%
的患者会在 2 ～ 3 年内自行消失（图 C9）。

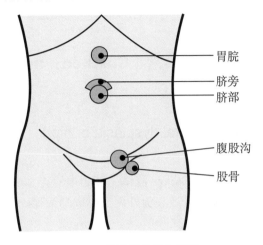

胃脘

脐旁

脐部

腹股沟

股骨

图 C9　常见疝的发生位置

**鞘膜积液（Hydroceles）**

18 个月内，90% 的患者症状会自行消失。如果持续时间大于 2 年，应转诊进行外
科手术。

**尿道下裂（Hypospadias）**

探查是否合并肛门直肠畸形。如果孩子不能顺畅排出尿液，则需尽快转诊。否则，
在 6 个月时转诊，在 6~12 个月月龄时做手术。禁止做包皮环切术。

**包皮和包皮环切术（Foreskin and circumcision）**

如果在新生儿期未进行包皮环切术，那么最好在 6 个月后、全身麻醉的情况下完
成，在术前提供咨询建议，并征得父母的同意。

**包茎**

真正的包茎不常见，并且几乎大部分包皮口狭窄且包皮过紧的情况，都能够自行缓
解（详见本书 388 页）。

**嵌顿包茎**

通常发生在年龄较大的 8 ～ 12 岁男孩中，症状主要在阴茎勃起时发生，如包皮收
缩、肿胀和疼痛。应该尝试紧急复原。后续通常推荐包皮环切术。

**阴茎"灼热"**

阴茎看起来较小或包皮很大和发紧，皮肤未能固定于阴茎底部 ± 过多的脂肪垫。
症状通常不会自行解决。建议尽早转诊至外科进行治疗。

**睾丸未降**

在出生 3 个月后，睾丸仍然可以下降。出生 6 个月时睾丸仍未降，则应转诊，在出
生后 9 ～ 12 个月时进行矫正治疗。必须在 2 岁之前完成治疗（详见本书 461 页）。

**肛裂**

常见于婴幼儿，排便不适并有少量的新鲜出血。该症状常由大便太硬引起，要关注
便秘。肛裂通常在几天之内愈合。

阴唇融合（阴唇粘连）

这是由于会阴炎症（阴道炎）引起的粘连。如果儿童可以自行排尿，则不推荐采取治疗，待其自然痊愈。有些人倾向在适当的麻醉下分离粘连。

# 儿童：新生儿的腿部和足部异常（Children：neonatal leg and foot abnormalities）

## 髋关节发育不良（Developmental dysplasia of hip）

详见本书 294 ～ 295 页。

·通过临床检查（Ortolani and Barlow 测试）和超声检查（最好是到 6 周）检测。

·大多数情况可通过 Pavlik 吊带或夹板外展支撑成功治疗。

·可能需要开放复位。

### 弓形腿（膝内翻）

·大多数是生理性的（该症状表现为对称性，并随着年龄增大而得到改善）。

·幼儿通常表现为弓形腿，直到 3 岁。

·关注髁间分离（Intercondylar separation，ICS）：股骨内侧髁部之间的距离。

·当 ICS 大于 6 cm 或症状没有得到改善或不对称时需要转诊。

### 膝外翻

·大多数是生理性的，儿童在 3 ～ 8 岁时膝盖会经常相碰。虽说患者跑步时动作很尴尬，但随着时间的推移会有所改善。

·关注踝间距（Intermalleolar separation，IMS）：踝关节内侧之间的距离。

·当 IMS 大于 8 cm 时进行转诊。

### 内八字

造成内八字的病因主要来源于三个层面，即足部、胫骨和股骨。

跖骨内翻：出生时表现为豆形足底。建议不要俯卧位护理。该疾病通常伴有髋关节发育不良，所以需要检查臀部。如果出现症状后未能得到解决，建议在 3 个月后转诊。

胫骨内扭转：幼儿于 1 ～ 3 岁时出现症状。注意观察和测量。如果症状持续存在未能得到解决，建议在 6 个月后转诊，但症状通常会自行消失。

股骨内扭转：症状出现较晚（3 ～ 10 岁）。有些儿童喜欢坐成"W"的姿势。很少需要手术治疗。如果担心，在患儿 8 岁后可转诊。

### 外八字

·由于外旋挛缩，婴儿髋关节内旋受限制。

·在出生后 3 ～ 12 个月期间患儿呈现出"卓别林"姿势，最长可到 2 岁。

·儿童可以正常行走。

·无须治疗，此症状可自行恢复。劝阻患者不要采取俯卧睡姿。

·大龄儿童则需要手术治疗。

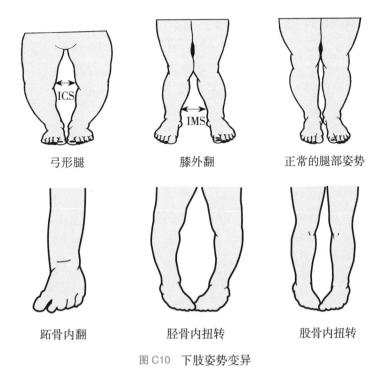

弓形腿　　　　　　膝外翻　　　　　正常的腿部姿势

跖骨内翻　　　　　胫骨内扭转　　　　股骨内扭转

图 C10　下肢姿势变异

## 马蹄内翻足（先天性马蹄内翻足）[ Club foot ( congenital talipes equinovarus ) ]

在婴儿中，大多数外观看起来异常的足部畸形并不是真正的马蹄内翻足畸形，多数是姿势问题，如仰趾外翻足、跖骨内翻和姿势性马蹄内翻足。这些患者通常活动自如并且轻度畸形，患者可无须治疗，自行康复。真正的马蹄内翻足畸形通常是僵硬且严重的，需要进行整形矫正手术。

## 扁平足 [ Flat feet ( pes plano valgus ) ]

多数是生理性的。所有的新生儿都会有扁平足，但 80% 会在 6 岁时发育出内侧足弓。足弓出现时，需要进行"踮起脚尖"的测试，检查足部的灵活性。除非出现疼痛和僵硬等症状，否则无须进行治疗。

## 趾卷曲（Curly toes）

通常情况下，是指第 3 趾向内弯曲至第 2 趾下。2 岁之前可以忽略此症状，但对于严重畸形者可转诊进行屈肌腱切断术加以矫正。

# 儿童：特殊的感受器（Children：special senses）

## 视力问题（Visual problems）

视觉在出生时就会出现（焦点深度只有 20 cm），随着黄斑和视网膜在约 3 个月的时候发育成熟，视觉在约 12 个月时相当于"成年人"水平。

视觉感知的逐步成熟，一直持续到 7 岁，但会受到诸如斜视等问题的影响，可能导致视力丧失（弱视）。

如果最佳视力降低到 6/18 或更差，在学校中会发生学习问题。

弱视（Amblyopia）

一只健康的眼睛出现视力丧失。

治疗年龄最晚为 6 岁。

主要诱发因素是斜视。

斜视 [Strabismus（squint）]

· 从出生后约 2 周开始到 3 ~ 4 个月，用眼时出现该症状。

· 大多数由正常肌肉传递感觉。

· 75% 表现为辐辏性斜视。

· 影响双眼视觉的正常发育。

类型

· 一过性：常见于新生儿，并不构成疾病。

· 持久性或恒定性：始终存在，将演变成一个严重的问题。

· 交替性：不太严重，但需要转诊。

· 潜在性：压力下出现症状（如疲劳、挑战性的测试）。

· 假性：由内眦皱襞和鼻梁较宽引起明显的症状。

屈光不正

· 屈光参差：两只眼睛屈光不正具有显著差异。

· 散光：角膜曲率改变（如圆锥形角膜）影响正常的光线聚焦。需要佩戴矫正眼镜。

· 近视（近视眼）：婴幼儿和儿童少见，但在青少年中常见。需要佩戴凹透镜性眼镜或隐形眼镜。

· 远视（远视眼）：通常在婴儿期和幼儿期有轻微症状，与辐辏性斜视有关，可佩戴凸透镜性眼镜进行矫正。

转诊指南（最好在学龄前）

· 弱视。

· 家长开始关注，包括对各种类型斜视的观察。

· 风险因素（如身体性虐待、宫内感染）。

· 视力测试时头部倾斜。

· 单眼或双眼视力为 6/12（意味着该视力患者站在 6 米外，只能看清正常视力的人在 12 米外就能看清的东西，对应的视力为 4.7，需佩戴 200 度眼镜）或更差。

· 持久性斜视。

· 交替性斜视，尤其是 6 个月后。

· 潜在性斜视。

## 听力问题（Hearing problems）

儿童耳聋详见本书 155 页。

· 婴儿出生时听力正常。

· 正常听力是言语和语言发育的关键。

· 2 岁是发育过程的关键时期，但大多数听力问题是在 2 岁之后检测到的。

· 聋哑儿童，1 岁时就需要佩戴助听器。应在出生后 8 个月或更早时进行筛查（在 10 个月以前）。

# 儿童疾病早期最佳手术介入时间（Optimal times for surgery/ intervention in early children's disorders）

斜视（固定性或交替性）：

· 12 ～ 24 个月。

· 7 岁前一定要进行。

耳聋（孩子出生时听力正常）：

· 在出生后 8 个月或 8 个月之前进行筛查。

· 12 个月需要借助助听器。

舌系带过短：见于出生后 4 个月内无血管形成时或 2 ～ 6 岁时。

耳部畸形：6 岁之后。

唇裂：出生后 3 个月以内。

腭裂：出生后 6 ～ 12 个月期间。

睾丸未降：

· 最好在出生后 6 个月前进行评估。

· 最好在 6 ～ 12 个月进行手术。不要拖到 12 个月以后才开始治疗。

脐疝：

· 观察到 4 岁。

· 如果症状持续存在，应在 4 岁时进行手术（4 岁后通常用环扎术）。

· 不要绑住。

脐旁疝：任何年龄；6 个月后治疗效果最佳。

上腹疝：任何年龄；6 个月后治疗效果最佳。

腹股沟疝：

· 总的治疗原则是尽快处理，尤其对于婴幼儿和无法复原的患者。

· 可复原疝："6-2" 规则：

　　—出生至 6 周：在出现症状 2 天内进行手术。

　　—6 周至 6 个月：2 周内进行手术。

　　—超过 6 个月：2 个月内进行手术。

股疝：尽快治疗。

睾丸扭转：在 4 小时内进行手术（必须在 6 小时内）。

鞘膜积液：观察至 12 个月再复诊（经常自行缓解，如果没有自行缓解，到 2 岁时进行修复）。

精索静脉曲张：观察并复诊。

## 儿科急症（Children's emergencies）

重要的儿科急症包括呼吸窘迫、中毒、感染（包括严重的肠胃炎）、癫痫发作和 SIDS/ALTS。识别重症婴儿对于紧急护理是至关重要的。

> **预警指征——识别儿童危重症**
> · 对超出该年龄段正常范围的指标进行仔细观察。
> · 新生儿体温＞ 38℃。
> · 脉搏＞ 140/ 分钟。
> · 血压＜ 90/60 mmHg。
> · 呼吸＞ 40/ 分钟。
> · 呼吸深度增加。
> · 呼吸有杂音——喘息、呻吟、喘鸣。
> · 胸壁 / 胸骨内陷。
> · 面色苍白。
> · 肢体发冷。
> · 毛细血管再充盈时间＞ 2 秒。
> · 皮疹→斑丘疹→紫癜。
> · 眼部凹陷。
> · 不活跃，静静地躺着，没兴致。
> · 嗜睡。
> · 精神状态不佳。
> · 癫痫发作。

黄金法则：婴儿出现发热、嗜睡、面色苍白症状时提示患病风险非常高，需要住院治疗。

*评价方法*

评价患病儿童的一般模式如下：

气道（A：airway）。

呼吸（B：breathing）。

循环（C：circulation）。

残疾（神经系统评估）（D：disability）。

暴露（E：exposure）。

液体流出（F：fluids in and out）。

葡萄糖（不可忽视）（G：glucose）。

评估风险和毒性指标的另一种模式如下：

A：缺乏唤醒、警觉和活动能力。

B：呼吸困难。

C：循环不良（持续苍白，腿冷）。

D：减少液体摄入量和（或）尿量。

·"补液"＝24 小时内喂食量小于正常的一半。

·"液体流出"＝24 小时内使用少于 4 个湿尿布。

具有上述症状的儿童必须及早发现并进行检查和治疗，且优先处理。

### 脑膜炎或脑炎（Meningitis or encephalitis）

详见本书 86 ～ 88 页"中枢神经系统感染"部分。

### 急性会厌炎（Acute epiglottitis）

会厌炎特征是中毒性发热性疾病突然发作，声音细小，无剧烈咳嗽，患者倾向于静坐（而不是躺下），最明显的特点是有洪亮的呼气声伴随着轻柔的喘鸣声。该病在普遍接种流感嗜血杆菌疫苗的地方，目前并不常见，但也可能因感染肺炎链球菌所致。

处理

·不要在办公室里检查喉咙。

·护送孩子到医院（几乎所有患者都需要鼻气管插管）。

·使孩子保持平静（让妈妈给孩子喂奶）。

·如果存在气道梗阻，轻柔地使用 100% 氧气袋和面罩。

急诊环甲软骨切开术（最终选择）

·让孩子躺在你的膝盖上，并使颈部完全伸展。

·将 14 号针或静脉留置针通过环甲软骨插入。

在试图行环甲软骨切开术之前，需要尽力完成插管。

住院治疗

插管：在手术室将大量的分泌物吸出，并执行鼻气管插管。

抗生素：头孢噻肟钠 50 mg/kg，静脉注射（最多 2 g），每 8 小时 1 次；或头孢曲松 50 mg/kg，最大用药量 2 g/d，静脉注射，作为单日剂量。

注意：继续治疗 5 天。可较早转为口服用药（如阿莫西林 / 克拉维酸）。

### 急性心力衰竭（Acute heart failure）

·入院。

·评估脉搏血氧、心电图、CXR、超声心动图。

·使用 ACE 抑制剂（考虑地高辛）。

·维持 $PaO_2$ 在 85% ～ 95%。

·持续气道正压通气（Continuous positive airway pressure，CPAP）。

### 中毒（Poisoning）

危险药物的意外中毒包括所有强心药、抗抑郁药、抗精神病药和抗焦虑药，以及含铁片剂、地芬诺酯、镇痛药、酒精、钾剂、阿片类和化合致幻药。注意血清素综合征（详见本书 160 页）。

治疗原则

· 支持生命体征，使用 A，B，C，D［气道（A：airway）；呼吸（B：breath）；循环（C：circulation）；右旋葡萄糖（D：dextrose）］。

· 用牛奶或水（1 杯）稀释有毒物质。

· 延迟吸收——对完全清醒有气道保护的患者应用活性炭（首选方法）。

按 1 g/kg 口服，或通过细孔鼻胃管（最佳）注入，或制成"黑色果冻"（木炭 + 甘油）服用，并呼叫急诊医师进行检查。

· 在中毒早期使用解毒药（如果可能的话）（如对三环类抗抑郁药使用碳酸氢盐，对对乙酰氨基酚使用乙酰半胱氨酸）。

· 治疗所有并发症（如心律失常）。

吞食异物（Swallowed foreign objects）

**黄金法则**

大部分进入胃部的物体能够自然通过，但对于非常大的硬物需要仔细观察。

对所有儿童进行 X 线检查（口腔到肛门，尤其是胸部和腹部）。需要关注食管。

误食纽扣、电池

如果异物不在胃中在食管中，需要进行急诊治疗（尤其是锂电池），因为误食这些东西会造成消化道穿孔，必须尽快清除。这同样适用于误入耳道和鼻孔中的异物。

吸入异物（Inhaled foreign bodies）

大多数患儿能自行将异物咳出来，因此应鼓励患儿咳嗽。使用手指清除也有帮助，另外如果患儿大于 8 岁，可采用拍背和海姆利克氏急救法（需顾及内脏）。"5"字规则是一种很好的操作指南：5 次呼吸，5 次拍背，5 次侧位胸部推挤，5 次腹部冲击（适用于年龄大的儿童）。

其他紧急事故的管理（Management of other emergencies）

高热惊厥，详见本书 241 页。

哮喘，详见本书 44 页。

屏气发作，详见本书 75 页。

SIDS 和 ALTE，详见本书 434 页。

格鲁布性喉头炎，详见本书 152 页"哮吼"。

毛细支气管炎，详见本书 76 页。

肠胃炎，详见本书 252 页。

脑膜炎或脑炎，详见本书 86 ～ 88 页。

长时程惊厥，详见本书 222 ～ 226 页。

儿童神志不清（Collapse in children）

儿童大脑的正常运作需要两个至关重要的因素：氧气和葡萄糖。

初始基本处理

1. 让孩子侧躺。

2. 吸出口腔及鼻咽部的分泌物。

3. 插管或通气（如有必要）。

4. 通过面罩给氧，流量为 8 ～ 10 L/min。

5. 插入鼻胃管（润滑）：

·0 ～ 3 岁 12 号。

·4 ～ 10 岁 14 号。

6. 注意循环系统。输血、输注海脉素或生理盐水。

7. 取血进行相应检验。

8. 考虑给予葡萄糖静脉输液。

注意：一旦气管插管到位，小儿心肺复苏中使用的药物就可以通过这条通路给药（钙制剂和碳酸氢钠是例外）。

气管插管——若呼吸骤停，则建议使用有套囊导管。

尺寸大小 =（年龄 /4）+4

或孩子的小手指或鼻孔的大小。

如果插管困难可考虑

·口腔导气管。

·氧气袋和面罩。

·考虑在骶管方向使用 14 ～ 16 号静脉针进行环甲软骨切开术。

基本生命支持

·抬下巴让头在"嗅"的位置。

·2 ～ 5 次人工呼吸。

·胸外按压（进行 30 次胸外心脏按压后连续进行 2 次人工呼吸）。

　—在较低的第 3 胸骨位置，深达前后胸腔直径的 1/3。

　—100 次 / 分钟。

　—2 个手指＜ 1 岁患儿。

　—1 ～ 2 手掌＞ 1 岁患儿。

# 儿童的皮肤和头发疾病（Children's skin and hair disorders）

## 新生儿期和婴儿早期（Neonatal period and early infancy）

### 新生儿毒性红斑（Toxic erythema of newborn）

这是一种自限性的良性疾病，通常在出生后 24 ～ 48 小时起病（直到 14 天），红色斑主要出现在面部和躯干。可在几天内自行缓解，不需要任何治疗。

### 新生儿一过性脓疱性皮肤病（Transient neonatal pustular dermatosis）

症状是起疱的皮疹，脓疱在出生时或出生后几个小时出现。主要发生于躯干和臀部。无须治疗。

### 鲜红斑痣（粉黄色斑）[ Naevus flammeus（salmon patch）]

毛细血管扩张形成，可见于面部、眼睑（大约 50% 的婴儿）、颈背或眼睑之间（就像天使之吻）。6 ～ 12 个月后变淡，但颈部斑块可能会持续至成年。无须治疗。

### 毛细血管畸形（葡萄酒色痣）[ Capillary malformation（port wine stain）]

如果出生时就有，不宜进行手术。如果病变位于三叉神经的眼支或上颌骨部分支血管所在的区域，建议对于潜在的血管性异常进行评估。考虑斯特奇-韦伯综合征（伴有相关的智力残疾和癫痫）。

斑点可以考虑通过脉冲染料激光治疗——最好在2岁之前采取治疗，或在成年早期当斑点颜色变为蓝红色时采取治疗。使用化妆品遮盖会有所帮助。

### 微血管海绵型血管瘤（草莓痣）[ Infantile haemangioma ( strawberry naevus ) ]

通常在头部和颈部。出生时为针尖样红色病灶，6～12个月时病灶扩大，然后在5～10岁时缓慢退化。安慰家长，并教给家长如何止血。最坏的并发症是溃疡[用多爱肤（Duoderm）或克立诺姆（Intrasite）凝胶敷料敷在病灶处]。激光治疗可以促进愈合，但激光治疗通常不是必要的。眼睑处存在病灶应转诊。

### 皮脂腺增生（Sebaceous hyperplasia）

皮脂腺增生表现为出生时鼻子处有小的黄白色丘疹，尤其是在鼻尖。几周后消失。

### 皮脂腺痣（Naevus sebaceous）

皮脂腺痣是皮脂腺增生的变异，通常见于头部或颈部，表现为黄橙色环状或线状皮损。定期观察，可以自愈。

### 先天性痣（Congenital naevi）

治疗需要因人而异。如果是巨痣，可以进行外科磨皮，理想的治疗时间是在6周之内。

### 青少年良性黑色素瘤（Benign juvenile melanoma）

由于增长快速，家庭成员都很担忧。面部发生的棕色色素性病变通常需要手术切除。

### 粟粒疹（Milia）

50%的新生儿存在皮脂腺阻塞，尤其是在面部。这种坚硬的白色丘疹直径为1～2 mm，与皮脂腺增生引起的黄色丘疹不同。几周后，症状会自行消失。

### 痱子（汗疹）[ Miliaria ( sweat rash ) ]

主要是因为过热，表现为两种类型：

"水晶疹"（在额头、头皮、面部和躯干的汗液包裹样皮疹）。

"茜草热"或"热疹"（主要见于前额、头皮、面部和躯干）。

似乎是由环状糠秕孢子菌引起的一种毛囊炎。

这是一种良性疾病，几周后即消失（通常是在6个月的时候消除）。可以做如下处理：

保持皮肤干燥，阴凉（如使用风扇、空调）。

穿着宽松的棉质衣物。

减少活动。

避免频繁地洗澡和过度使用肥皂。

处方：水杨酸2%+薄荷脑1%+对乙酰氨基酚0.5%，溶于酒精中。

预防：使用意高（Ego）爽身粉。

### 吸吮疱（Sucking blisters）

多见于上唇。向患者家属解释症状会自行缓解。

脐肉芽肿（Umbilical granuloma）

每日用腐蚀性笔轻触患处，持续使用约 5 天。

乳腺增生（Breast hyperplasia）

在大多数足月儿中，乳房"芽"是常见的，并且随着母乳喂养可能会变大。部分婴儿可能会排出一些乳汁（新生儿乳），需要向家长耐心解释。

弗莱综合征（Frey's syndrome）

孩子进食或饮水时脸上（上脸颊）形成红色浅表性皮疹或变色。推测可能与助产钳引起的颞神经损害相关。通常会随年龄增长而改善。

## 儿童常见皮肤问题（Common childhood skin problems）

特应性皮炎（湿疹），详见本书 161 页。

头虱，详见本书 331 页。

Henoch-Schonlein 紫癜，详见本书 79 页"过敏性紫癜"。

脓疱疮，详见本书 305 页。

接触传染性软疣，详见本书 339 页。

尿布疹，详见本书 353 页。

疥疮，详见本书 410 页。

脂溢性皮炎，详见本书 412 页。

头癣，详见本书 444 页。

体癣，详见本书 446 页。

弥散性荨麻疹，详见本书 20 页。

丘疹性荨麻疹，详见本书 466 页。

疣，详见本书 477 页。

## 头发疾病（Hair disorders）

头发松动（生长期）综合征 [Loose anagen（growing hair）syndrome]

通常见于 5 岁以下的儿童，表现为新生长的头发发束很细。

通常随着年龄增长而改善。

牵引性脱发（Traction alopecia）

牵引性脱发是指额头部位的头发变薄，主要由于女性儿童梳着过紧的发型（如编辫子）。

拔毛症（揪头发）[Trichotillomania（hair pulling）]

患者在夜间有揪头发的习惯，家长可能不知道这种情况。特征是在一个不规则的区域内有不完整斑片状脱发，其中毛发长度也各不相同。头发长度不同是因为从头皮表面不同的距离揪头发，一些毛发不会断裂而另外一些则会断裂。有可能与毛囊脓疱或毛囊周围淤斑相关。然而，应检测削刮的头皮屑来排除特定类型的由断发毛癣菌引起的头癣（黑点癣）。处理与吸吮拇指或咬指甲在一定程度上类似。

局限性斑秃（Localised alopecia areata）

表现为环状的"干净"头皮（无头发）。特异性诊断特点是在边缘出现"惊叹号"毛发（头发 5～10 mm 长，顶部宽、底部窄）。如果症状近期刚出现或一直存在，使用强效外用类固醇（类似地塞米松强度的）进行治疗，持续治疗 12 周。

头癣（Tinea capitis）

皮肤真菌性感染产生的不完全脱发区域，头皮表面伴有不同程度的结垢和炎症。在严重病例中，会出现潮湿性肿胀（脓癣）。只有 50% 的病例，伍德灯检查结果为阳性。通过对头皮碎屑的镜检和培养来确认诊断。

# 黄褐斑（Chloasma）

脸部黄褐斑色素沉着是由于黑色素水平增高（雌激素来自口服避孕药和怀孕）所致，详见详见本书 334 页。

# 慢性阻塞性肺疾病（Chronic obstructive pulmonary disease）

慢性支气管炎和肺气肿应该一同被考虑，因为通常在这类患者中，这两种疾病在一定程度上会共存。另一种可替代且被优先使用的术语是慢性阻塞性肺疾病（Chronic obstructive pulmonary disease，COPD），该疾病包括慢性支气管炎和慢性气流受限性肺气肿。

COPD 是一种持续性气流受限疾病，与机体对有毒颗粒和气体增强的慢性炎症反应有关。该疾病可预防和可治疗。

**致病因素**

·吸烟：通常指每日吸烟 20 支，持续 20 年。

·空气污染。

·呼吸道感染。

·家庭因素：遗传倾向。

·α - 抗胰蛋白酶缺乏症（肺气肿）。

**症状**

·起病于 50 岁或 60 岁。

·过度咳嗽。

·咳痰（慢性支气管炎）。

·呼吸困难（慢性气流受限）。

·哮鸣音（慢性支气管炎）。

·胸闷。

·易患感冒。

**检查**

胸部 X 线检查：可能是正常的（即使是处于进展期），但特征变化发生于疾病晚期。

肺功能检查（肺功能检查是诊断的金标准）：

· 峰值呼气流速（降低，对支气管扩张药不敏感）。

· $FEV_1/FVC$ 的比值（降低，对支气管扩张药不敏感）。

· 如果患有显著性肺气肿，一氧化碳气体转移系数低。

血气：

· 可能是正常的。

· 二氧化碳分压升高；动脉血氧分压降低（疾病晚期）。

慢性阻塞性肺疾病的定义为使用支气管扩张药后 $FEV_1/FVC < 0.70$（$< 70\%$）和预期 $FEV_1 < 80\%$。

## 处理

### 给患者的建议

· 必须戒烟，这是疾病处理的关键。

· 避免在空气污染和存在其他刺激物的地方久留，如含有烟雾、油漆味和细小灰尘的地方。

· 在清洁、新鲜的空气环境中散步。

· 温暖干燥的气候比寒冷潮湿的气候要好（如果容易发生感染）。

· 充分休息。

· 避免与患有感冒或流感的人接触。

### 理疗

指的是理疗师进行胸部物理治疗、呼吸练习和有氧运动课程。

### 药物治疗

考虑使用支气管扩张药（如吸入型 $\beta_2$- 受体激动药——异丙托溴铵、噻托溴铵）和吸入型糖皮质激素，因为该病常与哮喘相关（往往出人意料）。建议配合 FEV 测量，这些药物的使用需要仔细的监测试验。为了方便患者使用，可使用含长效 $\beta_2$- 受体激动剂和吸入糖皮质激素的复方药（如舒利迭、信必可或呼特康）来治疗。

噻托吡铵（一种毒蕈碱受体拮抗剂）+ ICS/LABA 三联疗法是治疗中重度 COPD 常用的药物治疗方法。

糖皮质激素应常规用于急性加重期。使用方法：

· 泼尼松 30 ～ 50 mg/d，口服。

如果无法耐受口服使用：

· 氢化可的松 100 mg，静脉注射，每 6 小时 1 次（或等效剂量的替代类固醇药物）。

抗生素治疗的指征：

· 咳嗽和呼吸困难增加。

· 痰量和（或）脓量增加。

使用方法：

· 阿莫西林 500 mg，每日 3 次，口服，持续用药 5 天。

· 或多西环素 200 mg，立即口服，然后 100 mg/d，持续用药 5 天。

处理指南：

表C4　根据疾病的严重程度，慢性阻塞性肺疾病的治疗方案

| COPD 等级 | 治疗 |
| --- | --- |
| 0 有风险 | ·风险因素的避免，尤其是抽烟<br>·流感及肺炎球菌疫苗<br>·流感嗜血杆菌疫苗接种 |
| 1 轻微 | ·加用短效支气管扩张药（SABA） |
| 2 中度 | ·加用更多的支气管扩张药，包括长效支气管扩张药（LABA）<br>·肺康复训练 |
| 3 严重 | ·加用吸入型糖皮质激素（ICS） |
| 4 非常严重 | ·长期吸氧（如果为慢性呼吸衰竭）<br>·考虑外科转诊（肺切除或移植？） |

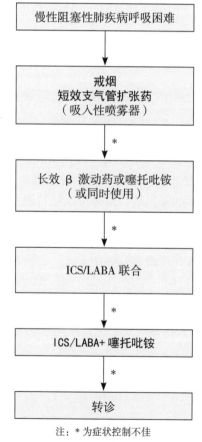

注：*为症状控制不佳

图C11　慢性阻塞性肺疾病的处理的阶梯式方法

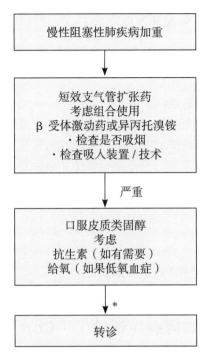

图 C12　慢性阻塞性肺疾病急性加重期处理方案

## 唇疱疹（Cold sores）

单纯性疱疹，详见本书 290 页。

## 普通感冒（急性鼻炎）［Common cold（acute coryza）］

一种高度传染性的上呼吸道感染，经常被误称为"流感"，会产生轻度全身不适以及突出的鼻部症状。

常见的病毒性病因有：鼻病毒、冠状病毒、副流感病毒、呼吸道合胞病毒（RSV）、腺病毒、流感病毒。

*典型的临床特征*

·不适和疲劳。

·鼻子酸痛，流鼻涕。

·打喷嚏。

·喉咙痛。

·轻度发热。

其他可能的症状：

·头痛。

·声音嘶哑。

·咳嗽。

在大约 24 小时内，水样鼻涕变为黏稠脓性，并持续长达 1 周。继发性细菌感染较为少见。

*处理*

给患者的建议包括：

- 如果感觉身体虚弱，休息 24 ～ 48 小时。
- 使用阿司匹林或对乙酰氨基酚（成年人最多 8 片 / 天）。
- 仅仅使用吸入蒸汽性薄荷醇或弗莱尔香脂治疗鼻塞。
- 将阿司匹林溶入柠檬汁，漱口治疗喉咙痛（儿童避免服用阿司匹林）。
- 维生素 C 2 g/d，持续使用 5 ～ 7 天（这个临床试验中，锌含片和松果菊的效果还不确定）。
- 增加液体的摄入量。
- 戒烟（如适用）。
- 如果干咳严重，使用止咳糖或止咳糖浆。

## 沟通和咨询技能（或如何避免诉讼）［Communication and consulting skills（or how to prevent litigation）］

全科医学的艺术大多在于沟通的能力。医务委员会和保险协会列出了清单，引起患者及亲属对医生投诉的最重要因素是交流不畅。

*建立关系的技巧*

在第一次接触时（以及第一次接触之外）：

- 以一种友好、体贴、有趣的方式问候患者。
- 尊重和礼貌地对待患者。
- 以患者喜欢被称呼的名字问候患者（在病史中提醒备注）。
- 如果合适可握手。
- 简述之前讨论过的问题。
- 使患者感到舒适。
- 态度"不紧不慢"，并放松。
- 注意力牢牢地聚焦在患者身上。
- 可能的话，使用开放式的问题。
- 使用适当的令患者安心的手势。
- 如果担心患者，可以通过电话保持后续的联系。

*积极倾听*

倾听是一个最重要的技能。倾听包括 4 个基本要素：

- 判断是否属实。
- 评估对方的情绪状态。
- 鼓励。
- 反思。

在轻松贴心的沉默中，带着理解的心倾听。提些让对方自省的问题，如：

· 你今天看起来很伤心。

· 你好像对你的配偶不满意。

· 看来你遇到麻烦事需要应对。

· 你似乎在告诉我……

· 在我看来你主要关注……

问诊中的沟通策略

· 对语言进行适度修饰。

· 解释清楚，避免使用行业术语。

· 提供清晰的治疗指导。

· 评估患者的理解能力。

· 不要做判断。

· 避免对患者的外观、文化等产生成见。

· 概述并重复。

· 做决策时患者应在场。

· 避免不确定性。

· 避免不必要的个人言论或笑话。

· 小心处理敏感问题。

· 尽量争取时间。

· 避免不恰当的保证。

· 适当时转诊（如有必要），并给予转诊医师相应的解释。

· 确保患者满意。

· 获得患者知情同意。

体格检查

· 事先谨慎解释体检的性质和目的。

· 在阴道检查、直肠检查、乳房和生殖器检查时，要特别注意解释。

· 预先防范和解释任何可能的不适，并要求患者感到不适时及时告知。

· 如果有必要脱去衣服，需要说明脱衣的程度以及原因。

· 要注重谦和，如检查隐私之处，应该提供床单和睡衣。

· 如果患者要求，允许一个家属陪床。

· 不要锁诊室的门。

· 如果出现各种不适，可以在任何时候停止。

总结

· 有效沟通的一个基本前提是倾听——医生应具有敏感性且富有同情心，除了听患者说话，还要正确理解。

· 在咨询过程中实行释义和总结的策略，并为确定问题提供基础。

· 与倾听相关的是观察非言语性语言，这在许多情况下可能是沟通过程中最重要的部分。

· 强调良好的预后需要患者的配合（50：50）。

- 医生和患者之间的良好沟通减少了患者对服务产生的不满，甚至降低了治疗失败和诉讼的可能性。
- 所有好的结局都源于有爱心和有责任心的专业素质。

# 脑震荡（Concussion）

脑震荡是颅脑损伤引起的神经功能一过性紊乱，并导致非持续性的神经系统体征异常。可能伴有或不伴有意识短暂丧失。

注意：没有因脑震荡引起的延迟症状或进行性恶化等事件发生。

表 C5　脑震荡的分类

| 分级 | 临床特点 |
| --- | --- |
| 轻度（1级） | 昏迷或头昏<br>感觉消失少于60秒<br>无创伤后失忆<br>± 意识丧失 |
| 中度（2级） | 昏迷或头昏<br>感觉混沌多于60秒<br>头痛<br>失忆少于60分钟<br>± 意识丧失 |
| 重度（3级） | 感觉混沌多于60秒<br>失忆多于60分钟<br>暴躁<br>持续头痛<br>步态不稳<br>± 意识丧失 |

处理的措施包括进行支持性治疗并观察。患者应卧床休息数小时。对乙酰氨基酚可用于治疗头痛。

**脑震荡后综合征**

偶尔患者会有脑震荡症状，并有持续性的头痛和头晕发作持续数周，记忆力差、注意力不集中及决策力下降表明其心理承受能力受损。这类患者应进行神经心理测试、颅脑 CT 或 MRI 检查。

# 结膜炎（Conjunctivitis）

细菌性结膜炎（Bacterial conjunctivitis）
病原体：流感嗜血杆菌、肺炎链球菌、金黄色葡萄球菌、淋球菌。
症状特征
- 眼内含沙样不适，眼睛发红。

· 早晨眼部有脓性分泌物，粘住眼睑。

· 一只眼睛先出现症状，然后扩散到另一只眼。

· 通常两侧均有脓性分泌物。

· 荧光素染色阴性。

以下情况需要进行拭子涂片和培养：

· 超急性或严重的化脓性结膜炎。

· 长期感染。

· 新生儿。

处理（轻度病例）

通过避免与他人紧密接触限制传播，使用单独的毛巾并养成良好的眼部卫生习惯。

轻症病例可以通过使用生理盐水冲洗眼睑和结膜使症状得到缓解，如果不进行治疗，症状最多可能会持续 14 天。使用抗菌性滴眼药，如 0.1% 羟乙磺酸丙氧苯脒滴眼液［布罗林（Brolene）滴眼液］，每小时 6～8 次，每次 1～2 滴，持续使用 5～7 天。

处理（较为严重的病例）

· 氯霉素 0.5% 眼药水，每 1～2 小时 1 次，持续使用 2 天，减少到每日 4 次，持续使用 7 天 ± 氯霉素 1% 眼膏，夜间使用。

· 或新霉素 0.5% 眼药水，最初 24 小时每 1～2 小时使用一次，然后减少至每 8 小时使用一次，一直使用至出院（最多使用 7 天）。

特殊的微生物：

· 假单胞菌和其他大肠菌群：使用外用庆大霉素和妥布霉素。

· 淋病奈瑟菌：使用适当的全身用抗生素。

· 沙眼衣原体：砖红色滤泡性结膜炎，口服使用阿奇霉素。

病毒性结膜炎（Viral conjunctivitis）

症状特征

· 高传染性（使用手套进行检查）。

· 通常由腺病毒引起。

· 往往在流行病中发生（红眼病）。

· 2～3 周为 1 个疗程。

· 由一只眼睛开始，扩散到另一只。

· 黏稠分泌物。

· 可能是微小的白色淋巴滤泡。

· 耳前淋巴结肿大。

可以进行病毒培养及血清学检测来预测流行病。

治疗

· 通过注意卫生和教育患者来限制交叉感染。

· 对症治疗，如冷敷和外用润滑剂（人工泪液制剂）或使用盐水沐浴。

· 不要在眼睛上垫东西。

· 注意继发性细菌感染。

· 避免使用糖皮质激素，以防延长感染。

原发性单纯疱疹病毒感染（Primary herpes simplex infection）

·滤泡性结膜炎。

·50% 的患者有眼睑或角膜溃疡（诊断）。

·荧光素诊断树突状溃疡（在某些患者中）。

单纯疱疹病毒性角膜炎的治疗

·注意眼部卫生。

·阿昔洛韦 3% 软膏，每日 5 次，持续使用 14 天，或在治愈后至少继续使用 3 天。

·阿托品 1%，每 12 小时 1 次，每次 1 滴，治疗期间要预防瞳孔反射性痉挛（专家监督）。

·请专科医生进行清创。

过敏性结膜炎（Allergic conjunctivitis）

包括春季结膜炎（花粉热）和接触性过敏反应。

治疗——春季结膜炎（花粉热）

根据症状的严重程度量身定制治疗方案。可能需要口服抗组胺药，但对症治疗通常是足够的。

·使用色甘酸钠 2% 滴眼液，每日 4 次，每只眼睛每次 1 ～ 2 滴。

·局部用抗组胺药 / 血管收缩药，包括安他唑啉 / 萘甲唑啉和左卡巴斯汀，每只眼睛 1 滴，每日 2 次。

·在严重的情况下使用外用类固醇。

·人工泪液制剂可适当地缓解症状。

治疗——接触性超敏反应

·停止接触致病源（如化妆品、外用眼科药物）。

·用生理盐水敷眼部。

·如果有必要，使用萘甲唑啉或去氧肾上腺素进行治疗。

·如果无作用，可能需要转诊进行糖皮质激素治疗。

沙眼衣原体结膜炎（沙眼）［Chlamydia trachomatis conjunctivitis（trachoma）］

在 3 种常见的情况下会出现衣原体结膜炎：

·新生儿感染（出生后第 1 ～ 2 周）。

·患相关性病的年轻患者。

·隔离的具有沙眼症状的本地人。

·急性感染酷似急性细菌性结膜炎。取样本进行培养和 PCR 检测。

  全身抗生素治疗：

·新生儿：红霉素治疗 3 周。

·成年人和体重大于 6 公斤的儿童：单次给予阿奇霉素。

在性病病例中，伴侣也必须进行治疗。


# 便秘（Constipation）

根据罗马Ⅲ标准，便秘的诊断标准是：在至少 12 周中连续或间断出现以下两个或

两个以上症状，

· 每周排便次数少于 3 次。

· 有排便不尽感。

· 排出硬条状粪便。

· 排便需要用手法协助。

在成年人中必须排除大肠癌。

报警症状

· 40 岁以上的患者，最近出现便秘。

· 直肠出血。

· 癌症家族史。

慢性便秘：诊断策略模型（Chronic constipation：diagnostic strategy model）

可能的诊断

· 功能性便秘

· 慢传输型（特发性）便秘。

· 正常传输型（肠易激综合征）。

不容忽视的严重疾病

· 内源性肿瘤：结肠、直肠或肛门，尤其是结肠癌。

· 外源性恶性肿瘤（如淋巴瘤、卵巢）。

· 巨结肠（儿童）。

诊断陷阱（容易漏诊）

· 粪便影响改变。

· 肛门局部病变（如肛裂）。

· 药物 / 滥用泻药。

· 低钾血症。

· 抑郁症。

· 获得性巨结肠。

· 憩室疾病。

容易漏诊的清单

· 抑郁。

· 糖尿病（很少）。

· 药物（阿片类药物、铁等）。

· 甲状腺功能紊乱（甲状腺功能减退、高钙血症）。

特发性（功能性）便秘 [ Idiopathic（functional）constipation ]

最常见的类型是功能性便秘，基本原因是传输缓慢、排便协同失调和不良生活习惯，比如低流质饮食、饮食不当和坏习惯。

儿童特发性便秘（Constipation in children）

定义标准是：在至少两个月中出现以下两个或两个以上症状：

· 每周排便次数少于 3 次。

· 每周出现 1 次大便失禁（以前称为大便失禁）。

· 腹部检查时可以明显感到直肠内有硬结的大便。

· 保持不良的如厕姿势。

· 排便痛苦。

在儿童中该疾病的处理

几乎大部分是功能性便秘（超过95%），但是需要排除婴幼儿先天性巨结肠症和肛裂。

· 鼓励建立宽松的亲子互动，进行如厕训练（如"早饭后习惯训练"）。建议纠正如厕的姿势和位置。

· 建立一种排空粪便的状态：使用微型灌肠剂［如微泻（Microlax）宝宝灌肠剂］。

· 对超过18个月的孩子（家长）提出建议：

　　—每日饮用充足的非牛奶液体（谨慎进食牛奶）。

　　—使用西梅汁（含山梨醇）。

　　—进行规律的运动（如散步、跑步、户外游戏或运动）。

　　—提供高纤维食物（如高纤维谷类、全麦面包，可能情况下提供留有果皮的新鲜水果，如葡萄干等干果、杏或李子、新鲜蔬菜）。

· 使用药物作为最后的手段来实现规律排便。如果便秘时间短则治疗3个月，如为慢性便秘则需要治疗6个月。

· 一线药物。渗透性泻药，如乳果糖：

· 1～5岁：5 mL，每日2次。

· 6～12岁：10 mL，每日2次。

· ＞12岁：15 mL，每日2次。

· 或聚乙二醇钠钾3350（默维可）。

　　——2～12岁：1包默维可，半天1次。

　　——12岁以上：1包默维可，每日1次。

· 考虑大便软化剂：液状石蜡，如帕拉克（Parachoc）通便口服液、泊洛沙姆滴液。

对成年人便秘的处理

· 与儿童相似的处理原则。

· 教育患者，包括建立"良好习惯"。

· 充足的锻炼。

· 充足的液体（如水、果汁）。

· 避免服用泻药和可待因等复合物。

· 进食扩充粪便体积的食物。

· 扩充粪便体积性能（从最小到最大）：土豆、香蕉、菜花、豌豆、白菜、生菜、苹果、胡萝卜、小麦纤维、麸子。

· 天然泻药性水果，主要包括李子、无花果、大黄、杏子（如西梅汁）。

· 含有小麦纤维和麸皮的谷物。

如果不成功：

· 服用容积性泻药，如卵叶车前子（Fybogel，Agiolax），成年人：

1包药物溶于水，每日2次。

或聚乙二醇钠钾 3350（默维可）1 ～ 2 包药物溶于水，每日 1 次。

或乳果糖糖浆 15 ～ 30 mL（口服），每日使用直到有作用，接着 10 ～ 20 mL，每日使用。

### 粪便嵌塞

聚乙二醇——3 天内最多使用 8 包药物 ± 微泻（Microlax）宝宝灌肠剂。

避免有刺激性的泻药，除非是短期急剧发病。

### 结肠癌（Colorectal cancer）

#### 症状

· 血便。

· 黏液性排出物。

· 近期排便习惯改变（便秘比腹泻更常见）。

· 便秘与假性腹泻交替出现。

· 当排气时有大便漏出。

· 排便情况不满意（肿块被误认为粪便）。

· 腹部疼痛（绞痛）或不适（如阻塞）。

· 直肠不适。

· 贫血症状。

#### 检查

· 粪便潜血。

· 结肠镜检查。

· 乙状结肠镜，尤其是软式乙状结肠镜。

· CT 结肠成像（虚拟结肠镜检查）。

· 如果无结肠镜检查，则进行钡灌肠（气钡灌肠双对比造影检查准确）。

· 如果粪便潜血为阳性，需通过结肠镜或软式乙状结肠镜进行检查。

表 C6　治疗便秘的药物（带示例）

| 亲水粪便体积形成剂 | 渗透性泻药 |
|---|---|
| 　叶虱黏胶（Agiofibe，Metamucil） | 　硫酸镁（泻盐） |
| 　胖大海（Granocol，Normacol） | 　聚乙二醇钠钾 3350（默维可） |
| 　卵叶车前子（Agiolax，Fybogel） | 　氢氧化镁（镁乳） |
| 　甲基纤维素（Cellulone） | 　乳果糖 |
| 　麦麸 / 糊精 | 　甘露醇 |
| 刺激性泻药 | 大便软化剂 |
| 　番泻叶（Senokot，sennetabs） | 　液状石蜡（Agarol） |
| 　番泻叶与干果（Nulax） | 　多库酯（Coloxyl） |
| 　鼠李 | 　甘油栓剂 |
| 　蓖麻油 | 　山梨糖醇 / 钠化合物（Microlax） |
| 　比沙可啶，如 Dulcolax | |

### 筛查

所有 50 ～ 80 岁的老人（根据家族史表 C7）每 2 年进行一次粪便潜血检查。

· 建议那些50岁以上的人群或家族成员中有结肠癌的40岁以上人群，每5年进行1次结肠镜检查。

· 那些具有高风险的人群（临床基因诊断小组指导），从25岁开始每1～2年进行1次结肠镜检查（如果具有家族性息肉病病史，从10或15岁开始，甚至更早，每12个月进行1次检查），此外，灵活地将乙状结肠和直肠活检应用于溃疡性结肠炎患者。如果及早诊断则具有良好的预后。

处理

治疗方法是早期手术切除，取决于肿瘤的部位和严重程度。

表 C7　结直肠癌的家族史和罹患风险

| 家族史 | 罹患风险 |
| --- | --- |
| 无风险 | 1：50 |
| 一位一级亲属＞45岁 | 1：17 |
| 一位一级和一位二级亲属 | 1：12 |
| 一位一级亲属＜45岁 | 1：10 |
| 两位一级亲属（任何年龄） | 1：6 |
| 遗传性非息肉病性大肠癌 | 1：2 |
| 家族性腺瘤性息肉病 | 1：1 |

# 接触性皮炎（Contact dermatitis）

急性接触性（外源性）皮炎可能是刺激性的或过敏性的。

临床表现

· 发痒，皮肤红肿。

· 红肿。

· 丘疹水疱。

病因

刺激性接触性皮炎：由原发性刺激物引起（如酸、碱、洗涤剂、肥皂）。

过敏性接触性皮炎（80%）：在某些个体中，由引起过敏反应的过敏原刺激所致，大多数人接触这些化学物质过敏原可不出现过敏性接触性皮炎。这种过敏原组还包括光接触过敏原。4.5%的人群对镍过敏，1%～3%的人群对化妆品中的某种成分过敏。

常见的过敏原

· 化妆品（如香水、防腐剂）中的成分（香料）。

· 外用抗生素（如新霉素）。

· 局部麻醉药（如苯佐卡因）。

· 外用抗组胺药。

· 植物（芒果皮与这些交叉反应）：盐肤木、银桦、报春花、毒藤。

· 金属盐（如硫酸镍、铬）。

· 染料，尤其是服装染料。

· 美发化学品。

· 戊二醛（如灭菌剂）。

· 橡胶 / 乳胶。

· 树脂。

· 对甲苯磺酰胺复合树脂（如指甲油）。

· 珊瑚。

处理

· 确定发病原因并去除。

· 如果为急性起疱，使用 Burow 敷布。

· 用清水洗净（不掺杂其他液体），并轻拍干（避免使用肥皂）。

· 对于重症病例，口服泼尼松龙：25 ～ 50 mg/d，持续治疗 1 ～ 2 周，然后在
  1 ～ 2 周后逐渐减量。

· 外用皮质类固醇霜。

· 口服抗组胺药。

对于慢性患者，规律使用无香味的润肤霜，如含 10% 甘油的山梨醇烯膏。

# 避孕（Contraception）

### 复方口服避孕药

复方口服避孕药（Combined oral contraceptive，COC）通常含有低剂量的雌激素和中等剂量的孕激素。

首选药物是含有 30 mcg 或 35 mcg 炔雌醇（EO）与左炔诺孕酮或炔诺酮的单相药物 [ 如诺丹特（Nordette）、敏高乐 30（Microgynon 30）、莫诺凡莫（Monofeme）和兰福伦 ED（Levlen ED）]。如果在月经周期第一天开始使用活性药片（包括纯孕酮避孕药的化生品种），将立即产生效果。

以下几种情况中，高剂量单相药（50 mcg 雌激素）应予以保留：

· 低剂量 COC 的突破性出血。

· 控制月经过多。

· 同时使用酶诱导药物。

· 低剂量口服避孕药避孕失败。

表 C8　避孕方法概述

| 方法 | 失败率 /100 名女性 | |
| --- | --- | --- |
| | 经典使用 | 完美使用 |
| 未采取避孕措施 | 85 | 85 |
| 口服避孕药 | | |
| · 复合性（COC） | 9 | 0.3 |
| · 仅用孕激素（迷你丸） | 1 ～ 4 | 0.3 |
| 注射避孕针（醋酸甲羟孕酮注射剂 Deop Proveral） | 6 | 0.2 |
| 植入物（依托孕烯） | 0.05 | 0.05 |

续表

| 方法 | 失败率 /100 名女性 | |
|---|---|---|
| | 经典使用 | 完美使用 |
| 子宫环（IUCDs） | | |
| ·铜制的子宫环 | 0.8 | 0.6 |
| ·包含孕激素的子宫环 | 0.2 | 0.2 |
| 阴道环 | 9 | 0.3 |
| 屏障避孕法 | | |
| ·隔膜（杀精剂） | 12 | 6 |
| ·安全套 | 18 | 2 |
| 绝育 | | |
| ·女性 | 0.5 | 0.5 |
| ·男性 | 0.15 | 0.1 |
| 安全期避孕 | 24 | 0.4～5.0 |
| 体外射精 | 22 | 4 |
| 皮肤贴片 | 9 | 0.3 |

来源：Therapeutic Guidelines（Endocrinology Version 5，2014）CD-rom。

痤疮

对于有痤疮的女性（不是因为口服避孕药），可以开始使用更少造成雄性体征的孕激素［如达英 35（Diane 35 ED）和马福伦（Marvelon）］。宣讲和咨询对于开始服用避孕药的女性是很重要的。

对患者的重要建议

·必须不间断使用避孕药。

·与避孕药相互作用的药物包括维生素 C、抗生素、灰黄霉素、利福平和抗惊厥药（丙戊酸钠除外）。对那些刚开始服用避孕药的人，华法林和口服降血糖的用量可能需要改变。

·腹泻和呕吐可能降低避孕药的有效性。

·推荐每年进行随访。

·避孕药可以安全地使用到 50 岁。

对于漏掉或延迟用药的 7 天规则（＞ 12 小时）

·黄金法则是"继续使用"。

·尽快使用忘记服用的药物，即使这意味着 1 天内服用 2 片药物。在通常服药时间服用下一片药物，以完成这个过程。

·如果您在常规用药时间后超过 12 小时忘记用药，怀孕的风险会增加，因此可以采用另一种避孕方法（如避孕套），持续使用 7 天。

·如果最后一粒避孕药在包中放置超过 7 天，错过使用成为无效药物，应直接使用新的避孕药。你可能会少来一次月经（至少应采取 7 片激素类避孕药）。

对于漏服药片的新规则

漏服 1 片或 2 片 30～35 mcg 炔雌醇药物或 1 片 20 mcg 炔雌醇药物。

· 尽快服用最近漏服的药物。

· 照常继续服用剩余的药片。

无须使用其他的避孕药或紧急避孕药。

漏服 ≥ 3 片 30 ～ 35 mcg 炔雌醇药物或 2 片 20 mcg 炔雌醇药物。

· 使用安全套或禁欲，直到重新连续服用 7 天药物。

其他规则：

· 如果在第 1 周（1 ～ 7 天）错过用药，并且进行无保护的性行为，考虑紧急避孕。

· 如果在第 3 周（15 ～ 21 天）错过用药，服用完当前的药物后，再开始服用新的一包药物（省略用药间隔期）。

### 纯孕激素避孕药

纯孕激素避孕药（Pure progesterone contraceptive，POP）避孕药物还未得到充分利用，因为其并不像 COC 那样有效。

两种常见的配方为：左炔诺孕酮 30 mcg/d，炔诺酮 350 mcg/d。

POP 的服用时间不要相差 3 小时以上。如果延迟 > 3 小时或错过用药，像往常一样继续用药或采取预防措施。对于经常在晚上进行性活动的患者，最好在早上服药。

### 性交后避孕

一种可用的方法（注：必须在 72 h 内用完，最好在 24 h 或更短时间以内）。

· 左炔诺孕酮单次 1.5 mg，口服。

· 或保仕婷：一片 750 mcg 的左炔诺孕酮，12 h 后再吃 1 片。失败率：1.1%。

· 放入铜制子宫环（延迟 4 ～ 5 天为首选）。

推迟一次月经：两种方法之一

· 预期月经之前给予患者炔诺酮 5 mg，每日 3 次，持续用药 3 天，并且在方便时停止（2 ～ 3 天后周期恢复）。

· 或如果服用 COC，继续服用激素片（不要用失效的药物），直到下一个月经的结束。

### 阴道避孕环（依托孕烯雌酚 11.7 mg+ 炔雌醇 2.7 mg）

该避孕器插入阴道，每月 1 次（经期后在最开始的 5 天），并在 21 天后取出，间隔 7 天。然后再植入一个新的避孕环。

### 长效可逆避孕方法

LARC 方法是一种不常使用的非永久性避孕方法，使用频率低于每个月一次，包括植入物，宫内节育器和注射避孕针。

### 依托孕烯植入物

依托孕烯植入物提供一次皮埋，3 年有效避孕的避孕效果，包括单杆孕激素、依托孕烯（68 mg）。

### 宫内避孕器

两种常见的类型有：

· 铜制设备，如母体乐 -CU3751（Multiload-CU3751）（使用时周期 5 ～ 10 年）。

· 孕激素，如曼月乐（Mirena，使用周期 5 年）。

**醋酸甲羟孕酮（静脉注射避孕针）**

剂量：周期前 5 天深静脉注射 150 mg，每 12 周重复一次（使用复杂）。

# 咳嗽（Cough）

常见诊断陷阱

· 在吸烟者的"吸烟咳嗽"中，咳嗽常归因于支气管癌。

· 注意结核病，尤其是在老年人中，该病症状与老年人支气管炎患者，甚至还与吸烟者的症状相似。

· 需注意支气管癌，也可在其他肺部疾病如慢性支气管炎患者中出现。

· 不要急于预约胸部 X 线检查。

表 C9　咳嗽的诊断策略模型（改良）

| 问：可能性诊断 | 肿瘤 |
|---|---|
| 答：上呼吸道感染 | ·肺癌 |
| 鼻涕倒流 | 哮喘 |
| 抽烟 | 囊性纤维化 |
| 急性支气管炎 | 异物 |
| 慢性支气管炎 | 气胸 |
| 问：不容忽视的严重疾病 | 问：容易漏诊的疾病 |
| 答：心血管性 | 答：胃食管反流（夜间） |
| ·左心衰竭 | 吸烟（儿童） |
| 严重感染 | 支气管扩张 |
| ·肺结核 | 百日咳 |
| ·肺炎 | 间质性肺疾病 |
| ·流感 / 非典型肺炎 | 结节病 |
| ·肺脓肿 | 药物（如 ACE 抑制药，水杨酸偶氮磺胺吡啶） |
| ·HIV 感染 | |

**咳嗽"预警"指征**

· 年龄 > 50 岁。

· 吸烟史。

· 石棉接触史。

· 持续性咳嗽。

· 海外旅游经历。

· 结核病暴露。

· 咯血。

· 不明原因的消瘦。

· 呼吸困难。

主要特性（Key features）

主要病史

决定咳嗽的性质，尤其是相关症状，如痰的性质、呼吸困难、喘息和体质等症状。咯血：见"咯血（成人）"。吸烟史、既往史、现病史以及职业史都是必不可少的。既往史，尤其是呼吸系统性病史和药物摄入史。

关键的检查

·一般检查，包括检查颈部或腋窝淋巴结有无肿大。

·仔细检查肺和心血管系统，检查痰液。

主要的检测

更适用于咯血。

·全血检查/红细胞沉降率/C-反应蛋白。

·痰细胞学和培养。

·肺功能测试。

·普通 CXR 和其他的适当检查。

·其他检查（如 CT、支气管镜、心电图、超声心动图、通气/灌注扫描，CT 肺动脉造影），根据临床表现选择。

儿童咳嗽（Cough in children）

常见的病因有：

·哮喘。

·急性上呼吸道感染。

·过敏性鼻炎。

·复发性病毒性支气管炎。

不能忽视的疾病：

·哮喘。

·毛细支气管炎。

·囊性纤维化。

·吸入异物。

·气管食管瘘。

一些临床医生描述了引起儿童咳嗽最常见的病因是儿童卡他性综合征。该综合征是指急性呼吸道感染和过敏性鼻炎导致的儿童鼻后滴漏现象。大多数反复性咳嗽的患儿一般不会有哮喘。

咯血（成人）：诊断策略模型［Haemoptysis（adults）: diagnostic strategy model］

可能的诊断

·急性胸部感染：

—上呼吸道感染（24%）。

—支气管炎。

·慢性支气管炎。

·创伤：胸部挫伤，长期咳嗽。

·原因不明（22%）：

不容忽视的严重疾病

· 血管：

　　—肺梗死 / 肺栓塞。

　　—左心栓塞（左心衰竭）→肺部水肿。

　　—二尖瓣狭窄。

· 感染：

　　—大叶性肺炎（铁锈样痰）。

　　—结核病。

　　—肺脓肿。

· 癌症 / 肿瘤（4%）：

　　—支气管癌。

　　—喉部或气管肿瘤。

其他：

· 血液疾病，包括抗凝血剂。

诊断陷阱（经常遗漏）

· 异物。

· 支气管扩张（13%）。

· 医源性因素（如气管插管）。

· 假性咯血（来自鼻子或喉咙的血液）。

支气管癌（Bronchial carcinoma）

在美国，肺癌占男性癌症死亡人数的28%，占女性癌症死亡人数的24%（有快速上升趋势），不论男女，吸烟都是引起肺癌的最常见病因。肺癌可以被简单地分为小细胞肺癌（致命的、预后差）和非小细胞肺癌（Non-small cell lung cancer，NSCLC，如鳞状细胞癌、腺癌），可以做到根治性切除。

临床特征

· 大多发生于 50 ～ 70 岁。

· 诊断时只有 10% ～ 25% 的患者无症状。

· 如果有症状，通常为进行性疾病，并且不可切除。

局部症状

· 咳嗽（42%）。

· 胸痛（22%）。

· 喘息（15%）。

· 咯血（7%）。

· 呼吸困难（5%）。

全身性：厌食、全身乏力和原因不明的体重减轻。

其他：无法解决的肺部感染，声音嘶哑，肿瘤转移导致的症状。

检查

· 胸部 X 线。

· 计算机断层扫描。

· 导光纤维 ± 荧光支气管镜检查。

· PET 扫描（排除转移性疾病）。

· 没有研究证实针对无症状的人群进行筛查是有益的。

处理

· 对癌症进行分期是非常重要的处理方法。

· 请参阅有手术切除可能性的疾病（非小细胞肺癌）。

## 支气管扩张（Bronchiectasis）

临床特征

· 醒来后慢性咳嗽加重。

· 大量脓性的黄绿色痰（晚期病例）。

检查

· 胸部 X 线（正常或支气管的变化）。

· 痰液检查

　—查耐药菌。

　—排除结核病。

· CT 检查：可显示支气管壁增厚。

· 支气管造影：检查过程极为不适，仅用于诊断有疑问或可能适合进行手术的局灶性疾病（罕见）。

处理

· 耐心解释，给予建议。

· 体位引流（如躺在床边，头部和胸部朝下，每日 3 次，每次持续 10 ～ 20 分钟）。

· 根据感染微生物种类选择抗生素治疗，根除感染来阻止疾病的进展是非常重要的。最初使用阿莫西林 500 mg，口服，每日 3 次，或罗红霉素，持续使用 2 ～ 3 周。

· 如果有支气管痉挛的证据则使用支气管扩张药。

## 结核病（Tuberculosis）

肺结核病可能无症状，肿块可能通过 X 线筛查发现。可分为原发性肺结核、后原发性肺结核（潜伏结核的重新激活）或粟粒性肺结核。

见图 C13。临床诊断特征：不适 + 咳嗽 + 体重减轻 ± 发热盗汗→肺结核。

呼吸道症状

· 咳嗽。

· 咳痰：最初为黏液，后为脓状。

· 咯血。

· 呼吸困难（尤其是有合并症）。

· 胸膜痛。

一般临床特征（通常是隐蔽的）

· 厌食。

· 疲劳。

· 体重减轻。

· 发热（低热）。

·盗汗。

体格检查

·可能无呼吸道症状，或可能有纤维化、凝固性坏死或空腔形成的体征（空瓮性呼吸音）。

·杵状指。

检查

·胸部 X 线检查（如果高度怀疑肺结核，可进行 CT 扫描）。

·微生物检测和痰培养（用于结核菌）——连续 3 天以上收集检测 3 份痰标本。

·ESR/CRP。

·结核菌素试验（如果以前接种卡介苗会被误导）。

·γ 干扰素释放试验分析技术（IGRA）。

·NAAT/PCR 检测——不如痰培养结果敏感。

·考虑艾滋病检查。

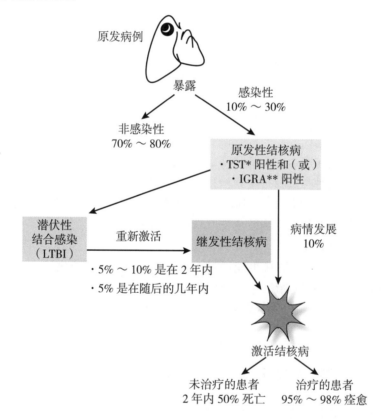

注：* TST= 结核菌素皮肤试验（tuberculin skin test）。

** IGRA= γ 干扰素释放试验分析技术（interferon gamma release assay）。

图 C13　结核感染自然史

根据世界卫生组织的流程和 Grant Jenkin 医生的提示（个人通信）。

处理

结核病是一项应上报的疾病，必须向国家（和地方）卫生部门报告。对于初始治疗结核病的大多数患者来说，没必要住院治疗。建议每个月随访，包括进行痰涂片和痰培养。采用多种药物治疗，开始主要防范耐药菌株的存在和（或）出现（多重耐药是一个严重的问题）。

标准化的初始治疗包括利福平 + 异烟肼 + 吡嗪酰胺 + 乙胺丁醇，每日用药，连续用药 2 个月以上，如果患者对药物敏感，随后采用利福平 + 异烟肼，连续用药 4 个月。如果怀疑异烟肼耐药，可添加乙胺丁醇或链霉素（小心）。

对症治疗咳嗽（Symptomatic treatment of cough）

对于急性自限性病因引起的咳嗽，尤其是急性病毒性感染引起的，其对症治疗应选择保守治疗。应根据患者的个性化需求推荐联合用药。这些联合用药应只在短期内使用，如用于干咳的止咳药：

· 福尔可定 1 mg/mL，10 ～ 15 mL（口服），每日 3 ～ 4 次。
· 或可待因 5 mg/mL，5 mL（口服），每 3 ～ 6 小时 1 次。

# 咨询技巧（Counselling skills）

从医生的治疗效果来看，理想的全科医生应该也是一个有效的咨询员。咨询不是简单地提供信息和建议，而是一种治疗程序，"帮助患者探索其疾病问题的性质，帮助他或她决定做什么，以什么样的方式，而不由咨询员直接建议或保证。"因此，咨询技巧有利于洞察和理解患者，涉及所有的沟通技巧中概述的原则。

"PLISSIT"治疗模式是一种有用的临床模型：

· P：提供便利。
· LI：有限的信息。
· SS：特殊的建议。
· IT：强而有效的特定性疗法。

有效咨询员应具备下列特性，对患者温和相待但无占有欲，能为患者保密，获得患者的信任，能准确地掌握患者情况，有同情心，理解患者。

咨询策略

· 提供指导和便利，让患者能够深入了解。
· 使用适当的"温柔"的对立状态，让患者自我反省。
· 帮助患者去了解自己的情况，并且表达情绪，如焦虑、内疚、恐惧、愤怒、敌意、伤感。
· 和患者探讨不安全因素和可能的感受，并让其自由表达出感情。
· 询问患者想寻求答案的关键问题，如：

　　—在你内心深处，你觉得你的问题的病因是什么。
　　—如果你能在你的生活中进行一些改变，会是什么改变？
　　—你认为你的问题应该如何解决？

· 提供"很好的"具体建议，如：

—我想知道，你的基本问题是不是你是一个完美主义者。

—很多人和你一样会对一些东西感到内疚，这些事情可能是微不足道的，应该得到原谅。

有效的咨询来自承诺、经验和对患者和他们的精神真正关怀体恤的感觉。如果医生感到超出自己的能力范围，则应立即转诊至专业人员，这是很重要的。

认知行为治疗（Cognitive behaviour therapy）

知是思想、信仰或观念。认知行为治疗包括了解、识别、理解或深入探索这些思维过程。该疗法旨在通过教给患者积极的新思考方式来改变行为。患者需要能够认识到自己的负面认知，包括忧虑和担心。

*心理辅导的主要规则*

1. 患者必须感觉好一些后离开。

2. 深入了解他们的疾病和（或）行为。

3. 消除内疚感（对任何察觉到的罪过，须让患者感到良好或被原谅）。

# 法庭指控（Court appearance）

全科医生作为一个专家通常会被要求在法庭上作证。你的职责是协助法庭，保持公正性并且忠于事实。出庭可能是很艰难的经历，以下准则可以提供帮助。

· 穿戴整洁（如男士需要穿西装、系领带，女士则穿裙子和外套）。

· 基于事实，简单地提供口头证据。

· 回答问题的时候使用"我的观点是"，并做到简短和简单——不要用太多修饰的语言，给予多余的意见，或"高谈阔论"。

· 大多数的问题可以使用简单的"是"或"否"等作答。

· 始终保持实事求是的态度，你宣誓要真实真诚。

· 作供词时要注视法官或裁判官（特别是在回应一个不舒服的问题时）。称呼他们为"先生"或"女士"。

· 做好充分的准备和并对诉讼的可能方向进行预测。

· 如果对问题判断不确定，要求澄清。

· 携带有关文件——确保患者的所有病史都准备良好并且完整。

· 如果你不知道答案，就实话实说。

· 避免表现出你方法上的偏差。

· 谦虚并保守，但也要保持权威和显得"一切尽在控制中"。

# 皮肤皲裂（"Cracked" skin）

嘴唇皲裂和干燥（Cracked and dry lips）

· 使用具有防晒功能的润唇膏（如 Sunsense 15 润唇膏）。

- 女性可以使用含乳脂的口红。
- 凡士林可能会有帮助。

手部和手指皲裂（Cracked hands and fingers）

通常与特应性皮炎或皮肤非常干燥有关。

手部保养：

- 避免做与刺激物和清洁剂接触的家务劳动或职业。
- 戴上防护性工作手套：棉内衬 PVC 手套。
- 使用肥皂替代品（如 Cetaphil lotion，Dove，Neutrogena）。
- 应用 2% ～ 5% 水杨酸和 10% 的 LIQ picis，将药物溶解在白软石蜡软膏或挪威配方护手霜中。
- 皮质类固醇软膏：Ⅱ～Ⅲ级强度的皮质类固醇软膏（如 Advantan 脂肪软膏），夜间使用塑料薄膜包裹。

足跟皲裂（Cracked heels）

- 双足浸泡在温水中，水中含有 Alpha-Keri 或 Derma Oil 等油性物质，泡足时间 30 分钟。
- 抹干水分，然后再涂霜剂，如 Nutraplus（10% 尿素）或 Eulactol 足跟膏。
- 在严重的情况下，使用含有 20% 甘油或 30% 尿素的 sorbolene 霜（首先测试皮肤敏感性）。

# 抽筋（夜间腿抽筋）［Cramps（nocturnal cramps in legs）］

注意事项：治疗病因（如果病因已知），如破伤风、药物、低钠症、甲状腺功能减退症。

身体锻炼

- 肌肉拉伸和放松练习（图 C14）：休息前拉伸小腿 3 分钟，然后在椅子上休息，跟腱下垫物体使足保持水平（10 分钟）。
- 按摩，对受影响的肌肉进行热敷。
- 足部和下肢尽量不要覆盖被子，在床尾放置 2 个枕头垫高下肢。
- 休息之前喝奎宁水可能有帮助。

药物

药物治疗通常效果不理想，但可考虑使用：

- 氧化镁复合物药片（如 Crampeze®）。
- 或吡哌立登 2 ～ 4 mg，夜间使用。

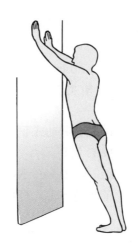

图 C14　抽筋后腿部拉伸锻炼

## 颅神经（Cranial nerves）

详见本书 177 页。

## 哮吼（Croup）

临床特征

· 6 个月至 6 岁，偶尔年龄超过 6 岁，高峰年龄段为 1 ～ 2 岁。

· 大声吸气（如果不安会引起）时刺耳的金属样咳。

· 病毒引起，多为副流感病毒 1，呼吸道合胞病毒也有可能。

· 上呼吸道感染或鼻炎前两天的前驱症状。

· 发热情况多变，但很少有超过 39°。

· 经常是自限性。

治疗

一级哮吼

吠咳，休息时喘鸣且无胸部凹陷，声音嘶哑：

· 保证孩子尽可能平静，在家中进行管理。

· 避免采用雾化措施，但潮湿的环境是有帮助的。

· 如出现喘振和胸壁收缩，考虑口服类固醇，如泼尼松龙口服液：每剂 0.15 ～ 0.3 mg/kg。

二级哮吼

· 休息时吸气性喘鸣且伴随胸骨和胸壁内陷：

· 送往医院（如急诊科）。

· 保持空气凉爽湿润。

· 口服类固醇激素：地塞米松 0.15 ～ 0.3 mg/kg。

· 或泼尼松龙（片剂或口服液）1 mg/kg。

· 和（或）2 岁以上儿童应用布地奈德 100 mcg× 喷 20 下或 2 mg 雾化剂。

· 雾化吸入肾上腺素——如果类固醇反应不佳。

· 观察至少 4 小时。

**三级哮吼**

严重哮吼（严重的呼吸窘迫，伴随辅助呼吸肌的利用，患者坐卧不安、烦躁、面色苍白、发绀、心动过速和衰竭，也就是即将发生的气道阻塞）：

· 在重症监护室进行护理。

· 吸氧。

· 肾上腺素是一线用药：

　—雾化肾上腺素 1 ∶ 1000 溶液，每次 0.5 mL/kg（最大至 5 mL）。

（2 ～ 3 小时后提防可能的反弹作用——儿童必须遵守）。

注：可以在雾化器中使用 4 ～ 5 安瓿 1 ∶ 1000 溶液，同时输氧，流量为 8 L/min。如果在 10 分钟内没有反应，需要重复应用相同剂量的药物。

· 地塞米松 0.2 mg/kg，静脉注射或 0.6 mg/kg，肌内注射，接着口服类固醇。

· 使用人工呼吸道设施。

· 可能需要气管插管，持续 48 小时。

· 不应该使用止咳药或抗生素。

**哮吼中类固醇的适应证**

· 喘鸣。

· 呼吸窘迫。

· 年龄小于 2 岁。

# 哭闹婴儿（Crying baby）

详见本书 111 页。

# |D|

## 头皮屑（Dandruff）

头皮屑（头皮糠疹）的产生主要是一个生理过程，是头皮正常脱屑的结果。头皮屑在青春期非常普遍，在 20 岁左右最为严重。

*治疗（如果需要）*

吡啶硫酮锌（如 Dan-Gard，海飞丝）或硫化硒（如 Selsun）洗发水。

方法：按摩头皮，静置 5 分钟，每周彻底洗发 2 次。

*持续性头皮屑（Persistent dandruff）*

持续性头皮屑伴有严重脱屑和瘙痒提示脂溢性皮炎或银屑病，银屑病的头皮皮肤融合成斑片。

治疗：煤焦油 + 水杨酸化合物（Sebitar）洗发水或 Ionil Tplus 洗发水。

方法：同上，然后使用 Sebi 洗发水或酮康唑（里素劳）洗发水。

如果头皮屑仍为持续性，尤其是伴有瘙痒，里素劳洗发水无效时，可使用皮质类固醇（如倍他米松头皮洗剂）。

## 耳聋和听力丧失（Deafness and hearing loss）

耳聋是指听觉障碍，无论其严重程度如何。耳聋是一个广泛的社区健康问题，对于耳聋的诊断需要有很高的警惕性，尤其是在儿童群体中。耳聋可以分为传导性耳聋、感音神经性耳聋（Sensorineural deafness，SND）或传导感音神经性耳聋（混合性）。

· 耳聋可以发生在所有年龄阶段，但是在老年人群中更为常见，50% 的 80 岁以上老年人可以通过借助助听器得到听力上的帮助。

· 听力正常的阈值是 0 ～ 20 dB，大约是轻声耳语的响度。

· 听力损害的程度：

　—轻度 = 听力损害 20 ～ 40 dB（轻声细语的声音为 20 dB）。

　—中度 = 听力损害 40 ～ 60 dB（正常说话的声音为 40 dB）。

　—重度 = 听力损害 70 ～ 90 dB（大声说话的声音）。

　—严重 = 听力损害超过 90 dB（大喊）。

· 在高噪声（> 85 dB）环境中工作的人群罹患耳聋的概率是正常人群的 2 倍多。

· 耳鸣与耳聋的发病率有相关。

表 D1　耳聋和听力丧失：诊断策略模型（修订版）

| 问：**可能性诊断** | 外耳炎 |
|---|---|
| 答：耵聍堆积 | 先天性（儿童） |
| 浆液性中耳炎 | 老年性耳聋 |

续表

| 问：**不应漏诊的严重疾病** | 胆脂瘤 |
|---|---|
| 答：肿瘤 | 外淋巴瘘（镫骨切除术后） |
| ·听神经瘤 | 问：**经常漏诊的疾病** |
| ·颞叶肿瘤（双侧） | 答：异物 |
| ·耳部肿瘤 | 颞骨骨折 |
| ·严重感染 | 耳硬化症 |
| ·全身感染（如腮腺炎） | 气压伤 |
| ·脑膜炎 | 噪声诱导性耳聋 |
| ·梅毒 | 罕见病 |
| 鼓膜穿孔 | 佩吉特骨病 |

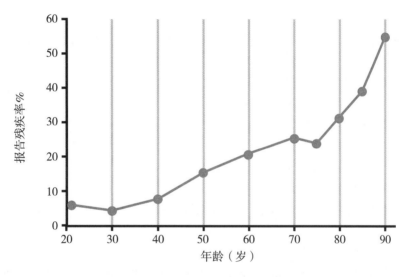

图 D1　随年龄增长听力问题的患病率

**需要转诊的危险信号**
·不对称感音神经性听力损失。
·颅神经缺损。
·耳道或中耳肿块。
·耳朵深部疼痛。
·耳朵流脓。

**儿童期耳聋**（Deafness in children）

儿童时期耳聋是比较常见的，并且经常难以发现。当一位母亲认为自己的孩子可能患有耳聋时，几乎都能得到证实。

听力筛查

听力筛查的目的是识别几乎所有 8 ～ 10 月龄、患有耳聋的儿童，以避免错过了语言学习的关键时间。

最佳筛查时间：

·8 ～ 9 月龄（或更早）。

·入学之前。

对儿童进行听力评估检查越早越好。在办公室进行的非正式检查不足以排除听力丧失。

### 耳硬化症（Otosclerosis）

**特点**

·一种渐进性疾病。

·在 20 ～ 30 岁发病。

·有家族史（常染色体显性遗传）。

·女性多见。

·镫骨底板病变。

·传导性听力丧失。

·可能存在感音神经性耳聋。

·阻抗测听提示传导性耳聋的特征性表现，并伴有轻度的感音神经性聋。

**处理**

·镫骨切除术（约 90% 有效）。

·助听器（效果较差的一种替代治疗方法）。

### 噪声引起的听力丧失（Noise-induced hearing loss）

**特点**

·在高噪声的环境中工作后出现耳鸣发作。

·在工作后不久开始出现听不清声音。

·最初为暂时性听力丧失，但是如果长期暴露在噪声环境中，听力丧失将会成为永久性的。

·听力频谱中表现为对高频听力的丧失。

声音超过 85 dB 对耳蜗存在潜在损害，尤其是在长时间暴露的情况下。有害噪声的常见来源是工业机械、武器及大声的音乐。

### 老年性耳聋（Presbyacusis）

·随着年龄增长出现高频听力丧失。

·是一种双侧性渐进性的感音神经性聋。

·通常伴有耳鸣。

·对非常响亮的声音不耐受。

·难以听到高频的辅音字母（如 "f" 和 "s"）。

·开始出现大声说话，并且可能出现社交退缩现象。

**处理**

进行转诊评估，佩戴放大性助听器。

### 助听器

助听器对于传导性聋是最有用的，这是由于其相对地减少了声音失真，使得声音放大更为容易。而对于感音神经性聋，由于存在声音募集及较高频听力丧失的双重问题，可能助听器的效果不太令人满意。

耵聍嵌塞（Wax impaction）

· 发生在至少 5% 的正常人群中。

· 常见于养老院和养老机构中的人群。

· 经常出现在用棉球自我清洁耳道的人。

· 大部分情况下可以自发被清除。

*去除方法*

· 用微钳直接取出。

· 训练有素的医生用温水（和体温差不多）或生理盐水冲洗。

· 考虑在冲洗前滴入耵聍溶解剂：

　—过氧化脲（耳清）。

　—多库酯钠（Waxsol）。

　—过氧化氢。

　—碳酸氢钠。

还有油类，如橄榄油、杏仁油。


# 抑郁症（Depression）

抑郁症可能是常规医疗实践中最容易误诊的疾病，也是内科中最常见的疾病之一，常常与其他疾病混淆。

很多抑郁症的发作是一过性的，并且应该被视为正常，但是在人群中有 10% 为重度抑郁症。

**重度抑郁症**

DSM-5 重度抑郁症的诊断标准

至少存在下列 5 项症状，并且持续存在 2 周以上（症状 1 或 2 为必须存在的症状）

1. 郁闷心情，主管或客观（本质特征）。

2. 丧失兴趣或乐趣。

3. 食欲或体重显著减轻或增加（1 个月内超过 5% 的改变）。

4. 失眠或睡眠过多（通常是早醒症状）。

5. 精神运动性激越或迟缓。

6. 疲劳或精力缺失。

7. 无价值感或过度内疚感。

8. 思维障碍或难以集中精力，优柔寡断。

9. 自杀念头，死亡或自杀的想法。

**轻度抑郁症**

轻度抑郁症的基本情况是症状波动，伴有一些模糊的躯体症状及一过性情绪低落，可以对环境影响产生回应。诊断的标准是基于上述列表的 2 ～ 4 种症状，症状 1 和 2 为必须存在的症状。在进行简单的心理治疗，得到心理安慰和支持后，这些患者的症状通常能够及时缓解。

**老年人群的抑郁症**

在老年人群中，抑郁症可以有奇怪的特点，可能被误诊为痴呆或精神病。激越性抑郁症是老年人群中最常见的类型，特征可能包括戏剧性的行为、妄想及思维混乱。

**儿童抑郁症**

悲伤常见于儿童群体，但是抑郁症也会发生，特征是无助感、无价值感及绝望感。家长和医生往往难以觉察儿童抑郁症。

儿童和青少年重度抑郁症可以使用与成年人相同的诊断标准，即对日常活动丧失兴趣，以及悲伤或急躁情绪的存在，并且症状持续 2 周以上。

**围产期抑郁症**

指发生在产前或产后 12 个月内发生的抑郁。详见本书 370 页。

**处理（成年人）**

从一开始就需要着重考虑的是：

· 患者是否存在自杀风险。

· 患者是否需要住院评估。

· 患者是否有转诊至专科精神科医生的指征。

如果患者症状严重，或一般情况较差，或存在自杀风险，那么则应选择转诊。

基本治疗方法是：

· 心理治疗：包括教育、安慰及支持。所有患者都需要一定的心理治疗，一些更为复杂的治疗技术，如认知行为疗法，可用于选定的患者。认知疗法包括教授患者积极思考的新方式，这必须是与患者相关的并且是可实现的。

· 药物治疗（最好是单药治疗）。

· 电抽搐治疗。

注意：所有的抑郁症患者均需要心理安慰和支持治疗。

**实用指南**

· 轻度抑郁症：单纯进行心理治疗可能是足够的，但是谨记必要时需要进行药物治疗。

· 中度至重度抑郁症：心理治疗加抗抑郁药。

· 严重病态的抑郁症：停止用药，电抽搐治疗后加用抗抑郁药。

**为患者推荐阅读**

Rowe D. Depression：the way out of prison. Routledge and Kegan Paul，London，1995.

Gordon Parker，Dealing with Depression，Allen & Unwin，Sydney，2002.

**抗抑郁药物**

抗抑郁药物的初始选择取决于患者的年龄和性别及药物的不良反应。

**一线治疗**

以下是所有的一线用药，包括选择性 5- 羟色胺再摄取抑制药及其他推荐的新型制剂。

选择性 5- 羟色胺再摄取抑制药（Selective serotonin reuptake inhibitors，SSRIs）

1. 口服氟西汀 20 mg，每日早晨。

· 对于大多数患者，此剂量通常是足够的。

·如果用药 2 ～ 3 周后没有效果，那么每隔 2 ～ 3 周增加剂量 20 mg，直至单剂量增加至 40 ～ 80 mg/d。

2. 口服舍曲林和氟伏沙明，起始剂量为 50 mg/d，可增加至 200 mg/d。

3. 口服帕罗西汀和西酞普兰：20 mg/d，每日早晨；可每隔 2 ～ 3 周增加剂量 10 mg，直至 60 mg/d。

4. 口服艾司西酞普兰：10 mg/d，最高可达 20 mg。

如果必要的话，所有的选择性 5- 羟色胺再摄取抑制药，可以每隔 14 天增加剂量。

这些新型药物与三环类抗抑郁药有类似的效果。然而这些选择性 5- 羟色胺再摄取抑制药之间有着显著的区别。它们不应该与单胺氧化酶抑制药或三环类抗抑郁药联用。

### 5- 羟色胺和去甲肾上腺素再摄取抑制药（Serotonin noradrenaline reuptake inhibitors, SNRIs）

文拉法辛、去甲文拉法辛、度洛西汀，推荐用于重度抑郁症，应用于其他药物治疗效果不明显时。

度洛西汀也推荐用于治疗糖尿病周围神经病性疼痛。

### 5- 羟色胺调质（Serotonin modulator）

米氮平：起始剂量 15 mg，口服，每晚 1 次；平均剂量 30 ～ 45 mg，最大剂量 60 mg/d。

**二线治疗：**

吗氯贝胺 150 mg，口服，每日 2 次。

如果用药 2 ～ 3 周后没有效果，那么以每日 50 mg 的速度，增加至最大剂量 300 mg，口服，每日 2 次。

·吗氯贝胺是一种可逆的单胺氧化酶抑制药，较之不可逆的单胺氧化酶抑制药，其毒性要小。

·吗氯贝胺与含酪胺的食物相互作用很小，因此服用吗氯贝胺时，无饮食限制方面的要求。

**选择性去甲肾上腺素再摄取抑制药：**

瑞波西汀：成年人剂量为 4 mg，口服，每日 2 次，如果需要的话，可增加至 10 mg/d。

**三环类抗抑郁药：**

1. 阿米替林和丙米嗪。

·第一代三环类抗抑郁药。

·最具有镇静作用：如果患者有显著的焦虑和失眠症状，使用后效果明显。

·最强的抗胆碱能的不良反应（如便秘、视物模糊、前列腺症状）。

2. 去甲替林、多塞平、度硫平、氯丙咪嗪、三甲丙米嗪。

·镇静作用和抗胆碱能活性较差。

·在三环类抗抑郁药中，去甲替林的降血压作用最弱。

用法用量：50 ～ 75 mg，口服，每晚 1 次，每 2 ～ 3 天逐渐增加剂量，7 天后增加至 150 mg，口服，每晚 1 次。

如果用药 2 ～ 3 周后没有效果，那么每隔 2 ～ 3 周按 25 ～ 50 mg/d（取决于药物不良反应）的速率，增加至 200 ～ 250 mg，口服，每晚 1 次。试验性治疗 6 周。

**四环类抗抑郁药：**

米安色林30～60 mg，口服，每晚1次，逐渐加大剂量，7天后增加至60～120 mg，口服，每晚1次。

关于抗抑郁药的注意事项（Notes about antidepressants）

·没有绝对理想的抗抑郁药。

·选择性5-羟色胺再摄取抑制药现在是首选的一线治疗药物。其他的一线抗抑郁药还有5-羟色胺和去甲肾上腺素再摄取抑制药及米氮平。

·三环类抗抑郁药给药为每日1次（通常是在晚上）。

·在达到治疗剂量（至少达到150 mg丙米嗪）后，发挥药效会存在1～2周的时间延迟。

·对于每种药物均应该在剂量达到足量后，进行至少4～6周临床试验性治疗，再改变治疗方案。

·从一种药物更换到另一种药物，包括未见疗效的5-羟色胺再摄取抑制药之间更换，对于患者来说也是有益的。

·请勿混用抗抑郁药。

·如果临床试验性治疗（剂量足量）失败，那么应该考虑转诊。

·完全恢复可能需要6周或更长的时间（在有效果的人群中）。

·在维持剂量水平至少继续治疗6～9个月。抑郁症复发风险较高，可能需要进行终生治疗。

·单胺氧化酶抑制药往往是治疗神经症性抑郁症或非典型抑郁症的首选药物。

在更换抗抑郁药时，尤其是在应用5-羟色胺再摄取抑制药时，应警惕危险的5-羟色胺综合征（症状包括躁动、恶心、头痛、震颤、心动过速等）。这主要是由于不充分的"洗脱期"所致（大部分药物为2周，而氟西汀为6周）。

联合使用两种以上药物通常会导致5-羟色胺的水平增高。这些药物包括抗抑郁药，如SSRIs和MAOIs、三环类抗抑郁药，以及司来吉林，阿片类药物和止吐药。

**电抽搐治疗**

电抽搐治疗是安全有效并且迅速的治疗手段。可以预见的是，在新一代的治疗中心有望改善对重度抑郁症的管理。

通常的疗程是在3周内进行6～8次治疗。三环类抗抑郁药可以与电抽搐治疗联用，并在电抽搐治疗后使用，以防止复发。

经颅磁刺激是一种试验性治疗过程，被认为是一种侵入性更弱的替代性手段。

# 皮炎 / 湿疹（Dermatitis/eczema）

术语"皮炎"和"湿疹"是同义的，是指表皮的一种炎性皮疹，急性或慢性过程，其特征是出现囊泡（急性阶段）、发红、渗液、渗出、结痂、脱屑及瘙痒。

特应性皮炎（湿疹）[ Atopic dermatitis（eczema）]

诊断标准

·瘙痒。

·典型的形态和分布。

·皮肤干燥。

·遗传性过敏症的病史。

·慢性复发性皮炎。

分布

特应性皮炎的典型分布部位随着患者年龄的增长而发生变化。在婴儿期，皮疹通常出现在面颊部、颈部及头皮的褶皱处。随着患者年龄的增长，皮疹可能蔓延至四肢及腹股沟。随患者年龄增长皮疹分布部位的变化见图 D2、图 D3。

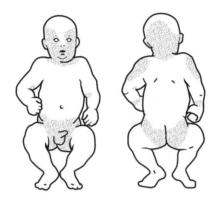

图 D2　婴儿期特应性皮炎的相对常见分布部位

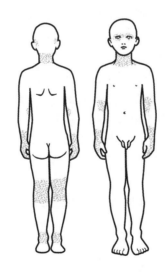

图 D3　儿童期特应性皮炎的相对常见分布部位

治疗

对患儿父母的建议：

·避免使用肥皂。在洗澡时使用温和的沐浴油，用水性霜剂来替代肥皂，如

Cetaphil 和 DermaVeen。

·年龄较大的儿童应该进行较短时间的、温度适宜的淋浴。

·避免摩擦和搔抓，对婴幼儿使用纱布绷带与手部托板。

·避免温度的突然变化。

·穿着轻便、柔软、宽松的衣服，最好是棉质服饰。贴身衣物选择棉质衣物。

·避免贴身穿着羊毛制品。

·避免灰尘环境及接触沙子，尤其是沙坑。

·避免与有"疮"的人群接触，尤其是患有疱疹的人群。

·考虑除去尘螨的策略：使用防尘螨的床上用品，使用高于 55 ℃ 的热水清洗床单，并考虑更换地毯和家具上的织物。

### 药物治疗

#### 轻度特应性皮炎

·使用肥皂替代用品，如含水性霜剂，如 Cetaphil 和 DermaVeen。

·使用润肤剂：每日 2 次涂于皮肤干燥处，以下可供选择，

—水性霜剂。

—单独使用山梨醇烯（sorbolene）或与 10% 甘油合用。

—QV 霜（特别是在冬季）或乳液（仅在夏季）。

—石蜡药膏（如 Dermeze），尤其适用于婴幼儿。

—沐浴油（如 Alpha-Keri，QV）。

1% 氢化可的松（如果上述方法仍未见效），每日 1 次，如果效果不足，或对于短期内爆发的面部皮炎，可以增加到每日 2 次。

#### 中度特应性皮炎

·用于轻度特应性皮炎的方法同样适用于中度特应性皮炎。

·外用皮质类固醇（每日 2 次）：

—对于活跃期的皮炎部位至关重要。

—中等强度（如氟化可的松，用于躯干及四肢），每日 1 ～ 2 次。

—强度较弱（如 1% 氢化可的松，用于面部及身体屈侧）。

·非甾体类替代方案是吡美莫司乳膏，每日 2 次，用于面部皮炎的斑点，应适时停药。

·晚上口服抗组胺药物以止痒。

#### 重度皮炎

·适用于轻度和中度皮炎的方法同样适用于重度皮炎。

·强效外用皮质类固醇用于严重的皮疹部位（考虑包扎敷料）。

·考虑住院治疗。

·应用全身性类固醇（很少用）。

·免疫抑制剂可用于严重的顽固性疾病。

#### 渗液性皮炎（急性期）

渗液性皮炎往往由于渗出液而有结痂。稀释至 1 ∶ 20 或 1 ∶ 10 的布罗溶液可用于浸泡皮疹部位。

*皮炎处理的基本要点*

· 急性渗液期→湿敷料（生理盐水或布罗溶液）。

· 急性期，非渗液期→乳膏。

· 干燥，鳞屑性皮损→药膏，进行或不进行遮盖。

· 苔藓样皮损→药膏并进行遮盖。

· 感染→抗生素：外用，如 2% 莫匹罗星；如果效果不佳→口服抗生素。

· 有渗出的皮损→使用洗剂而不使用乳膏剂。

## 其他类型的特应性皮炎（Other types of atopic dermatitis）

钱币状（盘状）湿疹［Nummular（discoid）eczema］

· 慢性、红色、钱币状斑块。

· 结痂、脱屑及发痒。

· 主要分布于下肢，亦可分布于臀部及躯干。

· 治疗同典型特应性皮炎。

白色糠疹（Pityriasis alba）

· 白色糠疹是指发生在儿童和青少年面部的白色斑块。

· 可发生在颈部及上肢，偶见于躯干。

· 最终能够完全恢复肤色。

治疗

· 给予心理安慰。

· 简单的润肤剂。

· 限制使用肥皂和水洗。

· 可能会应用氢化可的松软膏（很少需要）。

慢性单纯性苔藓（Lichen simplex chronicus）

· 苔藓样变的圆形肥厚的斑块。

· 由于反复摩擦和搔抓先前正常皮肤造成的病变。

· 原因不明的慢性瘙痒所致。

治疗

· 解释疾病。

· 限制搔抓。

· 含氟的皮质类固醇激素软膏，并用塑料制品或用焦油糊覆盖（如 4% 的煤焦油溶液，100% 拉萨尔糊）。

出汗不良性湿疹（汗疱疹）［Dyshydrotic dermatitis（pompholyx）］

· 出现在指端的瘙痒性水疱。

· 出现在手掌和足跖部的较大水疱。

· 常发生于手指侧面及手掌两侧。

· 通常是由高湿度环境所致。

治疗

· 如果症状严重，需用湿敷料浸泡。

· 特应性皮炎的治疗方法同样适用于出汗不良性湿疹。

· 外用强效的含氟类固醇激素，覆盖表面（如潮湿的棉手套）。

· 如果必要的话，口服皮质类固醇激素 3 周。

干性皮炎（"冬季瘙痒"）[ Asteatotic dermatitis（"winter itch"）]

干性皮炎在老年人群中常见，往往难以得到确诊，是瘙痒感强烈的一种皮炎，皮疹是"大片"的模式，以下肢多见。干性皮炎是湿疹的一种形式，多发生于过度用力擦洗及沐浴的中老年人。其他的诱发因素包括低湿度（冬季，中央供暖）及使用利尿药。

治疗

· 避免使用肥皂用力擦洗。

· 使用水性霜剂及肥皂的替代品。

· 应用稀释于白色软石蜡的局部类固醇。

手部皮炎（Dermatitis of hands）

"裂缝"的手，详见本书 151 页。

# 糖尿病（Diabetes mellitus）

病情控制效果不佳的典型症状是：

· 多尿（大概每小时 1 次）。

· 多饮。

· 体重减轻（1 型糖尿病）。

· 疲倦和乏力。

· 特征性呼吸。

· 感染倾向，尤其是皮肤和生殖器部位。

注意：被诊断为糖尿病的患者和未确诊的糖尿病患者比例为 1 ∶ 1。

诊断

· 两次空腹静脉血浆葡萄糖 ≥ 7.0 mmol/L。

· 两次随机静脉血浆葡萄糖 ≥ 11.1 mmol/L。

· 对于无症状或有轻度症状的患者，诊断需为以上两个指标分别升高，即空腹血糖测试值升高和餐后 2 小时或以上血糖测试值升高（或口服葡萄糖耐量试验中 2 个血糖测试值升高）。

对于有症状的患者或具有糖尿病危险因素的患者，如果随机血糖或空腹静脉血浆葡萄糖在不确定范围（6.0 ～ 11.0 mmol/L），那么需要进行口服葡萄糖耐量试验（Oral glucose tolerance test，OGTT）。

| 诊断指南 | | |
| --- | --- | --- |
| 空腹血糖 | 餐后 2 小时血糖 | 说明 |
| < 6.0 mmol/L | < 7.8 mmol/L | 糖代谢正常 |
| > 7.0 mmol/L | > 11.1 mmol/L | 糖尿病 |

处理

3 个主要任务：

1. 实现严格的血糖控制（糖化血红蛋白 ≤ 7%）。

2. 实现 BP ≤ 130/80 mmHg（如果有蛋白尿，则 ≤ 125/75 mmHg）。

3. 实现血液中的胆固醇控制：< 4.0 mmol/L。

对于 1 型糖尿病（胰岛素依赖型糖尿病）和 2 型糖尿病（非胰岛素依赖型糖尿病）：

· 患者宣教，给予心理安慰和心理支持。

· 考虑请糖尿病专业人员以及营养师会诊。

· 饮食控制至关重要。

· 体育锻炼也很重要。

· 请眼科医生会诊。

· 制定管理的目标（表 D2）。

表 D2　糖尿病的管理目标

| 空腹血糖 | 4.0 ~ 6.0 mmol/L |
|---|---|
| NHMRC 推荐 | 6.1 ~ 8.0 mmol/L |
| 糖化血红蛋白 | < 7.0%（53 mmol/L） |
| 血胆固醇 | < 4.0 mmol/L |
| 低密度脂蛋白胆固醇 | < 2.0 mmol/L |
| 高密度脂蛋白胆固醇 | > 1.0 mmol/L |
| 三酰甘油 | < 2.0 mmol/L |
| 血压<br>患者无蛋白尿<br>患者有蛋白尿（1 g/d） | <br>< 130/80 mmHg<br>< 125/75 mmHg |
| 体重指数 | 18 ~ 25（实际情况） |
| 尿白蛋白排泄率<br>收集一夜的尿量<br>收集某一时刻的尿量 | <br>< 20 mcg/min<br>< 20 mg/L |
| 白蛋白：肌酐比值<br>男性<br>女性 | <br>< 2.5 mg/mmol<br>< 3.5 mg/mmol |
| 吸烟 | 无 |
| 饮酒<br>男性和女性 | <br>≤ 2 标准杯 / 天（≤ 20 g/d） |
| 体育锻炼 | 每周进行 5 次或以上的中度锻炼，每次至少 30 分钟（共约每周 150 分钟） |

饮食

· 1 型糖尿病患者往往需要一日三餐及每日固定的零食。

· 2 型糖尿病患者通常需要减少食物摄入并控制总摄入量。

膳食管理原则
·保持有规律且营养丰富的饮食（参照 GI 指数）。
·实现理想体重。
·减少热量（千焦），即减少膳食中糖类及脂肪的摄入。
·增加蔬菜、新鲜水果、粮谷类食物的比例。

1 型糖尿病（Type 1 diabetes mellitus）
首选胰岛素治疗方案（图 D4）。

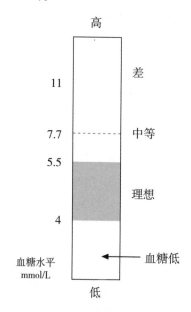

图 D4　糖尿病管理的控制指南

　　每日注射 4 次胰岛素（餐时）：每餐前注射短效或中性（常规）胰岛素，睡前注射中效或长效胰岛素。

　　每日注射 2 次预混胰岛素：预混或混合短效和长效胰岛素（如混合注射液或优泌林 30/70），每日 2 次，在早餐前和晚餐前（最常见）。

　　每日注射 3 次：早餐前和午餐前注射短效胰岛素，晚餐前注射长效胰岛素（图 D5）。

　　推荐与内分泌医师一起对患者进行护理。

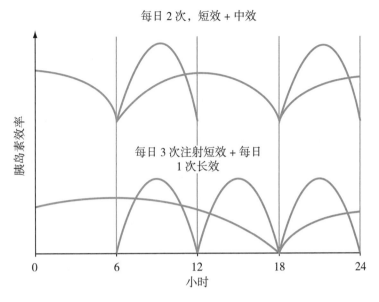

每日 2 次，短效 + 中效

每日 3 次注射短效 + 每日
1 次长效

图 D5　胰岛素注射治疗方案的时间模式图

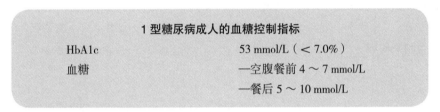

| **1 型糖尿病成人的血糖控制指标** | |
| --- | --- |
| HbA1c | 53 mmol/L（< 7.0%） |
| 血糖 | —空腹餐前 4 ~ 7 mmol/L |
| | —餐后 5 ~ 10 mmol/L |

## 2 型糖尿病（Type 2 diabetes mellitus）

·一线治疗（尤其是对于肥胖患者）：

—饮食治疗。

—运动计划（目标为 20 ~ 30 min/d）。

仅进行饮食治疗和运动计划，在 1 ~ 4 周大部分症状能够得到显著改善。

如果在进行 3 ~ 6 个月的饮食治疗和运动计划之后，患者的血糖控制仍然不理想，那么可以考虑增加一种口服降血糖药物，通常起始用药为二甲双胍（表 D3）。口服降糖药物包括促胰岛素分泌类药物，如磺脲类及格列奈类，能够促进胰岛素分泌增多；另一类为胰岛素增敏药类药物，如二甲双胍和格列酮类，能够降低胰岛素抵抗。如果单药治疗未能达到血糖控制目标，通常做法是根据循序渐进的原则从每一类中选择 1 种药物进行联合治疗，如二甲双胍加磺脲类药物（图 D6）。

表 D3　常用的处方口服降糖药

| 药物 | 作用时长（h） | 每日剂量范围 | 注意 |
|---|---|---|---|
| 硫脲类 | | | 最常见的不良反应是低血糖 |
| 　格列齐特 | 12 ～ 24 | 40 ～ 320 mg | 作用强、等效 |
| 　格列吡嗪 | 6 ～ 12 | 2.5 ～ 20 mg | 老年人慎用 |
| 　格列本脲 | 12 ～ 24 | 2.5 ～ 40 mg | |
| 　Glimepinde | > 24 | 1 ～ 4 mg | 强效（不适合作为老年人的一线用药） |
| 双胍类 | | | 通常用于肥胖患者 |
| | | | 但是目前为一线用药 |
| | | | 不良反应： |
| 二甲双胍 | 8 ～ 12 | 1 g，每日 3 次，或 850 mg，每日 2 次 | 胃肠道功能紊乱，尤其是腹泻 |
| | | | 心、肾和肝疾病患者应避免使用 |
| | | | 严重并发症：乳酸性酸中毒 |
| α - 糖苷酶抑制药 | | | |
| 阿卡波糖 | 3 | 150 ～ 600 mg | 腹胀，肝不良反应 |
| 噻唑烷二酮（格列酮类） | | | 注意心脏衰竭 |
| 吡格列酮 | 24 | 15 ～ 45 mg | 水肿，体重增加 |
| 罗格列酮 | 24 | 2 ～ 8 mg | 水肿，肝不良反应 |
| 格列汀类（二肽基肽Ⅳ抑制药） | | | 鼻咽炎，过敏症 |
| 　西他列汀 | > 24 | 25 ～ 100 mg | 过敏反应 |
| 　维格列汀 | > 24 | 50 ～ 100 mg | |
| SGL2 抑制剂 | | | |
| 　卡那列嗪 | 24 | 100 ～ 300 mg | 泌尿生殖感染 |
| 　达格列嗪 | 24 | 5 ～ 10 mg | 脱水、头晕、低血糖 |

管理 2 型糖尿病循序渐进的原则

当口服降糖药物没有效果（继发性失效）时，那么需要加用新的药物（胰岛素或 GLP-1 拮抗剂）。许多患者可能最终需要胰岛素治疗。

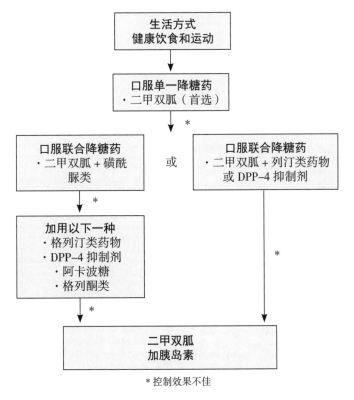

图 D6　2 型糖尿病的逐步治疗方法

**低血糖（Hypoglycaemia）**

*治疗重症病例或昏迷患者*

首选治疗：

静脉注射 20 ～ 50 mL 50% 右旋葡萄糖（如果静脉通路存在困难，那么使用注射器的喷嘴灌注直肠）。

或替代方案：肌内注射 1 mL 胰高血糖素，然后口服葡萄糖。

如果担心的话则考虑住院治疗（很少需要）。

**糖尿病酮症酸中毒（Diabetic ketoacidosis）**

糖尿病酮症酸中毒是一种危及生命的紧急情况，需要紧急处理。糖尿病酮症酸中毒通常发生在某种疾病期间（如肠胃炎）忘记应用胰岛素时。

*处理*

·安排紧急住院治疗。

·静脉注射 10 个单位速效中性胰岛素。

·立即静脉输注生理盐水。

# 腹泻（Diarrhoea）

腹泻是指频繁排泄稀便或水样粪便。

主要特点是：

· 排便频率增加。

· 粪便变软，水量增加或粪便量增加。

**可能性诊断**

急性腹泻

常见原因有：

胃肠炎：

· 细菌：

　　—沙门菌。

　　—空肠弯曲菌。

　　—金黄色葡萄球菌（食物中毒）。

　　—产气荚膜梭菌。

　　—致病性大肠埃希菌。

· 病毒：

· 轮状病毒（50% 住院治疗的儿童）。

· 诺如病毒。

饮食失调（如暴饮暴食）。

抗生素反应。

慢性腹泻

一项英国的研究提示，肠易激综合征是慢性腹泻最常见的原因。

药物反应、腹腔疾病及慢性感染，如贾第鞭毛虫病与隐孢子虫感染，也是引起慢性腹泻很重要的原因。

腹泻：诊断策略模型（Diarrhoea：diagnostic strategy model）

可能的诊断

· 急性：

　　—肠胃炎 / 感染性肠炎。

　　—饮食失调。

　　—抗生素反应。

· 长期：

　　—肠易激综合征（IBS）。

　　—药物反应（如泻药）。

　　—慢性感染。

不容忽视的严重疾病

· 肿瘤 / 癌症：

　　—结直肠癌。

　　—卵巢癌。

　　—腹膜癌。

· 感染：

　　—霍乱。

　　—伤寒 / 副伤寒。

—阿米巴病。

—疟疾。

—肠出血性大肠杆菌肠炎。

—艾滋病毒感染（艾滋病）。

其他：

·炎症性肠病：

　—克罗恩病和溃疡性结肠炎。

　—伪膜性结肠炎。

·肠套叠。

·盆腔阑尾炎 / 盆腔脓肿。

诊断陷阱（经常漏诊）

·腹腔疾病。

·粪便嵌塞伴假腹泻。

·乳糖酶缺乏。

·贾第鞭毛虫感染。

·隐孢子虫感染。

·吸收不良状态（如腹腔疾病）。

·维生素 C 和其他口服药物。

·线虫感染：

　—类圆线虫属（蛲虫）。

　—鞭虫。

　—钩虫。

·放射治疗。

·憩室炎。

·胃肠道手术后。

·缺血性结肠炎（老年人）。

易混淆疾病

·药物和甲状腺功能亢进。

关键检查

在某些情况下，如急性自限性腹泻，nil 检测是必需的。考虑：

·粪便显微镜和培养。

·全血检测。

·ESR/CRP

·艰难梭菌组织培养试验。

·U&E

·针对生物体的特定测试。

·内窥镜检查。

·选择性放射学（如小肠灌肠）。

腹泻诊断三联征

·急性腹泻＋绞痛性腹痛 ± 呕吐→肠胃炎。

·（年轻人）腹泻 ± 血和黏液＋腹部绞痛→炎症性肠病（溃疡性结肠炎／克罗恩病）。

·如上＋全身症状 ± 眼睛／关节症状→克罗恩病。

·苍白大块粪便，难以冲洗，体重减轻→吸收不良。

·疲劳＋体重下降＋缺铁→腹腔疾病。

·发育不良（儿童）＋复发性胸部感染→囊性纤维化。

·排便习惯改变：腹泻 ± 便秘 ± 直肠出血 ± 腹部不适→结直肠癌。

·腹泻（液体／失禁）＋便秘＋腹部不适＋厌食症／恶心→粪便嵌塞。

·大量的水样腹泻＋腹部抽筋（抗生素）→伪膜性结肠炎。

·腹泻／便秘交替＋腹部不适＋黏液 PR+ 肠胃气胀 ++ →肠易激综合征。

## 特定疾病（Specific conditions）

假膜性结肠炎（抗生素相关性腹泻）[ Pseudomembranous colitis（antibiotic-associated diarrhoea）]

假膜性结肠炎可由任何抗生素引起，尤其是克林霉素、林可霉素、氨苄西林、头孢菌素类（万古霉素除外），甚至可由甲硝唑引起。假膜性结肠炎通常是由于艰难梭状芽孢杆菌过度生长，其产生的毒素导致特定的炎性病变，有时有假膜，并且对抗生素产生抗药性。假膜性结肠炎在无抗生素使用的情况下也可能发生，但是并不常见。

特点

·大量水样腹泻。

·腹部绞痛及里急后重感，可能伴有发热。

·在服用抗生素 2 天内发病（可以在使用抗生素长达 4 ～ 6 周后发病）。

·停止抗生素后症状持续 2 周（长达至 6 周）。

通过乙状结肠镜检查到特征性病变和组织培养检测艰难梭状芽孢杆菌毒素来确定诊断。

治疗

·停用抗生素。

·选择 1：甲硝唑 400 mg，口服，每日 3 次，持续用药 7 ～ 10 天。

·或选择 2：万古霉素 125 mg，口服，每日 4 次，持续用药 10 天。

老年人缺血性结肠炎（Ischaemic colitis in the elderly）

老年人缺血性结肠炎是由于肠系膜血管动脉粥样硬化闭塞所致。临床特点包括：

·老年患者腹部锐痛并伴有血性腹泻。

·或餐后 15 ～ 30 分钟出现脐周疼痛和腹泻。

## 儿童腹泻（Diarrhoea in children）

儿童腹泻的两个最常见原因是感染性胃肠炎和抗生素诱发。

急性胃肠炎（Acute gastroenteritis）

详见本书 252 页。

幼儿腹泻（"摇篮垃圾"）［Toddlers diarrhoea（"cradle crap"）］

· 一个茁壮成长的婴儿，大便疏松、体积大、无异味，大便里有未消化的食物，早上是固体的，下午就变成"流动的"。

· 通常在 8 ~ 20 个月龄时发病。

· 与高果糖摄入有关（果汁腹泻）。

· 排除诊断。

· 通过饮食控制进行治疗。

小儿慢性腹泻（Chronic diarrhoea in children）

### 糖不耐受

同义词：碳水化合物不耐受，乳糖不耐受。

最常见的不耐受糖是乳糖。当饮食中再次出现牛奶而发生急性胃肠炎后，患儿通常会出现继发腹泻症状。大便可能呈水样、泡沫状，闻起来味道像醋，并且往往在擦抹时损伤臀部。大便中含有糖成分。

检测：乳糖呼吸氢试验。

*治疗*

· 从饮食中去除不耐受的糖。

· 饮用乳糖成分已经被酶分解成葡萄糖和半乳糖的牛奶制品，或进食大豆蛋白。

### 牛奶蛋白不耐受

牛奶蛋白不耐受并不像乳糖不耐受症那样常见。在服用配方奶粉时出现腹泻，当不进食配方奶粉后腹泻停止。使用大豆蛋白或水解蛋白或单成分配方奶来替代。

### 炎症性肠道疾病

炎症性肠道疾病包括克罗恩病和溃疡性结肠炎，可以在儿童期发病。

### 慢性肠道感染

引起慢性肠道感染的主要微生物包括沙门菌属、弯曲杆菌、耶尔森菌、贾第鞭毛虫和肠道阿米巴。对于迁延性腹泻，进行粪便镜检及粪便需氧和厌氧培养是非常重要的。贾第鞭毛虫感染不易被发现，易与腹腔疾病相混淆。

### 腹腔疾病

儿童期发病的临床特点：

· 可在任何年龄发病，常在 9 ~ 18 月龄发病。

· 发病前婴儿发育正常。

· 出现厌食，嗜睡，烦躁不安。

· 患儿出现发育不良。

· 吸收不良：腹胀。

· 大便频繁。

诊断：

· 特征性十二指肠活检——绒毛萎缩（金标准检查）。

· IgA 标记物。

· 血清抗麦胶蛋白（价值有限），抗肌内膜和转谷氨酰胺酶抗体——敏感性和特异性为 90%。

治疗方法：从饮食中去除麸质。

注意：腹腔疾病可发生于任何年龄。

经典三联征：腹泻、体重下降、铁缺乏。

**囊性纤维化**

囊性纤维化是所有遗传性疾病中最常见的（1 ： 2500 活婴）。临床特点包括：

·家族史。

·婴儿期发病。

·在新生儿期出现胎粪性肠梗阻。

·复发性胸部感染（咳嗽和喘鸣）。

·患儿出现发育不良。

·吸收不良。

诊断：可在新生儿疾病筛查时做出产前诊断（宫内）——CFTR 蛋白。

治疗：口服胰酶替代药治疗吸收不良。

注意患儿的呼吸系统问题。

# 成年人急性胃肠炎（Acute gastroenteritis in adults）

疾病特点

·典型特点是本病为自限性疾病（1 ～ 3 天）。

·其他一同进餐者亦发病——食物中毒。

·考虑脱水，尤其是老年人。

·考虑可能是伤寒。

旅行者腹泻（Traveller's diarrhoea）

旅行者腹泻症状通常与成年人急性胃肠炎相同，但是腹泻症状非常严重，特别是出现相关的血便或黏液便时，可能是更为严重的肠道感染的一个特征，如阿米巴病。旅行者腹泻大部分是由大肠埃希菌引起的，如在抵达国外 14 天内出现水样腹泻（详见本书451 页）。

诺氟沙星对旅行者腹泻有效，400 mg，口服，每日 2 次，服用 3 天。

持续性旅行者腹泻：如果患者有发热，大便中带血或黏液，那么需要怀疑阿米巴病。贾第鞭毛虫病的特点是腹部绞痛、腹部胀气、大便呈气泡样并且有恶臭。

治疗原则（成年人）

急性腹泻

·维持水平衡。

·注射止吐药（有严重呕吐症状者）：立即肌内注射丙氯拉嗪，或立即静脉注射甲氧氯普胺（甲氧氯普胺）。

·止泻药（尽可能避免使用：首选洛哌丁胺）——洛哌丁胺（易蒙停）2 mg 胶囊，立即服 2 粒胶囊，然后在每次排出未成形大便后再服 1 粒胶囊（最多 8 粒 / 天）。

饮食建议

至关重要的是，在饥饿时，仅饮用少量的清亮的液体，如水、茶、柠檬水及酵母提取物（如酸制酵母）直到腹泻停止。然后进食低脂食物，如炖苹果、大米（水煮）、汤、家禽、煮土豆、蔬菜泥、干烤土司或面包、饼干、大部分水果罐头、果酱、蜂蜜、果冻、脱脂牛奶或炼乳（用水冲调）。

避免摄入高脂食品、油炸食品、辛辣食品、生蔬菜、生水果（尤其是硬果皮的）、中餐以及全麦谷物，同时要停止吸烟。

### 抗菌药物

建议不要使用下列抗菌药物，除非查找到了特定的微生物。对儿童患者适当减少服用剂量。

*假膜性结肠炎*

详见本书 172 页。

*志贺病疾（中度至重度）*

· 复方新诺明（倍量）1 片，口服，每 12 小时 1 次，服用 5 天。

· 或诺氟沙星 400 mg，口服，每 12 小时 1 次，服用 5 天

*空肠弯曲菌（如果症状迁延）*

· 诺氟沙星 400 mg，口服，每 12 小时 1 次，服用 5 天。

· 或红霉素 500 mg，口服，每日 3 次。

*沙门菌肠炎*：一般不建议服用抗生素，但如果症状严重或症状迁延，那么建议使用环丙沙星 500 mg，口服，每日 2 次，或服用阿奇霉素 2 周。沙门菌肠炎需要上报。

*贾第鞭毛虫病*

· 替硝唑 2 g，口服，单次给药。

· 或甲硝唑，每日 2 g，口服，服用 3 天。

*阿米巴病（肠道）*

· 甲硝唑 600 mg，口服，每日 3 次，服用 7 ～ 10 天，或加用替硝唑。

· 巴龙霉素 500 mg，口服，每日 3 次，服用 7 天（防止复发）。

· 应寻求专家建议。

### 特殊的肠道感染（治疗方案）

*伤寒／副伤寒*

· 阿奇霉素 1 g，静脉注射，直至可以耐受每日口服为止，用药 7 天。

· 如果在印度某些地方没办法获得阿奇霉素可选环丙沙星 500 mg，口服，每 12 小时 1 次，服用 10 天。

*霍乱*：应用抗生素治疗能够减少腹泻量及腹泻的持续时间，但是补液是关键因素。

· 阿奇霉素 1 g（儿童 20 mg/kg），口服，单次给药。

· 或环丙沙星 1 g（儿童 25 mg/kg 至 1 g），口服，单次给药。

### 炎症性肠病（Inflammatory bowel disease）

当一名年轻患者有如下症状时，应考虑炎症性肠道疾病：

· 血性腹泻并且大便有黏液。

· 结肠区疼痛并且伴有发热。

· 腹腔外表现，如关节痛、腰痛（强直性脊柱炎）、眼部症状（虹膜睫状体炎）。

两个重要的疾病是溃疡性结肠炎（UC）和克罗恩病（CD），两者发病的男女比例相同，可于任何年龄阶段起病，但是发病高峰为 20 ～ 40 岁。

溃疡性结肠炎的主要症状是血性腹泻，而克罗恩病的主要症状是腹部绞痛。

对于这两种疾病的处理原则

·在专家的监督下进行治疗。

·急性发作的治疗取决于发作的严重程度和疾病的程度：

—轻度发作：院外治疗。

—严重发作：住院治疗，维持水和电解质平衡。

·药物治疗（可以考虑以下药物）：

—5-氨基水杨酸衍生物（主要针对 UC）。

·柳氮磺吡啶（主要）1～2g，口服，每日2～4次。

·奥沙拉嗪、美沙拉嗪。

—糖皮质激素

·口服。

·肠外。

·局部应用（直肠泡沫、栓剂或灌肠）。

—免疫抑制药物［如硫唑嘌呤、环孢素(急性 UC)、甲氨蝶呤和英夫利昔单抗(克罗恩病)］。

·手术治疗：只应用于出现并发症时。

## 沟通困难、苛求并且愤怒的患者（Difficult, demanding and angry patients）

"患者有疾病，医生有麻烦。"最常见的四类"悲痛"患者：依赖型依附者、有资格的需求者、操纵型帮助型排斥者和自我毁灭型否定者。

坚持保持良好沟通和咨询技巧的原则，尤其是倾听的艺术、融洽的沟通、有策略的接触，为患者提供便利及适当的检查。寻找到患者行为的原因并对人格障碍（详见本书386页。）的特征加以熟悉，尤其是病态的反社会群体（如冲动的"疯狂的人"，边缘性"粗暴好争吵的人"，自恋的"女主角"）。

处理愤怒患者的指南

正确的做法：倾听，态度平和并且自然，做到真正地安抚患者，显示出对患者的兴趣和关注，态度真诚，多给患者时间，消除患者的内疚感，安排随访，做患者需要的朋友。

错误的做法：以愤怒的态度对待愤怒的患者，触摸患者，拒绝患者，回避患者或"懦弱"，对患者过度关注，喜欢随意下判断或态度傲慢，说得太多。

## 复视（Diplopia）

成年人出现复视可能累及单眼（局限于一侧眼睛）或双眼，通常是由于眼外肌肉不平衡或无力所致。

举例：

单眼复视：早期白内障，晶状体脱位，心因性（罕见）。

双眼复视：眼部神经麻痹（图 D7，3、4 或 6），如脑卒中、短暂性脑缺血发作、糖尿病、创伤、多发性硬化。

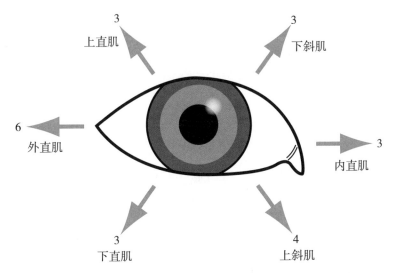

图 D7　右眼运动的方向提示发挥作用的眼外肌以及支配的颅神经
（3= 动眼神经，4= 滑车神经，6= 展神经）

让复视患者闭合一侧眼睛，如果复视仍然存在，那么为单眼复视，如果复视症状消失，那么为双眼复视。如果复视为双眼复视或近期起病或症状持续存在，那么需要紧急转诊。

## 脑神经小结（附功能）［Cranial nerves in general（with function）］

1. 嗅神经（嗅觉）。

2. 视神经（视觉）。

3. 动眼神经（眼球向 3 个方向运动，眼睑闭合，瞳孔收缩）。

4. 滑车神经（眼球向内下运动）。

5. 三叉神经（咀嚼，面部感觉）。

6. 展神经（眼球外展）。

7. 面神经（眼睑闭合及面部肌肉运动，舌前 2/3 味觉）。

8. 听神经（听觉和平衡觉）。

9. 舌咽神经（腭、咽的运动，咽部感觉及舌后 1/3 味觉）。

10. 迷走神经［腭、咽、喉的运动，咽喉部感觉（咽反射）］。

11. 副神经（斜方肌和胸锁乳突肌的运动）。

12. 舌下神经（舌部运动）。

# 出现不安症状的患者（Disturbed patients）

关键事实

· 15% 的 65 岁以上的老年人患有抑郁症，抑郁症会与其他疾病相混淆或使其他疾病复杂化，其他疾病包括谵妄和老年痴呆症。

· 老年抑郁症患者是自杀的高危人群。

· 请务必考虑以下原因，即 4D：

 —老年痴呆症（Dementia）。

 —谵妄（Delirium，找到引起谵妄的病因）。

 —抑郁症（Depression，在老年人群中可能是"假性痴呆"）。

 —药物（Drugs）。

· 药物毒性。

· 撤药反应。

老年痴呆症（慢性器质性脑综合征）[ Dementia（chronic organic brain syndrome ）]

老年痴呆症无法治愈，给予患者温柔的关爱很重要。使用精神状态检查对患者进行评估（附件 2）。

可用于阿尔茨海默病的药物

胆碱酯酶抑制药：

· 多奈哌齐 5 mg，口服，每晚 1 次，持续 4 周，加量至 10 mg，每晚 1 次。

· 或加兰他敏 4 mg，口服，每日 2 次，持续 4 周，加量至 8 mg，每日 2 次。

· 或卡巴拉汀 1.5 mg，口服，每日 2 次，持续 2 周，加量至 6 mg，每日 2 次。

天冬氨酸（NMDA 拮抗药）：

· 美金刚 5 mg，口服，每日早晨 1 次，持续 1 周，加量至 5 mg，每日 2 次，持续 2 周，加量至 10 mg，每日 2 次。

· 通常不需要加用精神病药物。

为了控制精神症状或不安的行为：

· 口服利培酮 0.5 ～ 2 mg/d，或口服奥氮平 5 ～ 10 mg/d。

为了控制焦虑和激越症状：

· 口服奥沙西泮 15 mg，1 ～ 4 次 / 天（短期服用）。

应用抗抑郁药来治疗抑郁症。

急性起病的不安患者（The acutely disturbed patient）

处理方法

· 从容应对。

· 尝试温柔地控制住患者的不安症状。

· 确保所有工作人员的安全。

· 陪同医生的工作人员数量必须足够，理想情况下应配备六名工作人员（四名工作人员分别固定患者的四肢，一名工作人员固定患者的头部，一名工作人员协助用药处理）。

· 苯二氮平类药物通常是镇静的首选药物。如有可能首选口服，但最实际的是肠外给药。

*治疗方案*

口服：地西泮 5 ～ 20 mg，口服，每 2 ～ 6 小时给药一次；或劳拉西泮 1 ～ 2 mg，口服，每 2 ～ 6 小时给药一次；加奥氮平 5 ～ 10 mg，如有需要加利培酮 0.5 ～ 1 mg。

肠外给药：静脉注射地西泮或咪达唑仑 2.5 ～ 5 mg，每 3 ～ 4 分钟重复用药一次，增量直到达到镇静所需水平（最高剂量为 20 ～ 30 mg）。

或如果肌内注射是最佳选择，可以：

— 氟哌利多（Droleptan）5 ～ 10 mg，肌内注射（可能是最佳的）。

— 或氟哌啶醇 5 ～ 10 mg，口服，最高达 30 mg/d（注意可能的喉部肌张力障碍，可用苯扎托品 2 mg 肌内注射来治疗）。

— 如果需要，可选择肌内注射苯二氮䓬类：咪达唑仑（Hypnovel）单次给药，2.5 ～ 5 mg，肌内注射。

— 然后寻找起病原因和（或）转诊。

谵妄（急性器质性脑综合征）[ Delirium（acute organic brain syndrome）]

*DSM-5 谵妄诊断标准*

A. 注意力和意识的紊乱。

B. 短期内出现临床特征。

C. 认知的改变：

·知觉障碍。

·说话语无伦次。

·迷失方向。

·记忆障碍。

D. A 和 C 不能用其他紊乱疾病来解释。

E. 一个病因的证据。

*治疗原则*

·急性谵妄是一种医疗急症。

·建立正常的静脉通路，维持电解质平衡并且保证营养。

*药物治疗*

药物治疗可能并不需要，但是当患者存在焦虑、激越或精神病性症状时应进行药物治疗（剂量为正常成年人的剂量）。

对于焦虑和激越症状：

·咪达唑仑 1.25 ～ 5 mg，肌内注射。

对于患者的精神病性行为，添加：

·氟哌啶醇，0.5 mg，口服，单次给药。

·或奥氮平 2.5 ～ 10 mg，口服，每日 1 ～ 2 次。

对于症状严重的患者，需要经肠道用药时：

·氟哌啶醇 0.5 mg，肌内注射，单次给药。

·或氟哌利多 2.5 mg，肌内注射，单次给药（镇静作用更大）。

如果出现缺氧就给予吸氧。

对于抗胆碱谵妄症状：

·盐酸他克林 15 ～ 30 mg，谨慎缓慢静脉注射（解毒药）。

## 急性精神病患者（The acute psychotic patient）

DSM-5 精神分裂症的关键诊断标准

A 存在 2 项（或更多）下列症状，每一项症状均在 1 个月中相当显著的一段时间里存在：

1. 妄想。

2. 幻觉。

3. 言语紊乱（前三个中至少有一个）。

4. 明显紊乱的或紧张性的行为。

5. 隐性症状，如扁平效应。

B. 人际关系、学业或职业功能障碍。

C. 这种障碍的体征至少持续 6 个月。

D. 其他精神病特征已经被排除，如双相情感障碍。

E. 不能归因于其他疾病。

记住应向患者家属和患者进行解释并给予支持。

### 精神病的急性期治疗

精神分裂症及相关的精神病：

·通常需要住院治疗。

·对精神病症状进行药物治疗。

1. 当可以口服药物时，第二代抗精神病药物的任何一种药物都可以作为一线治疗药物：

·奥氮平 5 ～ 10 mg，口服，每晚 1 次。

·或利培酮 1 mg，口服，每晚 1 次，逐渐加量至 2 ～ 4 mg，口服，每日 2 次（注意低血压）。

·或喹硫平 50 mg，口服，每日 2 次，（经过 5 天）逐渐加量至可耐受的 200 mg，每日 2 次，或其他。

·注：第一代（经典）抗精神病药包括氟哌啶醇和氯丙嗪。

2. 当需要非内服用药时：

·氟哌啶醇，起始为 2.5 ～ 10 mg，静脉注射或肌内注射，在 24 h 内逐渐加量至 20 mg，取决于患者对药物的反应。

·或珠氯噻醇醋酸酯 50 ～ 150 mg，静脉注射或肌内注射，单次给药。

·加用苯扎托品 1 ～ 2 mg，口服，每日 2 次（避免出现肌张力障碍反应）。

如果出现肌张力障碍反应：

·苯扎托品 1 ～ 2 mg，静脉注射或肌内注射。

如果患者非常激越，则使用：

·地西泮 5 ～ 20 mg，口服，或 5 ～ 10 mg，静脉注射。

### 精神分裂症慢性期

建议长期应用抗精神病药物进行治疗，以防止复发。

口服药物治疗方案举如下：

·奥氮平 10 ～ 20 mg，口服，每晚 1 次。

·或喹硫平 150 mg，口服，每日 2 次。

·或利培酮 0.5 ～ 1 mg，口服，每日 2 次，最高剂量可达 2 ～ 4 mg，口服，每日 2 次。

如果存在并发症，则使用以下备用方案（先从试验剂量开始）：

·氟非那嗪癸酸酯 12.5 ～ 50 mg，肌内注射，每 2 ～ 4 周。

·或氟哌啶醇癸酸酯 50 ～ 200 mg，肌内注射，每 4 周。

·或氟哌噻吨癸酸酯 20 ～ 40 mg，肌内注射，每 2 ～ 4 周。

·或珠氯噻醇癸酸酯 100 ～ 400 mg，肌内注射，每 2 ～ 4 周。

**难治性精神分裂症（选择）**

·氯氮平，起始剂量为 12.5 mg，口服，每日 2 次，加量至 300 ～ 600 mg/d。

·口服奥氮平 5 ～ 20 mg/d。

**躁郁症（Bipolar disorder）**

"双相情感障碍"是一个广泛的术语，指的是反复发作的一种疾病，发作时伴有躁狂或抑郁，其间又恢复正常。

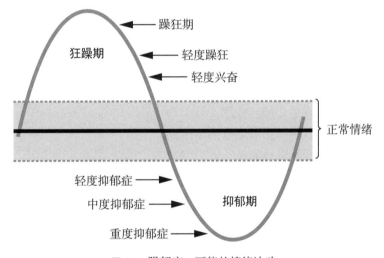

图 D8 躁郁症：可能的情绪波动

**DSM-5 躁狂发作的诊断标准**

A. 持续发作的心境高涨、膨胀或易怒情绪至少持续超过 1 周的时间。

B. 存在 3 项（或更多）以下不寻常特征：

　　1. 自尊心膨胀或夸大。

　　2. 睡眠需求减少。

　　3. 比平时更健谈或有持续讲话的压力感。

　　4. 思维奔逸。

　　5. 自我报告或被观察到的随境转移。

　　6. 目标导向的活动增多或精神运动性激越。

　　7. 过度地参与那些很可能产生痛苦后果的高风险活动。

C. 这种心境障碍严重到足以导致明显的社交或职业功能的损害，或必须住院以防止伤害自己或他人，或存在精神病性特征。

D. 这种发作不能归因于药物滥用或其他躯体疾病。

**急性躁狂症的处理**

*住院治疗*

· 为了保护患者及其家属。

· 通常需要强制性住院。

· 最近的一项荟萃分析表明，抗精神病药是最有效的药物。

*用药选择*

一线用药：

· 奥氮平 5 mg，口服，最初每晚服用。

· 或利培酮 0.5 ～ 1 mg，口服，最初每晚服用。

二线用药：

· 氟哌啶醇或其他抗精神病药或（情绪稳定剂），

· 碳酸锂 750 ～ 1000 mg，口服，每日 2 ～ 3 次，随血清水平增加用药量。

· 或丙戊酸钠 200 ～ 400 mg，口服，最初每日 2 次。

· 或卡马西平 100 ～ 200 mg，口服，最初每日 2 次。

如果需要注射应用抗精神病药：氟哌啶醇 5 ～ 10 mg，肌内注射或静脉注射。

· 如有必要，间隔 15 ～ 30 分钟重复应用。

· 尽快更改为口服用药。

口服安定药将增强氟哌啶醇的作用。

如果服用药物没有效果，则考虑电抽搐治疗。

*维持 / 预防双相情感障碍的复发*

· 碳酸锂 125 ～ 500 mg，口服，后续调整用量，持续用药 6 个月。

· 或第二代抗精神病药物，奥氮平 5 mg，口服（如果夜晚抑郁显著）。

· 或拉莫三嗪或卡马嗪或丙戊酸钠。

· 锂 + 丙戊酸钠对短时期反复发作疾病有效（每年 4 次以及更多的发作）。

**双相情感障碍抑郁的处理**

· 情绪稳定药可具有双重效果（抗抑郁和抗躁狂的效果），但是仍需要添加抗抑郁药（如选择性 5- 羟色胺再摄取抑制药、5- 羟色胺及去甲肾上腺素再摄取抑制药或单胺氧化酶抑制药）。

· 在 1 ～ 2 个月内停止服用抗抑郁药，因为其往往可能诱发躁狂症状。电抽搐治疗是一种成熟有效的治疗方法。

# 憩室病（Diverticular disease）

憩室病是发生于结肠的一类疾病（90% 发生在降结肠），与饮食中缺乏纤维素有关。憩室病通常是无症状的。

临床特点

· 典型的发病人群为 40 岁以上的中老年患者。

· 憩室病：无症状。

· 憩室炎：憩室感染，便秘症状或便秘与腹泻交替。

　—左髂窝下腹部间歇性绞痛。

　—左髂窝压痛。

　—直肠出血，可能为大量出现（± 粪便）。

　—可能表现为急腹症或亚急性梗阻。

　—通常 2 ～ 3 天后缓解。

检查

· 检查白细胞和血沉，以确定是否存在炎症。

· 乙状结肠镜检查。

· 钡灌肠。

· 超声 /CT 扫描（急性发病）。

处理

· 高纤维饮食。

症状性

· 纤维补充。

· 解痉治疗。

憩室炎（轻度）

阿莫西林 + 克拉维酸 875 mg，口服，每日 2 次，持续用药 5 ～ 10 天。

憩室炎（复杂性）

· 无口服，静脉补液，应用镇痛药。

· 服用抗生素。

· 戊氧基氨苄西林静脉注射 + 庆大霉素静脉注射 + 甲硝唑静脉注射。


# 头晕 / 眩晕（Dizziness/vertigo）

术语"头晕"一般用于描述所有类型的平衡失调性疾病，而为方便起见，可以划分为以下类型（图 D9）。

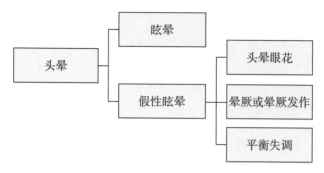

图 D9　头晕的分类

**眩晕（Vertigo）**

眩晕是指突然发作的、自身或周围环境旋转移动的运动觉或运动错觉（一种旋转的感觉）。

**头晕眼花（Giddiness）**

头晕眼花是一种不确定性或不明原因的头晕沉、眼前发花的感觉。这是一个典型的神经精神症状。

**晕厥发作（Syncopal episodes）**

晕厥前可感到头晕或头晕眼花，并且能够感觉到即将发生晕厥或意识丧失。常见原因是心源性疾病和直立性低血压，直立性低血压通常是药物诱发的。

**平衡失调（Disequilibrium）**

平衡失调是指在行走时失去平衡或稳定性的一种症状，并不伴有任何旋转的感觉。平衡失调经常被描述为"就像站在摇晃的船里"的感觉，并且伴有脚下不稳定感。

## 引起头晕 / 眩晕的特殊原因（Special causes of dizziness）

**药物（Drugs）**

药物通常会影响前庭神经，而不是耳迷路。引起头晕的药物有很多，包括抗生素尤其是霉素类和四环素类药物、抗惊厥药、心源性药物和水杨酸类药物。

**颈椎功能障碍（Cervical spine dysfuction）**

颈椎病或颈后脊髓损伤患者出现眩晕症状并非罕见。据推测，这可能是由上部颈椎本体感受器产生的异常脉冲而引起的眩晕。部分患者的良性位置性眩晕与颈椎疾病相关。

**急性前庭病（前庭功能减退）[ Acute vestibulopathy（vestibular failure）]**

这一术语涵盖了前庭神经元炎和迷路炎，分别被认为是前庭神经和耳迷路的病毒感染，进而引起眩晕的长期发作，症状可以持续数日。也可能由小脑下动脉中风引起。

**主要特点**

·通常继发于"流感样"症状。

·主要侵犯青壮年和中年。

·通常持续数天至数周。

·恶心及呕吐。

·无听力丧失或耳鸣。

· 水平性眼球震颤（急性期）。

治疗

· 卧床休息，静卧。

· 朝向能够使症状减轻的方向。

· 应用可以减轻眩晕症状的药物。

· 可应用下列药物：

· 异丙嗪 10～25 mg，肌内或静脉注射（缓慢），然后口服 10～25 mg，服用 48 小时。

· 或丙氯拉嗪（Stemetil）12.5 mg，肌内注射（如果有严重的呕吐症状）。

· 或地西泮（可以降低前庭刺激引起的脑干反应）5～10 mg，肌内注射，用于急性发作，然后 5 mg，口服，每日 3 次，连续服用 3 天。短期应用糖皮质激素治疗可促进恢复，如泼尼松龙，1 mg/kg，最大用量 100 mg，早晨口服，连续服用 5 天，然后逐渐减量至 15 天。

结果

两者都是自限性疾病，通常经数日（如 5～7 天）或数周可缓解。迷路炎通常持续时间更长，在康复期间，快速的头部动作可能会引起短暂的眩晕。

表 D4　头晕、眩晕：诊断策略模型（修订版）

| 问：可能性诊断 | · 心肌梗死 |
|---|---|
| 答：焦虑性过度换气（G） | · 主动脉瓣狭窄 |
| 　　直立性低血压（G/S） | 脑血管病 |
| 　　单纯晕倒：血管迷走神经（S） | · 椎 - 基底动脉供血不足 |
| 　　急性前庭病（V） | · 脑干梗死，如 PICA 血栓形成 |
| 　　良性位置性眩晕（V） | 多发性硬化症 |
| 　　晕车（V） | 问：经常漏诊的疾病 |
| 　　头后部损伤（V/G） | 答：耳垢（耳硬化症） |
| 　　颈椎功能障碍 / 颈椎病（V） | 　　心律失常 |
| 问：不应漏诊的严重疾病 | 　　过度换气 |
| 答：肿瘤 | 　　酒精和其他药物 |
| 　　· 听神经瘤 | 　　脑内感染（如脓肿） |
| 　　· 颅后窝肿瘤 | 　　心血管疾病 |
| 　　· 其他脑部肿瘤：1 级或 2 级 | 　　· 心律失常 |
| 　　咳嗽或排尿性晕厥 | 　　梅尼埃病（过度诊断） |
| 　　偏头痛眩晕 | 　　耳硬化症 |
| 　　帕金森病 | |

注：G= 头晕眼花，S= 晕厥，V= 眩晕。

良性阵发性位置性眩晕（Benign paroxysmal positional vertigo）

良性阵发性位置性眩晕是引起眩晕的一种常见疾病，可通过改变头部位置而诱发，尤其是在向后倾斜头部、由卧位改变到坐姿或向患侧转动头部时。

临床特点

· 所有年龄均可发病，更常见于老年人群。

·周期性复发，周期为几天。

·每次发作持续时间短暂，通常是 10 ～ 60 秒，并迅速恢复。

·发作时不伴有呕吐、耳鸣或耳聋。

·原因可能是在迷路里漂浮的微小碎片。

·头部位置检测可进一步确定诊断。

·听力和前庭功能检查正常。

·在数周内会自行缓解（大部分患者能够在 1 周后进行经常性活动）。

处理

·给患者适当的解释和安慰。

·不要让患者很快开始以一定的方式移动，以避免眩晕的发作。

·不建议使用药物。

·进行特殊的练习（如 Cawthorne-Cooksie 练习）。

·颗粒复位法，如 Epley 复位法、Semont 复位法，由医师来进行。

·颈椎牵引可能有所帮助。

### 梅尼埃综合征（Ménière syndrome）

·最常见于 30 ～ 50 岁的人群。

·特点是阵发性发作：

  —眩晕。

  —耳鸣。

  —恶心和呕吐。

  —出汗，面色苍白。

  —耳聋（渐进性）。

·发病急骤（患者可能会跌倒）。

·避免头部动作（经常需卧床）。

·发作持续 30 分钟至数小时。

·仅在发作时观察到眼球震颤。

·检查：

  —感音神经性聋。

  —变温试验（前庭功能受损）。

  —测听。

·感音神经性聋。

·响度重振。

注意：该病往往过度诊断。

治疗（急性发作期）

静脉注射地西泮 5 mg 或肌内注射丙氯拉嗪 12.5 mg。往往联合应用上述两种药物。

治疗（长期）

·对于经常将该病与恶性疾病相联系的患者，应巩固其信心，向患者进行细致的解释。

·避免摄取过量盐分（尤其重要）、吸烟及饮咖啡。

· 通过使用长期镇静药来缓解焦虑情绪。

· 转诊进行神经学评估。

· 利尿药（如氯噻酮、氢氯噻嗪）。

· 考虑服用 β- 组氨酸（Serc）8 mg，口服，每 8 小时 1 次，预防发作。

对于难治的病例可能需要选择手术治疗。

### 前庭性偏头痛（偏头痛性眩晕）[ Vestibular migraine（migrainous vertigo）]

偏头痛是引发眩晕的一个相对常见且未被认识的原因。怀疑是否有家族史，或眩晕病数小时或数天而无听力症状的病史。服用吡唑替芬或普萘洛尔用于预防。

### 复发性前庭病（Recurrent vestibulopathy）

· 阵发性眩晕 ± 呕吐，与梅尼埃病持续时间类似。

· 无听力丧失、耳鸣或局灶性神经系统病变体征。

· 发病的高峰年龄为 30 ～ 50 岁，男女比例相同。

· 病因不明。可能是偏头痛的变异。

· 主要为对症治疗。

### 老年女性头晕（Dizzy turns in elderly women）

对于老年女性头晕患者来说，如果没有找到病因，如高血压，那么应建议患者从坐位或卧位起来时动作要缓慢，并穿着牢固的弹力袜。

### 青少年晚期女性头晕（Dizzy turns in girls in late teens）

· 通常是由于血压波动所致。

· 提供与压力、睡眠不足或过度活动相关的建议。

· 向患者解释症状随着年龄的增长会缓解（25 岁之后罕见）。

# 家庭暴力 [ Domestic（intimate partner）violence ]

WHO 定义将家庭暴力或亲密伴侣暴力定义为"有亲密关系的伴侣之间发生的身体、性或情感方面的伤害行为"。然而，家庭暴力也可以是子女对于年迈家长的虐待或家庭中某一个成员对于其他成员的虐待。

处理家庭暴力的一个主要困难是家庭暴力通常很隐蔽，并且受害者在就诊时都不愿意透露自己受伤的原因。

### 可能的表现

一项研究对虐待综合征定义了以下 3 个阶段。

· 第 1 阶段：女性出现身体上中部的伤害（面部、头部以及躯干）。

· 第 2 阶段：多次就诊，常常主诉不清。

· 第 3 阶段：发展到心理后遗症（酒精、药物成瘾，自杀企图，抑郁症）。

### 家庭暴力的循环

人们发现一种被称为"暴力循环"的可预测模式，已经在许多婚姻关系中得到证实。暴力循环由施虐者控制，从而让受害人感到迷茫和无助。家庭暴力的循环不断重复，而暴力的严重性有增加的倾向（图 D10）。

处理

成功处理的关键是确认存在家庭暴力，并给予受害者和家人关怀和支持。对于酗酒问题，需要患者能够承认这个问题，然后才能进行有效的咨询。家庭暴力的管理策略见图 D11。

建议针对暴力事件制订安全计划：

· 拨打紧急电话，如 110。

· 了解所有出口路线和安全区域。

· 安全离开房间。

· 寻求帮助和避难所。

· 让邻居在听到骚乱时报警。

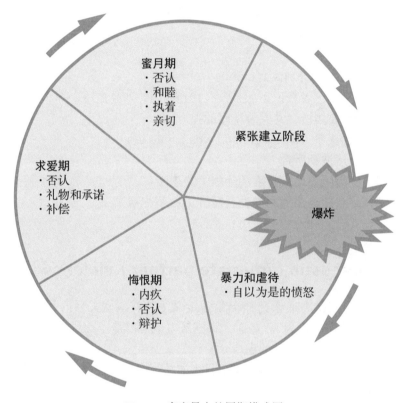

图 D10　家庭暴力的周期模式图

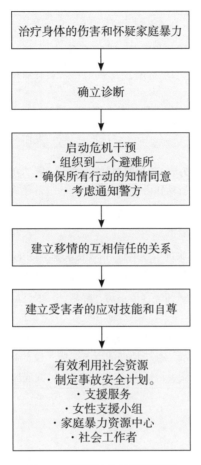

图 D11　家庭暴力的管理策略

## 毒品滥用：违法物质滥用（Drugs–illicit substance abuse）

见表 D5。

表 D5　毒品：违法物质滥用

| 药物 | 身体症状 | 危害 |
|---|---|---|
| 安非他命，包括甲基苯丙胺 | 好斗或过度活跃的行为，咯咯笑，愚蠢，兴奋，语速过快，思维混乱，没有食欲，极度疲劳，口干，颤抖 | 高血压，过量导致死亡，致命的心律失常，幻觉，甲基苯丙胺有时会引起暂时性精神病 |
| 摇头丸（MD-甲基苯丙胺，剂量未知） | 焦虑、恐慌、出汗、"爱"的感觉、咬紧牙关、磨牙、古怪的过度活跃行为、幻觉、心率加快、血压和体温升高、自信、幸福和"爱"的感觉 | 惊厥、心脏病发作死亡风险、脑出血、体温升高、体液失衡伴有脱水和低钠血症、急性肾衰竭、弥漫性血管内凝血（DIC）、肝毒性 |

续表

| 药物 | 身体症状 | 危害 |
|---|---|---|
| 麻醉类、阿片类药物（如海洛因） | 麻木/嗜睡，身上有斑点，眼睛流泪，食欲不振，流鼻涕，瞳孔缩小，性欲减退 | 因服药过量导致死亡、智力衰退、昏迷、脑损伤和肝损伤、肝炎、栓塞 |
| 可卡因包括"强效可卡因" | 与安非他命的作用类似：肌肉疼痛、易怒、偏执、多动、抽搐、兴奋、瞳孔放大 | 幻觉、过量致死、心律失常猝死、癫痫发作、精神障碍、严重呼吸问题 |
| 致幻剂（γ羟基丁酸） | 放松和困倦，头晕，放松的抑制/欣快，性唤起增加，行动和语言功能受损 | 震动和颤抖，健忘，昏迷，抽搐，高剂量导致死亡 |
| 溶剂，如嗅胶质溶液 | 侵略和暴力，醉酒状态，口齿含糊不清，恍惚或茫然的表情 | 肺/脑/肝损伤，窒息死亡，致命的心律失常 |
| 致幻药（LSD） | 严重的幻觉，"旅行"，脱离感，语无伦次，手脚冰冷，呕吐，大笑和哭泣 | 自杀倾向，不可预测的行为，长期接触LSD会导致脑损伤、染色体分解 |
| 巴比妥类药物 | 嗜睡，昏迷，愚钝，言语不清，醉酒，呕吐 | 因过量服用或戒断、上瘾、抽搐而导致死亡 |
| 大麻 | 最初的兴奋，漂浮的感觉，困倦，嗜睡，走神，瞳孔放大，缺乏协调能力，渴望甜食，食欲改变，记忆困难 | 诱导采取更强的麻醉剂，最近的医学发现表明，长期使用可导致认知缺陷，沉淀或加剧精神分裂症 |

## 干眼症（Dry eyes）

详见本书 228 页。

## 头发干枯（Dry hair）

- 不要每日都洗头。
- 使用温和的洗发水（适用于"干燥或受损的头发"）。
- 使用护发素。
- 剪掉分叉或受损的发梢。
- 避免加热（如使用电热卷发器、吹风机）。
- 在有热风的环境中，进行头部保护。
- 在游泳时戴上橡胶泳帽。

## 口干（Dry mouth）

口干（口腔干燥）是一种症状而不是一种疾病，10% 的人群存在这一问题。

其特点包括有烧灼感、味觉下降或口感不好及口臭。

最常见的原发性病因是随着老龄化而出现的唾液腺萎缩。继发性病因包括药物（很常见）、抑郁症、焦虑、口渴、脱水及贫血。

*治疗*

· 病因治疗。

· 细致的口腔卫生。

· 定期的口腔检查。

· 经常饮用无糖饮料。

· 咀嚼无糖口香糖。

· 使用唾液替代品（如口腔湿润护理液，爱口）或频繁漱口（如可在每 100 mL 水中加入柠檬和甘油 5 ~ 10 mL）。

· 使用 0.5% 氟化钠漱口，每日 5 分钟。

· 在嘴唇上涂上外用的甘油或液状石蜡。

注意：眼睛干涩 + 口干 + 关节炎 = 干燥综合征。

# 皮肤干燥（Dry skin）

存在皮肤脱屑和皮肤粗糙症状的相关疾病包括：

· 所有类型的特应性皮炎（如白色糠疹、钱币状湿疹、干性皮肤炎）。

· 皮肤老化。

· 银屑病。

· 鱼鳞病。

· 毛发角化病。

*处理*

· 尽量不盆浴，减少淋浴的频率和时间。

· 使用温水洗澡和淋浴。

· 使用肥皂替代品（如多芬、露得清或丝塔芙洗剂或水溶性乳膏）。

· 在轻拍干皮肤后涂抹婴儿润肤油。

· 避免贴身穿着羊毛制品（最好穿着棉制品）。

· 使用润肤剂（如 Alpha Keri 乳液，Nutra D 护肤霜，QV 霜）。

· 使用含 10% 尿素的润肤霜（如 Calmurid、Dermadrate、Nutraplus、Aquacare HP）。

· 如果存在难治的局部斑块则使用稀释的皮质激素软膏。

· 建议保持良好的饮食习惯并且多饮水。

# 血脂异常（Dyslipidaemia）

*建立诊断的事实*

· 冠状动脉粥样硬化性心脏病的主要危险因素包括：

—低密度脂蛋白胆固醇升高 + 高密度脂蛋白胆固醇降低。

—低密度脂蛋白胆固醇升高与高密度脂蛋白胆固醇降低之比 > 4。

· 随着总胆固醇水平升高，患病风险增加（如果总胆固醇 > 7.8 mmol/L，则患病风险为 90%）。

· TG 水平 > 10 mmol/L，胰腺炎风险增加。

· 处理疾病时要控制危险因素。

· 总胆固醇降低 10%，3 年后冠心病的患病风险降低 20%。

检查

· 血清三酰甘油。

· 如果三酰甘油 ≥ 5.5 mmol/L，检查血清胆固醇、高密度脂蛋白和低密度脂蛋白。

· 对于超重的老年女性，做甲状腺功能检查。

**适当的治疗目标**
· 总胆固醇 < 4.0 mmol/L（特别是对于高风险的患者）
· 低密度脂蛋白胆固醇 < 2.0 mmol/L
· 高密度脂蛋白胆固醇 > 1.0 mmol/L
· 非低密度脂蛋白胆固醇 < 2.5 mmol/L
· 三酰甘油 < 2.0 mmol/L（高风险患者小于 1.8 mmol/L）
针对所有的风险因素进行治疗

非药物治疗的措施

· 饮食措施：

—保持理想体重。

—减少脂肪的摄入量，尤其是奶制品和肉类。

—不吃快餐食品和油炸食品。

—食用单不饱和脂肪酸或多不饱和脂肪酸，以替代饱和脂肪酸。

—食用去除脂肪的猪肉，食用鸡肉时要去除鸡皮。

—在两餐之间避免食用饼干和蛋糕。

—每周吃鱼至少两次。

—保证高纤维饮食，多食用水果和蔬菜。

—酒精的每日摄入量控制在 0 ~ 2 个标准杯。

—多饮水。

—使用经认可的烹调方法，如蒸、烤。

· 经常运动。

· 戒烟。

· 家庭成员的合作是必不可少的。

· 排除继发性原因（如甲状腺功能减退、2 型糖尿病、肾病综合征、肥胖、过量饮酒，尤其是甘油三酯升高、特异性利尿药）。

检查要点

·在 6 ～ 8 周内饮食治疗有效（三酰甘油降低，低密度脂蛋白胆固醇降低）。

·饮食治疗至少持续 6 个月，再考虑药物治疗。

·性激素补充疗法（HRT）对女性患者有益（低密度脂蛋白胆固醇降低，高密度脂蛋白胆固醇升高）。

表 D6　需要治疗的患者（国家心脏基金会）

| 风险分类 | 如果脂蛋白水平为（如下表），则考虑药物治疗 | 目标 |
| --- | --- | --- |
| 1. 最高风险<br>　已有冠心病或其他血管性疾病 | 总胆固醇 > 4.0 mmol/L<br>或低密度脂蛋白胆固醇 > 3.0 mmol/L<br>或三酰甘油 > 2.0 mmol/L | < 4.0 mmol/L<br>< 2.5 mmol/L<br>< 2.0 mmol/L |
| 2. 高风险（一个或多个）<br>·糖尿病<br>·+ 冠心病家族史阳性<br>·高血压<br>·吸烟<br>·家族性高胆固醇血症<br>·高密度脂蛋白胆固醇 < 1.0 mmol/L | 总胆固醇 > 6.0 mmol/L<br>或低密度脂蛋白胆固醇 > 4.0 mmol/L<br>或三酰甘油 > 4.0 mmol/L | < 4.0 mmol/L<br>< 3.0 mmol/L<br>< 2.0 mmol/L |
| 3. 较低风险（其他） | 总胆固醇 > 7.0 mmol/L<br>或低密度脂蛋白胆固醇 > 5.0 mmol/L<br>或三酰甘油 > 8.0 mmol/L | < 4.0 mmol/L<br>< 4.0 mmol/L<br>< 4.0 mmol/L |

药物治疗

·除了饮食调理之外，可使用以下药物。

高胆固醇血症

治疗应该从他汀类药物开始，特别是当低密度脂蛋白胆固醇升高时。

选择下列药物之一：

·HMG CoA 还原酶抑制药（"他汀类"）：一线用药。

　—辛伐他汀或普伐他汀或阿托伐他汀 10 mg，口服，每晚，增加至最大剂量 40 ～ 80 mg/d。

　—或氟伐他汀 20 mg，口服，每晚，增加至最大剂量 80 mg/d。

　—或罗苏伐他汀 10 ～ 40 mg/d。

不良反应：胃肠道不良反应、肌痛、肝功能异常。

监测：检测肝功能（ALT 和 CPK）和 CK 的基线水平，4 ～ 8 周后再次进行肝功能检查，然后每 6 周检测一次，持续 6 个月。

如果最大耐受剂量的他汀类药物达不到 LDLC 的目标水平，可以添加依折麦布、胆汁酸结合树脂或烟酸中的一种。

·依泽替米贝：10 mg/d。

不良反应：关节痛、肌痛、肌炎、肝功能异常。

·胆汁酸结合树脂，如在果汁中考来烯胺为 4 g/d，增加至最大的耐受剂量。

不良反应：胃肠道不良反应（如便秘）。

其他药物

·烟酸 250 mg，口服，每日与食物一同服用，增加至最大剂量 1000 mg，每日 3 次。
不良反应：皮肤潮红、胃刺激、痛风。

逐渐减少药量，与食物一同服用，并且进行阿司匹林保护。

·鱼油（n-3 脂肪酸）：6 g/d。

抵抗性低密度脂蛋白胆固醇升高

联合应用"他汀类"药物和树脂，如考来烯胺 4 ～ 8 g，口服，每日早晨，"他汀类"药物逐渐加至最大剂量。

或联合应用依泽替米贝 + 他汀类药物。

中度至重度（孤立的）三酰甘油升高

·吉非贝齐 600 mg，口服，每日 2 次。

·或非诺贝特 145 mg/d，口服。

注意：反应迟缓，监测肝功能，易患胆结石和肌病。

替代方案：烟酸或 n-3 浓缩鱼油 6 g，口服，每日分次给药，最大剂量为 15 g/d。

注意：必须减少酒精摄入。

# 痛经（原发性）［Dysmenorrhoea（primary）］

### 处理

·向患者进行充分的解释以及给予适当的心理安慰。

·提倡健康的生活方式：经常运动，避免吸烟以及过量饮酒。

·推荐放松技巧，如瑜伽。

·避免暴露在极端寒冷的环境中。

·将热水袋放置在疼痛部位，并且屈曲双膝至胸部。

药物治疗

用药选择包括（按顺序尝试）：

·简单的镇痛药（如阿司匹林或对乙酰氨基酚）。

·前列腺素抑制药（如果单纯镇痛药无效，建议甲芬那酸 500 mg，每日 3 次）。

·非甾体类抗炎药（如立即使用萘普生 500 mg，然后 250 mg，每日 3 次，或布洛芬）在痛经前 3 天使用。

·复方口服避孕药（低雌激素三相片较优）。

·可能：覆有孕激素的宫内节育器（曼月乐）。

# 性交疼痛（Dyspareunia）

性交疼痛可以划分为浅部的性交疼痛（插入时感觉疼痛）或深部的性交疼痛（深插时疼痛）。

引起浅部性交疼痛的原因：

· 生理性润滑不足。

· 外阴前庭综合征（前庭过敏，详见本书 476 页）。

· 阴道炎，尤其是慢性念珠菌病。

· 外阴皮肤病。

· 产后会阴瘢痕。

· 外阴阴道萎缩。

· 不完全处女膜破裂。

· 尿道炎。

· 阴道痉挛。

引起深部性交痛的原因：

· 子宫内膜异位症。

· 盆腔炎性疾病。

· 盆腔粘连。

· 卵巢癌和子宫肿瘤。

· 子宫后倾。

· 产后。

处理包括对器质性病因的治疗，以及建议使用润滑油、雌激素乳膏和利多卡因凝胶。

# 消化不良 [ Dyspepsia（indigestion）]

消化不良表现为上腹部疼痛或不适，为慢性或复发性。

胃灼热是胸骨中段后或上腹部烧灼感，并且向上蔓延到喉部。

表 D7　消化不良：诊断的策略模型

| | |
|---|---|
| 问：**可能性诊断** | 胰腺炎 |
| 答：上消化道易激惹（功能性消化不良） | 消化性溃疡 |
| 胃食管反流 | 问：**经常漏诊的疾病** |
| 食管运动功能紊乱 | 答：心肌缺血 |
| （运动功能障碍） | 食物过敏（如乳糖不耐受） |
| 问：**不容忽视的疾病** | 妊娠（早期） |
| 答：肿瘤 | 胆道运动功能紊乱 |
| · 癌：胃癌、胰腺癌、食管癌 | 其他胆囊疾病 |
| 心血管疾病 | 迷走神经切断术后 |
| · 缺血性心脏疾病 | 自身免疫性胃炎 |
| · 充血性心力衰竭 | 十二指肠炎 |
| | 药物（如非甾体类抗炎药、双膦酸盐） |

## 儿童期消化不良（Dyspepsia in children）

消化不良在小儿中并不常见，但可以由药物、食管疾病，特别是胃食管反流引起。消化不良往往被过度诊断和过度治疗。

### 胃食管反流（Gastro-oesophageal reflux）

#### 预后

胃食管反流随着时间的推移会逐步改善，通常在饮食中加入固体食物后很快停止。大部分患儿发生在 9 ～ 10 月龄，当宝宝能够坐着的时候能够完全恢复。严重者往往会持续到 18 月龄。

#### 检查

对大部分病例检查不是必要的，但是对于那些持续存在症状或有并发症的患者，建议转诊至儿科医生。

#### 处理

· 给予患儿的家长适当的心理安慰和宣教。

· 改变喂养方式及姿势，大部分患者的反流症状能够得到控制。

· 婴儿左侧卧位睡觉（将婴儿床的头部位置用砖块或板子抬高，提升 10° ～ 20°）。

· 患儿的每次进食量减少，增加喂养次数。

· 在玉米粉或可瑞康（Karicare）奶粉中加入克罗贝尔［Carobel，是英国牛栏（Cow&Gate）食品公司生产的一种婴儿辅食］、盖胃平颗粒（Gaviscon powder），以及水，搅拌形成流食，用于治疗胃食管反流病。

· 通常不应用药物，但是如果患儿有持续性症状以及并发症（如痛苦的食管炎），那么应用胃酸还原药（如雷尼替丁，一线用药）或质子泵抑制药（如奥美拉唑）。

## 成年人消化不良（Dyspepsia in adults）

### 胃食管反流病（Gastro-oesophageal reflux disease）

#### 特点

· 烧心感。

· 反酸，尤其是在夜间平卧状态下。

· 胃灼热。

· 通常根据病史做出诊断。

· 通常不需要进行检查（对于有危险体征的患者及治疗无效果的患者应进行检查），胃镜检查是首选检查。

· 可以考虑胃肠钡餐检查和 24 小时动态食管 pH 监测。

#### 处理

**第 1 阶段**

· 对患者进行宣教，给予适当的心理安慰。

· 考虑抑酸治疗或中和胃酸治疗。

· 改变生活方式，包括改变应对压力的方式。

　—如果患者超重，那么应减肥（单独减肥就可能会消除症状）。

—减少吸烟量或戒烟。

—减少饮酒量或戒酒（尤其是晚餐时）。

—避免脂肪性食物（如糕点）。

—减少或避免摄入咖啡、茶及巧克力。

—夜间避免摄入咖啡和酒精。

—避免产气型饮料。

—在晚餐与睡觉之间至少应有 3 小时的时间间隔。

—在中午进行主餐，而晚餐应清淡。

—避免辛辣食物及番茄制品。

·抗酸药

—最好是含有海藻酸盐和抗酸剂的混合液体，如盖胃平（海藻酸盐）和胃能达（碳酸钙制剂）+20 mL 水，按需服用或在餐前和睡前 1.5 ～ 2 小时服用。

·抬高床头或将枕头倾斜放置。

—如果在床上发生胃食管反流，那么睡觉时用木桩将床头抬高 10 ～ 20 cm 或将枕头倾斜放置（最好）。

**第 2 阶段**

·使用质子泵抑制药（最好）或 $H_2$ 受体拮抗药。

减少胃酸分泌（从下列药物中选择）：

$H_2$ 受体拮抗药（口服，服用 8 周）。

—雷尼替丁 150 mg，每日 2 次，饭后，或 300 mg 每晚。

—或法莫替丁 20 mg，每日 2 次。

—或尼扎替丁 150 mg，每日 2 次。

质子泵抑制药，连续服用 4 周（治疗溃疡性食管炎和反流非常有效），从下列药物中选择：

—奥美拉唑 20 mg，每日早晨。

—或兰索拉唑 30 mg，每日早晨。

—或泮托拉唑 40 mg，每日早晨。

—或埃索美拉唑 20 mg，每日早晨。

—雷贝拉唑 20 mg，每日早晨。

注意：如果存在幽门螺杆菌，可能需要根除。

功能性（非溃疡性）消化不良［Functional（non–ulcer）dyspepsia］

在消化不良患者中功能性消化不良占 60%，这类患者进食时有不适感，然而并没有可证实的器质性病变，可以划分为以下两个类别：

·溃疡样消化不良。

·或动力障碍样消化不良。

**溃疡样消化不良**

治疗方法同胃食管反流病，但倾向选择 $H_2$ 受体拮抗药进行 4 周的试验性治疗，如果症状消失则停止治疗。

**动力障碍样消化不良**

*动力障碍的特点*

·进食时出现早饱的不适感。

·恶心。

·超重。

·情绪紧张。

·不良的饮食习惯（如进食高脂肪食物）。

·与胃食管反流病类似的生活方式。

*处理*

治疗同胃食管反流病（第1阶段），包括抑酸药。如果没有效果，则：

**第1步**

$H_2$ 受体拮抗药。

**第2步**

促动力药：多潘立酮 10 mg，每日 3 次，或甲氧氯普胺 10 mg，每日 3 次。

**消化性溃疡病**（Peptic ulcer disease）

·消化性溃疡病的两个主要原因是非甾体类抗炎药以及幽门螺杆菌。

·应用 C14 尿素呼气试验来诊断幽门螺杆菌感染。

治疗方法同胃食管反流病，即：

**第1阶段**

·一般措施。

·抑酸药——用于缓解轻度间歇性症状和突发症状。

**第2阶段**

·质子泵抑制药——能够加快溃疡愈合。

·或 $H_2$ 受体拮抗药（8 周疗程）。

如果幽门螺杆菌阳性：联合治疗根除，尿素呼吸试验或胃镜检查确认。

如果幽门螺杆菌阴性：用全剂量质子泵抑制剂治疗。

**根除幽门螺杆菌的方法**

*治疗方案（从下列药物中选择）*

1.质子泵抑制药＋克拉霉素＋阿莫西林或甲硝唑，连续应用1周(90%～95%成功)。

2.质子泵抑制药＋阿莫西林＋甲硝唑，连续应用2周（80%～85%）。

3.质子泵抑制药＋次枸橼酸铋＋甲硝唑＋四环素，续应用2周。

4.其他组合。

*手术治疗*

·手术的适应证包括：

·药物治疗1年后失败。

·出现并发症。

　　—无法控制的出血。

　　—穿孔。

　　—幽门狭窄。

· 怀疑胃溃疡恶变。

· 手术后溃疡复发。

**非甾体消炎药和消化性溃疡**（NSAIDs and peptic ulcers）

服用非甾体消炎药的患者出现溃疡

· 停止服用非甾体消炎药（如果可能）。

· 检查患者吸烟以及饮酒情况。

· 尝试另一种消炎药作为替代（如对乙酰氨基酚或肠衣缓释阿司匹林）。

· $H_2$ 受体拮抗药（全量）应用 4 ~ 6 周，或米索前列醇 800 mg/d（用于胃溃疡），或质子泵抑制药，如奥美拉唑 20 ~ 40 mg/d，服用 2 ~ 4 周。

服用非甾体消炎药患者对溃疡的预防

尝试替代药物（如上所述）。很少预防性用药，但对于 75 岁以上患者且既往有消化性溃疡病史的来说，则可以进行预防性用药。

· 米索前列醇（防止胃溃疡复发）。

· $H_2$ 受体拮抗药（防止十二指肠溃疡，而不是胃溃疡）。

注 1：如果有幽门螺杆菌存在，那么应该联合用药来根除幽门螺杆菌。

注 2：一个有用的预防性用药是奥湿克 50（Arthrotec 50）（双氯芬酸 50 mg+ 米索前列醇 200 mg）口服，每日 2 ~ 3 次。

**胃癌**（Stomach cancer）

临床特点

· 通常早期无症状。

· 考虑中年患者近期是否出现消化不良。

· 吞咽困难是晚期征兆。

· 贫血的发作。

临床诊断特征：不适 + 厌食 + 消化不良 + 体重减轻。

临床诊断特征：食欲下降到原来的三分之一 + 体重 + 肤色。

内镜检查和活检是最理想的检查方法。手术切除治疗：如果诊断为早期胃癌，手术可能治愈。胃癌的 5 年生存率为 22%。

# 吞咽困难（Dysphagia）

吞咽困难是吞咽时感到困难，通常与吞咽时食团被阻挡的感觉有关，伴有或不伴有疼痛。吞咽困难的病因可以是口咽部疾病（主要是神经肌肉性，如脑卒中）或食管部疾病（以贲门失弛缓症为主，弥漫性痉挛或消化道结构异常，常继发于反流）。

吞咽困难不应与焦虑症癔球症相混淆，后者是指在喉部有一个固定团块的感觉，而无吞咽困难。

机械性吞咽困难提示可能存在肿瘤，应进行排除检查。快速进行性吞咽困难和显著体重下降的短期病史提示恶性肿瘤引起食管梗阻。

检查包括测压（贲门失弛缓症等）、钡餐（包括视频成像）及内镜检查。

**用于上消化道内窥镜检查的预警指标**
- 贫血（新发）
- 吞咽困难
- 吞咽痛（吞咽疼痛）
- 呕血或黑便
- 无法解释的体重下降＞10%
- 呕吐
- 年龄大于50岁
- 长期使用非甾体类抗炎药
- 频繁出现严重症状
- 有上消化道或结直肠癌家族史
- 症状持续时间短

表 D8　吞咽困难：诊断的策略模型

| | |
|---|---|
| 问：**可能性诊断** | 问：**经常漏诊的疾病** |
| 答：功能性（如"吞咽过快"和心理原因） | 答：异物 |
| 　　药片诱发的刺激 | 　　药物（如吩噻嗪） |
| 　　反流性食管炎 | 　　亚急性甲状腺炎 |
| 　　神经肌肉性（如脑卒中） | 　　外部肿块（如甲状腺肿） |
| 问：**不应漏诊的严重疾病** | 　　食管上段环状狭窄 |
| 答：肿瘤 | 　　贲门失弛缓症 |
| 　　·咽癌、食管癌、胃癌 | 　　上部食管痉挛（与心绞痛类似） |
| 　　·外源性肿瘤 | 　　嗜酸细胞性食管炎 |
| 　　狭窄，通常是良性溃疡 | 问：**容易混淆的疾病** |
| 　　硬皮病 | 答：抑郁 |
| 　　神经系统的原因，如 | 　　药物诱导 |
| 　　·假性延髓性麻痹 | 　　甲状腺肿大 |
| 　　·多发性硬化症 | |
| 　　·帕金森病 | |

# 呼吸困难（Dyspnoea）

呼吸困难是主观上感觉呼吸费力，对任何强度的体力活动都感到难以承受。

呼吸困难的重要原因（Important cauwses dyspnoea）

- 哮喘（详见本书 45 页）。
- 慢性阻塞性肺疾病（详见本书 128 页）。
- 心脏衰竭（详见本书 279 页）。

表 D9　由心脏疾病和肺部疾病引起的呼吸困难显著特征的比较

| 肺部疾病 | 心脏疾病 |
|---|---|
| 呼吸系统疾病的病史 | 高血压、心脏缺血或心脏瓣膜病病史 |
| 进展缓慢 | 进展迅速 |
| 在休息时出现 | 主要在劳累时出现 |
| 常见排痰性咳嗽 | 咳嗽不常见，并且为"干咳" |
| 可有呼吸道感染加重 | 通常不出现呼吸道感染加重的症状 |

表 D10　呼吸困难：诊断的策略模型

问：**可能性诊断**
答：支气管哮喘
　　细支气管炎（儿童）
　　左心衰竭
　　慢性阻塞性肺疾病
　　缺乏锻炼
　　肥胖
　　功能性过度通气
问：**不应漏诊的严重疾病**
答：心血管疾病
　　·急性心脏衰竭（如急性心肌梗死）
　　·心律失常
　　·肺栓塞
　　·肿瘤
　　·支气管癌
　　·严重感染
　　·肺炎/流感
　　·SARS
　　·急性会厌炎（儿童）
　　呼吸系统疾病
　　·吸入异物
　　·气胸

　　·肺不张
　　·胸腔积液
　　·肺结核
　　·急性呼吸窘迫综合征
　　神经肌肉疾病
　　·感染性多发性神经炎
　　·脊髓灰质炎
问：**经常漏诊的疾病**
答：特发性肺间质纤维化
　　外源性过敏性肺泡炎
　　化学性肺炎
　　代谢性酸中毒
　　放射治疗
　　肾功能衰竭（尿毒症）
　　肺内多发小栓子
　　药物诱发的间质性肺疾病（如细胞毒素、柳
　　氮磺吡啶、胺碘酮）
　　结节病
问：**易被误诊的疾病**
答：药物诱导
　　贫血
　　甲状腺功能亢进

## 呼吸困难的主要检查（Key investigations for dyspnoea）

·肺功能测试，包括脉搏血氧仪。

·胸部 X 线检查。

·全血检查、血沉、C-反应蛋白。

·动脉血气。

·心脏相关，如心电图、超声心动图。

## 肺功能检查（Pulmonary function tests）

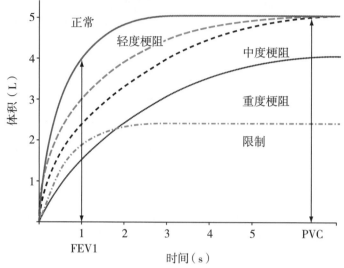

FEV$_1$：第一秒用力呼吸量，FVC：用力肺活量。

图 D12　呼吸描记图显示正常通气、阻塞性通气及限制性通气的模式图

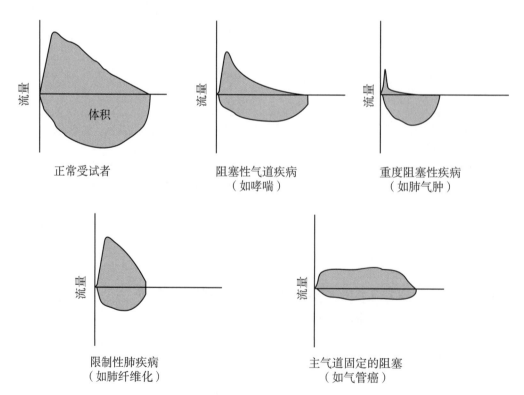

图 D13　呼吸系统疾病最大呼气和吸气流量曲线相对变化示例

# 间质性肺疾病（Interstitial lung diseases）

间质性肺疾病包括一组疾病，共同特征是肺泡隔炎症及肺泡隔纤维化，是肺部对各种原因引起的损伤的一种非特异性反应。引起肺浸润的原因包括：

· 结节病。
· 特发性肺间质纤维化。
· 外源性过敏性肺泡炎。
· 癌性淋巴管炎。
· 药物诱发（如呋喃妥因、细胞毒素）。

常见的临床特征：

· 呼吸困难以及干咳（隐袭起病）。
· 数月至数年时间缓慢进展性呼吸困难。
· 吸气时肺基底部细湿啰音。
· 杵状指。
· 肺功能检查：
　—限制性通气功能不足。
　—气体转移因子降低。
· 肺部特征性 X 线检查的变化。

## 结节病（Sarcoidosis）

临床特点：

· 可能并无症状（1/3 的患者）。
· 通常在 30 ～ 40 岁起病（但可在任何年龄起病）。
· 双侧肺门淋巴结肿大（在肺部 X 线片上）。
· 咳嗽。
· 发热，全身乏力，关节痛。
· 结节性红斑。
· 眼部病变（如前葡萄膜炎）。
· 其他多器官病变（少见）。
· 总致死率 2% ～ 5%。

诊断

最好的活检证据通常是经支气管活组织检查，最好再加上视频辅助性胸腔镜检查。

辅助证据：

· 血清血管紧张素转化酶水平 + 血钙升高。
· 肺功能检查：限制性通气障碍（晚期病例出现气体转运障碍）。

治疗

结节病可自行缓解（肺门淋巴结肿大而无肺部受累的患者不需要治疗）。

糖皮质激素治疗的适应证：

· 3 ～ 6 个月后症状无自行缓解或症状加重。
· 有症状的肺部病变。

· 眼部、中枢神经系统及其他系统受累。

· 高钙血症，尿钙升高。

· 结节性红斑伴有关节痛。

· 持续性咳嗽。

**皮质类固醇治疗**

· 泼尼松每日 30 mg，服用 6 周，然后减量至最低剂量，维持治疗（如 10 ~ 15 mg，服用 6 ~ 12 个月）。

· 对于结节性红斑，泼尼松龙 20 ~ 30 mg，服用 2 周。

**特发性肺间质纤维化**（Idiopathic pulmonary fibrosis）

特发性肺间质纤维化又称隐源性纤维化肺泡炎或特发性纤维性间质性肺炎，是间质性肺疾病患者最常见的诊断。

患者通常在 50 ~ 70 岁出现符合间质性肺疾病的症状。胸部 X 线片是多变的，但是常可见双侧肺底部弥漫性结节状或网状结节阴影。可能需要开胸肺活检来确定诊断和分期。通常的治疗方法是口服高剂量糖皮质激素与硫唑嘌呤。预后较差。

**外源性过敏性肺泡炎**（Extrinsic allergic alveolitis）

这一过敏性肺炎的特征是由于吸入过敏原而引起的肺小气道和肺泡广泛弥漫性炎症反应，通常是微生物孢子，如从"农民肺"中发现的嗜热放线菌，或从"养鸟者肺"中发现的禽类的蛋白质（更常见），来自禽类粪便或羽毛。

处理以预防为基础，即避免接触过敏原或佩戴防护性细网格口罩。发病时可应用泼尼松龙（慎用）来控制急性症状。应当指出的是，该过敏性疾病与感染鹦鹉热是不同的。

# 职业性肺疾病（Occupational pulmonary disease）

多种类型的急性和慢性肺疾病都与暴露于有毒物质有关，如工作场所的粉尘、气体以及蒸汽。

由于化学药剂引起的疾病包括：

· 气道阻塞性疾病，如职业性哮喘、急性支气管炎、（慢性）工业性支气管炎、棉尘肺（由于棉尘引起的哮喘样疾病）。

· 外源性过敏性肺泡炎。

· 由于矿物粉尘引起的肺纤维化（尘肺）。

· 由于工业制剂，如石棉或各种碳氢化合物引发的肺癌。

· 胸膜疾病，通常与石棉相关。

**在呼吸困难诊疗中的经验：**

· 对于呼吸困难的可疑病例，请记住进行胸部 X 线片检查以及肺功能检查。

· 所有的心脏疾病常见的早期症状都有呼吸困难。

· 在劳累时呼吸困难症状加重可能是心脏衰竭的最早的症状。

· 多种药物可引起多种呼吸系统疾病，特别是肺纤维化及肺嗜酸粒细胞增多。胺碘酮和细胞毒类药物，尤其是博来霉素，是主要的致病因素。

· 肺癌患者出现呼吸困难可能是由多种因素引起的，如胸腔积液、肺不张、上呼吸道阻塞及癌性淋巴管炎。

· 起病急骤的严重呼吸困难提示气胸或肺栓塞。

· 如果患者在应用地高辛治疗时出现呼吸困难复发，那么应考虑地高辛中毒和（或）电解质紊乱导致左心衰竭可能性。

· 反复突然发作的，尤其是导致患者在夜间醒来的呼吸困难，提示哮喘或左心衰竭。

· 引起过度通气的原因包括药物、哮喘、甲状腺毒症及惊恐发作／焦虑。

急性呼吸窘迫综合征（Acute respiratory distress syndrome）

又名急性肺损伤，是指在肺部受损或全身性疾病后出现急性低氧血症性呼吸衰竭，没有明显的心源性肺水肿。急性呼吸窘迫综合征发生在伤害事件 12 ～ 48 小时后，常为败血症。

严重急性呼吸道综合征（Severe acute respiratory syndrome）

严重急性呼吸道综合征是由于一种新的冠状病毒引起的非典型肺炎。对于发热 > 38℃ + 咳嗽 + 呼吸困难 + 与严重急性呼吸道综合征患者接触或地方性暴发的患者应怀疑 SARS 的诊断。通过 CT 扫描和 PCR 检测来确诊。

# 肌张力障碍（Dystonia）

肌张力障碍是指由于肌张力的改变而出现持续性或间歇性异常的重复动作或姿势。肌张力障碍痉挛可能影响患者身体的一个部位（局部性，如眼睑痉挛）或多个部位（节段性，如颈部出现痉挛性斜颈）或全身（全身性，如眼球转动危象）。

全身性肌张力障碍

通常是由药物诱发的，如左旋多巴、精神药物。

治疗：苯扎托品 1 ～ 2 mg 肌内注射或静脉注射。

局灶性肌张力障碍

· 眼睑痉挛（不受控制地眨眼）。

· 口：下颌肌张力障碍（下颌打磨和扮鬼脸）。

· 美格（Meige）综合征（上述两种症状同时出现）。

· 半侧面肌痉挛（眼部蔓延至面部）。

· 颈部肌张力障碍（痉挛性斜颈）。

· 喉痉挛或喉肌张力障碍（紧张性声音嘶哑）。

· 手部和前臂痉挛（如作家、打字员、球手或钢琴家的手部和前臂痉挛）。

治疗

向受累的肌肉群注射纯化的肉毒杆菌毒素（谨慎操作）。通常每 3 ～ 6 个月重复一次。

# 排尿困难（Dysuria and frequency）

排尿困难或排尿疼痛，主要表现为尿道和耻骨上不适感，提示下泌尿生殖道（即尿道、膀胱或前列腺）黏膜炎症。排尿困难最常见于 15 ～ 44 岁的女性患者。

虽然在排尿困难的女性患者中，尿路感染占大部分，但是阴道炎和绝经后萎缩性阴道炎也可造成排尿困难。

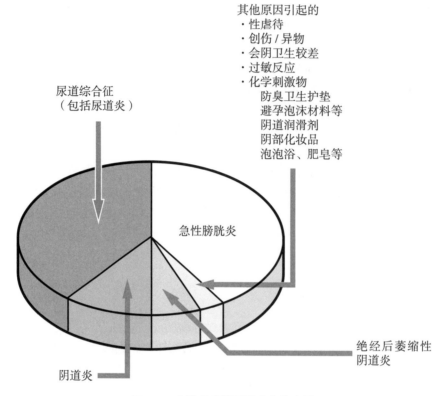

图 D14　女性患者排尿困难症状病因

检查

基本检查包括：

·尿液试纸测试。

·镜检和培养（中段尿或耻骨上穿刺尿液），对于性传播疾病尤其是衣原体感染进行尿液的 PCR 检测。

是否进一步检查取决于初始检查的结果，如果原发病因未找到，转诊做进一步检查将是必要的。

排尿困难：诊断策略模型（Dysuria：diagnostic strategy model）

可能的诊断

·泌尿系统感染，尤其是膀胱炎（女性）。

·尿道炎。

·尿道综合征（女性）又称膀胱疼痛综合征。

·阴道炎。

不容忽视的严重疾病

· 肿瘤：
　—膀胱肿瘤。
　—前列腺肿瘤。
　—尿道肿瘤。
· 感染：
　—淋病。
　—非特异性尿道炎。
　—生殖器疱疹。
· 反应性关节炎。
· 结石（如膀胱）。

诊断陷阱（经常漏诊）

· 更年期综合征。
· 腺病毒尿道炎。
· 前列腺炎。
· 下尿道异物。
· 酸性尿液。
· 急性发热。
· 间质性膀胱炎。
· 尿道肉阜／憩室炎。
· 阴道脱垂。
· 梗阻：如良性前列腺增生。

容易混淆的疾病清单

· 抑郁。
· 糖尿病。
· 药物、泌尿道感染。

# |E|

## 耳部疼痛（Ear pain）

表 E1　耳部疼痛：诊断的策略模型

| 问：**可能性诊断** | 问：**经常漏诊的疾病** |
|---|---|
| 答：中耳炎（病毒性或细菌性） | 答：耳内异物 |
| 　　外耳炎 | 　　硬耳垢 |
| 　　颞下颌关节痛 | 　　气压伤 |
| 　　咽鼓管功能障碍 | 　　未萌出的智齿及其他牙齿的原因 |
| 问：**不应漏诊的严重疾病** | 　　颞下颌关节痛 |
| 答：外耳肿瘤 | 　　面部神经痛，尤其是舌咽神经痛 |
| 　　其他部位的肿瘤（如舌部，喉部） | 　　扁桃体切除术后 |
| 　　带状疱疹（带状疱疹膝状神经节综合征） | 　　·来源于伤口 |
| 　　急性乳突炎 | 　　·来源于颞下颌关节，由于张口器引起 |
| 　　胆脂瘤 | 　　牵涉痛：颈部，喉部 |

**主要特点**（Key features）

*关键病史*

评估疼痛和放射部位，疼痛发作的详细信息，疼痛性质，加重或缓解的因素和相关特征，如眩晕，耳鸣，喉咙痛和外耳刺激。询问有无创伤史，特别是使用棉签清洁耳朵。

*重要检查*

·外耳道检查。

·检查螺旋结节性螺旋体的螺旋线。

·触摸面部和颈部以检查腮腺、区域淋巴结和皮肤和颞下颌关节。

·使用耳机检查耳道和鼓膜，将耳机音量开至最大。

·寻找引起疼痛的原因：颈椎、鼻子、鼻后空间和嘴巴，包括牙齿。

*主要检查*

很少有必要进行。

·考虑使用听力测试，听力测验。

·检查外耳炎的耳分泌物，但如果鼓膜完好无损，则拭子无效。

**儿童中耳炎**（Otitis media in children）

*特点*

·两个发病高峰：6 ～ 12 月龄和学龄期。

·发病季节与上呼吸道感染相同。

·最常见的病原体是病毒（腺病毒和肠道病毒）及肺炎链球菌、流感嗜血杆菌和卡他莫拉菌。

·可能存在发热、烦躁、耳部疼痛及耳漏。

·在年龄较大的儿童，主要症状是耳部疼痛加重及听力丧失。

· 婴儿拉扯耳朵是常见的表现。

· 鼓膜发红和混浊提示病因为病毒感染（无黏液性脓），与上呼吸道感染有关。

· 病毒引起的中耳炎不需要使用抗生素治疗，大部分在 48 小时内缓解。

· 急性发作的耳朵疼痛、拉扯耳朵、听力丧失、烦躁及发热提示细菌性中耳炎。化脓性中耳炎具有渐进性红斑和鼓膜膨出、标志消失 ± 呕吐。治疗时使用抗生素，对 2 岁以内幼儿双侧中耳炎症状进展得较为严重，或患儿有发热、疼痛及其他症状，在 2 ～ 3 天无缓解的情况最为有效。

> **对伴有疼痛的中耳炎患儿，应用抗生素可能的临床适应证**
> · 双侧中耳炎患者 < 2 岁
> · 患儿发热
> · 呕吐
> · 鼓膜呈红色、黄色，隆起
> · 鼓膜的标志消失
> · 48 小时保守治疗后仍有持续发热和疼痛
> · 有风险人群出现并发症

*治疗*

· 嘱患者在有足够湿度的温暖房间休息。

· 应用对乙酰氨基酚混悬液镇痛（高剂量）。

· 有鼻塞症状时应用减充血药。

对于细菌性中耳炎，选择的抗生素如下：

· 阿莫西林 15 mg/kg（最大剂量为 500 mg），口服，每日 3 次，服用 5 天。

· 或阿莫西林 30 mg/kg，每日 2 次，服用 5 天（遵医嘱）。

如果怀疑或记录为产 β- 内酰胺酶细菌感染或初始治疗无效时，使用：

· 头孢克洛 10 mg/kg（最大剂量为 250 mg），口服，每日 3 次，服用 7 天（不考虑病因，头孢克洛为第二选择）。

· 或如果怀疑或已证实为耐阿莫西林细菌感染，则服用阿莫西林克拉维酸钾。

随访：

· 如果在治疗 72 小时后症状无改善应提出报告。

· 在 10 天时重新评估。

*并发症*

· 中耳积液：积液持续长达 2 个月是比较正常的，不需要应用抗生素治疗。如果积液持续超过 3 个月，那么应转诊咨询耳鼻喉科意见。

· 急性乳突炎：耳后出现疼痛、肿胀和压痛，伴有患儿一般状态恶化，需要立即转诊。

· 慢性中耳炎。

*复发性急性中耳炎（Recurrent acute otitis media，AOM）*

如果急性中耳炎不足 2 个月即出现 1 次或在 12 个月内发生超过 4 次，那么应进行急性中耳炎的预防。

· 预防性用药（约 4 个月），阿莫西林 20 mg/kg，口服，每日 1 次，或头孢克洛每日

2 次。

·进行肺炎球菌疫苗接种。

### 成年人中耳炎（Otitis media in adults）

*急性发作期的治疗*

·应用镇痛药来缓解疼痛。

·在温暖房间进行充足的休息。

·鼻减充血药缓解鼻塞症状。

·有细菌感染证据时应使用抗生素。

·治疗相关疾病（如腺样体肥大）。

·随访：检查听力，进行听力测定。

*抗生素治疗*

第一选择：

·阿莫西林 750 mg，口服，每日 2 次，服用 5 天。

·或 500 mg，口服，每日 3 次，服用 5 天。

替代方案：

·多西环素 100 mg，口服，每日 2 次，服用 5 ～ 7 天（对轻度感染，每日 1 次）。

·或头孢克洛 375 mg，口服，每日 2 次，服用 5 ～ 7 天。

·或（如果怀疑或已证实为耐阿莫西林的细菌感染）阿莫西林克拉维酸钾 875/ 125 mg，口服，每日 3 次，服用 5 ～ 7 天（最有效的抗生素）。

*慢性中耳炎*

有两种类型的慢性化脓性中耳炎，均表现为耳聋及流液，不伴有疼痛。液体是通过鼓膜穿孔流出的：一种没有太大危害，另一种则预示病变较重。

表 E2　两种耳朵分泌物症状的比较

|  | 安全 | 不安全 |
| --- | --- | --- |
| 来源 | 胆脂瘤 | 黏膜 |
| 气味 | 臭味 | 无味 |
| 量 | 通常很少，无大量 | 可以是大量的 |
| 性质 | 脓性 | 黏液脓性 |

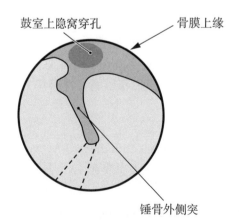

图 E1　耳部感染：不安全的穿孔

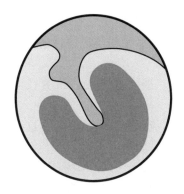

图 E2　耳部感染：安全的穿孔

如果确认出现或怀疑鼓室上隐窝穿孔，那么必须转诊至专科。胆脂瘤无法通过医疗手段来根除。

### 外耳炎（Otitis externa）

临床特点

·起初为瘙痒症状

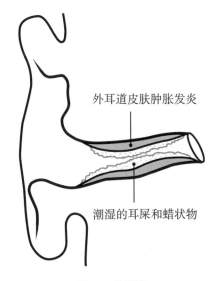

外耳道皮肤肿胀发炎

潮湿的耳屎和蜡状物

图 E3　外耳炎

·疼痛（轻度到剧烈）。

·耳道胀满感。

·流液很少。

·听力丧失。

·拉动耳郭时疼痛。

采用小的耳拭子采集样本进行培养，尤其是怀疑耐药性假单胞菌时。

### 处理

耳道清洁

最基本的治疗：干擦。

冲洗

只对部分病例适用，但是之后必须对耳道进行细致的干燥处理。对于大部分病例并不推荐。

敷料 进行清洁和干燥之后，插入 10 ～ 20 cm 直径 4 mm 的浸渍类固醇和抗生素膏的扭叠（Nufold）纱布条。

对于严重的外耳炎，放置引流条是非常重要的，这有助于在 12 ～ 24 小时内减少水肿和疼痛。需要每日更换，直到肿胀消退。

外用抗菌药 最有效的是抗细菌药、抗真菌药和皮质类固醇激素制剂，尤其是在耳道开放，如环丙氢化可的松（Ciprox HC，含环丙沙星和氢化可的松，用于治疗细菌引起的外耳炎），每次 3 滴，每日 2 次，或复方康纳乐（Kenacomb）和短杆新霉地塞 Sofradex，含短杆菌肽、硫酸新霉素和地塞米松，用于治疗真菌感染引起的外耳炎）滴剂或软膏，每次 2 ～ 3 滴，每日 3 次，或 0.02% 氟米松与 1% 氯碘羟喹（locacorten-vioform）每次 2 ～ 3 滴，每日 2 次。

其他措施

· 强效镇痛药是必不可少的。

· 除非发生蔓延性蜂窝织炎，否则抗生素在治疗中几乎没有效果。

· 防止搔抓及水进入耳内。

· 预防：保持耳朵干燥；用含有凡士林的棉絮保护。游泳和淋浴后使用抗菌干燥剂（如乙醇）。

对严重的"热带耳病"的治疗建议

· 泼尼松龙，口服 15 mg，立即，然后改为 10 mg，每 8 小时 1 次，服用 6 次。

· 然后使用罗塞耳用止血引流线（Merocel ear wick）。

· 外用复方康纳乐（Kenacomb）、环丙氢化可的松（Ciprox HC）或短杆新霉地塞 Sofradex。

## 疖病（Furunculosis）

疖通常是由金黄色葡萄球菌感染毛囊导致，只发生于毛囊管开口。

处理

· 如果形成尖突，进行局部或表面麻醉后切开。

· 加温，用热水清洁面部。

· 如果出现蜂窝织炎或发热，口服双氯西林 / 氟氯西林。

## 软骨膜炎（Perichondritis）

软骨膜炎是耳部的软骨感染，特征是耳郭剧烈疼痛，出现红肿及敏锐的触痛。

治疗：环丙沙星。

## 耳垂感染（Infected earlobe）

耳垂感染的原因很可能是对镍的耳环接触性过敏，伴有金黄色葡萄球菌感染。

处理

· 去除耳环。

· 清洁感染部位，去除残留的镍。

· 擦拭感染部位，然后开始应用抗生素（如双氯西林、氟氯西林或红霉素）。

· 指导患者每日清洁感染部位，然后应用适当的软膏。

· 使用"贵金属"耳钉来保持耳洞。

· 建议患者在以后仅使用金、银或铂金的耳钉。

耳气压伤（Otic barotrauma）

气压伤会影响潜水员及飞机上的旅客。症状包括一过性或持续性疼痛，耳聋，眩晕，耳鸣，也许有流液症状。

检查鼓膜可以看到（目的是明确疾病的严重性）：收缩，红斑，出血（因血液外渗进入鼓膜层），中耳积液或积血，穿孔。使用音叉测试显示传导性听力丧失。

治疗

大部分病例是轻度的，能够在数日之内自动缓解，所以可以应用镇痛药治疗，并对患者进行心理安慰。薄荷醇吸入剂可以有效缓解症状。如果存在任何持续性症状，那么应转诊。

耳外生骨疣（"冲浪者耳"）[ Ear exostoses（"surfer's ear"）]

这些骨性增生是由耳内水潴留引起的。

预防

· 使用耳塞来防止水进入耳内。

· 在游泳后用吹风机彻底吹干耳道。

# 睑外翻（Ectropion）

需要手术修复（局部麻醉）。

在手术之前可用温和的软膏。

# 老年患者（Elderly patients）

评估老年患者并与老年患者建立融洽关系是一种特殊的技巧。老年人与年龄相关的健康和功能均出现下降，尤其是听觉、视觉、糖耐量、收缩压、肾功能、肺和心脏功能、免疫功能、骨密度、认知功能、咀嚼和大小便功能。

## "7 项规则"用于评估不易诊断的老年患者疾病（"Rules of 7"for assessment of the non-coping elderly patient）

如果老年患者表现为非特异性症状，以及健康状态的意外下降和（或）日常生活不能自理，那么在评估中你应考虑下面的检查列表（表 E3）。

表 E3　7 项规则

| 1 | 精神状态 | 意识障碍 / 老年痴呆症，抑郁症，丧失（包括宠物），虐待老人 / 欺凌老人 |
|---|---|---|
| 2 | 眼部 | 视物模糊，白内障，青光眼 |

| 3 | 耳部 | 耳聋（如耳垢），耳鸣 |
|---|---|---|
| 4 | 口 | 牙齿衰老，口腔干燥症，营养不良 |
| 5 | 药物 | 多重用药，不良反应 |
| 6 | 膀胱及肠道 | 尿失禁，尿潴留，泌尿系感染 |
| 7 | 运动 | 步态异常（减轻疼痛），运动障碍（特别是帕金森病），关节炎（髋关节/膝关节），背部/坐骨神经痛，足（趾甲病变），神经病变，循环障碍，下肢溃疡 |

除了意识障碍，其他的非特异性症状包括嗜睡、注意力不集中、情感淡漠、疲乏、虚弱、疲劳、嗜睡、食欲减退、恶心、消瘦、呼吸困难、行动不便、被困在床上或椅子上、绊倒或跌倒。同样要考虑感染，包括肺炎及易混淆的疾病。

## 简易精神状态检查（Mini-mental state examination）

记忆障碍仍然是老年痴呆症的最佳单一指标，应通过正式的记忆测试进行评估。有许多筛查测试可以使用，但简易精神状态检查（the mini-mental state examination，MMSE）量表，特别是 Folstein 版 MMSE 量表（附件 2）是常用的并且推荐使用的。

考虑行为改变时，按照如下所列确定诊断。

D：毒品和酒精，抑郁症。

E：耳朵，眼部。

M：代谢紊乱如低钠血症，糖尿病，甲状腺功能减退症。

E：情绪问题（如孤独）。

N：营养：饮食问题（如 B 族维生素缺乏症，牙齿问题）。

T：肿瘤，（中枢神经系统）创伤。

I：感染。

A：动脉粥样硬化性疾病→脑供血不足。

## 电解质/代谢紊乱（Electrolyte/metabolic disorder）

以下疾病往往发生在需要多种药物治疗的有医疗问题的患者身上。

临床诊断特征：不适 + 肌肉无力，但通常无症状直至出现心脏毒性，如心律失常，心脏骤停；心电图峰值 T 波，小 P 波。

→高钾血症：钾 > 6 mmol/L；> 7 mmol/L 为医疗紧急情况。

临床诊断特征：嗜睡 + 肌肉无力/肌张力减退 + 肌肉痉挛 + 认知/混乱受损 + 心律失常，尤其是异位搏动。

→低钾血症：钾 < 2.5 mmol/L（严重症状）；2.5 ~ 3.5 mmol/L 通常无症状。

临床诊断特征：嗜睡 + 肌肉无力 + 性格改变 ± 混乱 ± 癫痫发作。

→低钠血症：钠 < 125 ~ 135 mmol/L。

临床诊断特征：口渴 = 少尿 + 混乱 + 肌肉抽搐和痉挛 + 直立性低血压 ± 癫痫发作/昏迷。

→高钠血症：钠 > 145 mmol/L。

## 老年患者跌倒（Falls in the elderly）

跌倒是老年患者需要面对的一个重要问题，因为至少 5% 的跌倒会导致骨折，尤其是 Colles 骨折和股骨颈骨折。死亡率很高。

主要原因是：

- 神经系统（如脑血管疾病，帕金森病）。
- 感觉障碍（如视觉系统，前庭病变）。
- 心血管疾病（如直立性低血压）。
- 肌肉骨骼（如关节炎，足部疾病）。
- 水电解质紊乱。
- 认知和心理疾病（如老年痴呆症，谵妄）。
- 药物 / 毒品相关疾病（如镇静药，酒精）。
- 生理变化（如步态障碍）。
- 环境因素（如滑倒或绊倒）。
- 上述疾病的组合。

已经证实，存在以下情况是跌倒最显著的临床风险因素：视力受损，一般功能受损，直立性低血压，听力下降，情绪低落 / 抑郁症，药物使用，尤其是镇静药，下肢力量降低，包括关节炎、平衡和步态受损。

处理和预防包括治疗内科疾病并控制风险因素。将患者转诊至包括职业治疗师及物理治疗师的多学科团队。策略包括助行器、家庭危险控制、运动训练及减少药量。

## 疾病的应急处理（Emergency management of key medical conditions）

表 E4　应急处理：利用医疗急救包

| 疾病 | 治疗 |
| --- | --- |
| 所有的重症疾病 | 要牢记：<br>· 建立静脉通路<br>· 输氧 |
| 急性肺水肿（心力衰竭） | · 呋塞米 40 ~ 80 mg 静脉注射（或平常剂量的 2 倍）<br>· 硝酸甘油 1 剂量（喷雾）或药片<br>· 考虑（特别是如果有胸痛症状）静脉注射吗啡 2.5 ~ 5 mg<br>· 对于无反应的患者使用持续气道正压通气（CPAP） |
| 急性过敏反应 | · 肾上腺素 0.3 ~ 0.5 mg（1 ：1000），肌内注射，如有需要，每 5 分钟重复一次<br>如果未迅速改善症状：<br>· 吸入沙丁胺醇<br>· 静脉输液<br>· 肾上腺素注入<br>· 氢化可的松 / 胰高血糖素 / 抗组胺药 |

续表

| 疾病 | 治疗 |
|------|------|
| 血管性水肿＋急性荨麻疹 | ·异丙嗪 25 mg 肌内注射 ± 肾上腺素<br>·或泼尼松龙 25 ～ 50 mg，口服，作为单剂量 |
| 哮喘 | ·沙丁胺醇喷雾剂，6（＜6 岁）～ 12（成年人）次吸入（4×4×4 原则）<br>·氢化可的松 200 ～ 250 mg，静脉注射或肌内注射<br>如果症状严重的话：<br>·硫酸镁，25 ～ 100 mg/kg，静脉注射，20 分钟以上<br>·肾上腺素 0.3 ～ 0.5 mg 1：1000 肌内注射或皮下注射或输入生理盐水 |
| 喉炎（重度） | ·地塞米松 0.15 mg/kg，肌内注射 |
| 癫痫（发作） | ·咪达唑仑 0.2 mg/kg，肌内注射，或静脉注射或舌下含服<br>·或地西泮 5 ～ 20 mg，静脉注射（速度 ≤ 2 mg/min） |
| 阿片类药物的呼吸抑制 | ·盐酸纳洛酮 0.2 mg 静脉注射 +0.4 mg 肌内注射 |
| 心肌梗死 | ·阿司匹林 300 mg 肠溶片<br>·硝酸甘油喷雾或片剂（最多 3 片）<br>·硫酸吗啡 2.5 ～ 5 mg 静脉注射 |
| 低血糖 | ·胰高血糖素 1 mg/mL，皮下、肌内注射或静脉注射，然后喝甜饮料或 20 mL 50% 葡萄糖静脉注射 |
| 偏头痛（严重） | ·丙氯拉嗪 12.5 mg，静脉注射<br>·或甲氧氯普胺 10 mg 静脉注射<br>·氟哌啶醇 5 mg 肌内注射或静脉注射 |
| 丛集性头痛 | ·100% 氧气，流量为 6 L/min，持续 15 min<br>·甲氧氯普胺 10 mg 静脉注射 + 双氢麦角胺 0.5 mg 缓慢静脉注射 |
| 运动障碍（因抗精神病药物） | ·苯扎托品 1 ～ 2 mg 静脉注射或肌内注射 |
| 脑膜炎双球菌血症 | ·青霉素 60 mg/kg 静脉注射或头孢曲松钠（P90） |
| 泌尿系统绞痛 | ·吗啡 10 ～ 15 mg 肌内注射或静脉注射 ± 甲氧氯普胺<br>·吲哚美辛栓 |
| 眩晕（急性） | ·丙氯拉嗪 12.5 ～ 25 mg 肌内注射<br>·或异丙嗪 25 mg 肌内注射 |
| 呕吐 | ·丙氯拉嗪 12.5 mg 肌内注射或静脉注射<br>·或甲氧氯普胺 10 mg |

# 大便失禁（儿童粪便失禁）[Encopresis（faecal incontinence in children）]

大便失禁是 4 岁或以上患者成形或半成形粪便不自主排出，症状持续至少 1 个月。特点是不能按时如厕和不合理的饮食。主要特征是显著的粪便潴留导致直肠扩张。直肠检查提示肛门张力差，直肠扩张，粪便干结，潴留在直肠内。

评估

·采集病史，包括发育情况。

·体格检查，包括检查内衣。

·腹部 X 线片检查（作为基线参考）。

处理

大部分病例可经下列方法治愈。最初的任务是排空肠道内的粪便（可能需要几个月）。

润肠通便的药物：

·大便软化剂（如液状石蜡）20 ～ 40 mL/d。

·小袋装聚乙二醇 3350（默维可），第 1 天 1 袋，每日 2 次，第 2 天 2 袋，每日 2 次，第 3 天 3 袋，每日 2 次，依此类推，直到症状缓解。

考虑微泻（Microlax）宝宝灌肠剂，然后 Senokot 颗粒，每日一茶匙。

如果有严重的粪便嵌塞：

·住院治疗（每日护理）。

·考虑腹部 X 线片检查。

·大粒凝胶 3350：按照平常的剂量加倍。

·微泻（Microlax）宝宝灌肠剂。

如果治疗不成功，应用磷酸钠（Fleet）灌肠剂（不低于 2 岁）。

如果不能应用口服药物，则需经鼻胃管应用硫酸钠［结肠利（Colon-LYTLEY）灌肠剂］。

一般护理：

·持续关注和支持（关键）。

·教育和咨询。

·合理饮食，充足的水和运动。

·建立程序化的如厕行为（如每餐后固定坐在马桶最少 10 分钟，每日 3 次）。

·定期随访与鼓励，每日在图上用星形做记录。

·避免惩罚性的方法、批评及对问题的过分关注。

·如果仍有问题，那么应考虑专科诊所。

## 心内膜炎（Endocarditis）

警告标志

·不明原因的发热及心脏杂音。

·进行仪器检查或小型和大型的手术后出现发热性疾病。

经典四个征象：感染迹象、心脏病、栓塞和免疫现象，如关节炎。

只有 50% 的患者以前有已知的心脏疾病。对于静脉吸毒者要考虑心内膜炎的可能性。

主要检查是血培养：在第一个小时之内至少采样 3 组。

超声心动图［经食道超声心动图检查（TOE）的敏感度高于经胸廓超声心动图检查（TTE）］。

*抗菌药物治疗*

对于心内膜炎管理有两个重要原则：

·治疗必须进行静脉注射，至少 2 周。

·治疗需长期进行，通常 4 ～ 6 周。

向传染病医师进行咨询或向临床微生物学家寻求帮助。在进行血培养后，应迅速开始经验性抗菌治疗，尤其怀疑患者是心内膜炎的暴发性感染时。推荐用药为青霉素 + 庆大霉素 + 双氯西林 / 氟氯西林。如果考虑为医院获得性、怀疑为 MRSA 或人工心脏瓣膜感染时，需要考虑应用万古霉素。

*预防心内膜炎*

预防性治疗的价值不明。

**低危患者**（无人工瓣膜或既往无心内膜炎发作）：不推荐预防性治疗。

**高危患者**（人工瓣膜，所有获得性瓣膜病，既往史，大部分先天性心脏病，二尖瓣脱垂伴关闭不全）进行具有侵入性的牙科手术，口腔或上呼吸道手术，胃肠道（GIT）或胃溃疡（GU）手术：

阿莫西林 2 g（50 mg/kg，直至成年人剂量）口服，提前 1 小时用药（如果不长期服用青霉素）。

或阿莫西林 / 氨苄西林 2 g（50 mg/kg，直至成年人剂量），在手术等程序开始前静脉注射或在开始前 30 分钟肌内注射。

如果进行全身麻醉，则加（根据情况而定）静脉注射（手术开始之前）或肌内注射（手术开始前 30 分钟）庆大霉素，或静脉注射万古霉素。

# 内分泌：病情概述（Endocrine：overview of conditions）

## 与垂体激素相关的三联综合征 / 四联综合征（Triads/tetrads for syndromes related to pituiary hormones）

甲状腺（Thyroid）

甲状腺功能减退症：疲倦 + 沙哑的声音 + 不耐受寒冷 + 功能减退 + 反应速度减慢 + 面部浮肿。

甲状腺功能亢进：焦虑 + 体重减轻 + 肌肉无力 + 手出汗 + 频繁排便 + 心悸。

肾上腺（Adrenal）

艾迪生病：疲劳 / 虚弱 + 厌食 & 恶心 + 头晕 ± 皮肤变色 ± 腹痛，体重减轻，拉肚子（腹泻）。

库欣病：多发月亮脸 + 四肢瘦弱 + 肌肉无力 + 多毛症 + 腹部皮纹 + 高血压。

原发性醛固酮增多症：通常是无症状的，如果有症状则都是低钾血症的特征，如虚弱、感觉异常、抽筋。

嗜铬细胞瘤：头痛 + 心悸 + 出汗 + 焦虑。

先天性肾上腺增生：性别不明 + 阴蒂肥大 + 女性男性化 + 脱盐状态。

垂体（Pituitary）

肢端肥大症

鼻部问题 + 穿戴问题（足部骨骼发生变化，鞋子穿不上；手部骨骼发生问题，手套戴不上；手指变粗，戒指套不上去）+ 虚弱 + 出汗。

垂体功能低下

（女性）闭经 + 腋毛和阴毛脱落 + 乳房萎缩，（男性）性欲减退 + 阳痿 + 体毛脱落。

尿崩症

虚弱 + 多尿 + 烦渴（对冰水的强烈渴望）。

高泌乳素血症

两性共同的症状为性欲降低 + 生育能力降低 + 乳糜泻，

+ 女性：闭经 / 月经过少。

+ 男性：勃起功能障碍（ED），面部毛发减少。

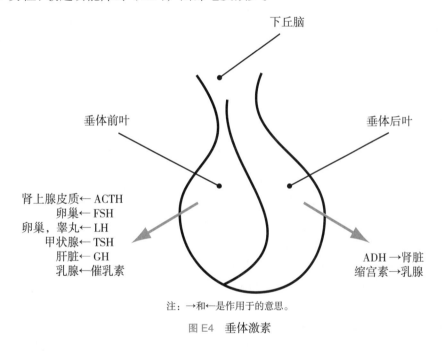

注：→ 和 ← 是作用于的意思。

图 E4　垂体激素

其他内分泌相关疾病（Other endocrine related）

甲状旁腺功能亢进症

**典型症状**：骨病、悲叹、结石、腹部呻吟声。

由于高钙血症：

**高钙血症**：虚弱 + 便秘 + 多尿。

**甲状旁腺功能减退症**：神经肌肉兴奋性 + 手足搐搦 + 神经精神病学特征，如精神错乱。

由于低钙血症：

**糖尿病**：疲劳和疲倦 + 烦渴 + 多尿 + 体重减轻（预示 1 型糖尿病）。

# 子宫内膜异位症（Endometriosis）

临床特点

·10% 的发病率。

·在青春期到更年期发病，发病高峰为 25 ～ 35 岁。

·继发性痛经。

·经前点滴出血。

·不孕不育。

·性交疼痛。

·非特异性盆腔疼痛。

·月经过多。

·子宫内膜异位囊肿破裂时出现急性疼痛。

·临床诊断特征：痛经 + 月经过多 + 腹痛 + 盆腔痛。

诊断

·仅可在腹腔镜或开腹手术时通过直接目视检查进行确诊。

·超声波扫描有助于诊断。

治疗

·向患者细致地解释，并指出有不孕不育的风险。

·应用基本的镇痛药。

·可以进行手术或药物治疗。

药物治疗：

诱发闭经可选择以下药物治疗。

·释放左炔诺孕酮宫内节育器（IUCD），每 5 年更换一次。

·达那唑：持续服用 3 ～ 6 个月。

·雌 – 孕激素联合口服避孕药：每日 1 次，连续服用约 6 个月或更长时间。

·孕激素，如醋酸甲羟孕酮（Depo Provera）。

·GnRH 类似物（如戈舍瑞林）。

手术治疗：手术措施取决于患者的年龄、症状及计划生育情况。激光手术和显微手术既可以通过腹腔镜进行，也可进行开腹手术，来去除异位的子宫内膜，阻断子宫神经。

注意：治疗后有助于怀孕，但是子宫内膜异位症会复发。

# 眼睑内翻（Entropion）

如果眼睑内翻不适合外科手术治疗，那么可使用低过敏的、无纺布手术胶带（1 cm × 3 cm）来外翻眼睑并将其固定到脸颊（图 E5）。每日在表上记录，由照顾者根据需要进行更换。

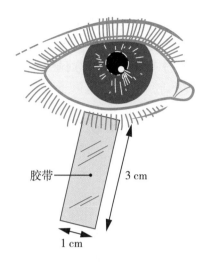

图 E5　眼睑内翻的治疗

# 遗尿（尿床）[ Enuresis（bed–wetting）]

夜尿（Nocturnal enuresis）

如果 6 岁及以上儿童经常尿床，那么应视为一个问题，虽然很多男孩子直到 8 岁才会不尿床。

6 岁之后，应进行必要的检查，包括静脉尿路造影或超声检查，以排除泌尿道畸形及糖尿病。

对家长在管理孩子方面的建议

· 不要责骂或惩罚孩子。

· 在适当的时候经常表扬孩子。

· 考虑每日在表上记录夜间排尿情况。

· 晚饭后不要阻止孩子饮水。

· 晚上不要叫醒孩子上厕所。

· 夜间使用照明帮助醒来的孩子去上厕所。

· 有些家长使用尿布来保持床干燥，应尝试使用特殊的吸收垫放在床单下面，而不
　是使用尿布。

· 确保孩子淋浴或盆浴后再送去幼儿园或学校。

· 安抚孩子，让孩子不要认为自己有错，让孩子知道这个问题很常见，终究会消失。

治疗

许多方法都试过，但是尿床报警系统通常被认为是最有效的。如果孩子有情绪的问题，则应进行情感咨询或催眠治疗。醋酸去氨加压素片对在学校参加营地集训的孩子非常有效并且有用。

逐步管理的尝试

1.调理疗法

· 报警垫或报警铃。

·或报警内裤［如曼勒姆（Malem）生产的夜尿报警内裤］。

如果尝试失败，那么间断 3 个月，并再次尝试，进行严密的监督。

2. 每晚使用醋酸去氨加压素片或鼻喷剂（睡前避免饮水过度）。

3. 醋酸去氨加压素片 + 报警。

4. 计划性的唤醒。

上述方法优于三环类抗抑郁药，如丙米嗪。

# 癫痫（**Epilepsy**）

癫痫具有"反复发作的倾向"。癫痫是一种症状，而不是一种疾病。一个人至少有两次发作事件才可以被确认为癫痫。尽可能使用单药治疗。

癫痫的类型

痫性发作一般被划分为全身性和部分性（表 E5）。部分性发作更为常见，是全身性发作的 2 倍左右，通常是由于后天的病理因素导致的。

强直 – 阵挛发作（Tonic–clonic seizures）

以前被称为癫痫大发作，是典型的抽搐发作与肌肉痉挛。典型特征（按顺序）：

·初始的强直期（长达 60 秒）。

·抽搐（阵挛期）（数秒至数分钟）。

·轻度昏迷或嗜睡（15 分钟到数小时）。

非典型性强直 – 阵挛发作

强直 – 阵挛发作的变异型比典型发作更为常见。

·身体僵硬和跌倒 = 强直。

·身体变软和跌倒 = 肌张力下降。

·仅颤动 = 阵挛。

表 E5 癫痫发作的分类

| |
|---|
| **1. 全身性发作** |
| 　抽搐 |
| 　　强直 – 阵挛（以前称为大发作） |
| 　　阵挛 |
| 　非抽搐 |
| 　　强直 |
| 　　失张力跌倒发作 |
| 　　失神（小发作） |
| 　　不典型失神 |
| 　　肌阵挛 |
| **2. 部分性发作**（非惊厥型） |
| 　简单部分性发作（意识保留） |
| 　　伴有运动体征（杰克逊癫痫） |
| 　　伴有体感症状 |
| 　　伴有精神症状 |
| 　　复杂部分性发作（意识障碍） |
| **3. 继发性全身发作** |

诊断

· 了解短期的诱发因素（如睡眠不足、药物、毒品包括酒精）。

· 常规检查：脑电图、CT 或 MRI（最好）检查，基本的生物化学和血液学检查。

处理

注意：仅有一次发作时，通常先不进行治疗（再一次发作的概率大约是 70%）。

参见图 E6（癫痫的初始管理流程图）。

· 深度的社会心理支持。

· 患者教育、咨询、宣传。

· 适当时转诊。

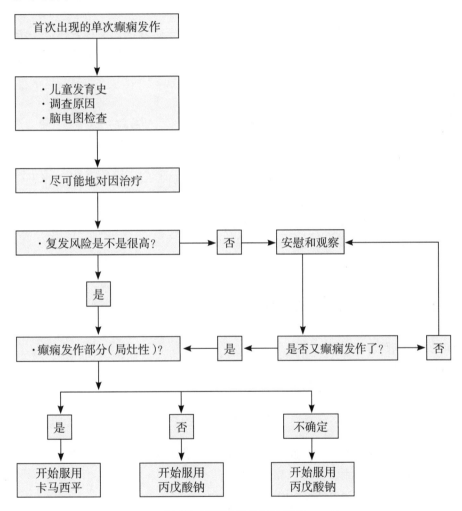

图 E6　癫痫发作的初始治疗

（经过允许摘自：Neurology Expert Group. Initial management of epilepsy（Figure 7.1）［revised 2011 June］. In eTG complete［internet］. Melbourne：Therapeutic Guidelines Ltd，2015 Mar.）

药物治疗

· 丙戊酸钠（首选）。

成年人：500 mg/d，口服，服用 1 周，然后每日 2 次，连续服用 1 周，每 2 ～ 4 周逐渐增加剂量以实现症状控制（可达 2 ～ 3 g/d）。

因为丙戊酸钠有致畸的危险，部分医生倾向给年轻女性患者服用卡马西平，然而卡马西平镇静作用较小。

· 卡马西平（第二选择）。

· 其他选择：苯妥英钠、拉莫三嗪、托吡酯，左乙拉西坦（通常是为达到最优控制时加用，检查药物相互作用）。

继续治疗至少两年，直到不再发作。

避免使用丙氯拉嗪和苯二氮。每年监测肝功能和全血细胞计数。

### 失神发作（Absence seizure）

这种类型的全身性癫痫通常发生于 4 岁以上儿童至青春期。失神发作进一步细分为儿童失神癫痫（以前称为小发作，通常发生于 4 ～ 9 岁）和青少年失神癫痫（通常发生于 10 ～ 15 岁）。

· 患儿停止活动，并突然凝视。

· 患儿不动。

· 没有任何预警。

· 有时有眼睑、面部、手指阵挛（抽动）运动。

· 可有咂嘴或咀嚼（称为复杂失神）。

· 只持续数秒，通常为 5 ～ 10 秒。

· 发作后患儿继续发作前的动作，就好像什么都没有发生。

· 通常每日发作数次（不只是一两次）。

· 成年后可能会导致全身性发作。

诊断

最好在诊室通过过度换气来诱发发作。

脑电图：

· 典型 3 Hz 棘波。

· 可能是正常的。

· 存在过度换气现象。

药物治疗

· 乙琥胺（第一选择）。

· 或丙戊酸钠（第二选择）：如果有其他类型的发作为一线用药。

· 其他选择：氯硝西泮、拉莫三嗪、氯巴占。

### 复杂部分性发作（Complex partial seizures）

复杂部分性发作是最常见的局灶性癫痫，并且发作时长各不相同，从瞬间到数分钟（平均 1 ～ 3 分钟）。

可能出现的表现

· 最为常见的表现：知觉和意识的轻微扰动。

· 幻觉：视幻觉、味幻觉、嗅幻觉、声音幻觉。

· 失神发作或眩晕。

· 情感感受：恐惧、焦虑、愤怒。

· 认知障碍反应：如似曾相识（熟悉感）、似曾陌生（不真实感）。

· 客观体征：

—咂嘴。

—吞咽、咀嚼、吸吮。

—对指令或问题反应迟钝。

—在房间内来回走动。

不真实感或感觉分离及发作后意识障碍常见于复杂部分性发作。有可能出现永久性的短期记忆丧失。

诊断

· 50% ～ 60% 的病例能够用脑电图诊断。

· 脑电图 / 监测有助于诊断频繁发作。

· CT 或 MRI 扫描以排除肿瘤、确认诊断。

药物治疗

· 卡马西平（第一选择）200 mg/d，由每周 100 mg 逐步增加剂量来控制发作。

· 或丙戊酸钠。

其他选择：苯妥英钠、拉莫三嗪、加巴喷丁、氨己烯酸、噻加宾。

单纯部分性发作（Simple partial seizures）

在单纯部分性发作中，不伴有意识丧失。单纯部分性发作包括，可能进一步发展为全身强直、阵挛发作的局灶性发作，或可能进一步发展为运动性发作（杰克逊癫痫的局灶性发作）。

杰克逊癫痫（运动性发作）

典型的杰克逊癫痫开始于口角或拇指和示指，进而发展到身体的其他部位，如一侧拇指→手→上肢→面部 ± 下肢，然后双侧均累及。可能继发强直、阵挛发作或复杂部分性发作。

药物治疗 同复杂部分性发作。

癫痫持续状态（Status epilepticus）

癫痫持续状态是指出现 1 次以上的中间没有恢复意识的发作或一次发作持续时间 > 20 分钟。

**局灶性癫痫持续状态**

· 高度怀疑一般倾向于诊断为局灶性癫痫持续状态。

· 通常口服药物就足够了。

· 避免过度治疗。

**全身性癫痫持续状态**

失神发作（小发作）

· 住院治疗。

· 静脉注射地西泮。

强直 - 阵挛发作（危险！）

· 确保有足够氧合：打开呼吸道（如口咽导管）；吸氧，流量为 8 L/min。

- 咪达唑仑 5～10 mg（儿童 0.15～0.2 mg/kg 至 10 mg）静脉注射或肌内注射，超过 2～5 分钟，或 5～10 mg）用注射器口腔（牙龈和面颊之间）或鼻内给药。如有必要，可在 15 分钟内重复。
- 或地西泮 0.05 mg/（kg·min）（或立即给予 0.2 mg/kg）静脉注射，直到发作停止或开始出现呼吸抑制（注意呼吸抑制和其他重要参数）；通常成年人给予 10～20 mg 丸药。
- 或氯硝西泮 1～2 mg 静脉注射，立即，然后静脉注射 0.5～1 mg/min，直到发作停止或开始出现呼吸抑制。
- 继续使用（以上所有苯二氮卓类药物）苯妥英钠 1000 mg，静脉注射 20～30 分钟以上。

其他药物可以考虑应用：苯巴比妥、硫喷妥钠、副醛、丙戊酸钠（可以经直肠给药）。

注意：咪达唑仑适用于所有类型的癫痫发作，而且可以经鼻或含服给药。

地西泮的溶液、栓剂或凝胶可通过直肠给药。成年患者，可用 10 mg 稀释于 5 mL 等渗盐水中，并通过注射器喷嘴插入直肠。儿童剂量为 0.5 mg/kg。

## 鼻出血：治疗（Epistaxis：treatment techniques）

简单填塞
- 拇指和示指捏住鼻子"软"的部分 5 分钟。
- 鼻梁处应用冰袋。

Little 区的简单灼烧止血

［在 Little 区，给予如苯肾利多（Cophenylcaine，含苯肾上腺素和利多卡因）鼻喷剂 ±5% 可卡因溶液］。使用以下三种方法之一：电灼法、三氯乙酸或硝酸银棒（首选）。

持续性前鼻出血
- 莫罗塞（Merocel，手术海绵）鼻腔填塞或卡尔特藻酸盐（Kaltostat）医用敷料或 BIPP 纱条。

治疗反复性前鼻出血的"诀窍"：
- 使用纳斯雷特（Nasalate，含葡萄糖酸氯己定和盐酸去氧肾上腺素）鼻部软膏，每日 3 次，应用 7～10 天。
- 或兰克提诺儿（Rectinol，活性成分氧化锌）软膏。

严重后鼻出血

使用 Foley 导管或 Epistat 导管，应用或不应用 Kaltostat 医用敷料。

## 勃起功能障碍（Erectile dysfunction）

勃起功能障碍（俗称阳痿）是无法达到或维持足够时间的勃起来达到满意的性交。勃起功能障碍并不是指射精、生育或性欲问题。应查找原因，如心理原因、激素水平

（少见）、药物诱发性和血管疾病。

检查

一线血液检查：

· 睾酮：是否雄激素缺乏。

· 甲状腺素：是否患甲状腺功能减退症。

· 催乳素：是否有高泌乳素血症。

· 黄体生成素：是否存在垂体功能减退。

· 血糖

其他检查：夜间阴茎勃起情况，肝功能检查，尤其是转肽酶（酒精影响）。

管理

病因治疗。如果是心因性障碍，则应转诊进行个人辅导或性辅导。

如果是雄激素缺乏，分步进行试验性治疗：

1. 口服：十一酸睾酮［安雄（Andriol）］。

2. 肌内注射：庚酸睾酮［普雷蒙睾酮（Primoteston Depot）］或睾酮酯［瑟斯坦农（Sustanon，四种睾酮酯混合注射液）］。

3. 皮下植入：睾丸激素植入物（持续 5 ～ 6 个月）。

如果是功能性障碍：口服药物（PDE-5 抑制药）。

· 西地那非（万艾可）50 ～ 100 mg，口服，性交前 1/2 ～ 1 小时服用。

· 他达拉非（希爱力）10 ～ 20 mg，口服，性交前 1 ～ 2 小时服用。

· 伐地那非（艾力达）10 ～ 20 mg，口服，性交前 1/2 ～ 1 小时服用。

对于服用硝酸盐的心绞痛患者应禁用。

阴茎内注射前列腺素 E（前列地尔）：

· 海绵体内注射。

· 教授患者给药方法后患者自行给药。

· 每周最多 3 次，服用伪麻黄碱 2 片来延长勃起 > 2 小时。

# 丹毒（Erysipelas）

· 皮肤浅表的蜂窝织炎。

· 至少 80% 的病例有面部病灶，从鼻部、面部或牙齿感染扩散。

· 由感染化脓性链球菌所致。

· 多见于老年人群。

· 起病急骤。

· 迅速蔓延的皮肤红色斑块。

· 淋巴管及淋巴结受累。

· 皮损部位发热、疼痛及水肿。

· 全身性表现（如发热、疲倦）。

· 复发常见。

*治疗*

· 青霉素 V 500 mg，口服，每日 4 次，或肌内注射普鲁卡因青霉素每日 1 次，连续用药 7 ～ 10 天。
· 苄青霉素 600 mg，静脉注射，每 4 小时一次（如果症状严重的话）。

# 眼部：干眼症（Eye： dry）

通常是老年患者主诉长期眼内有砂子一样的感觉，其原因是泪液分泌减少。三种主要治疗制剂：

· 润滑滴眼液（如聚乙烯醇溶液或 0.5% 羟丙基甲基纤维素）。
· 润滑凝胶或药膏［如波利文思眼药膏（Poly Vise）和杜拉泪膜眼药膏（DURATEARS，活性成分为羊毛脂）］。
· 泪液刺激滴剂［如席拉滴眼液（Thera Tears）和塞勒芙丝润滑滴眼液（Cellufresh）］。

其他提示：
· 用干净的水经常清洗。
· 室内干热时使用室内增湿器。

# 眼部疼痛、发红（Eye pain and redness）

· 在日常的医疗实践中，急性结膜炎占所有眼科疾病的 25% 以上（详见本书 134 页）。
· 疼痛及视力丧失提示病情严重，如青光眼、葡萄膜炎（包括急性虹膜炎）或角膜溃疡。
· 谨防单侧红眼：诊断不要局限在细菌性结膜炎或过敏结膜炎。单侧红眼很少是由结膜炎引起的，可以是由角膜溃疡、角膜炎、异物、外伤、葡萄膜炎或急性青光眼导致的。

表 E6　眼部发红和触痛：诊断的策略模型

| 问：**可能性诊断** | 微生物性角膜炎，如真菌、阿米巴原虫、细菌 |
|---|---|
| 答：结膜炎 | 眼部带状疱疹 |
| · 细菌 | 眼部穿通伤 |
| · 腺病毒 | 眼内炎 |
| · 过敏 | 眶蜂窝织炎 |
| 问：**不应漏诊的严重疾病** | 问：**经常漏诊的疾病** |
| 答：急性青光眼 | 答：巩膜炎、巩膜外层炎 |
| 葡萄膜炎 | 异物 |
| · 急性虹膜炎 | 创伤（挫伤，穿透性损伤） |
| · 脉络膜炎 | 紫外线"角膜炎" |
| 角膜溃疡 | 眼睑炎 |
| 单纯疱疹病毒性角膜炎 | 海绵窦动静脉瘘 |

临床方法

采集病史的五个要领是：

· 外伤史（特别是可作为眼内异物的提示）。

· 视觉。

· 眼部不适的程度和类型。

· 有无流液。

· 有无畏光。

当检查单侧红眼时，请牢记以下的诊断：

· 外伤。

· 异物，包括眼内异物。

· 角膜溃疡。

· 虹膜炎（葡萄膜炎）。

· 病毒性结膜炎（最常见的类型）。

· 急性青光眼。

---

**"红眼"的警示标志及"黄金法则"**

· 始终检查并记录视力。

· 警惕单侧红眼。

· 结膜炎总是累及双侧。

· 患眼经常干涩。

· 如果怀疑单纯疱疹病毒感染，那么切勿使用类固醇。

· 眼球穿通伤是急症。

· 考虑眼内异物。

· 如果累及鼻部，那么应谨防眼部带状疱疹。

· 瞳孔不规则：考虑虹膜炎、外伤及手术。

· 切勿覆盖流液的眼睛。

· 对于眼睑溃疡的患者应转诊。

· 如果有角膜擦伤，那么应找寻异物。

资料来源：J Colvin 和 J Reich

---

## 儿童红眼（Red eye in children）

儿童红眼特别值得关注的是眼眶蜂窝织炎，可能表现为单侧眼睑肿胀，如果不及时治疗可迅速导致失明。细菌性结膜炎、病毒性结膜炎及过敏性结膜炎常见于所有儿童。婴幼儿结膜炎是一种严重的疾病，病因是组织发育不成熟及防御机制不成熟。

### 新生儿结膜炎（新生儿眼炎）[ Neonatal conjunctivitis ( ophthalmia neonatorum )]

新生儿结膜炎是指 1 月龄以内的婴儿发生结膜炎，是一种需要上报的疾病。衣原体感染及淋球菌感染较为罕见，但是如果患儿在刚出生的几天内出现脓性分泌物，必须予以考虑。沙眼衣原体常表现为产后 1 周或 2 周中等量黏液脓性分泌物。

治疗方法是口服红霉素连续 21 天以及局部应用磺胺醋酰。

淋球菌性结膜炎通常发生在产后 1 天或 2 天，需要积极的治疗，可予以静脉注射头孢菌素或青霉素，局部应用磺胺醋酰滴剂。

### 沙眼（Trachoma）

沙眼是一种衣原体结膜炎，在内陆地区及土著人口中普遍。沙眼衣原体通过人与人之间的接触传播及苍蝇传播，尤其是在卫生条件不佳的地方。沙眼是世界上导致失明最常见的原因。如上文所述，在儿童时期开始控制感染是很重要的。

对于成年人及 6 kg 以上的儿童：阿奇霉素 1 g，口服，每日 1 次。

### 鼻泪管阻塞（Blocked nasolacrimal duct）

鼻泪管阻塞的关键体征是婴儿眼睛过度流液 ± 黏液 / 黏脓液。通常在 3 ～ 12 周症状明显。大部分婴儿在 6 月龄能够自然缓解。

**处理**

· 感染发作时局部应用抗生素，轻度感染时使用脱脂棉热敷。

· 用生理盐水清洗。

· 经常用手指向鼻尖方向按摩泪囊。

· 如果 6 月龄内流泪、流液量大且有刺激性，或 6 ～ 12 月龄间症状未自行缓解，那么应转诊进行泪道的探测和扩张。

### 眶蜂窝织炎（Orbital cellulitis）

眶蜂窝织炎包括两种基本类型，眶周（或眶隔前）和眶（或眶隔后）蜂窝织炎，通常见于儿童。

**眶（后间隔）蜂窝织炎**

**特点**

· 一种潜在的致盲且危及生命的疾病。

· 在儿童中，可在数小时内进展为失明。

· 单侧眼睑肿胀；可能发红。

· 患者一般情况不佳。

· 鼻窦压痛（图 E7）。

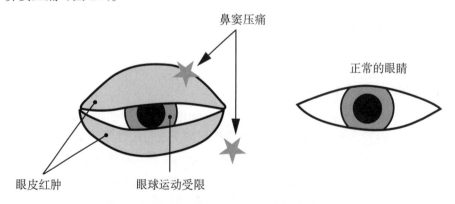

图 E7　眼眶（后间隔）蜂窝织炎患者的重要体征

· 眼球运动受限且疼痛。

· 通常继发于筛窦炎。

· 多因流感嗜血杆菌引起。

**眶周（前间隔）蜂窝织炎**

· 与上述类似的表现。

· 通常继发于擦伤。

· 但是无眼球运动受限或疼痛。

**处理（两种类型）**

· 立即转诊至专科医生。

· 静脉注射头孢噻肟，直到退热，然后服用阿莫西林 / 克拉维酸或双氯西林 / 氟氯西林，持续应用 7 ~ 10 天。

## 成年人红眼（Red eye in adults）

结膜炎（Conjunctivitis）

详见本书 134 页。

巩膜外层炎和巩膜炎（Episcleritis and scleritis）

巩膜外层炎和巩膜炎表现为局部区域的炎症。两者可能均有眼部发红，但是巩膜外层炎大多具有自限性，而巩膜炎（罕见）则更为严重，可能导致眼球穿孔。

病史

主诉是眼部发红及疼痛。通常无流液，但是可能有反射性流泪。与巩膜外层炎相比，巩膜炎更疼痛并且伴有触痛。

处理

应该找出根本原因，如自身免疫性疾病。转诊患者，尤其是巩膜炎患者。可应用糖皮质激素或非甾体类抗炎药。

葡萄膜炎（虹膜炎）[ Uveitis（iritis）]

前葡萄膜炎（急性虹膜炎或急性虹膜睫状体炎）是虹膜和睫状体发炎，通常被称为急性虹膜炎。瞳孔可能会因为粘连而变小，出现视物模糊。

受累的眼睛因眼球结膜下注射而发红，在覆盖发炎的睫状体（睫状体潮红）的区域特别明显。患者应转诊至专科医生。

病因包括自身免疫性疾病，如脊柱关节病（如强直性脊柱炎）、结节病和某些感染。

治疗要寻找潜在的病因。主要药物是阿托品滴剂（扩瞳）及外用类固醇（抑制炎症），必要时使用全身性类固醇。

后葡萄膜炎（脉络膜炎）可能累及视网膜和玻璃体，需要转诊。

急性青光眼（Acute glaucoma）

对于表现为眼部急性疼痛发红的 50 岁以上患者应通常考虑急性青光眼。误诊会导致永久性损害。典型的发作通常是患者于晚间出现瞳孔扩大。

特点

· 患者 > 50 岁。

· 单侧眼部疼痛。

· ± 恶心及呕吐。

· 视力受损。

· 光线周围光晕。

· 瞳孔扩大。

· 眼球触诊较硬。

处理

紧急眼科转诊是必不可少的，因为需要进行紧急治疗以保护视力。如果无法立即进行专科治疗，可以首先应用乙酰唑胺（diamox）500 mg 静脉注射，以及 4% 的毛果芸香滴剂使瞳孔收缩。

眼部带状疱疹（Herpes zoster ophthalmicus）

眼部带状疱疹是三叉神经的眼支支配的皮肤区域受累。如果鼻睫分支也受累，那么可能会累及眼球。

如果眼睛发红、视物模糊或角膜无法进行检查，那么需要立即转诊。除了一般的眼部保健，治疗通常包括口服阿昔洛韦、泛昔洛韦或伐昔洛韦（在皮疹出现 3 天内开始），并外用 3% 阿昔洛韦眼部软膏，每 4 小时一次。

灼伤（Flash burns）

详见本书 234 页。

## 眼睑和泪腺疾病（Eyelid and lacrimal disorders）

眼睑和泪腺系统的炎症性疾病，表现为"眼部发红及触痛"，并不累及结膜。任何可疑病变均应转诊。

睑腺炎（Stye）

详见本书 433 页。

霰粒肿（睑板囊肿）[Chalazion（meibomian cyst）]

可能会自行缓解或需要进行切开手术。

睑缘炎（Blepharitis）

详见本书 68 页。

泪囊炎（Dacryocystitis）

急性泪囊炎是在泪囊交界的鼻泪管处梗阻继发泪囊感染引起的。该病的程度各有不同，可能为轻度（如婴幼儿）到重度伴有脓肿形成。

处理

· 局部热敷：熏蒸或热湿压敷。

· 镇痛药。

· 全身应用抗生素（最好在革兰染色和培养的结果指导下），最初一般使用双氯西林或头孢氨苄（如果对青霉素敏感）。

· 最终需要建立引流措施。反复发作或眼部流液的症状是手术指征，如泪囊鼻腔吻合术。

泪腺炎（Dacroadenitis）

泪腺炎是泪腺感染，表现为眼睑外上缘触痛肿胀。病因很多，通常为病毒感染（如腮腺炎）。可进行热敷保守治疗。细菌感染者应用抗生素治疗。

**眼部发红的患者转诊指征**

· 诊断不明确。

· 角膜深层中央病变和眼内异物。

· 儿童突发性眼睑肿胀并且有感染提示为眶蜂窝织炎，这是一个紧急情况。

· 对于眼前房出血、眼前房积脓、眼球穿通伤、急性青光眼、严重的化学烧伤，需要紧急转诊。

需紧急转诊的眼部疾病

· 创伤（显著）/ 穿通伤。

· 前房出血＞3 mm。

· 角膜溃疡。

· 严重结膜炎。

· 葡萄膜炎 / 急性虹膜炎。

· 白塞综合征。

· 急性青光眼。

· 巨细胞动脉炎 / 颞动脉炎。

· 眼眶蜂窝组织炎。

· 急性泪囊炎。

· 角膜炎。

· 巩膜外层炎 / 巩膜炎。

· 眼部带状疱疹。

· 眼内炎。

注意：一般原则是在转诊至眼科医生之前，不要应用皮质类固醇或阿托品。

**对眼部疾病的诊疗实践小结**

· 避免长期服用任何药物，尤其是抗生素（如氯霉素：最长应用时间为 10 天）。

· 一般规则是避免使用外用皮质类固醇或联合应用皮质类固醇激素、抗生素制剂。

· 存在树枝状溃疡时切勿应用糖皮质激素。

· 为了使眼膏或滴剂达到有效的治疗结果，用温的盐溶液（将一茶匙厨房用盐溶解于 500 mL 开水中）清洁污染物，如细菌性结膜炎或睑缘炎的黏液脓性分泌物，以除去结膜、睫毛和眼睑的分泌物。

· 警惕隐形眼镜的"超时戴镜综合征"，处理措施与眼部光灼伤的处理方式类似。

# 睫毛向内生长（倒睫）［Eyelashes： ingrowing（trichiasis）］

使用眉镊（可从药剂师的获得）进行脱毛。定期脱毛可能是必要的。重症病例：电解睫毛根部。

## 眼睑"抽动"或"跳动"（ Eyelid "twitching" or "jumping" ）

可能是由紧张引起的疾病或一种局灶性肌张力障碍，详见本书 205 页。需要提醒的是，病因通常是压力或疲劳。需要对患者进行心理安慰以及咨询。如果症状严重考虑应用氯硝西泮。

眼睑痉挛可能通过眼轮匝肌注射肉毒杆菌毒素而得到缓解。

## 眼部光灼伤（Eyes： flash burns ）

原因：强烈的紫外线（如弧焊、紫外线灯、白雪反射）灼伤眼角膜（角膜炎）。

注意事项：异物；继续使用局部麻醉剂（仅限一次）。

*治疗*

· 外用长效局部麻醉滴药（如丁卡因），仅用一次。

· 2% 后马托品滴眼液，1 ～ 2 滴，立即。

· 在下穹隆应用广谱抗生素眼膏，每日 2 次（48 小时）。

· 止痛药（如可卡因 + 对乙酰氨基酚）。

· 眼部敷盖 24 小时，然后复查。

眼睛通常在 48 小时内完全愈合。如果未完全愈合，那么应检查眼内是否有异物。

注意：隐形眼镜"超时戴镜综合征"与眼部光灼伤的症状相同。

# |F|

## 面部疼痛（Facial pain）

当患者主诉面部疼痛而不是头部疼痛时，医师需要首先考虑下列疾病：牙科疾病（占面部及周围疼痛的 90% 以上），窦性疾病尤其是上颌窦，颞下颌关节（Temporomandibular joint，TMJ）功能紊乱，眼部疾病，口咽部或舌部后 1/3 病灶，三叉神经痛，以及慢性阵发性偏头痛。

诊断的关键是临床体格检查，因为即使是最为复杂的辅助检查也不能提供额外的信息。

表 F1　面部疼痛：诊断的策略模型

| 问：可能性诊断 | ·丹毒 |
| --- | --- |
| 答：牙齿疼痛 | 问：经常漏诊的疾病 |
| ·龋齿 | 答：颞下颌关节功能紊乱 |
| ·牙齿断裂 | 颈椎功能障碍 |
| ·根尖周脓肿 | 变异型偏头痛（继发） |
| 上颌窦炎 | ·丛集性头痛 |
| 问：不应漏诊的严重疾病 | ·面部偏头痛 |
| 答：心血管疾病 | ·慢性阵发性偏头痛 |
| ·海绵窦动脉瘤 | 眼部疾病：青光眼、虹膜炎、视神经炎 |
| ·颈内动脉瘤 | 慢性牙神经痛 |
| ·小脑后下动脉缺血 | 腮腺：流行性腮腺炎、癌、涎管扩张 |
| 肿瘤 | 舌咽神经痛 |
| ·癌（如口部、鼻窦、鼻咽部） | 三叉神经痛 |
| ·癌转移（如眼眶、脑基底部） | 问：容易混淆的疾病（列表） |
| ·严重感染 | 答：抑郁 |
| ·根尖周脓肿→骨髓炎 | 脊髓功能障碍 |
| ·急性鼻窦炎→弥漫性感染 | |

> **面部疼痛的警示标志**
> 持续性疼痛：无明显原因。
> 不明原因的体重下降。
> 三叉神经痛：可能由严重的病因引起。
> 带状疱疹累及鼻部。
> 患者大于 60 岁：考虑颞动脉炎、恶性肿瘤。

### 颈段脊髓功能障碍（Cervical spinal dysfunction）

上颈段脊髓可通过从 $C_2$ 或 $C_3$ 发出的枕小神经或耳大神经病变引起面部疼痛，可能引起耳部周围的疼痛。需要记住的是，$C_2$ 和 $C_3$ 与三叉神经有共同的走行。

牙科疾病（Dental disorders）

龋齿、阻生牙、牙槽和牙齿根部感染能够引起上颌和下颌区域的疼痛。第3磨牙（智齿）未萌出可能与周围的软组织炎症有关，可引起下颌骨区域的疼痛，可通过耳颞神经放射至耳部。

**龋齿的特点**

·疼痛通常局限于受累的牙齿，但也可能表现为弥漫性疼痛。

·疼痛总因口腔内的温度变化而加剧：

一冷（如果牙髓敏感）。

一热（如果牙髓坏死）。

·可能感觉多个牙齿疼痛。

·牙齿疼痛不会越过中线。

**牙齿疼痛的治疗**

·安排紧急牙医咨询。

·止痛：阿司匹林600 mg，口服，每4～6小时1次，或对乙酰氨基酚0.5～1 g（口服），每4～6小时1次。

如果疼痛剧烈，加可待因30 mg，口服，每4～6小时1次。

**牙齿感染（如牙齿脓肿）**

牙科治疗可以缓解症状，但如果是中度至重度感染，应加用：

·阿莫西林500 mg，口服，每日3次，服用5天。

如果无效果，阿莫西林/克拉维酸盐875/125 mg，口服，每日2次

加用：

·甲硝唑400 mg，口服，每12小时1次，服用5天。

如果是广泛感染（如相邻筋膜感染），应用肠外抗生素［如普鲁卡因青霉素，每日1 g（肌内注射），应用5天］。

牙槽骨炎（干槽症）［Alveolar osteitis（dry tooth socket）］

转诊进行局部冲洗。通常在14天内自然愈合。无抗生素应用指征。

鼻窦炎引起的疼痛（Pain from paranasal sinuses）

鼻窦感染可引起局部疼痛。额窦炎或上颌窦炎局部触痛和疼痛可能更明显。蝶窦炎或筛窦炎会引起眼后或鼻后持续性疼痛，往往伴随着鼻部堵塞。

**上颌窦炎**

上颌窦是最常见的感染部位。重要的是确定上颌窦炎是继发于上呼吸道感染或是急性鼻炎，还是由牙根感染所致。

**急性鼻窦炎的临床特征**

·面部疼痛及触痛。

·牙痛。

·脓性鼻后滴漏。

·鼻涕。

·鼻塞。

·鼻溢。

· 咳嗽（夜间加重）。

· 发热。

· 鼻出血。

· 如果有高热及脓性鼻涕应怀疑是细菌感染引起的。

慢性鼻窦炎的临床特征

· 弥漫性面部疼痛。

· 引人不适的鼻后滴漏综合征。

· 鼻塞。

· 牙痛。

· 全身乏力。

· 口臭。

上颌窦炎的处理

· 镇痛药。

· 抗生素（首选）（鼻窦炎，详见本书 416 页）。

　—阿莫西林 500 mg，口服，每日 3 次，服用 7 天。

　—或阿莫西林克拉维酸 875/125 mg，口服，服用 7 天（如果怀疑或证实对阿莫西林耐药或阿莫西林效果不佳）。

· 仅在有充血症状时才使用鼻减充血药（含羟甲唑啉鼻滴剂或喷雾剂）。

· 吸入剂（一种非常重要的辅助手段）。

侵入性治疗

通过鼻窦灌洗或额窦环钻进行手术引流。

颞下颌关节功能紊乱［Temporomandibular joint（TMJ）dysfunction］

颞下颌关节功能紊乱是由于下颌骨的异常运动所致，尤其是在咀嚼时。根本原因是牙齿咬合不正。

**颞下颌关节功能紊乱的治疗**

如果排除类风湿关节炎和明显的牙齿咬合不正等器质性病变，通过一套专门的训练或练习，可以在大约 3 周内缓解颞下颌关节功能紊乱引起的关节痛。

方法 1："咀嚼"

一块软木板。

· 找一个 5 cm×1.5 cm 大的软木板。理想的物体是一个大的木工笔。

· 指导患者将其放置在口腔后部，用磨牙把这个软木板咬住，伴有下颌骨向前推。

患者有节奏地咬在物体上进行研磨运动 2～3 分钟，至少每日 3 次。

方法 2："六个六"计划

一些牙科医生推荐的一个特定程序。6 个练习应每日分别进行 6 组，每组 6 次，持续 1～2 分钟。

向颞下颌关节注射适应证

类风湿关节炎、骨关节炎或对保守治疗无效的颞下颌关节功能紊乱。

三叉神经痛（Trigeminal neuralgia）

三叉神经痛（"痛性抽搐"）往往原因不明，通常发生在 50 岁以上患者，三叉神经第 2、3 支受累，并且在面部的同一侧。三叉神经痛一个特点是短暂疼痛发作，平均持续时间 1 ～ 2 分钟，通常由"扳机点"触发。

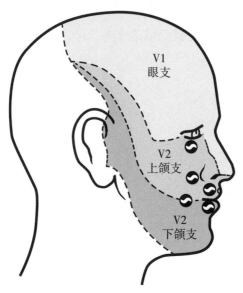

图 F1　三叉神经痛：典型的扳机点

*治疗*

注意：准确诊断至关重要。

· 应对三叉神经痛患者进行教育、心理安慰和移情的支持。

· 药物治疗：

　—卡马西平（从发病开始到结束）起始剂量 50 mg（老年患者）或 100 mg，口服，每日 2 次，每 7 天逐渐增加剂量，但应避免嗜睡，增加至 200 mg，每日 2 次（维持剂量）；不必检测血液浓度。

　—如果患者对卡马西平不能耐受或治疗无效，则应换为其他药物（在无效时应质疑诊断）。

加巴喷丁，起始剂量 300 mg，然后根据需要增加剂量。

苯妥英钠 300 ～ 500 mg/d。

氯硝西泮、拉莫三嗪或丙戊酸钠。

手术：如果药物治疗无效，则转诊给神经外科医生。

舌咽神经痛（Glossopharyngeal neuralgia）

舌咽神经痛是一种罕见的疾病，具有与严重的层状疼痛相似的临床特点。

部位：扁桃体周围窝喉部后及邻近咽喉深处的耳部。可以延伸到外耳以及颈部。

触发事件：吞咽，咳嗽，说话。

治疗：同三叉神经痛。

面部偏头痛（下半部头痛）［Facial migraine（lower half headache）］

偏头痛可能很少会累及眼部下方的面部，引起面颊和上颌区域的疼痛。面部偏头痛却可能蔓延至鼻孔内壁及下颌。疼痛是钝痛，具有搏动性，通常存在恶心和呕吐症状。治疗同偏头痛变异型。

慢性阵发性偏头痛（Chronic paroxysmal hemicrania）

单侧面部疼痛是慢性或发作性阵发性偏头痛中的罕见的症状，与慢性丛集性头痛类似，但是持续时间更为短暂，约 15 分钟，并且可以每日重复发作多次，甚至持续数年。吲哚美辛对慢性阵发性偏头痛疗效肯定，有时疗效显著。

带状疱疹及后遗神经痛（Herpes zoster and postherpetic neuralgia）

带状疱疹可表现为三叉神经任一分支的感觉过敏或有烧灼感，尤其是眼支。

非典型面部疼痛（Atypical facial pain）

对非典型面部疼痛主要是排除性诊断，通常患者为中年女性，主诉弥散性面颊疼痛（单侧或双侧）而无可证实的器质性病变或不符合特定的神经分布。非典型面部疼痛通常被描述为深部的、严重的、持续性并且"令人厌烦的"疼痛。

治疗

度硫平或阿米替林 50 ～ 150 mg，晚间服用。

或其他适当的抗抑郁药物或卡马西平。

# 脂肪肝（Fatty liver）

由肝细胞中脂肪的异常积聚所致。很少变成严重病变。

有 2 种类型：

· 单纯性（脂肪肝）。

· 脂肪性肝炎（少见）有炎症；潜在的严重疾病。

主要原因是 3 点：

· 饮酒过量。

· 肥胖。

· 糖尿病。

还有：

· 暴饮暴食。

· 饥饿 / 蛋白质下降。

· 高血压。

· 药物，如类固醇。

通常无症状或有疲劳症状。可能有肝大。

治疗病因，如糖尿病、肥胖。

# 发热和寒战（Fever and chills）

资料

· 发热在感染防御中发挥重要的生理作用。

· 正常身体温度（口腔测量）是 36 ～ 37.3℃（平均 36.8℃）。体温有相当大的温度昼夜变化，夜间高出 0.6℃。

· 正常平均值（早晨）：

　—口腔 36.8℃。

　—腋下 36.4℃。

　—直肠 37.3℃。

· 发热（热病）：

　—早晨口腔 > 37.2℃

　—晚上口腔 > 37.8℃

· 由感染引起的发热有一个上限，为 40.5 ～ 41.1℃（105 ～ 106 °F）。

· 高热（体温 > 41.1℃）似乎没有上限。

· 感染仍然是引起急性发热的最重要原因。

· 发热伴有的症状包括出汗、畏寒、寒战以及头痛。

· 药物可引起发热（如别嘌醇、抗组胺药、巴比妥类、头孢菌素类、西咪替丁、甲
　基多巴、青霉素类、异烟肼、奎尼丁、酚酞、泻药、苯妥英、普鲁卡因胺、水杨
　酸盐、磺胺类药物）。

**持续时间少于 3 天的发热（Fever of less than 3 days duration）**

通常是由于自限性的病毒性上呼吸道感染。

警惕传染性疾病、泌尿道感染、肺炎或其他感染。

考虑尿常规检查。

大多数可以保守治疗。

**持续时间 4 ～ 14 天的发热（Fever present for 4 ～ 14 days）**

如果发热持续时间超过 4 ～ 5 天，应考虑不常见的感染，因为常见的病毒感染会在
大约 4 天的时间缓解（如 Epstein-Barr 单核细胞增多、盆腔炎性疾病、药物热、人畜共
患病、旅行获得性感染、脓肿包括牙科脓肿）。

## 小儿发热（Fever in children）

发热通常是对病毒感染的应答。应重视 38.5℃以上的发热并且应进行严格检查。在
体温达到 41.5℃之前，发热并不是有害的。如果体温大于 41℃，通常是由于中枢神经
系统感染或人为误差，如：

· 在大热天将一个孩子关在一辆汽车里。

· 过度包裹一个发热的孩子。

并发症包括脱水（通常是轻度的）和热性惊厥。

*处理*

· 并不鼓励治疗低度发热。

· 对高度发热的治疗包括：

　—治疗引起发热的原因（如适用）+ 补充足够的液体。

　—对乙酰氨基酚（扑热息痛）是优选的解热药物，因为阿司匹林对年幼的儿童有
　　潜在危险。常用剂量为 10 ～ 15 mg/kg，每 4 ～ 6 小时一次，可能药量不足。
　　使用 20 mg/kg 的负荷剂量，然后 15 mg/kg 的维持剂量。

证据支持使用温的海绵擦拭 30 分钟 + 对乙酰氨基酚。

对家长的建议

· 给孩子穿着轻便的衣服（光身是不必要的）。

· 不要用太多衣服、毯子或被子使得孩子过热。

· 让孩子频繁饮用小剂量的软饮料，尤其是水。

· 用冷水给孩子擦拭和使用风扇是没有用处的。

高热惊厥（Febrile convulsions）

· 特点

· 最常见的原因是上呼吸道感染。

· 6 个月以内的婴儿和 5 岁以上的儿童罕见。

· 常用的年龄范围是 9 ～ 20 月龄。

· 高达 50% 的儿童会有复发。

· 考虑脑膜炎。

· 如果患儿＜ 2 岁或发热的原因不明显，那么应在患儿第一次抽搐后进行腰椎穿刺。

· 2% ～ 3% 发生过高热惊厥的患儿会患癫痫。

对复杂的发作（持续时间：＞ 15 分钟）的处理

· 将患儿衣物脱至只剩单层衬衣和内裤以保持清凉。

· 保持呼吸道通畅，并防止受伤。

· 使患者胸部向下，头转向一侧。

· 使用哈德森（Hudson）面罩给氧，流量为 8 L/min。

· 咪达唑仑 2 ～ 5 毫克 / 剂（未经小瓶稀释）滴鼻，0.1 ～ 0.15 mg/kg 静脉注射，或 0.2 mg/kg 肌内注射。

· 地西泮经由以下两条路径给药：

　　—静脉注射 0.2 mg/kg，未经稀释或稀释（10 mg 溶于 20 mL 生理盐水）。

　　—或经直肠给药，0.5 mg/kg（用生理盐水稀释或直接在预先准备好的灌肠器里稀释）。可作为栓剂或直肠凝胶给药。

· 如有必要，5 分钟后重复一次，但是需要警惕呼吸抑制（需要通气）。

· 检查血糖。静脉注射葡萄糖。

· 如果仍然未得到缓解，则应入院，迅速诱导硫喷妥钠"昏迷"，然后插入通气支持。

· 一旦抽搐停止，则使用对乙酰氨基酚，如果患儿有意识则口服，如果患儿意识模糊则经直肠给药（15 mg/kg）。

## 不明原因的发热（Fever of undetermined origin）

不明原因的发热也称为来源不明的发热（Pyrexia of unknown origin，PUO），具有下列标准：

· 患病至少 3 周。

· 发热＞ 38.3℃（100.9 ℉）。

· 经过 1 周的医学检查仍未确诊。

· 大多数病例表现为常见病的不寻常表现，而不是罕见或外来疾病。示例见表 F2。

表 F2　不明原因的发热的常见原因

| 每组选择常见的原因<br>感染（40%） | 恶性肿瘤（30%）<br>网状内皮 |
|---|---|
| 细菌 | ·白血病 |
| ·化脓性脓肿（如肝、骨盆） | ·淋巴瘤 |
| ·泌尿系感染 | 实体（局灶性）的肿瘤 |
| ·胆道感染（如胆管炎） | ·肾 |
| ·感染性心内膜炎 | ·肝 |
| ·慢性败血症 | ·肺 |
| ·肺结核 | ·肉瘤 |
| ·骨髓炎 | ·弥散性 |
| 病毒、立克次体、衣原体 | 免疫原性（20%） |
| ·Epstein-Barr 单核细胞增多 | 药物 |
| ·巨细胞病 | 结缔组织病、血管炎 |
| ·Q 型发热 | ·风湿热 |
| ·HIV 病毒感染（艾滋病，ARC） | ·系统性红斑狼疮 |
| ·寄生虫 | ·多发性大动脉炎 |
| ·疟疾 | 结节病 |
| ·弓形体病 | 炎性肠道疾病，如克罗恩病 |
| | 人为的（1%～5%） |
| | 仍然不明（5%～25%） |

检查

基本检查包括：

· 血红蛋白、红细胞指数和血液涂片。

· 白细胞计数。

· 血沉 /C-反应蛋白。

· 胸部 X 线片及鼻窦片。

· 尿液检查（分析与培养）。

· 常规血生化。

· 血培养。

根据临床表现选择其他检查。

# 子宫肌瘤（平滑肌瘤）[Fibroids（leiomyoma）]

子宫肌瘤是子宫平滑肌的良性肿瘤，具有雌激素依赖性，并随着绝经期的开始而萎缩。一般无症状。

症状

· 月经过多。

·痛经。

·盆腔不适 ± 疼痛（由于压迫）。

·膀胱功能障碍。

·生育力低下（如果是黏膜下肌瘤，有类似宫内节育器的作用）。

检查

·盆腔超声。

·查全血细胞计数判断是否贫血。

·子宫活检（疑有恶变）。

处理

·月经过多时考虑用复方口服避孕药。（30 mcg 雌激素可以减少出血）。

·促性腺激素释放激素类似物，尤其是 42 岁以上患者（最长服用时间为 6 个月）。

·手术方案：

　　—子宫肌瘤剔除术（仅去除肌瘤）。

　　—宫腔镜电切术 / 子宫内膜消融术。

　　—子宫切除术。

## 纤维肌痛综合征（Fibromyalgia syndrome）

纤维肌痛综合征似乎是一种神经功能障碍，但没有临床试验证实其存在神经缺损，表现为肌肉骨骼症状。纤维肌痛综合征涉及众多的健康管理问题，不应与所谓的纤维织炎或疼痛的触发点混淆。

主要的诊断特点是：

1. 广泛性疼痛（颈部至腰背部）病史。

2. 在触诊的 18 个疼痛的位置点有 11 处疼痛。

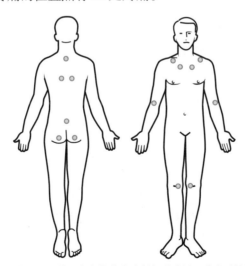

注：压痛点的位置图，将14个点推荐为诊断标准或用于治疗时的研究标准。

图 F2　纤维肌痛综合征：典型的压痛点

243

*其他特点*

· 女性：男性 = 4：1。

· 通常的患病年龄 29 ～ 37 岁，诊断年龄 44 ～ 53 岁。

· 患者具有不良的睡眠模式。

· 疲劳（类似慢性疲劳综合征）。

· 心理疾病（如焦虑，抑郁）。

· 其他（如头痛，消化道易激惹）。

患者需要足够的解释、心理支持及心理安慰。此综合征较难治疗。迄今为止证据支持最佳的治疗措施是宣教和规律的有氧运动。

*治疗*

· 解释，心理安慰及辅导。

· 注意睡眠障碍、应激因素及物理因素。

· 康复锻炼计划（如散步、游泳或骑自行车）。

· 治疗疼痛：对乙酰氨基酚（最大剂量为 4 g/d，一线用药）。

· 心理治疗 / 认知行为疗法。

*药物治疗*

考虑以下作为试验性治疗：

· 抗抑郁药（具有短期价值），如阿米替林 10 ～ 75 mg，每晚服用，多塞平 25 ～ 75 mg，每晚服用。

· 或度洛西汀 30 mg，每晚服用，增量至 60 mg，2 周。

注意：非甾体抗炎药的治疗价值尚未得到证实。

# 肛门排气过度（Flatus： excessive）

肛门排气源于两个主要来源：

· 吞咽进空气（吞气症）。

· 未消化碳水化合物的细菌发酵。

*排除*

· 吸收不良。

· 肠易激综合征。

· 焦虑→吞气症。

· 药物，尤其是降脂类药物。

· 乳糖不耐受。

*处理*

· 评估饮食（如高纤维、豆类和豆类制品、卷心菜、洋葱、葡萄及葡萄干）。

· 避免在进食时饮水，尤其是进食叶菜时。

· 彻底煮熟蔬菜再食用。

· 试用无乳糖饮食。

· 考虑二甲基硅油制剂（如无气）。

## 飞蚊症和眼前闪光（Floaters and flashers of eyes）

通常飞蚊症和眼部闪光并不严重。
- 飞蚊症 = 正常老化尤其是 > 55 岁；玻璃体后脱离、出血或脉络膜炎。
- 眼前闪光 = 正常老化尤其是 > 55 岁；玻璃体后脱离或提示对视网膜的牵引（是否视网膜脱离）。
- 安抚患者，并建议专家诊疗。新发病者应注意视网膜脱离。

## 毛囊炎（Folliculitis）

广泛性急性红斑性斑丘疹可以是细菌性毛囊炎的一种表现，通常是由金黄色葡萄球菌或铜绿假单胞菌引起的。

铜绿假单胞菌毛囊炎会引起混淆，典型特征是：
- 皮疹迅速蔓延。
- 主要分布在躯干、臀部及大腿。
- 瘙痒。
- 小脓疱，周围有圆形红紫色晕。
- 进行热温泉浴或盆浴后出现。

基于微生物培养结果（如环丙沙星）进行治疗。

**毛囊炎：腹股沟区**

腹股沟毛囊炎常见于剃除毛发的女性，且有复发倾向。
- 每日使用茶树洗剂治疗毛囊炎。
- 在剃除毛发之前使用"茶树洗剂"清洗。
- 如果症状持续存在，那么使用聚维酮碘或氯己定［洗必泰（Hibiclens）］溶液。
- 如果症状严重，则使用 2% 莫匹罗星（百多邦）软膏。

**毛囊炎：温泉浴后躯干部位**

由于铜绿假单胞菌或金黄色葡萄球菌引起（在 37 ~ 40℃的低氯化水中）。
- 处方为环丙沙星 500 mg，口服，每日 2 次，服用 7 天。

## 脚臭和汗脚［Foot odour（smelly and sweaty feet）］

包括继发于多汗症的窝状角质松解症（多见于青少年）。

**治疗（附选择方案）**
- 给患者宣教及心理安慰。
- 穿着棉质袜或羊毛袜。
- 20% 氯化铝乙醇溶液［洁可露（Driclor）止汗露和汗锁尔（Hidrosol）止汗露］或洁汗（Neat Feat）止汗露，每晚进行一次，持续 1 周，之后必要的话每周进行

1 ～ 2 次。

· 鞋衬（如吸附气味；竹炭鞋垫）。

· 在淋浴或泡澡之后，应用未稀释的布罗溶液。

· 1% ～ 5% 福尔马林每 2 天浸泡一次。

· 离子导入法。

· 茶袋治疗（如果症状严重）。

　　—准备 600 mL 热的浓茶（将 2 个茶袋放置在水中浸泡 15 分钟）。

　　—将热茶倒在盆中，加入 2 L 冷水。

　　—每日泡脚 20 ～ 30 分钟，连续 10 天，之后尽可能多地按需泡脚。

# 足部疼痛［Foot pain（podalgia）］

需纳入考虑范畴的不应漏诊的重要疾病包括：

· 血管疾病，累及小血管。

· 糖尿病神经病变。

· 骨样骨瘤 / 其他肿瘤。

· 类风湿关节炎。

· 复杂性区域性疼痛综合征 1 型。

· 异物（如穿入儿童体内的针）。

· 肌腱撕裂，如跟腱、胫骨后肌腱。

### 血管性原因（Vascular causes）

主要的问题是缺血性疼痛，只发生在足部。最常见的原因是动脉粥样硬化。

症状：

· 跛行（单独出现较为罕见）。

· 感觉障碍，尤其是在休息或行走时有麻木感。

· 静息痛发生在夜间，干扰睡眠，通过抬高患肢诱发，放在床上后症状缓解。

### 复杂性区域性疼痛综合征 1 型（Complex regional pain syndrome 1）

最初被称为反射性交感神经性营养不良，通常是创伤后遗症，通常会持续 2 年，随后通常会恢复正常。

临床特征为中年患者突然起病，疼痛夜间尤甚，关节僵硬，皮肤温暖和发红。X 线检查显示斑片状骨的脱钙也有助于诊断。

治疗包括对患者进行心理安慰，应用镇痛药，活动优于休息，以及理疗。

### 骨样骨瘤（Osteoid osteoma）

骨样骨瘤是一种成骨性良性肿瘤，多见于年龄较大的儿童和青少年。夜间疼痛是一种突出的症状，特点是服用阿司匹林后疼痛缓解。

诊断依赖于临床怀疑，然后进行 X 线检查，X 线检查显示一个小硬化病变伴有中心透亮。治疗主要是通过手术切除。

### 骨软骨炎 / 无菌性坏死（Osteochondritis/aseptic necrosis）

要牢记 3 个重要的骨，如下：

·跟骨：Sever 病（又称跟骨骨骺骨软骨病）。

·舟骨：Kohler 病（又称足舟骨无菌性坏死）。

·第 2 跖骨头：Freiberg 病（又称跖骨头无菌性坏死）。

Sever 病是牵引性骨软骨炎，而其他疾病是"粉碎性"骨软骨炎伴有缺血性坏死。

### 皮肤病（Skin disorders）

两种皮肤病常见于青少年，即窝状角质松解症和青少年足底皮肤病。

#### 窝状角质松解症

这种有恶臭的疾病，表现为凹陷的"蜂窝"状外观，通常见于 10 ～ 14 岁的青少年。被称为"莫卡辛脚""臭脚"或"运动鞋脚"，与汗脚有关。治疗包括保持脚部干爽，穿着全皮鞋子、穿棉质或羊毛的袜子（不是人工合成材料）、垫竹炭鞋塞，以及使用软膏，如怀特菲耳德氏（Whitfiel）软膏（含水杨酸和 . 苯甲酸）、咪唑软膏、夫西地酸钠软膏或 2.5% ～ 5% 过氧化苯甲酰，以去除引发窝状角质松解症的棒状杆菌属微生物。

使用干燥剂以减少出汗。每晚浸泡于甲醛或 20% 氯化铝乙醇溶液［如洁可露（Driclor）止汗露、汗锁尔（Hidrosol）止汗露和洁汗（Neat Feat）止汗露］，每晚 1 次，连续 1 周，然后每周进行 1 ～ 2 次。

#### 青少年足底皮肤病

"汗渍袜子性皮炎"是导致负重的足部区域疼痛的一种疾病。受累的皮肤发红，有光泽，光滑，经常有皲裂。通常开始于学龄期并在十几岁时缓解，成年人罕见。治疗是改穿全皮鞋子或拖鞋，并穿棉袜。单纯用润肤膏就具有出色的缓解效果。

### 关节炎（Arthritic conditions）

足部或踝关节的关节炎是由骨关节炎（常见）、类风湿关节炎、痛风及脊柱关节病（不常见）引起的。

### 足部劳损（Foot strain）

足部劳损可能是引起足部疼痛最常见的原因。足部可能会因异常应力或未经做准备的正常应力的作用而拉伤。在足部劳损时，支持韧带变得拉长，易激惹，发炎。常见于相对健康状况不佳的运动员或患有扁平足的运动员。劳损可能是急性的或是慢性的。

症状和体征：

·在长时间行走、站立的期间或之后出现足部及小腿疼痛。

·最初在足底筋膜的内侧缘感到深压痛。

治疗

急性拉伤的治疗包括休息，尽量减少步行活动，开始尝试冷敷，然后用热敷。慢性劳损的管理基于锻炼计划及矫形器，包括足弓支持，以纠正任何畸形。

### 跖骨痛（Metatarsalgia）

跖骨痛是指跖骨头疼痛及压痛。原因包括足部畸形（尤其是横足弓的凹陷）、跖趾关节炎、创伤、跖间神经瘤、跖骨头无菌性坏死及压迫性神经病变。

治疗包括处理任何已知的病因，建议穿着合适的鞋子，可能需要佩戴跖骨条垫。

### 应力性骨折（Stress fractures）

#### 临床特点

·慢性起病或突然发生的疼痛。

· 骨扫描是确诊可疑病例的唯一方法。

· 治疗的基础是绝对休息 6 周或以上，穿着起支撑保护作用的鞋。

· 不推荐行走石膏。

应力性骨折可以发生在：

· 第 5 跖骨基底（撕脱骨折）。

· 跖骨颈（通常第 2 跖骨颈）："行军"骨折。

· 跗骨，尤其是舟骨（主要是运动员）。

### 莫顿神经瘤（Morton neuroma）

与其他引起前足部疼痛的疾病相比，更易被误诊。

#### 临床特点

· 常发生于 50 岁以下的成年人。

· 女性更常见，是男性的 4 倍。

· 15% 的病例是双侧性的。

· 第 3～4 跖骨头之间最常见（图 F3），其次是第 2～3 跖骨头之间。

· 第 2～3 跖骨头之间或第 3～4 跖骨头之间剧烈的烧灼样疼痛。

·（站立及行走）在硬的表面上负重时症状加重。

· 穿着过紧的鞋子时症状加重。

#### 治疗

早期进行保守治疗，穿着宽松的低跟鞋，并使用海绵橡胶跖骨垫或特殊的矫形器。大部分病例最终需要手术切除，最好用背侧入路。

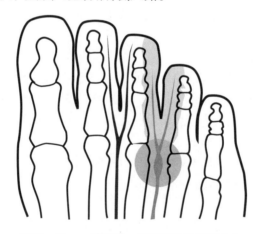

图 F3　Morton 神经瘤：典型部位及疼痛分布

### 足部疼痛（Foot ache）

#### 治疗

· 避免穿着高跟鞋。

· 穿鞋垫以支持足弓。

· 进行足部练习。

· 将双脚浸泡在含有治疗盐（泻盐是一个合适的选择）的温水盆中。

· 用婴儿油按摩足部，然后使用特殊有纹路的木质足部按摩器。

老茧、鸡眼和疣（Callus，corn and wart）

针对单侧足底局部有触痛的肿块进行诊断是很困难的。

老茧

· 去除病因。

· 穿着合适的鞋子是必不可少的，并垫上缓冲垫。

· 用无菌锋利的手术刀片去除老茧。

· 定期去除老茧，日常应用 10% 水杨酸（SA）软石蜡（如果严重的话）。

鸡眼

硬鸡眼：

· 去除产生摩擦的来源，并穿着宽松的鞋子。

· 使用有低强度水杨酸的鸡眼垫片。

· 软化鸡眼，每日用火棉胶涂 15% 水杨酸或商品性质的"鸡眼去除剂"（水杨酸），然后小心地去除鸡眼。

软鸡眼（在趾蹼）：

· 保持干燥。

· 削去及刮去硬核。

· 用羊毛制品或香烟过滤嘴保持脚趾分开。

跖疣

· 用 21 g 手术刀刀片削去疣。

· 每晚用厄普顿软膏（Upton's paste，水杨酸 + 三氯乙酸）涂于疣体并用覆料（削皮后）覆盖。

· 或每日应用 16% 水杨酸火棉胶 +16% 乳酸火棉胶。

· 或在削除后，应用含 70% 水杨酸原料的亚麻籽油膏。封闭 1 周，复查，削除，应用液氮，复查。

· 或应用液氮。1 周后重复，然后根据需要使用。

表 F3　引起单侧足部肿块的主要原因的比较

| | 典型部位 | 性质 | 削除后表现 |
|---|---|---|---|
| 老茧 | 发生部位正常时皮肤较厚；常见于跖骨头下方，足跟，大趾内下侧 | 质地硬，皮肤增厚 | 正常皮肤 |
| 鸡眼 | 发生部位正常时皮肤较薄；常见于足底，第 5 趾，锤状趾的背侧 | 白色、圆锥形的角质团块，因压迫而扁平 | 暴露出白色，无血管的鸡眼的凹面 |
| 疣 | 可发生于任何位置，主要是在跖骨头、脚尖及足跟的底部；有出血点 | 病毒感染，伴有皮肤边缘的突然变化 | 暴露出血点 |

草坪脚趾（Turf toe）

· 由于强迫过度伸展（常见的运动损伤）造成的第一个跖趾（MTP）点扭伤引起

的疼痛、肿胀、僵硬的大脚趾。X 光对诊断没有帮助。

· 保守治疗，"RICE" 原则（休息，冰敷，加压包扎和抬高患肢），应用非甾体类抗
炎药（NSAIDs）和相对休息。有时需要手术干预。

嵌甲（Ingrowing toenails）

详见本书 309 页。

甲沟炎（Paronychia）

详见本书 382 页。

# 雀斑及色斑（太阳斑）［Freckles and lentigines（sun spots）］

· 安抚患者。

· 使用防晒霜。

· 除此之外，使用新鲜的柠檬汁，而非使用 "褪色膏"。将柠檬汁（半个柠檬）
挤出，放入小碗中，并每日用棉球将柠檬汁涂抹在斑点上。持续 8 周。

· 如果必要的话，每晚应用 0.05% 维 A 酸软膏。

# 冻疮（Frostbite）

治疗取决于冻疮的严重程度。

注意事项：注意有无继发感染、破伤风、坏疽。

**物理治疗**

· 抬高患侧肢体。

· 在水中复温，略高于体温，温度 40℃（104 ℉），或利用身体的热量复温（如放在
腋下）。

· 避免解冻或再次冻结。

· 手术清创。

· 早期不要清创（等到坏死组织干燥后）。

· 禁止饮酒或吸烟。

· 对于起疱症状，可每 2 小时用温水敷 15 分钟。

处方药：镇痛药。

# |G|

## 赌博（Gambling）

赌博或病态赌博是不良的行为，具有持久性和经常性的特点，具有有害的影响（对个人、家庭或工作生活有干扰），是一种类似于酒精和其他类似药物的依赖症，所以处理方法相似。

患病率：成年人口中占 0.5% ～ 1.5%。

危害

·自杀风险（高）。

·抑郁症（高达 75%）。

·压力有关的问题。

·家庭暴力。

关键的预警信号

·赌博每周大于 100 美元。

·追逐损失。

其他的特征标志

·花很多时间进行赌博。

·下更大、更频繁的赌注。

·为自己的行为撒谎。

·变得神秘。

·发誓要削减开支，但没有付诸行动。

·冲动性活动。

·情绪波动。

·将其他正当社交活动费用于赌博。

·债务增加。

·过量饮酒。

处理

·询问（社会史部分）。

·考虑南奥克斯赌博筛选量表（South Oaks gambling screen）。

·患者如果被怀疑会进行坚决的对抗。

·使用普罗查斯卡（Prochaska）和狄克莱门特（DiClemente）提出的行为改变阶段模型。

·提供教育和基本辅导。

·审核家庭里是否有家庭暴力。

·建议家人不要提供"救助金"。

·如有必要，请转诊至专家处咨询。

·药物治疗不可取。

# 腱鞘囊肿（Ganglion）

与关节或腱鞘相关的、坚硬的囊性肿块。

处理

·可以观察。

·不要敲击囊肿。

·穿刺抽吸和注射类固醇：

——插入 5 mL 注射器上的 21 号针头。

——吸出一定量内容物，更换注射器。

——注入 0.5 mL 糖皮质激素（储存）。

——数周内可重复使用 0.25 mL。

·手术切除（可能是困难的）。

# 胃肠炎（Gastroenteritis ）

**儿童胃肠炎**

急性发作性疾病，症状持续时间不超过 10 天，并且伴随发热、腹泻和（或）呕吐，并没有其他明显的病因。

预防：轮状病毒疫苗＜ 6 个月。

病因

·病毒（80%）：主要为轮状病毒、诺沃克病毒和腺病毒。

·细菌：空肠弯曲菌和沙门菌（最常见的两种），大肠埃希菌和志贺菌。

·原虫：贾第鞭毛虫、阿米巴原虫、隐孢子虫。

·食物中毒（葡萄球菌毒素）。

注：胃肠炎脱水是导致死亡的重要原因，特别是在肥胖婴幼儿中（特别是如果呕吐伴随腹泻）。

在很年轻的患者中，需要排除急性阑尾炎和肠套叠。

症状

·厌食、恶心、拒食、呕吐、发热、腹泻（发热和呕吐可能不存在）。

·液性大便（通常为水样），持续 10 ～ 20 次 / 天。

·由于疼痛、饥饿、口渴或恶心而哭泣。

·出血较少见（通常是细菌性）。

·肛门疼痛。

脱水评估

最简单的方法是进行仔细的临床评估（如尿量、呕吐、口渴程度、活动、捏皮测试等）。最准确的方法是为儿童称体重，最好不要穿衣服，每次在相同的秤上进行。通常将脱水分类为：

- 轻度：正常的表现，包括尿量。
- 中度：烦躁，昏睡，黏膜干燥，尿量减少。
- 重度：儿童病危，没有尿。

处理

处理是基于对液体和电解质损失的评估和纠正。

避免：

- 药物（止泻药、止吐药和抗生素）。
- 柠檬水（渗透负载过高，用水 1 ∶ 6 稀释后则可以饮用）。

在家中治疗与否

- 在家中治疗：如果家庭可以处置，且呕吐是没有危险的，无脱水症状。
- 住院治疗：如果发生脱水或持续性呕吐或家人无法处置；婴儿＜ 6 个月；高危患者。
- 与其他儿童的隔离，直到症状消失为止。保持卫生，照顾者仔细洗手，小心处理尿布。

## 对家长的建议（轻度至中度腹泻）

一般规则

- 经常给予少量液体。
- 明智地继续正常饮食，特别是在没有脱水的情况下。
- 继续母乳喂养（可增量）或 24 小时后开始奶瓶喂养。
- 补液，给予生理维持量和丢失量之和。

### 第 1 天

按照少量多次的方式静脉输液（如果呕吐很多，每 15 分钟输液 50 mL）。水样便出现或大量呕吐时，最好是每次给予 200 mL 的液体（约 1 茶杯）。

理想的液体是胃电解质溶液（Gastrolyte，含一水葡萄糖、柠檬酸二钠、氯化钠和氯化钾）和新补液电解质溶液（New Repalyte，用于所有年龄段患者腹泻的预防和治疗）。其他适合的口服补液制剂为世界卫生组织推荐的雷德电解质溶液（Electrolade，含无水葡萄糖氯化钠、氯化钾和和碳酸氢钠）和格鲁电解质（Glucolyte）溶液。

一种有用的产品是海卓电解质（Hydralyte）儿科补液电解质，这是一种"冰棒"配方的解决方案。

替代品：

- 柠檬水（非低热量）：1 份柠檬水稀释在 6 份水中。
- 蔗糖或葡萄糖：1 份蔗糖或葡萄糖稀释在 120 mL 水中。
- 甘露糖（非低热量）：1 份甘露糖稀释在 16 份水中。

果汁：1 份果汁稀释在 4 份水中。

### 第 2 天

重新给予婴儿牛奶或配方奶粉，稀释至一半（即将牛奶或配方奶粉与等量的水混合）。

### 第 3 天

提高牛奶浓度至正常水平，并逐渐重新恢复平时的饮食。

严重脱水

· 住院治疗。

· 紧急静脉滴注等渗液体。

**评估液体需求量的方法**

体液损失（mL）= % 脱水 × 体重（kg）× 10。

维持［mL/（kg·24 h）］1 ～ 3 个月：120 mL；4 ～ 12 个月：100 mL；> 12 个月：80 mL。

考虑到持续性损失，如 8 个月 10 kg 体重的儿童为 5% 的脱水。

· 液体损失 = 5 × 10 × 10= 500 mL。

· 维持 = 100 × 10= 1000 mL。

总计 24 小时的需求量（最小）= 1500 mL。

大概平均每小时的需求量 = 60 mL。

· 旨在前 6 小时给予更多液体（补足液体损失）。

· 经验法则：在第一个 6 小时内，按照 100 mL/kg（婴儿）和 50 mL/kg（儿童），补充液体。

# 成年人胃轻瘫（胃病）［Gastroparesis（gastropathy）in adults］

严重胃排空延迟是较为常见的症状。

症状

· 上腹部不适。

· 早饱。

· 恶心，呕吐（饭后 1 ～ 3 小时）。

常见的病因

· 糖尿病性胃轻瘫。

· 手术后，如迷走神经切断、胃底折叠术。

· 特发性。

诊断

· 胃镜→胃残留。

· 吞钡餐 + 后续跟进。

· 核素胃排空试验。

处理

· 饮食：少食多餐，避免食用脂肪和面包等。

考虑

· 多潘立酮、甲氧氯普胺或红霉素。

· 幽门注射肉毒杆菌毒素。

# 遗传性疾病（Genetic disorders）

基因检测可用于许多目前常见的遗传性疾病，如血色病需要筛查 HFE 基因。症状发生前的 DNA 测试可用于遗传性神经系统疾病（如亨廷顿病），预测性 DNA 检测可用于某些形式的遗传性癌症（如乳腺癌和结肠癌），并且在未来可用于心血管疾病和糖尿病。

携带者筛选

严重隐性遗传（常染色体和 X 染色体）疾病中出现常见类型突变意味着可以开展族群中携带者筛查。

常见疾病是：

· 地中海贫血。

· Tay Sachs 疾病（又称 GM2 神经节苷脂沉积）。

· 囊性纤维化。

**特殊重要的遗传性疾病**

· 血色病：常染色体隐性遗传（AR）疾病（详见本书 265 页）。

· 地中海贫血：AR（详见本书 27 页）。

· 囊性纤维化：AR（详见本书 174 页）。

· 先天性肾上腺皮质增生症（AR）。

· 神经纤维瘤：常染色体显性遗传（AD）疾病，分为两种类型：

—NF1（边缘型），神经纤维瘤病，浅棕色皮肤斑块 + 皮肤肿瘤 + 腋窝雀斑。

—NF2（中央型），双侧听神经瘤。

—非特异性治疗：转诊至神经纤维瘤诊所。

· 杜氏肌营养不良症：

—X 连锁隐性状态。

—男孩 + 步态障碍 + 小腿笨重。

—10 ～ 12 岁大多数需要坐轮椅。

—大部分患者 20 岁左右死于呼吸问题。

· 葡萄糖 -6- 磷酸脱氢酶缺乏症（蚕豆病）

—新生儿黄疸（检查危险患者）。

—大多数无症状。

—由抗氧化剂、感染、某些药物和蚕豆引发的偶发性急性溶血性贫血。

· 半乳糖血症

—常染色体隐性遗传疾病（新生儿中比例为 1/60 000）。

—患者无法将半乳糖代谢为葡萄糖。

—婴幼儿发生厌食症和牛奶引发的黄疸。

—处理方法是无乳糖配方，如黄豆。

· 家族性高脂蛋白血症

—家族性高胆固醇血症。

—家族性混合型高脂血症。

—纯合子患者在儿童期出现动脉粥样硬化性疾病。

—杂合子患者在 30 多岁或 40 多岁发病。

**遗传性成人期发病的神经系统疾病**

· 亨廷顿病（Huntington's disease）：常染色体显性遗传（AD）。

—舞蹈病 + 异常行为 + 痴呆。

—通常在 35 ～ 55 岁起病。

—15 ～ 20 岁期间常可发生致命结局。

—后代有 1/2 的患病风险。

—目前没有治愈或特异性处理方法。

· 克罗伊茨费尔特 - 雅各布病及其他朊病毒疾病。

· 家族性阿尔茨海默病。

· 家族性癫痫。

· 家族性运动神经元疾病。

· 肌营养不良和肌强直性营养不良。

· Friedreich 共济失调。

· 其他疾病。

**遗传性血红蛋白病和溶血性疾病**

· 地中海贫血。

· 镰状细胞疾病，尤其在非洲人中高发。

· 遗传性球形红细胞增多症。

· G-6-PD 缺乏症。

**出血性疾病**

· 血友病 A 和 B。

· 血管性血友病。

· 遗传性血小板减少症。

· 遗传性出血性毛细血管扩张症。

**血栓形成**

· 凝血因子 V Leiden 基因突变。

· 凝血酶原基因突变。

· 蛋白 C 缺乏症。

· 蛋白 S 缺乏症。

· 抗凝血酶缺乏症。

**染色体 / 微缺失综合征（儿童期显性表达）**

· 唐氏综合征（详见本书 100 页）。

· 脆性 X 综合征（详见本书 100 页）。

· Prader-Willi 综合征（详见本书 100 页）。

· Williams 综合征（详见本书 101 页）。

· 安格尔曼综合征。

—傀儡般的共济失调（"快乐的傀儡"）。

—拍手；癫痫发作。

—2 岁后小头畸形。

—言语和智力障碍。

· Noonan 综合征（AD）：

　—特色面容 + 身材矮小 + 肺动脉瓣狭窄。

　—男女两性别均可患病。

· 结节性硬化症（结节性脑硬化）（AD）：

　—面部皮疹 + 智障 + 癫痫发作。

· Marfan 综合征（AD）：

　—身材高挑 + 晶状体脱位并伴有近视 + 主动脉根部扩张（易剥离）。

　—腭弓高。

　—手指长、蜘蛛样指。

　—二尖瓣脱垂。

## 性染色体异常

· 克氏综合征

　—XXY 基因型。

　—男子身材瘦高 + 睾丸小 + 不孕 ± 智力残疾。

　—治疗：经皮肤应用睾酮。

· 特纳综合征

　—XO 基因型。

　—身材矮小 + 蹼颈 + 典型面容。

## 胎儿酒精综合征

· 酒精的致畸作用引起的。

· 典型面容 + 生长迟缓 + 小头畸形。

· 骨骼异常。

### 家族性癌症（Familial cancer）

虽然大多数癌症不遗传，但有些人携带某些癌症的遗传性突变基因，尤其是乳腺癌和卵巢癌（基因相连），结肠直肠癌和其他较小规模的癌症，如前列腺癌和黑色素瘤。

关键点

· 5%（至少）的癌症是家族性疾病。

· 常染色体显性（AD）遗传（即 50% 的后代受影响）。

· 主要癌症：

　—遗传性乳腺癌：卵巢癌综合征（*BRCA1* 和 *BRCA2* 基因）。

　—遗传性非息肉病性结直肠癌（HNPCC）。

　—家族性腺瘤性息肉病（FAP）。

风险指标

· 一方家族中两个或多个一级或二级亲属癌症发病。

· 发病年龄 < 50 岁。

·双向性或多灶性乳腺癌。

预防

·确定家族性癌症的风险（转诊至家族性癌症诊所）。

·乳腺癌（常规成像）。

·卵巢癌

　—阴道超声检查。

　—血清 CA-125 测试。

·肠癌（高风险）

　—HNPCC：从 25 岁开始，或比家族中患病的最小年龄成员小 5 岁的时候开始，每年或每 2 年进行一次结肠镜检查。

　—FAP：从 10～15 岁到 30～35 岁期间每 12 个月检查一次，接着 35 岁以后每 3 年检查一次。

## 生殖器疱疹（Genital herpes）

详见本书 291 页。

## 尖锐湿疣（Genital warts）

*治疗*

咨询和支持是必要的。不是所有的尖锐湿疣都是通过性传播。预防接种 HPV 疫苗。对于少量的易于达到的疣，最简单的治疗方法是：

·鬼臼毒素 0.5% 涂膜剂或 0.5% 乳剂。

　—用胶体涂药器涂抹，每日 2 次，持续使用 3 天。

　—每周重复用 4 天，然后使用 4～6 个周期（如果必要）。

注：尽量避免接触周围正常皮肤。避免在宫颈、尿道外口或直肠肛门疣使用。不要在怀孕期间使用。

·或每周进行冷冻治疗直到症状消失。

·或使用咪喹莫特乳膏，对每个疣体都是每周 3 次，持续使用 12～24 周，直到疣体被清除。

所有女性（包括患有疣的男性性伴侣）应转诊至专门的诊所进行阴道镜检查，因为疣与宫颈癌之间存在因果关系。

如果感到刺激，可使用 1% 氢化可的松霜，每日 3 次。

## 地图舌（游走性红斑）[ Geographical tongue（erythema migrans）]

（示见本书 449 页）。

触发因素可能为过度压力、烟草、大麻和辛辣食物（可加重）。

·解释和安慰（自限性疾病）。

·如果无症状则不需治疗。

·如果有触痛使用斯帕净（Cepacaine，含局麻药物苯佐卡因和抗菌药物西吡氯铵）漱口液，10 mL，每日 3 次。

·如果为持续性并症状加重，可低剂量吸入糖皮质激素（如倍氯米松 50 mg，每日 3 次，使用后不要冲洗）。

## 牙龈炎（Gingivitis）

·让牙医清洁牙菌斑并去除其引起的牙龈炎。

·定期使用牙线（每日 2 次）。

·使用舒适达（粉红色）或类似牙膏在牙龈线上仔细刷。

·用拇指和示指进行牙龈按摩。

·使用氯己定 0.2% 或 0.12% 水溶液，李施德林漱口水或稀释的过氧化氢。

对于细菌性牙龈炎

·轻度疾病：

—使用洗必泰 0.2% 的漱口水 10 mL，每日 2 次，持续使用 10 天，将漱口水在口中含 1 ～ 2 分钟，或可以使用注射器直接冲洗。

·急性溃疡性牙龈炎（文森特病）：

—治疗同牙龈炎。

—抗生素：甲硝唑或替硝唑。

·牙周炎：

—治疗需要细致的牙齿护理和口腔清洗。

—很少需要应用抗生素。

## 腺热（Glandular fever）

Epstein–Barr 单核细胞增多症（Epstein–Barr mononucleosis）

EBM（传染性单核细胞，腺热）是由疱疹（Epstein-Barr）病毒引起的发热性疾病。该疾病的发病与 HIV 原发感染、链球菌扁桃体炎、巨细胞病毒感染、弓形体病、病毒性肝炎和急性淋巴性白血病等疾病非常类似。

可能在任何年龄发病，但通常在 10 ～ 35 岁发病，最常见于 15 ～ 25 岁的年轻人。影响全球 95% 以上的人口。

临床诊断特征：喉咙痛 + 发热 + 淋巴结肿大 + 皮疹。

诊断

·白细胞计数（淋巴细胞绝对值）。

·血涂片（异型淋巴细胞）。

·保 – 邦二试验（异嗜抗体反应）阳性。

·EB 病毒特异性膜抗原（IgM，IgG）和抗体（最可靠）。

**预后**

EBM 病程一般为 6 ～ 8 周，发病过程中表现并不复杂，主要症状在 2 ～ 3 周消退，患者应停止工作约 4 周。

常见的并发症是抗生素引起的皮疹、肝炎、抑郁症、长期衰弱。

**治疗**

·支持性措施（无特效治疗）。

·在急性发病期休息（最好的治疗方法），最好是在家里和室内休息。

·使用非甾体类抗炎药或对乙酰氨基酚来缓解不适。

·使用可溶性阿司匹林或 30% 葡萄糖漱口，以舒缓喉咙不适。

·建议不要：摄入酒精，食用脂肪类食物，长时间地活动，尤其是身体接触性运动。

·糖皮质激素用于应对各种并发症（如神经系统疾病）。

在 EBM 扁桃体炎误诊病例中，给予青霉素类，尤其是氨苄西林 / 阿莫西林，可能引起严重的皮疹。

**EBM 后全身乏力**

一些年轻患者依然会衰弱和郁闷几个月。精神不振和不适可能延续长达 1 年左右。

# 癔球症（Globus hystericus）

癔症球似乎与心理压力有关。

**症状特征**

·感觉"窒息"或喉部"有东西卡住"或喉部感觉有肿块。

·不影响吞咽。

·饮食和喝水可能引起缓解。

·检查正常。

**治疗**

·通常可通过教育、安抚和时间流逝而使症状缓解。

·没有任何药物被证实有价值。

·治疗潜在的心理障碍。

# 痛风（尿酸钠结晶性疾病）［Gout（monosodium urate crystal disease）］

**急性发作期的处理**

·卧床休息。

·在床支架下或在床单下放置枕头来抬高患肢。

·吲哚美辛 50 mg，口服，每日 3 次（如能耐受），直至症状减轻（通常在 3 ～ 5 天），然后逐渐减少至 25 mg，每日 3 次，直到发作停止。

· 或如果极度疼痛，吲哚美辛 100 mg（口服）立即使用，2 小时后服用 75 mg，然后再口服 50 mg，每 8 小时 1 次，然后（50 ～ 70）mg/d，直到疼痛总体得到缓解。在 24 ～ 48 小时预计可出现疼痛减轻。

注意：任何其他的非甾体类抗炎药都可以使用。

· 加止吐药（如甲氧氯普胺 10 mg，口服，每日 3 次）

· 或秋水仙碱 0.5 mg（口服）立即使用，然后每 6 ～ 8 小时 1 次，每次 0.5 mg，直到疼痛缓解（通常在 24 ～ 48 小时）或出现腹泻（最多 6 mg/24 h）。

注意：一定要及早给药。如果肾脏损伤则避免给予增加肾负担的药。

· 考虑皮质类固醇（败血症除外）：

　　—关节内，如足趾神经阻滞（败血症除外）使用 1 mL 的曲安奈德。

　　—或泼尼松 20 mg/d，直到症状消失，持续用药 3 ～ 5 天，然后减量。

　　—或在难治病例，用促肾上腺皮质激素（ACTH），肌内注射。

注意：

· 避免阿司匹林和降尿酸药（丙磺舒、别嘌醇、磺吡酮）。

· 监测肾功能及电解质。

**长期治疗**

当急性发作停止后的预防措施包括：

· 减轻体重。

· 正常且均衡的饮食。

· 避免富含嘌呤的食物，如动物内脏（肝、脑、肾、杂碎），鱼罐头（沙丁鱼、凤尾鱼、鲱鱼），贝壳类和野味。

· 减少酒精的摄入量。

· 保持良好的液体摄入量（如水）。

· 避免如利尿药（噻嗪、呋塞米）和水杨酸等药物。

· 穿着舒适的鞋子。

**药物预防**

别嘌醇（黄嘌呤氧化酶抑制药）是首选药物。

剂量：100 ～ 300 mg，每日 1 次。

适应证：

· 高尿酸血症（仅用于无症状患者）。

· 频繁的急性发作。

· 痛风石，或慢性痛风性关节炎。

· 肾结石或尿酸性肾病。

**方法**

· 最后一次急性发作后 6 ～ 8 周开始。

· 开始使用 50 mg/d，持续用药 1 周，直到每周 50 ～ 300 mg。

· 使用泼尼松 5 mg/d，秋水仙碱 0.5 mg，每日 3 次，或吲哚美辛 25 mg，每日 2 次，持续使用 6 个月。

## 环状肉芽肿（Granuloma annularae）

一种常见的良性丘疹，呈环状排列。

·儿童和年轻成人中最常见。

·伴有糖尿病。

·通常见于手指（指关节处）两侧或伸侧、手背、肘和膝盖。

**处理**

·检查尿 / 血糖。

·给患者信心（通常在 1 年左右消退）。

·为减少不良外观所造成的影响：

——一线方法：强效外用皮质类固醇 ± 敷 1 分钟左右，最短使用 4 ～ 6 周，每日 2 次。

——如果无效：曲安奈德皮内注射丘疹部位（等于生理盐水体积的 10%）。可以使用其他长效类固醇。若药物有效，则间隔 6 周重复使用或每周使用液氮。

·如果有播散性：需转诊进行全身治疗，如使用氨苯砜、维 A 酸。

## 成长痛（Growing pains）

详见本书 98 页。

## Grover 病（Grover disease）

一种皮肤疾病，表现为小的坚硬性红褐色疣状丘疹，剧烈瘙痒，主要出现于躯干上部。通常发生于老年男性（70 ～ 80 岁），通过活检进行诊断。

治疗包括减轻瘙痒，直到自行缓解，以及外用（最好）或口服类固醇激素和紫外线照射。

## 格林 – 巴利综合征（Guillain‐Barre syndrome）

周围神经病变，详见本书 386 页。

# |H|

## 呕血与黑便（Haematemesis and melaena）

急性重症上消化道出血是一种重要的医疗急症。

当突然丢失 20% 或以上的循环血容量时通常会产生休克表现，如心动过速、低血压、昏厥及出汗。

呕血：诊断策略模型（Haematemesis：diagnostic strategy model）

可能的诊断

· 慢性消化性溃疡（胃和十二指肠），占 50%。

· 急性胃溃疡 / 糜烂，占 20%。

· 食管炎（包括胃 – 食管反流征）。

· 贲门黏膜撕裂综合征。

· 药物：阿司匹林、非甾体类抗炎药、抗凝血剂、氯吡格雷。

不容漏诊的严重疾病

· 血管：

　—食管静脉曲张。

　—血质不调。

　—血管畸形 / 血管发育不良。

　—遗传性凝血病。

· 癌症：

　—胃癌或食道癌。

· 其他：

· 慢性肝病。

诊断陷阱（经常漏诊）

· 胃溃疡。

· 吞咽下的血液（如鼻出血）。

· 胶原蛋白疾病（如硬皮病）。

少见病

· 食道破裂。

· 遗传性出血性毛细血管扩张症。

重要病史

· 从新鲜血液到"咖啡渣"的呕吐物的性质。

· 是否从口腔，鼻子或咽部出血？

· 消化不良，胃灼热或胃痛。

· 相关症状（如体重减轻，黄疸）。

· 任何出血问题。

·药物史：包括酒精、非甾体抗炎药、抗血小板药、华法林、类固醇。

重点检查

·患者的一般状态，包括循环和生命体征。

·腹部检查和直肠检查。

·肝病的证据。

主要检验

·上消化道内窥镜诊断出血占 80%。

·全血检测（FBE）。

·肝功能检查（LFT），包括 γGT。

·幽门螺杆菌测试。

·影像学检查（如正常直立 X 线）。

上消化道出血的原因

上消化道出血的主要病因是十二指肠和胃的慢性消化性溃疡，约占上消化道出血病例的 1/2。另外一个主要的原因是急性胃溃疡与糜烂，至少占上消化道出血病例的 20%。阿司匹林以及非甾体类抗炎药与急性胃溃疡及糜烂有关。原因见图 H1。

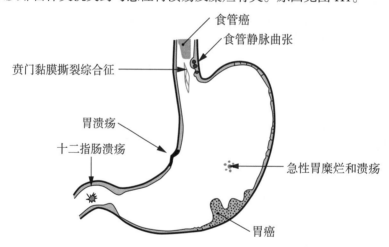

图 H1　引起呕血和黑便的重要的上消化道原因

检查

确定出血来源的检查应在消化专科进行。内窥镜检查至少能在 80% 的病例中发现出血原因。

管理

近期目标是：

1. 恢复有效的血容量（如果需要）。

2. 建立诊断，以便进行明确的治疗。

所有大出血的患者均应住院治疗并转诊给专科。出现大出血及休克临床表现的患者需要进行紧急复苏。此类患者需要尽快建立静脉通路，输血细胞或新鲜冰冻血浆（或两者）。

许多患者的出血量较少，循环系统能够代偿，进而能够自行缓解。大约 85% 的患者在 48 小时内停止出血。在大部分病例应予以质子泵抑制剂（PPIs），因为大部分出血是由于消化性溃疡。如果可能，使用口服质子泵抑制剂，但是也可以静脉注射质子泵抑制剂。

大部分患者复苏后不需要针对性治疗。在部分病例中，可以通过用加热探针（如 Gold 探针）或注射肾上腺素或两者合用来实现出血点止血（通过内镜）。偶尔需要手术止血，但急性胃黏膜糜烂患者应尽量避免手术。

## 血尿（Haematuria）

血尿是指尿中带血的现象，可以为肉眼血尿（宏观）和镜下检测到红细胞。

所有肉眼血尿或复发镜下血尿的患者需要进行上泌尿系统放射学检查及下泌尿系统的直视检查来检测或排除肾脏疾病。

关键的影像学检查是静脉尿路造影（肾盂造影），其次是超声检查。引起血尿的常见泌尿系统癌症是膀胱癌（70%），肾癌（17%），肾脏、骨盆或输尿管癌（7%）和前列腺癌（5%）。

肾小球肾炎中导致肾病综合征（水肿 + 高血压 + 血尿）的最常见原因是 IgA 肾病。

表 H1　血尿：诊断的策略模型（修订版）

| | |
|---|---|
| **问：可能性诊断** | IgA 肾病 |
| **答：感染** | 肾乳头坏死 |
| ・膀胱炎 / 尿道膀胱三角区炎（女） | 其他肾脏疾病包括结缔组织疾病及血管炎 |
| ・尿道炎（男） | **问：经常漏诊的疾病** |
| ・前列腺炎（男） | **答：尿道脱垂 / 肉阜** |
| 结石（肾、输尿管、膀胱） | 假性血尿（如食用甜菜根、卟啉症） |
| **问：不应漏诊的严重疾病** | 良性前列腺增生症 |
| **答：心血管疾病，如肾梗死** | 外伤：钝性或穿透性 |
| 肿瘤 | 异物 |
| ・肾肿瘤 | 出血性疾病 |
| ・尿路上皮：膀胱、肾盂、输尿管 | 运动（重度） |
| ・前列腺癌 | 放射性膀胱炎（大量血尿） |
| 严重感染，如传染性 | 抗凝治疗 |
| 心内膜炎 | 月经污染 |
| 急性肾小球肾炎 | 其他 |

## 血色病（Haemochromatosis）

血色病是身体内总铁升高到 20 ～ 60 g（正常值为 4 g）。过多的铁沉积在多个器官并造成多个器官损害：

・肝→肝硬化。

・胰腺→"青铜色"糖尿病。

·皮肤→青铜色或铅灰色。

·心脏→限制性心肌病。

·垂体→性腺功能低下：勃起功能障碍等。

·关节→关节痛（特别是手部），软骨钙质沉着病。

血色病可分为原发性血色病（遗传性：常染色体隐性遗传）和继发性血色病（如慢性溶血，膳食中铁增多，多次输血）。

*症状*

（可能是）极度嗜睡，多尿和烦渴，关节痛，性欲减退。

*体征*

（查找）肝大，皮肤发黑，心律失常。

*诊断*

·血清转铁蛋白饱和度升高＞70%（关键检查）及铁蛋白升高（＞250 mcg/L）（关键诊断）。

·肝活检（如果肝功能酶异常）或肝大。

·HFE 基因研究：*C282Y* 和（或）*H63D* 突变。

·筛查一级亲属（血清转铁蛋白饱和度及血清铁蛋白）。

*处理*

·转诊专科护理。

·每周放血 500 mL（250 mg 铁），直到血清铁水平正常，血红蛋白＜110 g/L（可能需要至少 2 年时间），此后每 3～4 个月 1 次，保持血清铁蛋白（＜100 mcg/L）、转铁蛋白饱和度及铁正常。

·正常饮食。

·避免饮酒。

·如果在发展为肝硬化或糖尿病之前进行治疗，则预期寿命可保持正常。

# 痔（Haemorrhoids）

详见本书 31 页。

# 头发疾病（Hair disorders）

与头发数量相关的资料（图 H2）

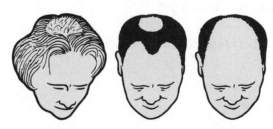

图 H2　女性型脱发（左）和男性型脱发

· 头发生长是不同步的（如有的持续生长，有的脱落）。

· 人类一个月所有头发生长长度之和为 1 km。

· 每日有 50 ～ 100 根头发脱落，但是头发密度不降低。

· 头皮平均含有 10 万个毛囊。

· 至少 25% 的头发脱落才会造成头发密度的显著下降。

· 脱发计数持续高于 100 根 / 天提示过多的脱发。

· 显著的脱发往往会堵塞淋浴的下水道或在枕头上可见。

## 脱发：诊断策略模型（Hair loss： diagnostic strategy model）

可能的诊断

· 雄激素性脱发（男性型秃发）。

· 斑秃（弥漫型）。

· 休止期脱发（包括产后）。

· 生长期脱发（特别是细胞毒性治疗）。

· 脂溢性皮炎。

不容漏诊的严重疾病

· 感染：

　—头癣。

　—细菌性毛囊炎。

　—二期梅毒。

　—发热后状态。

· 癌症：

　—治疗癌症。

其他：

· 全身性疾病（如狼疮）。

诊断陷阱（经常漏诊）

· 营养：

　—严重节食。

　—营养不良。

　—锌 / 铁缺乏症。

主要检查

考虑进行：

· 全血 / 血沉。

· 垂体激素［卵泡刺激素（FSH）、黄体生成素（LH）、催乳素和促甲状腺激素（TSH）］

· 头发拉力测试。

· 毛发显微镜检查。

· 头皮活组织检查。

· 用于真菌显微镜检查和培养的皮肤刮屑和毛发样品。

弥漫性脱发的原因

·雄激素性脱发。

·休止期脱发。

·产后休止期脱发。

·斑秃（弥漫型）。

·药物（细胞毒素，抗癫痫药，各种激素和其他药物）。

·甲状腺功能减退症。

·营养性：

　—缺铁。

　—严重的节食。

　—缺锌。

　—营养不良。

·发热后状态。

·生长期脱发。

### 雄激素性脱发（Androgenic alopecia）

雄激素性脱发是导致人群脱发的最常见的形式，50% 的 40 岁以下的男性及高达 50% 的 60 岁以下的女性因此受累。雄激素性脱发是由基因决定的，并且是雄激素依赖性的。女性脱发模式与男性是不同的。在头顶部（发冠）头发弥漫性变薄，而前发际线通常能够维持（图 H2）。

治疗相对困难，详见本书 25 页。

### 斑秃、全秃及普秃（Alopecia areata, alopecia totalis and alopecia universalis）

斑秃是毛囊的疾病引起的，表现为突然发作的局限性或弥漫性脱发。其特点是完全脱发（小片或弥漫性），头皮干净正常，无炎症或感叹号样头发。小片脱发可能会自行恢复（通常为 80%），然而广泛性脱发（> 50% 的脱发）的病程各异。

全秃是整个头皮受累，健康成年人恢复的可能性最多为 50%。普秃患者的眉毛和睫毛也会受累。

治疗详见本书 24 ～ 25 页。

### 瘢痕性脱发（Scarring alopecia）

瘢痕性脱发是一种毛囊被破坏的不可逆疾病。头皮活检是确定诊断的关键。除了明显的原因，如创伤、严重烧伤、痈和头皮癣与脓癣，其他原因有：

·毛发扁平苔藓（扁平苔藓的一个变异型）。

·盘状红斑狼疮。

·脱发性毛囊炎（可能是由于金黄色葡萄球菌感染）。

·假斑秃（一个缓慢进展性的瘢痕性疾病）。

### 休止期脱发（Telogen effluvium）

休止期脱发是休止期的头发脱落增加，可以由各种压力而触发，包括严重的应激、分娩、发热性疾病、外伤、剧烈节食及停止口服避孕药（OCP）。

典型特征：压力事件→和临床脱发之间有 2 ～ 3 个月的潜伏期，头发的末端呈白色球状。

如果病情不复杂，那么休止期脱发可以在 6 个月内恢复。如果担心症状无法缓解，可选择使用外用米诺地尔，至少应用 4 个月。如果症状未得到完全恢复或有复发，那么应转诊进行治疗。

#### 再生期脱发（Anagen effluvium）

再生期脱发是在生长期的脱发，常见于癌症化疗。生长期毛干通过其长度和有色素的毛球（与休止期的白色毛球相比）来分辨。毛囊可以保持在生长期，进而能够快速恢复生长，或进入到休止期，从而延缓增长约 3 个月。

#### 拔毛症（拉头发）[ Trichotillomania（hair pulling）]

拔毛症是由于故意拔去头发或扭曲头发从而导致斑片状脱发。拔毛症常见于（按习惯）年幼的孩子，但也见于年龄较大的儿童及成年人，可能是一种强迫症，常与压力有关。

*临床特点*
· 不完整的斑片状脱发。
· 头发的长短不一。
· 毛发断裂、扭曲。
· 脱发的模式奇怪。
· 往往发生在惯用手一侧。

## 儿童头发疾病（Hair disorders in children）

详见本书 127 页。

## 女性多毛症（Hirsuties）

女性多毛症是指女性患者在雄激素依赖性区域毛发过度生长、变粗、变黑，即男性的性征模式（如上唇，胡须区域和背部）。治疗参见多毛症（详见本书 297 页）。

#### 多毛症（Hypertrichosis）

多毛症是指全身毳毛或绒毛过多生长，病因目前尚不清楚，可以是青春期前的一种表现，可以由药物引起，如苯妥英。

#### 干性头发（Dry hair）

详见本书 190 页。

#### 油性头发（Oily hair）

详见本书 370 页。

## 口臭（Halitosis）

最常见的原因是因口腔卫生不良和不恰当的饮食导致的口腔、牙齿疾病。
· 排除牙齿疾病、恶性肿瘤（特别是鼻咽癌）、肺结核、毛舌、鼻和鼻窦感染。
· 考虑药物因素，如硝酸异山梨酯、抗抑郁药。
· 避免或限制葱、蒜、辣椒、辣香肠及类似肉类的摄入。
· 避免或限制浓奶酪的摄入。
· 避免吸烟和饮酒过度。

· 白天定期刷牙，在饭后立刻刷牙。
· 饭后用水漱口。
· 在白天避免长时间禁食。
· 用漱口水漱口［如李施德林（Listerine）漱口水、思必乐（Cepacol）薄荷漱口水和 0.2% 洗必泰水溶液］。
· 定期使用牙线清洁牙齿。
· 咀嚼无糖口香糖来滋润口腔。

提示：使用油 / 水混合液（如等量的思必乐漱口液和橄榄油），将两者混匀漱口，然后吐出，每日 4 次。

# 宿醉（Hangover）

### 预防建议
· 在饭后适度饮酒。
· 选择适合自己的酒精饮料：不要饮香槟。
· 避免快速饮酒（慢酌）。
· 限制酒精的摄入量。
· 稀释饮料。
· 在休息前喝三大杯水。

### 治疗
· 摄入充足的液体，最好是水，因酒精的作用会导致相对脱水。
· 服用 2 片对乙酰氨基酚来缓解不适，尤其是头痛。
· 饮用橙汁或西红柿汁，加糖。
· 饮用蜂蜜柠檬汁会有所帮助。
· 咖啡和茶（更好）是适合的饮料。
· 进食丰盛的一餐，但要避免摄入脂肪。

# 花粉症（季节性过敏性鼻炎）［Hay fever（seasonal allergic rhinitis）］

### 定义
过敏性鼻炎可分为间歇性过敏性鼻炎（持续＜每周 4 天或＜ 4 周）或持续性过敏性鼻炎（持续＞每周 4 天或＞ 4 周）。

### 建议的处理措施
· 对患者进行宣教。
· 避免过敏原（如可能）。
轻症病例：
· 轻度镇静作用的抗组胺药：

—非索非那定 60 mg，每日 2 次，或氯雷他定 5 mg/d，或西替利嗪 10 mg/d，或左旋西替利 5 mg/d，或氯雷他定 10 mg/d。

—或左卡巴斯汀鼻喷剂 ± 减充血药，如伪麻黄碱和去氧肾上腺素。

中度至重度病例：

· 鼻内皮质类固醇（最有效）。从下列方案中进行选择：

—二丙酸倍氯米松 100 mcg，每侧鼻孔，每日 2 次。

—布地奈德 128 mcg，每侧鼻孔，每日 1 次。

—糠酸莫米松 2 喷剂，每侧鼻孔，每日 1 次。

—糠酸氟替卡松 2 喷剂，每侧鼻孔，每日 1 次。

—丙酸氟替卡松 2 喷剂，每侧鼻孔，每日 1 次。

—曲安奈德 2 喷剂，每侧鼻孔，每日 1 次。

· 泼尼松龙 25 mg/d，口服，如果其他药物无效，减少超过 10 天。

使用色甘酸钠（Opticrom）滴剂来缓解眼部的刺激症状。如果局部用药无效，可以使用口服的糖皮质激素。考虑鼻内用抗组胺药（如左卡巴斯汀），以减轻过度瘙痒和打喷嚏的症状。如适用可以考虑免疫治疗，如果并发哮喘，可以考虑应用白三烯受体拮抗药。

## 幼儿头部敲打或摇摆（Head banging or rocking in toddlers）

详见本书 112 页。

## 头痛（Headache）

一般情况下，引起头痛最常见的原因是呼吸道感染。引起慢性复发性头痛的常见原因是紧张、所谓的转换性偏头痛和混合性头痛。偏头痛并不是像专科中那样常见。

> **头痛的警示标志**
> 突然发作。
> 令人衰弱的严重疼痛。
> 发热。
> 呕吐。
> 意识障碍。
> 早晨疼痛程度最重。
> 弯腰、咳嗽或打喷嚏时症状加重。
> 有神经系统（包括视觉）的症状和体征。
> 老年患者尤其是 50 岁以上患者新出现。
> 年轻肥胖女性。

头痛：诊断策略模型（Headache：diagnostic strategy model）

可能的诊断

· 急性：

　　—呼吸道感染。

· 慢性：

　　—紧张型头痛。

　　—组合型头痛。

　　—偏头痛。

　　—转换性偏头痛。

**不容漏诊的严重疾病**

· 心血管：

　　—蛛网膜下腔出血。

　　—颅内出血。

　　—颈动脉或椎动脉夹层。

　　—颞动脉炎。

　　—脑静脉血栓形成。

· 瘤形成：

　　—脑肿瘤。

　　—垂体瘤。

· 感染：

　　—脑膜炎（尤其是真菌）。

　　—脑炎。

　　—颅内脓肿。

· 血肿：硬膜外 / 硬膜下。

· 青光眼。

· 良性颅内高压。

**诊断陷阱（经常漏诊）**

· 颈椎病 / 功能障碍。

· 牙齿疾病。

· 眼睛的屈光不正。

· 鼻窦炎。

· 眼科带状疱疹（发疹前）。

· 劳累性头痛。

· 低血糖。

· 创伤后头痛（如脑震荡后）。

· 脊柱后手术（如硬膜外，腰椎穿刺）。

· 睡眠呼吸暂停。

紧张性头痛（Tension-type headache）

　　紧张性头痛或肌肉收缩性头痛是典型的对称性头部紧张感。可分为偶发性紧张性头痛或慢性紧张性头痛。疼痛往往持续数小时并且每日复发。往往与颈部功能障碍及压力或紧张有关，尽管患者可能并未意识到（图 H3）。

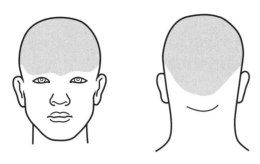

图 H3　紧张性头痛的典型疼痛分布

处理

· 对患者进行细致的教育。

· 对患者进行咨询及心理安慰。

· 建议减轻压力，可行放松疗法及瑜伽或冥想课程。提供正念疗法和认知行为治疗（CBT）。

· 药物治疗：温和的镇痛药，如阿司匹林或对乙酰氨基酚。如果有可能应避免镇静药及抗抑郁药，但是如果病情需要那么可以考虑这些药物（如阿米替林10～75 mg，口服，每晚，如果必要的话可增加至 150 mg）。

偏头痛（Migraine）

偏头痛，或"头痛病"，是从希腊词汇衍化而来，意思是"累及半侧头部的疼痛"。在 10 个人中至少有 1 人患有偏头痛，男女性别比为 2 ∶ 1，发病高峰在 20 ～ 50 岁。除了经典的偏头痛（头痛、呕吐及先兆症状），还有多种类型的偏头痛，最常见的是普通型偏头痛（无先兆症状）。

处理

向患者宣教。向患者解释病情并进行心理安慰，说明偏头痛是良性过程。

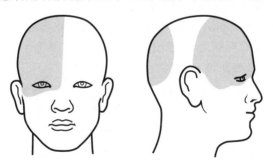

图 H4　偏头痛的典型疼痛分布（右侧）

辅导和咨询

· 避免已知的触发因素，如身体或情绪压力，睡眠不足，明亮的灯光。

· 饮食：记日记，考虑去除巧克力、奶酪、红酒、核桃、金枪鱼、维吉麦（一种蔬菜酱）、菠菜及猪肝。

· 采用健康的生活方式、放松计划、冥想技巧及生物反馈训练。

*急性发作的治疗*

· 在有初始症状的时候开始治疗。

· 在安静、黑暗、凉爽的房间休息。

· 在前额或颈部冷敷。

· 避免走动过多。

· 不要看书或看电视。

· 避免摄入咖啡、茶或橙汁。

· 对于能够通过简单的"小睡"来缓解发作的患者，考虑替马西泮 10 mg 或地西泮 10 mg，并联用以下措施。

发作的第一个迹象：

· 一线用药：可溶性阿司匹林，如迪司匹林德（Dispirin Direct）2 ～ 3 片或对乙酰氨基酚 / 可待因 2 片，口服 + 甲氧氯普胺 10 mg，口服，如果有呕吐症状，考虑非甾体类抗炎药（如布洛芬、快速双氯芬酸）。

· 二线用药：曲坦类，如舒马普坦 100 mg（口服），或 6 mg（皮下注射），或（喷鼻）每鼻孔 10 ～ 20 mg。

或佐米曲普坦 2.5 ～ 5 mg，口服，必要时在 2 小时内重复 1 次。

或那拉曲坦 2.5 mg，口服，必要时在 2 ～ 4 小时内重复 1 次。

或利扎曲坦晶片 10 mg，必要时在 2 小时后重复 1 次。

发作开始：

· 甲氧氯普胺 10 mg（2 mL），肌内注射或静脉注射，

· 或丙氯拉嗪 12.5 mg 肌内注射，或 25 mg 经直肠给药。

严重的发作：

· 甲氧氯普胺 10 mg 静脉注射。

· 然后丙氯拉嗪静脉注射，或氯丙嗪肌内注射。

对于典型的严重偏头痛的治疗提示：甲氧氯普胺静脉滴注或氯丙嗪 +1 L 生理盐水，在 30 分钟内静脉注射 + 口服可溶性阿司匹林或对乙酰氨基酚。

*预防（每个月 2 次以上发作）*

普萘洛尔 40 mg，口服，每日 2 次，如果需要的话，剂量增加至 240 mg/d。

· 或苯噻啶 0.5 mg，口服，每晚，如果需要的话，剂量增加至 3 mg。

· 激素控制，如口服避孕药（OCP）用于月经偏头痛。

· 考虑单独或联合应用抗抑郁药。对于以上治疗无效的严重的偏头痛，可应用麦角新碱。

**转换性偏头痛**（Transformed migraine）

转换性偏头痛是指偏头痛的发作频率逐步增加，直到每日均有发作。偏头痛的典型特点发生改变，发作的模式类似于紧张性头痛，但仍与偏头痛一样累及单侧。与镇痛药的过度使用相关。试验性应用曲坦类药有治疗意义，萘普生可治疗停药后头痛。

**丛集性头痛**（Cluster headache）

丛集性头痛是阵发性集中发作的单侧头痛，典型者发生在夜间，通常是在清晨。丛集性头痛的一个特点是明显的周期性发作，男性（男女比例为 6 ：1）患者多见，另一

个特点是在疼痛侧出现上睑下垂、流泪及流涕。

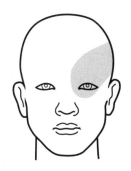

图 H5 丛集性头痛的典型疼痛分布

*处理*

急性发作：

·考虑经由面罩给 100% 氧气，流量为 10 L/min，持续 15 分钟（通常反应良好）。

·舒马普坦 6 mg 皮下注射（或 20 mg 喷鼻）。

·或集中发作期间避免饮酒。

预防（一旦集中发作开始）则考虑以下几点：

·美西麦角 2 mg，口服，每日 3 次。

·泼尼松龙 50 mg/d，服用 10 天，然后减量。

·苯噻啶。

·试用硝酸异山梨酯（有助于确认诊断）。

·丙戊酸钠。

·维拉帕米缓释片 160 mg，口服，每日 1 次，加量至 320 mg。

颈椎功能障碍 / 颈椎病（Cervical dysfunction/spondylosis）

由于颈部疾病引起的疼痛，通常被称为枕部神经痛，该病比我们所知的要更为常见，通过物理疗法可获得非常好的治疗效果，包括运动和手法治疗，特别是锻炼。

混合性头痛（Combination headache）

混合性头痛较为常见，经常诊断为心因性头痛或不典型偏头痛。混合性头痛有以下症状的不同程度的组合：

·紧张性和（或）抑郁症。

·颈椎功能障碍。

·血管性痉挛（偏头痛）。

·药物（如镇痛药致药物反弹性头痛，咖啡因）。

·部分病例可能是转换性偏头痛。

混合性头痛，有许多紧张性头痛的特点，疼痛往往为持续性，即在清醒的时刻一直存在，可以持续数周或数月。

治疗包括认知领悟疗法，心理安慰，向患者解释其无脑部肿瘤，以及改善生活方式。说服患者逐渐减少镇痛药的用量，最有效的药物是阿米替林或其他抗抑郁药。如果有颈椎问题那么应考虑物理治疗。

### 颞动脉炎（Temporal arteritis）

颞动脉炎（temporal arteritis，TA）是巨细胞动脉炎的一个亚型，也称为颅动脉炎。通常表现为单侧颞区持续性的搏动性头痛，局部头皮增厚且敏感，伴有或不伴有颞动脉搏动消失。患者通常在 50 岁以上，平均年龄为 70 岁。

通过浅表颞动脉活检和组织学检查可以确诊。血沉通常显著升高。C- 反应蛋白通常升高。

#### 治疗

初始治疗药物是泼尼松每日 40 ～ 60 mg，口服，维持 2 ～ 4 周，然后以周为间隔时间逐渐减量（最多 10%）。剂量的增减根据临床状态和血沉水平监测来判断。加服阿司匹林。

### 额窦炎（Frontal sinusitis）

与人们普遍的认识相反，额窦炎是引起头痛的一种相对少见的原因。

#### 处理

治疗的原则：

· 使用蒸汽吸入进行保守治疗，使得额窦通畅。

· 抗生素：阿莫西林，或阿莫西林 / 克拉维酸，或头孢克洛，或多西环素。

· 镇痛药。

### 蛛网膜下腔出血（Subarachnoid haemorrhage）

#### 临床特点

· 突发性头痛（中度至剧烈程度）。

· 枕骨位置。

· 起初为局灶性，继之弥漫性。

· 继之出现颈部疼痛和僵硬。

· 经常继发呕吐和意识丧失。

· 克尼格征阳性。

· 在治疗之前约 40% 患者死亡。

· 首选 CT 检查。

· 紧急转诊至大型的神经外科单位。

### 高血压头痛（Hypertension headache）

高血压头痛一般仅发生在严重高血压患者，如恶性高血压或高血压脑病。头痛通常位于枕部，表现为搏动性，并且在早晨醒来时症状加重。

### 良性颅内压增高（假性脑瘤）[ Benign intracranial hypertension（pseudotumour cerebri）]

良性颅内压增高是一种罕见但是应引起重视的凶险的头痛疾病，通常好发于年轻的肥胖女性。主要特点是头痛、视物模糊及恶心和视盘水肿。头部 CT 和 MRI 扫描结果正常，腰椎穿刺能够减轻头痛提示脑脊液压力增加，脑脊液分析正常。

良性颅内压增高有时与药物有关，包括四环素类（最常见）、呋喃妥因、口服避孕药及维生素 A 制剂。

#### 儿童的药物治疗

紧张性头痛及偏头痛：

·对乙酰氨基酚 20 mg/kg，立即口服，然后 15 mg/kg 每 4 ～ 6 小时 1 次（最多 90 mg/kg）。

·或布洛芬 5 ～ 10 mg/kg，立即口服，最高 40 mg/（kg·d）（不低于 6 个月）。

# 颅脑损伤和昏迷（Head injury and unconsciousness）

用来形容脑损伤的临床术语脑震荡、意识模糊及脑裂伤分别表示类似损伤的程度从轻微到严重不等。危及生命的伤害包括硬膜外血肿和硬膜下血肿（图 H6）。Glasgow 昏迷评分表（表 H2）可以作为评价意识状态的指南。

脑震荡（详见本书 134 页）。

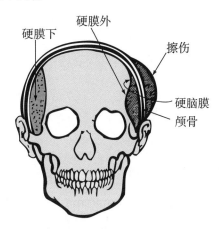

硬膜下
硬膜外
擦伤
硬脑膜
颅骨

图 H6　硬膜下血肿和硬膜外血肿与硬脑膜、颅骨和脑的位置关系

## 硬膜外血肿（Extradural haematoma）

脑外伤后可出现短暂清醒期，继之出现意识障碍。患者烦躁不安，意识模糊，易激惹（图 H7），有剧烈的头痛并出现神经系统体征。

检查：头颅 X 线片检查，CT 扫描。禁忌腰穿。

处理：紧急进行血肿减压手术。

表 H2　Glasgow 昏迷评分

|  | 分值 |
| --- | --- |
| 睁眼反应（E） |  |
| 自动睁眼 | 4 |
| 呼唤睁眼 | 3 |
| 刺痛睁眼 | 2 |
| 无反应 | 1 |
| 语言反应（V） |  |
| 正确回答 | 5 |
| 回答错误 | 4 |
| 语无伦次 | 3 |

续表

| | 分值 |
|---|---|
| 含混发音 | 2 |
| 无反应 | 1 |
| 运动反应（M） | |
| 可按指令动作<br>能够对疼痛刺激进行反应 | 6 |
| 能确定疼痛部位 | 5 |
| 对疼痛刺激有肢体退缩反应 | 4 |
| 对疼痛刺激有肢体屈曲反应 | 3 |
| 对疼痛刺激有肢体过伸反应 | 2 |
| 对疼痛刺激无反应 | 1 |
| 总分 | |
| 昏迷得分 = E+V+M<br>最低 3 分<br>最高 15 分<br>如果得分为 8 ～ 10 分：加强护理，监测呼吸道 | |

## 硬膜下血肿［Subdural（epidural）haematoma］

导致硬膜下血肿的伤害似乎微不足道，尤其是在老年人群中，血肿可能是急性、亚急性或慢性的。对于有性格改变、头痛、动作迟缓不稳定和意识水平波动的患者应考虑该诊断。检查及治疗同硬膜外血肿。

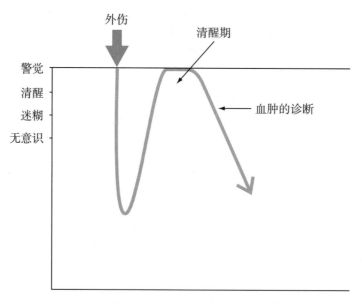

图 H7　损伤后硬膜外血肿经典的意识状态变化

# 烧心（消化不良）［Heartburn（dyspepsia）］

详见本书 195 页。

# 心力衰竭（Heart failure）

当心脏无法排出足够的血量以满足身体需要时，就会发生心力衰竭。

症状

·呼吸困难→劳力性呼吸困难→休息时呼吸困难→端坐呼吸→夜间阵发性呼吸困难。

·嗜睡、疲劳。

·体重变化：增加或下降。

·头晕、晕厥。

·心悸。

·踝部水肿。

检查

除了常规的检查，应进行超声心动图检查（最重要的检查）来测量左心室功能，或核素门控心脏血池显像，以确定射血分数，心力衰竭患者的射血分数通常很低。B 型钠尿肽是判断慢性心力衰竭严重程度的标志物。鉴别收缩期心力衰竭（最常见）与舒张期心力衰竭。

治疗

心力衰竭的治疗方法包括向患者宣教；找出病因及对因治疗，去除任何诱发因素，一般的非药物措施和药物治疗。有研究表明多学科综合治疗有助于患者恢复。

预防

强调预防是非常重要的，因为心力衰竭发病后通常预后非常差。约 50% 严重心力衰竭患者在诊断后的 2 ～ 3 年内死亡。

一般非药物管理措施

·转诊进行多学科的综合护理康复计划。

·活动：如果症状严重应休息；无症状或症状轻度时进行中等强度运动。

·如果患者肥胖，则应减轻体重。

·限盐：建议无盐饮食（< 2 g 或 60 ～ 100 mmol/d）。

·鼓励不吸烟和限制饮酒（1 个标准杯 / 天）。

·限水：对于晚期心力衰竭的患者，尤其是当血清钠低于 130 mmol/L 的时候，水的摄入量应限制在 ≤ 1.5 L/d。

·如果存在胸腔积液或心包积液，则应进行液体抽吸。

收缩期心力衰竭的药物治疗

应治疗任何已知的潜在致病因素。最初的治疗药物应包括血管紧张素转化酶抑制药及常用利尿药。襻利尿药例（如呋塞米）是急性发作时的首选药物，但是长期维持治疗可选择其他类型的利尿药。心房颤动应使用地高辛治疗。血管扩张药广泛用于心力衰竭，血管紧张素转化酶抑制药是目前最受青睐的血管扩张药。

注意：所有患者应监测并维持血钾水平。

血管紧张素转化酶抑制药、β- 受体阻滞药及螺内酯已被证明能够提高慢性心力衰竭患者的生存率，联合用药是金标准。

慢性心脏衰竭的初始治疗

1. 血管紧张素转换酶抑制药（起始剂量低，目标剂量高）

血管紧张素转换酶抑制药的用量：起始剂量为最低的推荐治疗剂量的 1/4 ~ 1/2，然后根据个体患者逐渐调整，增加至维持剂量或最大剂量（表 H3）。每日 1 次的服用方法是首选方法。如果服用血管紧张素转换酶抑制药时有咳嗽症状，则需服用血管紧张素 II 再摄取阻滞药。

表 H3　部分血管紧张素转换酶抑制药的常用量

|  | 起始的每日剂量 | 维持的每日剂量 |
| --- | --- | --- |
| 卡托普利 | 6.25 mg，口服，每晚 | 25 mg，口服，每日 3 次 |
| 依那普利 | 2.5 mg，口服，每晚 | 10 mg，口服，每日 2 次 |
| 福辛普利 | 5 mg，口服，每晚 | 20 mg，口服，每晚 |
| 赖诺普利 | 2.5 mg，口服，每晚 | 5 ~ 20 mg，口服，每晚 |
| 培哚普利 | 2 mg，口服，每晚 | 4 mg，口服，每晚 |
| 喹那普利 | 2.5 mg，口服，每晚 | 20 mg，口服，每晚 |
| 雷米普利 | 1.25 mg，口服，每晚 | 5 mg，口服，每晚 |
| 群多普利 | 0.5 mg，口服，每晚 | 2 ~ 4 mg，口服，每日 1 次 |

2. 利尿药（如果为充血性心力衰竭，那么在血管紧张素转换酶抑制药的基础上加用）

襻利尿药首选：

—呋塞米 20 ~ 40 mg，口服，每日 1 ~ 2 次。

—或布美他尼 0.5 ~ 1 mg，口服，每日 1 次。

—或依他尼酸 50 mg，口服，每日 1 次。

—或噻嗪类利尿药：

—氢氯噻嗪 25 ~ 50 mg，口服，每日 1 次（或其他噻嗪类）。

—或吲达帕胺 1.5 ~ 2.5 mg，口服，每日 1 次。

血管紧张素转换酶抑制药（ACEI）

· 在医疗实践中，对心力衰竭的最初治疗通常应用一种血管紧张素转换酶抑制药，这是关键药物，可以优化治疗效果，并且能够提高利尿药的安全性。

· 第一剂应在睡前给药，以防止直立性低血压。

· 保钾利尿药或补钾药不应该与血管紧张素转换酶抑制药一起服用，因为有出现高钾血症的危险。

· 所有患者均应监测肾功能和血钾水平。

β 受体阻滞药

选择性 β 受体阻滞药能够延长轻中度慢性心力衰竭以及服用血管紧张素转换酶抑制药患者的生存时间。应从低剂量开始用药。

表 H4 批准用于心力衰竭的 β 受体阻滞药

| | 起始的每日剂量 | 目标剂量 |
|---|---|---|
| 比索洛尔 | 1.25 mg，口服，每日 1 次 | 10 mg，口服，每日 1 次 |
| 卡维地洛 | 3.125 mg，口服，每日 2 次 | 25 mg，口服，每日 1 次 |
| 美托洛尔缓释药 | 23.75 mg，口服，每日 1 次 | 190 mg，口服，每日 1 次 |
| 奈必洛尔 | 1.25 mg，口服，每日 1 次 | 10 mg，口服，每日 1 次 |

心力衰竭（对第一线治疗无反应）的阶梯式策略

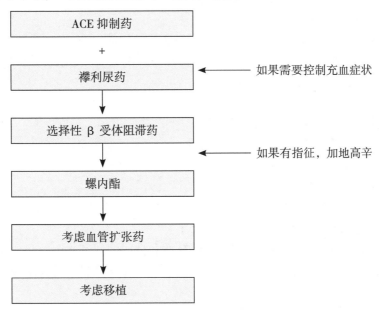

图 H8 对心力衰竭的阶梯式治疗方法

· 血管紧张素转换酶抑制药。

· 加用呋塞米 40 ～ 80 mg，口服，每日 2 次。

· 加用选择性 β 受体阻滞药。

· 加用地高辛（如果尚未服用）。

　—0.5 ～ 0.75 mg，口服，立即（取决于肾功能）。

　—然后 0.5 mg，口服，4 小时后。

　—然后 0.5 mg，翌日。

　—然后个体化维持剂量。

· 加用螺内酯 12.5 ～ 25 mg/d，口服（监测血钾及肾功能）。

重度心力衰竭

· 寻求专科医师的意见。

· 住院治疗并卧床休息。

· 血管紧张素转换酶抑制药（口服）加至最大的耐受剂量。

· 呋塞米至最大剂量 500 mg/d。

· 选择性 β 受体阻滞药。

·加用螺内酯（低剂量），25 mg/d。

如果控制效果不佳，那么可以考虑加用：

·噻嗪类利尿药。

·螺内酯剂量增加 100 ～ 200 mg/d。

·一种 β 受体阻滞药。

·地高辛。

·肝素（如果患者卧病在床）。

如果仍然无法控制，考虑其他血管扩张药：

·硝酸异山梨醇酯及肼屈嗪。

对于各项指标均适宜的终末期心力衰竭患者（如年龄＜ 50 岁，无其他重大疾病），可考虑心脏移植。其他可选择的手术方式包括心脏瓣膜手术、冠状动脉搭桥手术及心室减容术（做手术缩小扩大的左心室）。

处理中的陷阱

·过度使用利尿药（最常见的治疗错误）。

·血管紧张素转换酶抑制药超出负荷剂量。

·未能纠正致病的原因或诱因。

·未能测量左心室功能。

·未能监测电解质和肾功能。

舒张期心力衰竭（Diastolic heart failure）

首先要针对病因治疗，如高血压、心肌缺血和糖尿病。基本治疗是用正性肌力药，如钙拮抗药（维拉帕米、地尔硫草）及 β 受体阻滞药。如果可能，避免利尿药、地高辛、硝酸盐及硝苯地平。

急性重度心力衰竭（Acute severe heart failure）

急性重度心力衰竭会导致急性肺水肿。

治疗

（牢记 LMNOP 原则：苏塞米，吗啡，硝酸盐类，氧气，持续气道正压通气）。

·将患者床头支起。

·氧气（面罩或经鼻），流量为 6 ～ 8 L/min。

·建立静脉通路。

·硝酸甘油 300 ～ 600 mcg 舌下含服：可以使用静脉注射硝酸盐，优先于吗啡（如果血压＞ 100 mmHg）。

·呋塞米 40 mg 静脉注射，必要时增加至 80 mg 静脉注射。

·吗啡 1 ～ 2.5 mg/min，缓慢静脉注射（增加至 5 ～ 10 mg），尤其适用于患者有胸痛症状时。

·持续气道正压通气（continuous positive airway pressure，CPAP）或双水平气道内正压通气（BiPAP）。

如果患者有快速房颤并且未服用地高辛，给予地高辛治疗。

注意：吗啡现在比较少用。硝酸甘油静脉注射（在医院）是首选方法。持续气道正压通气是有效的。

# 足跟痛（Heel pain）

引起足跟疼痛的重要原因包括：

· 跟腱疾病

　—肌腱病 / 腱鞘炎。

　—滑囊炎。

· 跟骨后滑囊炎。

· 跟腱滑囊炎。

　—肌腱撕裂。

· 部分撕裂。

· 完全撕裂。

· 足跟擦伤。

· 足跟垫触痛（通常萎缩）。

· 摩擦性后跟病。

· 足底筋膜炎。

· 跟骨骨突炎。

· 腓骨肌腱脱位。

· 胫后肌腱病。

· 踝管综合征。

· 神经病变（如糖尿病、酒精引起）。

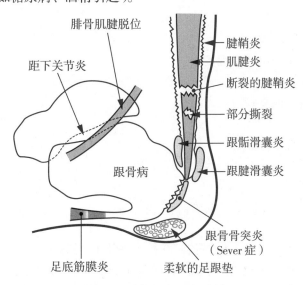

图 H9　足跟疼痛的重要原因

超声检查有助于鉴别引起跟腱疾病的原因。

跟腱滑囊炎（Achilles tendon bursitis）

滑囊炎可以发生在两个位置：

· 后部表浅处（皮肤与肌腱之间）。

·深部（跟骨后，跟骨与肌腱之间，图 H9）。

治疗

·避免鞋子的压迫（如穿凉鞋）。

·在鞋内垫 1 ～ 2 cm 鞋垫抬高跟部。

·应用局部热疗和超声。

·非甾体类抗炎药（14 天以上的试验性治疗）。

·用 25 号针头向滑囊内注射皮质类固醇。

### 足底筋膜炎（Plantar fasciitis）

足底筋膜炎是一种常见疾病( 也被称为"警察足跟痛")，其特征是足跟底部有疼痛，尤其是内侧；通常发生在距足跟后缘约 5 厘米处。

病史

疼痛：

　—发生于足跟下面。

　—下床后开始的几步疼痛显著。

　—走动后症状缓解。

　——天结束时症状加重。

　—坐下后症状加重。

·可能累及双侧，通常一侧症状更重。

·患者通常 40 岁以上。

·男女均可发病。

体征

·压痛：深压痛及局部压痛。

·足跟垫可能发生凸出或出现萎缩。

·可能会有捻发音。

·步态、足跟着地或直线行走无异常。

治疗

·在 12 ～ 24 个月自行缓解。

·考虑使用非甾体类抗炎药试验性治疗 3 周。

·治疗性足部按摩。

·锻炼计划，以伸展跟腱及跖筋膜。

·超声治疗。

·水疗：将足在冷热水中交替放置各 30 秒，持续 15 分钟。

·使用矫形垫保护足跟，包括足跟和足弓（如 Rose 鞋垫、海绵或橡胶海绵厚鞋垫）。

·向触痛部位注射局部麻醉药和药性持久的皮质类固醇，有助于缓解严重的疼痛症状，至少 2 ～ 3 周（如果没有严重疼痛，则不建议使用）。

### 跟腱病 / 腱鞘炎（Achilles tendonopathy/peritendonitis）

临床特点

·偶然跑步或长时间步行的病史。

·通常为年轻到中年的男性患者。

· 使用肌腱感到酸痛。

· 肌腱感觉僵硬，尤其是在抬起时。

· 肌腱增厚，有触痛。

· 肌腱活动时可触及捻发音。

治疗

· 休息：在急性期拄拐杖，如果症状严重则使用石膏。

· 在急性期使用冰冷敷，然后热敷。

· 服用非类固醇类抗炎药（试验性治疗 14 天以上）。

· 鞋内鞋跟处垫高 1 ～ 2 cm。

· 超声及深层按摩。

· 活动，再逐渐进行伸展运动。

在急性期避免注射糖皮质激素并且不向肌腱内注射。如果疼痛局限、有触痛，那么可以在肌腱周围注射激素。

跟腱部分断裂（Partial rupture of Achilles tendon）

临床特点

在受伤时突然出现锐痛。

用受累腿部前行时出现锐痛。

在肌肉附着处以上约 2.5 cm 处存在有触痛的肿胀。

可能是一个约小指指尖大小的缺损，有触痛。

治疗

如果可触及间隙，早期行手术探查与修复。如果没有间隙，采用保守治疗：

· 最初休息（用冰）及使用拐杖。

· 鞋内鞋跟处垫高 1 ～ 2 cm。

· 超声理疗及深部按摩。

· 逐渐进行伸展运动。

恢复期一般为 10 ～ 12 周。

跟腱完全断裂（Complete rupture of Achilles tendon）

临床特点

· 突发性剧烈疼痛。

· 患者通常会跌倒。

· 当急性期过后患者会感觉更舒适。

· 肿胀及青紫逐渐进展。

· 走路有些困难，尤其是踮起脚尖走路时。

诊断

· 间隙触诊（最好在受伤后的前 2 ～ 3 小时内检查，因为血肿可填补间隙）。

· 汤普森试验阳性（腓肠肌挤压试验）。

治疗

早期手术修复（受伤后 3 周内）。

# 肝炎（Hepatitis）

急性病毒性肝炎可能是由甲型肝炎病毒、乙型肝炎病毒、丙型肝炎病毒、丁型肝炎病毒及戊型肝炎病毒感染所引起的急性肝脏损伤，而较少是由感染巨细胞病毒和 EB 病毒所致。这可能会导致严重的肝脏疾病（特别是乙型肝炎和丙型肝炎），如终末期肝衰竭和肝癌。甲型肝炎和丁型肝炎是由粪—口途径传播，乙型肝炎和丙型肝炎是由血液及其他的体液途径传播的（详见本书 314 页）。

诊断急性肝炎的标志物

·甲型肝炎：抗 –HAV IgM（Ab）。

·乙型肝炎：表面抗原（HBsAg）。

·丙型肝炎：抗 –HCV（Ab）。

·IgM 抗体 = 近期感染。

·IgG 抗体 = 先前暴露过。

甲型肝炎（Hepatitis A）

特点

·通常在 3 ～ 6 周恢复。

·有时是亚临床疾病。

·无携带状态。

·不会造成慢性肝病。

·因急性重型肝炎而至昏迷和死亡较为罕见。

·肝功能检查和病毒标志物可以确定诊断。

血清学检查

·抗 HAV IgM= 活动性感染。

·IgG 抗体 = 免疫功能。

治疗

·适当休息。

·避免镇静药、非甾体类抗炎药。

·停止饮酒，直到肝功能检查正常。

·停止口服避孕药（OCP）。

·脱脂饮食。

·建议感染控制。

预防

·卫生措施。

·全程免疫需要 2 剂，基础免疫→6 ～ 12 个月加强免疫。

乙型肝炎（Hepatitis B）

特点

·通过血液、性行为、围产期传播，经皮传播。

·5% 成为慢性携带者。

·95% 乙肝孕妇所生的婴儿是获得性乙型肝炎（乙肝携带者）。

· 携带者中 15% ～ 40% →肝硬化。

· 肝功能检查和病毒标志物可以确定诊断。

病毒颗粒的乙型肝炎（HBV）抗原

· HBsAg= 表面抗原。

· HBcAg= 核心抗原。

· HBeAg= 病毒前核心及核心的可溶性蛋白质

· 以上抗原分别有对应的抗体（图 H10）。

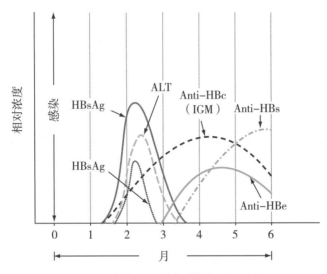

图 H10　急性乙型肝炎感染的时间过程

血清学检查指南

· HBsAg= 急性 / 持续性感染。

· 抗 –HBs= 既往感染与免疫接种。

· HBeAg= 高度传染性。

· HBV DNA= 病毒循环与复制。

· 抗 –HBc IgM 抗体 = 近期感染和早期指标。

· 抗 –HBc IgG 抗体 = 既往感染。

> **血清学模式**
>
> HBsAg+ve + anti-HBc IgM+ve + anti-HBs–ve = 急性乙型肝炎
>
> HBsAg+ve + anti-HBc IgG+ve + anti-HBs–ve = 慢性乙型肝炎
>
> HBsAg–ve + anti-HBc IgG+ve + anti-HBs+ve = 乙型肝炎缓解期

解释

· HBsAg= 确定为乙肝携带者和（或）进一步诊断

　—如果 HBsAg 阳性，那么做全套病毒学检查。

监测 6 ～ 12 个月的 HBeAg、HBV DNA 和肝功能的进展情况：

· HBeAg 阴性 +HBV DNA+ 抗 –HBe= 恢复。

· 如上 + 抗 –HBs= 完全康复。

· HBeAg 阳性 +HBV DNA=病毒复制及传染，转诊。

每 6 个月监测 1 次肝功能。如果出现异常，那么转诊至专科医生。

治疗

· 同甲型肝炎。

· 阻止传播途径的宣教。

· 强调药瘾者的治疗。

对肝功异常的慢性乙型肝炎患者的药物治疗：

· 拉米夫定 100 mg/d，口服，或阿德福韦，或恩替卡韦，直到间隔至少 3 个月两次检测不出 HBeAg 及由抗 –HBe 替代 HBeAg。

· 加上聚乙二醇化干扰素 α，皮下注射，连续应用 48 周。

预防

· 乙型肝炎疫苗：0 个月、1 个月、6 个月。

· 或甲型肝炎和乙型肝炎联合疫苗：0 个月、1 个月、6 个月

注意：通过超声诊断仪（FibroScan，即时弹性成像设备）成像测量肝纤维化的严重程度。

丙型肝炎（Hepatitis C）

特点

· 主要通过毒品静脉注射和文身途径感染。

· 临床症状轻微，常无症状。

· 约 70% 的丙型肝炎患者可进展为慢性肝炎（图 H11）。

· 基于丙型肝炎（HCV）基因型来决定治疗。

· 目前有良好的治愈率，尤其是 2 型和 3 型。

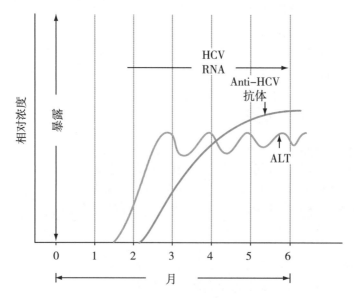

图 H11　活动性丙型肝炎感染的时间过程

*血清学检查*

· HCVAb（抗 –HCV）阳性 = 暴露（现在或过去）。

· HCV RNA（PCR 检测）阳性 = 慢性病毒血症；

· 阴性 = 已经自发清除。

· CD4/HCV= 病毒载量。

· 肝功能中谷丙转氨酶（ALT）的结果→提示疾病活动性（在接下来的 6 个月检测 3 次）。

　—ALT 持续正常 = 预后良好。

　—ALT ↑↑ = 需要处理；转诊。

· 如果 PCR 阳性 + 显著的病毒载量 + ↑ ALT，应进行基因分型来确定治疗方案。

· HCV 基因分型（确定抗 –HCV 治疗的持续时间）。

注意：当 ALT 出现异常时能够检测到丙型肝炎病毒 RNA 存在，而抗 –HCV 上升比较缓慢，可能在数周内无法检测到。

随访肝功能检查及 αFP 筛查。同时检查 HBV 及艾滋病病毒（知情同意）。

注意：通过超声诊断仪（FibroScan，即时弹性成像设备）成像测量肝纤维化的严重程度。

*治疗*

· 同乙型肝炎。

· 提供传播相关健康教育 / 建议服务。

· 强调阿片类药瘾者的治疗。

· 与专科医师共享护理建议（早期转诊）。

· 最好在 12 周内开始抗病毒治疗。

急性丙肝（如果早期认识）：

· 聚乙二醇化干扰素 α，皮下注射，长达 24 周。

慢性丙肝：

· 聚乙二醇干扰素 α，皮下注射。

· 加上利巴韦林（口服），分 2 次给药。

治疗时间取决于基因型和用药反应。

原则上：基因型 1 型、4 型、5 型、6 型为 48 周；基因型 2 型、3 型为 24 周。

*治疗不良反应*

可造成严重的不良反应。

干扰素：流感样疾病（持续）、失眠、抑郁、腹泻、白细胞减少症、血小板减少症、甲状腺功能障碍、视网膜病、脱发、神经精神障碍、三酰甘油升高。

利巴韦林：咳嗽、呼吸困难、失眠、皮疹、瘙痒、尿酸升高、溶血、溶骨性贫血、致畸、诱发自身免疫性疾病。

# 单纯疱疹（Herpes simplex）

表 H5　单纯疱疹病毒：表现和并发症

| 表现的例子 | 并发症 |
|---|---|
| ·唇疱疹（同义词：单纯性疱疹，唇疱疹） | ·疱疹性湿疹 |
| ·角膜结膜炎，包括树突状溃疡 | ·多形性红斑（感染后 3～14 天），常反复发作 |
| ·生殖器感染 | ·脊髓神经根病伴生殖器疱疹 |
| ·皮肤的其他部位，如臀部 | ·肺炎 |
| | ·脑炎 |

口唇疱疹（经典的感冒疮）[ Herpes labialis（classical cold sores）]

治疗目的是为了限制病变的大小和程度。

*局部治疗*

在唇疱疹发展的最初阶段实施（在前驱症状阶段更好）：

·病变部位敷冰块 5 分钟，每 60 分钟 1 次（在第一个 12 小时）。

·或涂薄荷酒精饱和溶液。

·或其他局部用药包括：

　—0.5% 碘苷制剂［利奎芬疱疹净涂膜剂（Herplex Dliquifilm，活性成分为碘苷，是美国爱力根药物公司生产的一种治疗单纯疱疹病毒的药物）、斯托克斯尔（Stoxiltopical，活性成分为碘苷）和病毒解软膏（Virasolve，是澳大利亚瓦伦特制药公司生产的一种治疗疱疹病毒的药物，含抗病毒成分：碘苷；抗菌成分：苯扎氯铵；镇痛成分：盐酸利多卡因）]，第一天每 1 时一次，此后每 4 小时一次。

　—或 10% 聚维酮碘涂膜剂：用棉签棒涂药，每日 4 次，直到症状消失。

　—或 5% 阿昔洛韦乳膏，清醒时每 4 小时一次，持续 4 天。

*症状严重时口服药物治疗*

选择下列方案之一：

·泛昔洛韦 125 mg，口服，每日 2 次，服用 5 天。

·伐昔洛韦 500 mg，口服，每日 2 次，服用 5 天。

·阿昔洛韦 200 mg，口服，每日 5 次，服用 5 天。

·阿昔洛韦可以用于儿童。

*免疫功能低下患者的口服治疗*

选择下列方案之一：

·阿昔洛韦 200 mg，口服，每日 5 次，服用 7～10 天。

·泛昔洛韦 500 mg，口服，每日 2 次，服用 7～10 天。

·伐昔洛韦 1 g，口服，每日 2 次，服用 7～10 天。

*预防*

如果暴露在阳光下诱发唇疱疹，那么应用 SPF 为 30+ 的太阳防护润唇膏、油膏或索拉防晒唇膏（Solastic，意大利生产的一种防晒软膏）。可用硫酸锌溶液，每周一次以防止复发。口服阿昔洛韦 200 mg，每日 2 次，或伐昔洛韦 500 mg/d 或泛昔洛韦 250 mg，每日 2 次（6 个月），可用于严重症状及频繁复发（＞ 6 次 / 年）。

### 生殖器疱疹（Genital herpes）

#### 局部治疗

已证明最有效的局部药物是阿昔洛韦（不是眼用制剂），或 10% 聚维酮碘涂膜剂，用棉签棒用药，连续数天。

外用利多卡因可以使部分患者疼痛缓解。盐水浴和镇痛药都是可取的。

#### 口服治疗

原发性生殖器疱疹首次发作（最好在发病后 24 小时），可使用一种鸟嘌呤类似物。

- 阿昔洛韦：400 mg，每日 3 次，连续 5 天，或直至感染症状消失。
- 或泛昔洛韦：250 mg，口服，每日 3 次，连续 5 天。
- 或伐昔洛韦：500 mg，口服，每日 2 次，连续 5 天。

这些药物能将病损的持续时间从 14 天降低至 5 ～ 7 天。但通常不用于仅持续 5 ～ 7 天的复发性发作。药物的 5 天疗程可以用于严重的复发。非常频繁的复发（6 个月中 ≥ 6 次）能够从持续低剂量治疗 6 个月（如伐昔洛韦 500 mg，口服，每日 1 次）中获益。

### 疱疹性湿疹（Eczema herpeticum）

- 阿昔洛韦 400 mg，口服，每日 3 次。
- 或泛昔洛韦 250 mg，口服，每日 2 次。
- 或伐昔洛韦 500 mg，口服，每日 2 次，直至痊愈。
- 重症病例静脉注射阿昔洛韦。

### 疱疹性瘭疽（Herpetic whitlow）

用药及剂量同上，连续 7 ～ 10 天。

### 单纯疱疹病毒性角膜炎（Herpes simplex keratitis）

- 3% 阿昔洛韦眼用软膏，每日 5 次，连续 14 天，或用药至愈合后至少 3 天。
- 也可用 1% 阿托品滴剂，每次 1 滴，每 12 小时 1 次。
- 考虑转诊至专科医生。

# 带状疱疹 [Herpes zoster（shingles）]

#### 脑神经受累

三叉神经受累：见于 15% 的病例。

- 眼支：50% 会影响鼻睫支，病变出现在鼻尖及眼部（眼结膜和角膜）。
- 上颌支和下颌支：病变出现在口腔、腭及咽部。

面神经受累：下运动神经元型面神经麻痹，可见外耳道周围（尤其是后壁）出现水疱，即带状疱疹膝状神经节综合征。

#### 处理

- 向患者进行细致的解释并给予心理安慰，打消迷信。
- 解释带状疱疹仅仅具有轻度传染性，但是与带状疱疹患者接触后的儿童会出现水痘。

*局部治疗*

对于皮疹，可使用干燥洗剂，如弹性火棉胶薄荷醇（是 OTC 甲类药物）。可以使用阿昔洛韦软膏，但往往会有刺痛。

*口服药物*

1. 镇痛药（如对乙酰氨基酚或可待因或阿司匹林）。

2. 鸟嘌呤类似物抗病毒治疗。

　　—用于所有免疫功能低下的患者。

　　—用于出现皮疹 < 72 小时的患者（特别是年龄 > 60 岁）。

　　—用于眼部带状疱疹（迄今为止的证据证明有助于减少瘢痕和疼痛，但神经痛除外）。

　　—用于重度急性疼痛。

*药物和剂量*

· 阿昔洛韦 800 mg，每日 5 次，连续 7 天。

· 或泛昔洛韦 250 mg，每 8 小时 1 次，连续 7 天。

· 或伐昔洛韦 1000 mg，每 8 小时 1 次，连续 7 天。

### 带状疱疹后遗神经痛（Postherpetic neuralgia）

定义：囊泡结痂后疼痛持续存在 4 周以上

随着年龄的增长及进行性衰弱，带状疱疹后遗神经痛发生率增高，持续时间超过 6 个月。

· 70% ～ 80% 患者在 1 年以内缓解，但在部分患者中也可能会持续多年。

· 眼部带状疱疹的眼部并发症，包括角膜炎、葡萄膜炎和眼睑损伤。

### 治疗方案

*口服药物*

· 基本镇痛药（阿司匹林或对乙酰氨基酚或口服非甾体类抗炎药）。

· 卡马西平：起始 50 ～ 100 mg，口服，每日 2 次，增加至 400 mg，每日 2 次（最大剂量）（适用于针刺样疼痛）。

· 三环类抗抑郁药（如阿米替林起始剂量 10 ～ 50 mg，口服，每晚）。

· 加巴喷丁：起始 300 mg，口服，每晚，增加至可耐受，每日 3 次。

*局部用药*

· 辣椒素（Capsig）霜。将辣椒素霜应用于患处，每日 3 ～ 4 次，会有"烧灼感"（使用前冰敷 20 分钟）。

· 5% 利多卡因软膏，或 10% 的凝胶。

· 或 5% 利多卡因贴片贴在疼痛部位。

*其他*

· 根据需要尽可能多地进行经皮神经电刺激（如 16 h/d，持续 2 周）加抗抑郁药。

### 预防

考虑给免疫抑制并且无水痘病史的接触者应用水痘 – 带状疱疹免疫球蛋白［默沙东疫苗（"Zostavac"疫苗，一款带状疱疹疫苗）］。

# 打嗝（呃逆）[Hiccoughs（hiccups）]

简单的短暂发作（以下可选用）：

· 瓦萨尔瓦捏鼻鼓气法。

· 在纸袋里进行呼吸（为过度换气）。

· 憋气。

· 吸吮冰／吞咽冰水。

· 在鼻或鼻咽部快速插入和抽出导管。

· 对眼球施加压力。

持久性（排除器质性疾病）：

· 氯丙嗪口服，或静脉注射，或肌内注射。

· 或丙戊酸钠。

· 考虑针灸、催眠或膈神经阻滞。

# 髋关节疼痛（Hip pain）

髋关节和臀部疼痛：诊断策略模型（Hip and buttock pain：diagnostic strategy model）

可能的诊断

· 创伤性肌肉拉伤。

· 脊髓牵涉性疼痛。

· 臀部骨关节炎。

不容漏诊的严重疾病

· 心血管：

—臀部跛行。

· 瘤形成：

—转移性癌症。

—骨样骨瘤。

· 感染：

—化脓性关节炎。

—骨髓炎。

—结核病。

—盆腔和腹腔感染：盆腔脓肿、盆腔炎性疾病、前列腺炎。

· 儿童期疾病：

—髋关节发育不良（DDH）。

—Perthes病（又称股骨头骨骺缺血性坏死）。

—股骨骺滑脱。

——过性滑膜炎（易激髋）。

—幼年型慢性关节炎。

诊断陷阱（经常漏诊）

·风湿性多肌痛。

·骨折：

—股骨颈应力性骨折。

—股骨头的股骨下骨折。

—骶骨。

—耻骨支。

·股骨头缺血性坏死。

·股骨髋臼撞击症（如外生骨疣）。

·髋臼唇撕裂。

·骶髂关节疾病。

·腹股沟疝或股疝。

·滑囊炎或肌腱炎：

—大转子疼痛综合征。

—坐骨滑囊炎。

—髂腰肌滑囊炎。

·耻骨炎。

·神经源性跛行。

·冻疮。

**主要特征：臀部和臀部疼痛（Key features：hip & buttock pain）**

关键病史

疼痛分析，尤其是精确定位和疼痛放射。关联的症状，如跛行、僵硬、夜间疼痛、发热等症状。既往史、家族史、孕产史、药物史。

重点检查

·使用传统的视诊、触诊、活动性检查、关节功能检测和观察别处的方法。

·患者应该脱得只剩下内衣，以达到最大限度的暴露。

·还要检查腰骶脊柱、骶髂关节、腹股沟和膝盖。

主要检测

·血清学检查：RA 因子。

·全血检查，血沉 /C-反应蛋白。

·放射学检查：骨盆的 X 线平片（AP）显示髋关节；X 线侧位片（儿童"青蛙"侧面最佳）。

·髋关节的 CT 或 MRI 。

·如果怀疑有化脓性关节炎，则用针吸引脓液。

**儿童髋关节疼痛**

儿童可患有各种髋关节严重失调性疾病，如关节发育不良（DDH）、Perthes 病、肺结核、化脓性关节炎和股骨头骨骺滑脱症（slipped capital femoral epiphysis，SCFE），所有这些都要求早期识别和管理。

髋关节发育不良（Developmental dysplasia of the hip）

此前被称为先天性髋关节脱位。

临床特点

·女性：男性 = 6 ：1。

·40% 患者有髋关节不对称。

·通过弹进弹出试验，即 Ortolani 和 Barlow 试验（外展时会有异常声音或弹响）可进行早期诊断，2 个月后试验通常为阴性。

·超声非常有价值（尤其是 3 ～ 4 月龄，最好为 6 周），比临床检查更为敏感。

·3 月龄前普通 X 线检查难以识别，此后有帮助。

治疗（指南）

·髋关节发育不良必须转诊至专科。

·用外展夹板或盆腔吊带，或如果患儿年龄较大，可以采用其他方法。

佩特兹病（Perthes disease）

Perthes 病是一种在青少年中因骨软骨炎导致股骨头缺血性坏死的疾病。

临床特点

·男：女 = 4 ：1。

·通常发病年龄为 4 ～ 8 岁（2 ～ 18 岁很少）。

·有时为双侧。

·表现为跛行和疼痛（臀部或腹股沟疼痛）。

·X 线可见特征性变化。

需要紧急转诊：提供拐杖。

一过性滑膜炎（Transient synovitis）

一过性滑膜炎是一种常见的疾病，也被称为"刺激性髋关节"或"观察性髋关节"，是一种自限性滑膜炎症。

临床特点

·发生于年龄为 4 ～ 8 岁的儿童。

·突然发生髋关节疼痛和跛行：可能是指认为膝关节疼痛。

·儿童通常可以行走（部分患儿可能不能行走）。

· ± 近期外伤和上呼吸道感染的病史。

结果：在 7 天内恢复至正常，无后遗症。治疗为卧床休息，使用拐杖，以及服用镇痛药。

早期转诊。

股骨头骨骺滑脱（Slipped capital femoral epiphysis）

股骨头骨骺滑脱（SCFE）易发生于肥胖的青少年（10 ～ 15 岁），典型表现为髋关节前部（腹股沟）疼痛、膝盖疼痛及轻微跛行。

·在出现严重滑脱前确诊是至关重要的。

·骨盆 X 线检查提示受累髋部一侧"青蛙腿"。

·停止负重并且紧急转诊。

化脓性关节炎（Septic arthritis）

对所有出现髋关节急性疼痛或刺激性髋关节问题的患儿均应怀疑化脓性关节炎。

**老年患者髋部和臀部疼痛**

以下疾病在老年患者尤为常见：

·髋关节骨性关节炎。

·主髂动脉闭塞→血管性跛行。

·伴有神经根或牵涉性疼痛的脊柱功能障碍。

·腰骶部脊柱退行性病→神经性跛行。

·风湿性多肌痛。

·转子滑囊痛（股骨大转子疼痛综合征）。

·股骨颈骨折。

·继发性肿瘤。

髋关节骨性关节炎（Osteoarthritis of the hip）

髋关节骨性关节炎是髋关节疾病的最常见形式。

*临床特点*

·通常＞50岁，随着年龄的增大患病率增加。

·可能是双侧的：开始于一侧，然后另一侧出现症状。

·初期活动后疼痛加重，休息后缓解，继之出现夜间疼痛，休息后疼痛。

·僵硬，尤其是起立后。

·僵硬、畸形、跛行可能是主要症状（轻度疼痛）。

注意：可能出现膝关节疼痛。

·步态异常。

·第一个丧失的运动能力是内旋转和扩展。

*治疗*

·仔细解释：患者常常很担心。

·如果患者超重，则应减肥。

·相对休息。

·急性疼痛发作时应完全卧床休息。

·镇痛药及非甾体类抗炎药（合理使用）。

·利用辅助工具和支撑物行走（如拐杖）。

·物理治疗，包括等长收缩练习。

·水疗是有效的。

·手术非常有效。

## 股骨大转子疼痛综合征（Greater trochanteric pain syndrome）

也称为转子滑囊痛，在中老年女性患者中很常见，表现为大转子外侧面疼痛。特点是：

·女性患者＞45～50岁。

·髋部外侧疼痛，可牵涉至足部。

· 夜间躺在床上时髋关节疼痛。

· 跛行。

试验性行物理治疗及锻炼治疗。试验性行非甾体类抗炎药与局部注射类固醇治疗。

## 多毛症［Hirsutism（hirsuties）］

大部分病例是由于种族或家族遗传而出现的特发性多毛症。

· 排除肾上腺或卵巢病变（如多囊卵巢综合征）。

· 漂白、打蜡或使用脱毛膏，或剃除。

· 不要拔除毛发，尤其是口唇和下巴周围。拔除毛发可以刺激毛发的生长，而剃除不会造成刺激的效果。

· 电解法有效，但是价格昂贵并且需要长期进行。

· 药物治疗：螺内酯 100 ～ 200 mg，每日 1 次；需要 6 ～ 12 个月至药物起效。首选醋酸环丙孕酮。

## 荨麻疹（丘疹性荨麻疹）［Hives（papular urticaria）］

特点

· 虫咬后出现持续性瘙痒的丘疹。

· 任何虫叮咬，尤其是跳蚤、蚊子、白蛉、螨虫、臭虫。

· 最常见于 2 ～ 6 岁儿童。

· 小伤痕逐渐进展为坚硬的淡红色丘疹。

· 持续数天，有时持续数周。

治疗

· 舒缓性乳液或乳膏（以优选为序）：

— 溶于油性炉甘石洗剂的 1% 苯酚或 0.5% 薄荷醇溶液或 1% 薄荷醇乳膏。

— 10% 克罗米通乳液。

— 意高蚊虫叮咬止痒膏（Ego Soov Bite）。

· 外用皮质类固醇（从 0.5% 氢化可的松开始）。

· 对于严重的病例，考虑口服抗组胺药或类固醇。

注意：预防是最好的，尤其是对于那些易发生荨麻疹的患者。

## 声音嘶哑（Hoarseness）

常见的原因：病毒性上呼吸道感染（急性喉炎），非特异性刺激性喉炎，声带过度使用，声带结节及息肉，气管插管，食管反流。

慢性：

· 儿童："尖叫者结节"。

·成人：非特异性喉炎（如吸烟，"女服务员"综合征）。

排除：即将发生呼吸道阻塞（如假膜性喉炎、会厌炎、恶性肿瘤、甲状腺功能减退症）、其他严重感染（如白喉、肺结核）、异物、过敏症、甲状腺肿。

诊断：必须视诊喉部。

检查

·甲状腺功能检查。

·胸部 X 线排查支气管癌。

·间接喉镜检查。

·直接喉镜检查。

·怀疑喉部肿瘤或创伤，考虑采取 CT 扫描。

处理

·急性

——根据病因治疗。

——让声带休息，尽量减少使用声带说话的机会。

——避免刺激物（如灰尘、烟、酒）。

——考虑吸入药和止咳药。

·慢性

——建立诊断。

——考虑转诊至耳鼻喉专科医生

喉炎

详见本书 326 页。

## 人类免疫缺陷病毒感染（Human immunodeficiency virus infection）

约 50% 感染人类免疫缺陷病毒（human immunodeficiency virus，HIV）的患者在感染病毒的数周之内会发生类似腺热的急性感染性疾病（HIV 血清转换）。

主要特征为发热、淋巴结肿大、嗜睡，可能有咽痛和全身性皮疹。

如果这些患者传染性单核细胞增多症检测为阴性，则应进行 HIV 抗原抗体检测或 HIV 快速检测，如果呈阴性，则需在 4 周左右重复检测。

如果阳性，通过免疫印迹法（western blot test，WB）确诊。

患者可维持身体健康的状态持续 5 年或以上。

免疫耗竭水平的最佳指标是 $CD4^+$ T 淋巴细胞（辅助 T 细胞）计数，即 CD4 细胞计数。身体健康和疾病严重的切割点分别是 500 细胞数 /μL 和 200 细胞数 /μL。该水平决定何时开始抗逆转录病毒治疗（antiretroviral therapy，ART）。

该疾病的进展可通过病毒载量测试进行衡量。

HIV 疾病的临床阶段

·急性血清转换。

·无症状期或持续性全身淋巴结肿大。

·有症状期：

　　—早期（如全身症状、口腔念珠菌病、带状疱疹）。

　　—晚期（如肺孢子虫性肺炎、卡氏肉瘤）。

　　—进展期（如巨细胞病毒性视网膜炎、脑淋巴瘤）。

HIV/AIDS 典型的临床表现

·不明原因发热。

·体重下降（通常很严重）。

·呼吸系统：无痰性咳嗽，呼吸困难加重，以及发热，病因为机会性肺炎（肺孢子菌肺炎可能急性起病或隐袭起病）。

·消化道（包括口腔）：

　　—慢性腹泻（原因很多），伴有体重下降或脱水。

　　—口腔念珠菌病及口腔毛状细胞白血病。

·神经系统疾病（如头痛、痴呆、共济失调、癫痫发作、视力丧失）。

·皮肤：卡氏肉瘤及带状疱疹，尤其是多发性皮肤瘤，感染（病毒、细菌或真菌）。

管理

HIV 感染患者需要相当多的心理支持，由持有非批判态度并怀有关爱的心的医生进行辅导和定期评估。

推荐在生活中采取整体性方案（详见本书 480 页）。

支持团体及持续的辅导。

药物治疗（目前指南建议在 $CD4^+$ 细胞数 < 350 μL 时进行抗逆转录病毒治疗）。

如果 CD4 计数 350 ～ 500 μL，强烈考虑提供早期治疗或密切监测。目前的思想倾向于早期治疗。

目前三种药物联合治疗的效果较好：其中两种为核苷类逆转录酶抑制剂（Nucleoside reverse transcriptase inhibitors，NRTI），另外一种为非核苷类逆转录酶抑制剂（Non nucleoside reverse transcriptase inhibitors，NNRTI）。高效抗逆转录病毒疗法（Highly active antiretroviral therapy，HAART）的策略是联合应用三种以上的药物，且至少有一种可穿透血脑屏障。

常用的治疗方案

·齐多夫定 + 拉米夫定 + 茚地那韦或奈韦拉平。

·齐多夫定 + 去羟肌苷 + 茚地那韦或依非韦伦。

·恩曲他滨 + 替诺福韦 + 依非韦伦。

·恩曲他滨 + 去羟肌苷 + 茚地那韦或奈韦拉平。

更新的信息请登录 HIV 网站（www.hivatis.org）获取。

已经证明，皮下注射白细胞介素能够提高免疫力。

注意事项（谨防）：

·药物相互作用（www.hiv-druginteractions.org）。

·禁忌组合［参考电子版治疗指南（electric Therapeutic Guidelines, eTG complete），网站为 eTG complete，还有手机 APP 版］。

·副作用［参考电子版治疗指南（electric Therapeutic Guidelines, eTG complete），网

站为 eTG complete，还有手机 APP 版 ]。

注意：对急性 HIV 进行治疗目前还没有肯定的临床疗效，但是应在部分诊所提供这种可选择的治疗方案。

# 高血压（Hypertension）

> 对于年龄 ≥ 18 岁的成年人，高血压的定义：
> 舒张压（Diastolic pressure，DP）> 90 mmHg。
> 和（或）收缩压（Systolic pressure，SP）> 140 mmHg。

表 H6　年龄 ≥ 18 岁的成年人血压的定义和分级，根据坐位血压（mmHg）

| 类别 | 收缩压 | 舒张压 | 随访 |
| --- | --- | --- | --- |
| 正常 | < 120 | < 80 | 2 年 |
| 正常高值 | 120 ~ 139 | 80 ~ 90 | 1 年或更早 |
| 1 级高血压（轻度） | 140 ~ 159 | 90 ~ 99 | 2 个月 |
| 2 级高血压（中度） | 160 ~ 179 | 100 ~ 109 | 1 个月以内 |
| 3 级高血压（重度） | ≥ 180 | ≥ 110 | 1 ~ 7 天 |
| 单纯收缩期高血压 | ≥ 140 | < 90 | 1 个月 |

如果患者的收缩压和舒张压属于不同的级别，应归入较高的级别。

**推荐的血压测量**

·所有 18 岁以上的人。

·每两年 1 次。

**推荐的常规筛选试验**

·动态监测。

·尿检：

　—尿液分析（蛋白质、血细胞和葡萄糖）。

　—尿液镜检（管型、红细胞和白细胞）。

　—尿培养（仅当尿液分析异常时）。

·生化试验：

　—钾和钠。

　—肌酐和尿素 / 肾小球滤过率估值（estimated glomerular filtration rate，eGFR）。

　—尿酸。

　—葡萄糖。

　—脂类。

·胸部 X 线。

·血沉（ESR）。

·心电图。

其他（如肾脏超声）仅作为提示。

**危险分层及心血管风险计算**

高血压的治疗通常是长期性的，在开始治疗前进行风险评估和预后评估是重要的，尤其在高血压是孤立疾病时。世界卫生组织及国际高血压学会的建议是，关于高血压患者的管理决策不应该单独基于血压，同时也应基于其他危险因素，包括年龄、糖尿病及吸烟等重要因素。心血管风险应根据血压水平和以下因素进行分层：

· 绝对的心血管危险因素。

· 相关的临床疾病。

· 靶器官损害。

一个实用的方法是将总的心血管风险分为低度、中度、高度及极高度四层，提示 10 年内换心血管疾病年的绝对风险分别为 < 15%，15% ～ 20%，20% ～ 30%，以及 > 30%（根据弗雷明汉标准）。如低风险提示应开始治疗和监测，高风险提示应立即治疗。

| 治疗目标（成人） | |
| --- | --- |
| 人群 | 目标血压（mmHg） |
| 蛋白尿 > 1 g/d（有或没有糖尿病） | < 125/75 |
| 冠心病<br>糖尿病<br>慢性肾病<br>蛋白尿（ > 300 mg/d ）<br>脑卒中或短暂性脑缺血发作 | < 130/80 |
| 其他 | < 140/90 |

风险评估可以参照网站上的各种心血管风险量表。在澳大利亚常用的是新西兰心血管风险计算表修订版（www.nzgg.org.nz 或 www.heartfoundation.com.au）。

与患者进行合作决策是很重要的，应该和患者讨论心血管风险评估和血压分级，作为探讨治疗风险和获益的开端。

**原发性高血压管理**

如果舒张压 > 90 mmHg 并且收缩压 > 140 mmHg，那么首先进行非药物治疗。

· 减轻体重（如有必要）。

· 减少酒精的摄入量，至 1 ～ 2 标准杯 / 天（最多）。

· 减少钠的摄入量（避免摄入过多的盐）。

· 增加锻炼。

· 减少特殊的压力。

· 戒烟。

· 考虑药物因素（如非甾体类抗炎药，类固醇）。

· 确保足够的钾和钙的摄入量。

### 药物治疗

**单药治疗**

· 开始用单药低剂量（取决于个体化及风险因素），如利尿药（老年患者首选）或 β 受体阻滞药（心脏选择性）。

· 可以使用血管紧张素转化酶抑制药、血管紧张素 II 受体拮抗药（Angiotensin II receptor blocker，ARB）或一种钙通道阻滞药（Calcium channel blocker，CCB）作为一线用药。

**推荐起始用药**

1. 血管紧张素转化酶抑制药（ACEI）或血管紧张素 II 受体拮抗药（ARB）或钙通道阻滞药（CCB）或小剂量噻嗪类利尿药（如患者年龄 ≥ 65 岁）。

2. 如果没有达到目标：

ACEI 或 ARB+CCB 或 ACEI 或 ARB+ 噻嗪类。

3. 如果没有达到目标：组合用药（最好的证据）。

ACEI/ARB+CCB+ 噻嗪类。

至少需要 4 ～ 6 周检测治疗效果。

如果部分有效，增加至最大剂量或添加药物。

如果无效，替换为其他不同类的药物。

联合用药（针对单药治疗部分有效的患者）（图 H12）

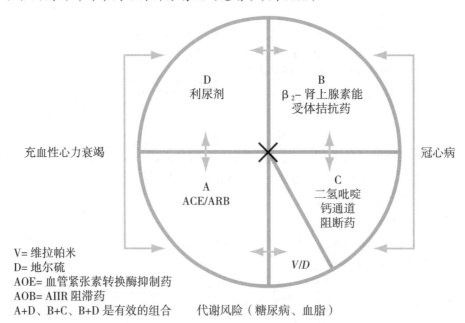

图 H12　用于高血压一线治疗的治疗药物常见的组合

· 利尿药 +β 受体阻滞药或血管紧张素转化酶抑制药 /ARB。

· β 受体阻滞药 + 二氢吡啶类钙拮抗药。

· 血管紧张素转化酶抑制药 /ARB+ 钙拮抗药。

· 哌唑嗪 + 其他。

*例如*

开始服用培哚普利 5 mg/d，可增加至最大剂量 10 mg/d。

如果未达到理想效果，加上：

· 吲达帕胺 1.25 mg/d，口服，或氢氯噻嗪 12.5 mg/d，口服。

注意：监测血清电解质，尤其是血清钾。

## 过度换气（Hyperventilation）

· 双手捧在口鼻进行慢且深的呼吸来重复呼吸空气。

· 鼓励患者要学会放慢呼吸。

· 让患者通过纸袋进行呼吸（一种替代方法，尤其是如果出现手足搐搦）。

· 检查是否有恐惧症。

· 建议戒除含咖啡因及尼古丁的物质。

## 低血糖（Hypoglycaemia）

症状：出汗、震颤、心悸、恶心、焦虑、视物模糊、意识障碍 ± 昏迷。

原因：胰岛素中毒、口服降血糖药物中毒、其他药物（如奎宁、水杨酸酯）中毒、酒精中毒、禁食、肿瘤（如胰岛素瘤）、艾迪生病、胃切除术后。

治疗方法：胰高血糖素 1 mg 皮下或肌内注射，并舌下含糖或其他甜食，也可应用 25 ～ 50 mL 50% 右旋糖（就是临床上所讲的葡萄糖），如果症状严重，可以同时应用两者。

# | | |

## 免疫接种（Immunisation）

免疫接种是预防医学的基石，接种范围覆盖基础性疾病（白喉、破伤风、脊髓灰质炎、百日咳、麻疹、腮腺炎、风疹）。儿童应根据国家健康与医学研究协会（NHMRC）建议进行免疫接种。

所有成年人应该每10年接受一次成年人白喉和破伤风（ADT）的补强针。

所有生育年龄的女性都应该检查风疹抗体状态。

表 I1　目前建议的免疫接种时间表（参考：www.immunise.health.gov.au）

| 年龄 | 疾病 |
| --- | --- |
| 出生 | 乙型肝炎 |
| 2个月 | 白喉、破伤风和百日咳（DTP）<br>脊髓灰质炎、乙型肝炎、肺炎球菌、轮状病毒<br>b型流感嗜血杆菌（Hib） |
| 4个月 | 白喉、破伤风和百日咳（DTP）<br>脊髓灰质炎、肺炎球菌、乙型流感嗜血杆菌、乙型肝炎、轮状病毒 |
| 6个月 | 白喉、破伤风和百日咳（DTP）<br>脊髓灰质炎、肺炎球菌、乙型流感嗜血杆菌、轮状病毒<br>乙型肝炎（或12个月） |
| 12个月 | 麻疹，腮腺炎和风疹（MMR）<br>流感嗜血杆菌（Hib），丙型脑膜炎球菌<br>乙型肝炎（或6个月） |
| 18个月 | 水痘、肺炎球菌（ATSIP） |
| 4岁 | 白喉、破伤风和百日咳（DTP）<br>脊髓灰质炎<br>麻疹、腮腺炎和风疹 |
| 准备离开学校（15～19岁） | 人类乳头瘤病毒，白喉和破伤风（DTP，成人），乙型肝炎 |

注意事项：肌内注射，注射部位大腿前外侧。

注：ATSIP= 土著居民和托雷斯海峡岛民。

其他建议

· 流感疫苗：每年用于患有慢性衰弱性疾病患者、65岁以上的患者、医护人员和免疫抑制的患者。

· 乙型肝炎疫苗：用于那些工作或生活方式有风险的患者，HBsAg阳性母亲产下的婴儿。

· Q 热疫苗：用于具有风险的患者，尤其是屠宰场工人。

· 结核病疫苗（卡介苗）：用于具有风险的新生儿（如暴露于肺结核的婴儿，结核菌素阴性的卫生工作者）。

· 肺炎球菌疫苗：用于 2 岁以上的脾切除患者，霍奇金淋巴瘤患者，以及肺炎球菌感染的高危人群。

脑膜炎球菌疫苗：用于儿童和 15 ～ 19 岁的青少年。B 型脑膜炎球菌疫苗是有效的。

## 脓疱疮（Impetigo）

· 如果是轻度的和自限性的：使用抗菌防腐药清洗并用抗菌肥皂或氯己定或聚维酮碘去除痂皮。使用莫匹罗星（百多邦）每日 3 次，持续治疗 7 ～ 10 天。

· 使用爱丽塔抗菌（Oilatum Plus）沐浴油每日洗澡，持续 2 周会有一定效果。

· 如果是广泛性的：口服双氯西林、氟氯西林或头孢氨苄或红霉素 10 天（如果对青霉素过敏）。

· 在完全愈合前不要去托儿所 / 学校。

## 尿失禁（Incontinence of urine）

· 探究病因：

—谵妄，药物（如抗高血压药）。

—尿路感染。

—萎缩性尿道炎。

—心理原因。

—内分泌因素（如高钙血症）；环境因素：周边环境不熟悉。

—行动不便。

—粪便嵌塞，肛门括约肌损伤或无力。

· 避免使用多种药物（如利尿药、精神科药物、酒精）。

· 如果肥胖则需减肥。

女性中：

· 使用尿动力学对压力性尿失禁进行评估。

· 膀胱再训练（叮嘱患者在有排尿冲动后延迟 10 ～ 15 分钟进行排尿）和骨盆底肌肉练习（治疗为主）。

· 转诊至理疗师处。

· 如果存在不稳定膀胱或排尿功能异常，考虑试验性使用抗胆碱能药物。如索利那新 5 ～ 10 mg/d，丙炔 15 mg，口服，每日 2 次或每日 3 次，托洛定 2 mg，口服，每日 2 次。

· 对由于尿道括约肌无力引起的压力性尿失禁，考虑进行手术治疗，如耻骨上膀胱尿道悬吊、伯奇程序（金标准）、阿尔德里奇吊带、无张力阴道吊带术。

·考虑向尿道旁腺区注射胶原蛋白。

考虑使用失禁辅助工具：

·吸水垫和特殊的裤子。

·安全套和导管；尿液引流袋。

·吸水片。

# 婴儿绞痛（Infantile colic）

详见本书 7 页。

# 不孕不育 / 生育力低下（Infertility/subfertility）

不孕不育（或生育力低下）的定义是 12 个月以上未采取任何避孕措施，性生活正常而没有成功妊娠。

关键事实和检查点

·在所有同居男女中，会有 10% ～ 15% 不孕不育。

·进行评估，主要包括排卵、输卵管通畅和精液分析。

·有 40% ～ 50% 夫妇通过鉴定是男方因素。

·女性因素占 45%：输卵管问题占到 20%，排卵障碍占到 20%。

·多囊卵巢综合征是排卵功能障碍最常见的病因（详见本书 393 页）。

·约 15% 的病例没有明显的病因。

·男性和女性均有问题的病例占相当大的比例（25%）。

·目前专业化的治疗可以帮助 60% 的不孕不育夫妇实现怀孕。

**诊断方法**

对夫妻双方进行观察，而不仅仅是对女性进行观察，这一点非常重要。

病史

详尽的病史应包括性功能，如足够的性交，以及既往史（尤其是性传播疾病或盆腔炎症性疾病）、职业史、药物摄入史和月经史。

身体检查

对身体体质和生殖器（包括阴道和盆腔检查）进行总体的评估，总体健康情况包括糖尿病，并且应当注意男女双方第二性征。应对夫妻双方均进行尿液分析。

注意：睾丸大小（用睾丸测量计进行测量）。

·正常体积为 15 ～ 35 mL（平均 18 mL）

·小睾丸 15 mL，克氏（Klinefelter）综合征 7 ～ 8 mL。

重要的一线检查

·女性的血清孕酮（黄体中期 / 第 21 天）。

·基础体温和宫颈黏液图表。

·精液分析。

·阴道超声。

·女性的风疹免疫状况。

转诊

家庭医生应该对不孕不育夫妇进行初步检查，包括温度图表、精液分析和激素水平，以确定不孕不育是男性还是女性的问题，然后进行适当的转诊。

男性——精液分析：

最好获得至少两个或三个样本，样本采集时间之间至少间隔 80 ～ 90 天。需要完全射精产生的精液，最好是至少 3 天的禁欲之后手淫。使用清洁干燥的广口瓶；不宜采用安全套。精液应保持温暖，并且在采集后 1 小时内进行检查。

正常值：

·体积＞ 2 mL（平均 2 ～ 6 mL）。

·浓度＞ 15 000 000 个精子 /mL。

·2 小时后，活力＞ 40%。

·正常形态＞ 4%。

·速度＞ 30 μm/s。

女性——排卵状态：

·教育患者记录有关温度和宫颈黏液方面的数据，注意性交时间（早晨起床之前使用温度计测量舌下温度并记录）。目前参考低值。

·月经周期中期黄体激素评估（周期第 21 天），即血清孕酮（测试排卵的主要一线测试）和催乳素（参考表 I2）。

女性生育能力低下的可治疗病因包括输卵管疾病、无排卵和子宫内膜异位症，如自然周期试管婴儿（IVF）、英国 NICE 治疗。

男性可治疗的病因很少见。

表 I2　垂体功能减退中的性激素波动

| | 升高 | 降低 |
|---|---|---|
| FSH | ·垂体促性腺激素的肿瘤<br>·更年期状态<br>·阉割 | ·原发性性腺动能减退<br>·垂体疾病 / 衰竭<br>·下丘脑疾病 / 衰竭<br>·多囊卵巢综合征 |
| LH | ·原发性性腺功能衰竭<br>·多囊卵巢综合征（PCOS）患者 LH：FSH 升高<br>·阉割<br>·更年期 | ·下丘脑抑制<br>·垂体衰竭<br>·饮食失调 |
| 雌二醇 | ·性早熟<br>·外源性雌二醇<br>　—雌激素疗法<br>　—试管婴儿 | ·下丘脑疾病 / 衰竭<br>·垂体疾病 / 衰竭 |

# 流感（Influenza）

流感是一种引起机体相对衰竭的疾病，不应与普通感冒混淆。潜伏期通常为 1 ～ 3 天，通常突然发病，伴有发热、头痛、寒战和全身肌肉疼痛等症状。

致病微生物：甲型流感病毒，乙型流感病毒。

禽（鸟）流感：H5N1 甲型流感菌株。

猪流感：爆发于猪之间的 H1N1 甲型流感。

临床标准

在流感流行过程中：

·发热 > 38℃。

·加上一种呼吸道症状：

　—干咳。

　—喉咙痛。

·加上一种全身症状：

　—肌痛。

　—头痛。

　—虚脱或无力。

　—畏寒或寒战。

诊断

鼻/咽喉拭子检查、PCR 检测、病毒培养、特异性抗体检测。

并发症

·气管炎、支气管炎、毛细支气管炎。

·继发性细菌感染。

·金黄色葡萄球菌引起的肺炎（死亡率高达 20%）。

·脑脊髓炎（罕见）。

·可引起猝死的中毒性心肌炎（罕见）。

·抑郁症（一种常见的后遗症）。

处理

给患者的建议包括：

·卧床休息，直到退烧和患者感觉症状改善。

·止痛药：阿司匹林有效，或可待因和阿司匹林（对乙酰氨基酚），尤其适用于干咳症状。

·补液：大量摄入液体（水和果汁）；鲜榨柠檬汁和蜂蜜制品很有益。

·考虑已证实有疗效的抗病毒药物（36 小时内），如：

　—扎那米韦（乐感清）（成年人及儿童 > 5 岁）吸入 10 mg，每日 2 次，持续用药 5 天。

　—或奥司他韦（达菲）75 mg，口服，每日 2 次，持续用药 5 天（儿童：2 mg/kg，最大用量 75 mg）。

预防

接种流感疫苗可对高达 70% 的人提供大约 12 个月的保护。

## 嵌甲症（Ingrowing toenails）

· 正确的剪法：横向剪使切出的斜坡指向指甲的中心，不要使斜坡朝向边缘剪（图 I1）。

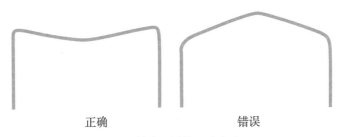

正确 　　　　　　　　错误

图 I1　剪脚趾甲的正确方法

· 修剪足趾甲，使得边角延伸超出皮肤。
· 穿合适的鞋子（避免太紧的鞋子）。
· 保持足趾部位的清洁和干燥。

## 避孕针（Injectable contraceptives）

其中包括长效可逆避孕药（LARC）：详见本书 143 页。

· 醋酸甲羟孕酮（"Depo-Provera"）

剂量：在月经周期最初的 5 天，150 mg，深部肌内注射。每 12 周给予同样的剂量维持避孕（也可以每 14 周）。

· 依托孕烯（因普拉），为第三代孕激素

剂量：68 mg，皮下植入，最高长达 3 年。

当其他避孕方法是禁忌的或不喜欢时，避孕针是一种非常有效的方法。优点是避免了雌激素的不良反应，克服了用药依从性问题（如，在弱智人士中）。主要缺点是明显的月经不调和延迟生育恢复。

## 昆虫叮咬（Insect stings）

· 使用大量冷水清洗伤口。
· 用食用醋（自由掌握用量）或 20% 硫酸铝溶液 [ 叮固（Stingose）] 处置约 30 秒。
· 冰敷几秒钟。
· 如果非常疼痛，使用润肤止痒霜或 3%～5% 利多卡因软膏 [ 如皮卡因（Dermocaine）凝胶 ]。
· 针对可能出现的反应采取相应措施，详见本书 297 页。

# 失眠（Insomnia）

排除和治疗

· 药物（如咖啡因、酒精、β 受体阻滞药）。

· 焦虑，压力。

· 抑郁症。

· 不宁腿综合征。

· 睡眠呼吸暂停。

· 噩梦。

· 躯体疾病（如 CCF 抗体阳性关节炎）。

· 尿床。

· 胃食管反流病。

处理

没有一线的药物治疗。

· 给予解释和安慰（如果病因已知）。

· 尽量找到能让患者安定下来的最好办法（如洗温水澡，听音乐）。

· 建立睡前作息规律。

· 晚间避免饮酒和含咖啡因的饮品。

· 休息前饮温牛奶。

· 建立一个舒适、安静、温度适宜的睡眠环境。

· 在适当情况下晚上将性交作为最后一件事，通常是有帮助的。

· 将宠物从卧室中移走。

· 尝试放松疗法，冥想，并进行压力管理。

· 考虑采用催眠。

· 如果所有保守治疗均失败，请尝试替马西泮 10 mg，口服，或佐匹克隆（忆梦返）
  3.75 ～ 7.5 mg，或酒石酸唑吡坦（思诺思）5 mg，口服，晚上用药，限使用 2 周。
  考虑使用褪黑激素 CR 2 mg，口服，睡前 1 ～ 2 小时（最好 > 55 岁）。

· 考虑转诊至睡眠障碍的专家处。

# 间擦疹（Intertrigo）

间擦疹是由潮湿、浸渍、摩擦等引起的一种皮肤炎症，并且严格地局限在相对部位
的皮肤表面，如腹股沟处和乳房下。

### 腹股沟皮疹（Groin rash）

腹股沟皮疹的常见病因列于表 I3。鉴别股癣和念珠菌感染是非常重要的，示意图突
出了两者的差异。股癣在本书 444 页中有描述。

表 13　腹股沟皮疹常见原因（间擦疹）

| 简单的间擦疹 | 真菌性 |
|---|---|
| 皮肤疾病 | ·念珠菌 |
| ·银屑病 | ·股癣 |
| ·脂溢性皮炎 | 红癣 |
| ·皮炎 / 湿疹 | 接触性皮炎 |

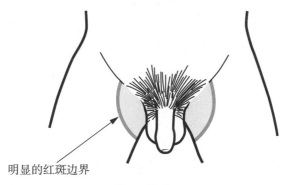

明显的红斑边界

图 12　股癣

边界不清晰，边界处有卫星状斑片损伤

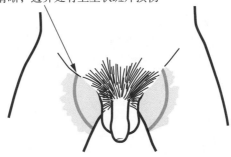

图 13　小腿区域的念珠菌感染

## 念珠菌性间擦疹（Candida intertrigo）

白色念珠菌感染可使单纯间擦疹发生重叠感染，更常发生于肥胖或长期卧床的患者身上，尤其是尿失禁患者。

治疗

·治疗潜在问题（如糖尿病，肥胖）。

·使用咪唑制剂，如咪康唑或克霉唑（如果耐药可使用酮康唑）。

·用含布罗溶液的纱布清洁液体渗出部位。

·保持该区域和皮肤皱褶处的干燥（如果可能）。

·使用氧化锌粉末［如婴儿娇护爽身粉（Curash）］。

·对于瘙痒或炎症，可以短期使用氢化可的松乳膏（长期使用会使问题恶化）。

红癣（Erythrasma）

红癣是一种常见而普遍的慢性浅表皮肤感染性疾病，是由极小棒杆菌引起的。瘙痒并不是红癣的特征表现。

临床特点

· 浅表红褐色鳞屑。

· 向外围扩大。

· 轻度感染，但若不及时治疗往往会发展为慢性。

· 紫外光下显现珊瑚样粉红色荧光。

· 常见部位：腹股沟、腋窝、乳腺下、足趾间。

治疗

· 红霉素或四环素（口服）。

· 外用咪唑类药物。

# 肠易激综合征（Irritable bowel syndrome）

诊断基于1年中至少3个月的腹痛（在过去12个月）或符合以下两个条件（罗马Ⅲ标准）：

· 不适症状通过排便会得到缓解。

· 和（或）发病与大便次数变化相关联。

· 和（或）发病与大便形态（松散、水状或颗粒状外形）相关联。

临床特点

· 通常在年轻女性中发病（21～40岁）。

· 任何年龄或性别人群均可能患病。

· 腹部绞痛（中央或髂窝）。

· 肛门经常有黏液流出。

· 粪便不完全排空感。

· 排便习惯可变（便秘多见）。

· 通过进食经常诱发。

· 粪便有时呈小而硬的颗粒状或条带状。

· 厌食和恶心（有时出现）。

· 胃胀，腹胀，肠鸣音增加。

· 疲劳（常见）。

· 发病和加重可能与精神压力有关。

对肠易激综合征常用排除性诊断。全血检查、ESR、大便镜检和全面的身体检查和乙状结肠镜检查是必要的。乙状结肠镜检时肠内积气可引起肠易激综合征性腹痛。

处理

基础的初始治疗是简单的饮食调整、压力管理和其他非药物疗法。

· 向患者宣教和给予心理安慰（包括不存在癌症）。

·避免食物"刺激"、吸烟、过量饮酒、泻药、可待因。

·避免便秘。

·建议饮食中减少奶制品和加工食品。

·建议进高纤维饮食和多摄入液体（用于无便秘胀气）。

·考虑压力管理，放松疗法。

　　治疗的基础是进行简单的饮食调整，使用 FODMAPs、增加运动、补充液体（2～3 升水 / 天）和不发酵纤维的低碳水化合物饮食。FODMAPs 是易发酵低聚糖（Fermentable oligosaccharides）、双糖（Disaccharides）、单糖（Mono-saccharides）和多元醇（Polyols）等不易被吸收物质英文的缩写。所有这些碳水化合物都需要去除（在营养师的指导下），并逐步重新引入。参见 www.med.monash.edu/cecs/gastro/fodmap（app：Monash University low FODMAP diet）。

# |J|

## 黄疸（Jaundice）

· 黄疸定义是血清胆红素水平在 19 μmol/L 以上。

· 只有当胆红素水平超过 50 μmol/L 时，临床才会表现出黄疸。

· 如果光线不足，在胆红素水平低于 85 μmol/L 时，黄疸是很难通过肉眼观察到的。

表 J1　黄疸（成年人）：诊断策略模型

| 问：**可能性诊断** | · 艾滋病 |
|---|---|
| 答：甲型肝炎，乙型肝炎，丙型肝炎 | 罕见 |
| 　　胆结石 | · Wilson 综合征 |
| 　　酒精性肝炎 / 肝硬化 | · Reye 综合征 |
| 　　药物（如氟氯西林，丙戊酸钠） | · 妊娠急性脂肪肝 |
| 问：**不容忽视的严重症状** | 问：**经常漏诊的疾病** |
| 答：恶性肿瘤 | 答：胆结石 |
| 　　· 胰腺癌 | 　　Gilbert 综合征 |
| 　　· 胆道癌 | 　　心脏衰竭 |
| 　　· 肝癌 | 　　原发性胆汁性肝硬化 |
| 　　· 转移癌 | 　　自身免疫性慢性肝炎 |
| 　　严重感染 | 　　血色病 |
| 　　· 败血症 | 　　病毒感染（如 CMV，EBV） |
| 　　· 反流性胆管炎 | 　　慢性病毒性肝炎 |
| 　　· 暴发性肝炎 | |

· 据报道全科医生接诊的人群中最普通的病因是（按顺序）病毒性肝炎、胆结石、胰腺癌、肝硬化、胰腺炎和药物。

· 对所有有黄疸表现的患者，务必取得全部的旅行、药物及肝炎接触等方面的病史资料。

关键病史（Key history）

· 相关症状（如皮疹、瘙痒、发热、关节痛、体重减轻）。

· 就诊史。

· 与肝炎或黄疸患者的接触史。

· 海外旅行、家族史、药物史、静脉注射毒品、性生活史、职业史。

重要检查

· 一般检查，包括皮肤有脱落迹象。

· 腹部检查非常重要，重点检查肝脏和脾脏。

· 寻找慢性肝病的迹象。

· 检测肝炎皮瓣（星状）和恶臭，表明肝功能衰竭。

· 包括对胆红素和尿胆素原的试纸尿检。

主要检测

· 主要的标准肝功能和病毒血清学用于检测感染性疾病（甲型肝炎、乙型肝炎、丙型肝炎和可能的 EBV 感染）。

· 考虑肝胆成像，自身免疫性慢性活动性肝炎和原发性胆汁性肝硬化的自身抗体，肿瘤标志物和铁离子的检测。

表 J2　特征性肝功能检查

| 肝功能检查（血清学） | 肝细胞（病毒性）肝炎 | 溶血性黄疸 | 梗阻 | 酒精性肝病 |
| --- | --- | --- | --- | --- |
| 胆红素 | ↑ 至 ↑↑↑ | ↑ 未结合胆红素 | ↑ 至 ↑↑↑ | ↑ 或正常 |
| 碱性磷酸酶（ALP） | ↑ 至 < 2 倍正常值 | 正常 | ↑↑↑ 至 > 2 倍正常值 | ↑ |
| 丙氨酸转移酶 | ↑↑↑ 至 > 5 倍正常值 | 正常 | 正常或 ↑ | ↑ |
| γ - 谷氨酰转移酶 | 正常或 ↑ | 正常 | ↑↑ | ↑↑↑ |
| 白蛋白 | 正常或 ↓ | 正常 | 正常 | 正常至 ↓↓ |
| 球蛋白 | 正常或 ↑ | 正常 | 正常 | 正常或 ↑ |

正常 ALP 是 30 ～ 120 μmol/L，会因胆汁淤积，成骨细胞的活动（如佩吉特病），肝炎和骨转移而升高。

**传染性病毒性肝炎**（Infective viral hepatitis）

肝炎，详见本书 286 页。

· 甲型肝炎、乙型肝炎、丙型肝炎，常见的尤其是乙型肝炎和丙型肝炎。

· 甲型肝炎和戊型肝炎：粪—口传播。

· 乙型肝炎、丙型肝炎和丁型肝炎：来自静脉输液和体液传播。

· 乙型肝炎和丙型肝炎经性传播。

· 甲型肝炎、乙型肝炎、丙型肝炎和丁型肝炎可通过病毒标志物诊断。

处理

· 患者教育。

· 休息，不含脂肪的饮食。

· 避免饮酒、吸烟和肝毒性药物。

· 给予卫生和预防方面的建议。

· 乙型肝炎和丙型肝炎需要定期随访：肝功检查，α - 甲胎蛋白。

· 慢性乙型和丙型肝炎使用 α 干扰素治疗（理想情况下为 48 周）；拉米夫定或替诺福或阿德福韦用于乙型肝炎；利巴韦林用于丙型肝炎。

预防

· 甲型肝炎疫苗：0 个月、6 ～ 12 个月。

· 乙型肝炎疫苗：0 个月、1 个月、6 个月。

· 甲型和乙型肝炎疫苗合并使用：0 个月、1 个月、6 个月。

·甲型肝炎和乙型肝炎使用免疫球蛋白。

胆汁淤积性黄疸（胆汁流出道梗阻）［Cholestatic jaundice（bile outflow obstruction）］

·肝内胆汁淤积造成肝内胆管树。

·肝外胆汁淤积造成胆囊结石、胆泥形成、胰腺癌、胆管炎。

症状：黄疸（绿色），尿黄，大便灰白，皮肤瘙痒 ± 疼痛。

检查：超声，经内镜逆行性胰胆管造影术（ERCP）。

婴儿黄疸（Jaundice in the infant）

婴儿黄疸常见于新生儿，通常是生理性的良性黄疸；但新生儿 24 小时内出现的黄疸是病理性黄疸，并且如果胆红素是结合性，则应考虑严重的胆道闭锁。

ABO 血型不合（ABO blood group incompatibility）

抗体介导的溶血（Coomb 试验阳性）：母亲为 O 型血，孩子是 A 型血或 B 型血。

对婴幼儿进行直接 Coomb 试验。

立即进行光疗。

母乳性黄疸（Breast milk jaundice）

母乳喂养的婴儿中有 2% ～ 4% 的患病率，通常于第 1 周后期开始发作，并且在第 2 ～ 3 周达到顶峰。通过暂停（而不是停止）母乳喂养 24 ～ 48 小时可确诊。停止母乳喂养 48 小时后胆红素水平下降，接着恢复母乳。

# 时差综合征（Jet lag）

症状：疲劳、定向力障碍、注意力不集中、失眠、焦虑、厌食等。

**如何最大限度地减少问题（对患者的建议）**

飞行前

·允许足够的时间进行规划。

·如果可能，计划中途停留。

·如果可能的话，安排行程，让您能够在深夜飞行。

·飞行前一晚要保证良好的睡眠。

·确保能够轻松地前往机场。

·如果出现骚扰的噪声（75 ～ 100 dB），随身携带耳塞。

飞行过程中

·液体：避免饮酒和咖啡。多喝一些不含酒精的饮料，如橙汁和矿泉水。

·食品：仅仅在饿的时候进食，甚至禁食 1 ～ 2 顿。

·穿着：女性应该穿宽松的衣服和舒适的（不紧绷）的鞋子，并在飞行过程中把鞋脱掉。

·睡眠：如果飞行时间较长尽量睡觉。镇静药如替马西泮、佐匹克隆或抗组胺药可以帮助睡眠。

·活动：尝试在飞机上进行常规性散步，在中转站进行锻炼。

·特殊身体护理：对面部和眼睛进行持续保湿护理。

到达目的地

· 如果可能，小睡 1 ～ 2 小时。

· 四处闲逛直到感觉到累，在惯常的时间上床睡觉。进行一整天的休养，避免到达后马上做重大的决定，这是有好处的。

## 高度紧张（Jitters）

（预期紧张、焦虑的表现）。

活动或演出前 30 ～ 60 分钟使用普萘洛尔 10 ～ 40 mg，口服。

## 股癣（Jock itch）

详见本书 444 页。

# |K|

## 川崎病（皮肤黏膜淋巴结综合征）[Kawasaki's disease（mucocutaneous lymph node syndrome）]

一种病因不明的急性系统血管炎（感染？），在5岁以下的患儿中表现为急性发热性疾病。

**诊断标准**

发热持续超过5天，再加上以下至少4项：

· 双侧结膜充血（非化脓性）。

· 口唇干燥、发红和破裂 ± 舌头、颊黏膜有红斑。

· 皮肤可见多形性斑丘疹，特别是躯干和生殖器部位。

· 颈部淋巴结肿大＞1.5 cm。

· 指尖脱皮后手掌和足掌红斑和肿胀（一项特征）。

如果具备上述特征中的5/6项或4/6项加冠状动脉瘤的证据（加上排除其他疾病）可进行诊断。

上面的特征可能是可变的或不完整的，并且不是同时显现。

除了血沉升高，中性粒细胞增多，血小板增多，以及各种阳性抗体试验（如抗内皮细胞抗体），无特异性测试。一般为良性且具有自限性，但早期诊断对于并发症的预防非常重要，尤其是冠状动脉瘤（15%～30%未经治疗）、心肌梗死、心包炎和心肌炎。

**处理**

· 做超声心动图和心电图。

· 给予阿司匹林（尽快开始应用）和大剂量丙种球蛋白。

· 避免使用皮质类固醇。

· 大多数儿童可恢复，总病死率＜3%。

## 瘢痕疙瘩或增生性瘢痕（Keloid or hypertrophic scar）

**各种治疗方法**

预防：瘢痕体质的人尽量避免各种损伤性处置。使用压力疗法和硅酮敷料。

**多路高压注射**

· 应用液氮进行第一次瘢痕"软化"。

· 在瘢痕上涂上扩散性皮质类固醇溶液薄膜。

· 用21号针头切向将溶液高压注射。（每平方厘米大约有20个浅表刺伤）

· 避免出血。

· 重复6周，或局部注射曲安奈德（使用液氮后），或外用Ⅲ或Ⅳ类固醇软膏。

考虑：
· 手术后 2 周内进行手术切口 X 线治疗。
· 损伤局部注射细胞毒性药物（尤其是氟尿嘧啶）。
· 增生性瘢痕再切除。

# 角化棘皮瘤（Keratoacanthoma）

处理
· 通过切取角化棘皮瘤进行活检（切缘距瘤体至少 2 ～ 3 mm）。
· 如果确诊：刮宫 / 电疗。
· 如果发生于唇部 / 耳部，作为鳞状细胞癌（通过切除）进行治疗。
注：鳞状细胞癌常被误诊为角化棘皮瘤。

# 角化病（日光性角化病和脂溢性角化病）［Keratoses（solar and seborrhoeic）］

脂溢性角化病（Seborrhoeic keratoses）
处理
· 除了对患者进行心理安慰外通常不采取其他处理。
· 不发生恶变。
· 可通过美容手术将病变去掉。
· 面部可留下小的光灼伤痕迹。
· 可能自发脱落。
· 如果诊断不确定，切除后做病理。
脱色或清除：
· 液氮（常规使用，如，每隔 3 周 1 次）。
· 或苯酚溶液（小心操作），3 周后重复使用。
· 或三氯乙酸：抹于皮肤表面，用针多次少量（25 g）注射。每周重复两次，持续 2 周。
日光性角化病（Solar keratoses）
处理
· 减少阳光下的暴露。
· 可自发消失。
· 如果病灶位于浅表，可使用液氮。
· 或 5% 氟尿嘧啶乳膏，持续治疗 3 ～ 4 周。
· 对于可疑病变和溃疡性病变，可手术切除。
· 如果仍怀疑，可进行活检。

## 毛囊角化病（Keratosis pilaris）

临床表现为粗糙的斑点状丘疹，是一种常见的毛囊角质化疾病，主要位于上臂和大腿的伸侧。在冬季症状加重，酷似"鸡皮疙瘩"。

处理（选择）

·含尿素润肤霜（如 Calmurid）。

·3% 水杨酸软膏。

·外用维 A 酸乳膏。

## 肾病（Kidney disease）

资料背景

·慢性肾病（CKD）是一种快速发展的重要临床问题。

·糖尿病是主要的原因；其他包括高血压、肾小球肾炎，尤其是 IgA 肾病、药物中毒、结缔组织病等。

·对出现以下症状的患者应考虑 CKD 诊断：

—原因不明的身体状态不佳，尤其是疲劳、不适等。

—不明原因的贫血。

—糖尿病、高血压、冠状动脉心脏疾病、结缔组织病的病史。

—神经系统紊乱，如意识模糊、昏迷。

·肾小球滤过率估值（estimated glomerular filtration rate, eGFR）的实验室测定方法得到了改良，改良后的测定方法由慢性肾脏病流行病（CKD-EPI）合作研究所开发。目前实验室用血清肌酐清除率反映 eGFR。

·在处理肾衰竭时，ACE 抑制药或 ARB 药是关键药物，但需要监护。

慢性肾病的定义

·GFR $<$ 60 mL/（min·1.73 m$^2$）持续 $\geqslant$ 3 个月 $\pm$ 肾脏损害证据。

·或肾脏损害证据（$\pm$ $\downarrow$ GFR）持续 $\geqslant$ 3 个月：

—微量白蛋白尿（尿白蛋白排泄率为 30 ～ 300 mg/d）。

—大量白蛋白尿（尿白蛋白排泄率为 > 300 mg/d）。

—持续性血尿（其中如其他泌尿系统疾病原因已被排除）。

—病理性异常（如非正常肾组织活检）。

—肾脏超声扫描影像学异常（如瘢痕或多囊肾）。

蛋白尿

可通过 24 小时尿蛋白估计或（最好是）白蛋白和肌酐比值（ACR）确诊。

指南：

·正常蛋白尿：ACR 女性 $<$ 3.5 mg/mmol；男性 $<$ 2.5 mg/mmol。

·微量白蛋白尿：ACR 女性为 3.5 ～ 35 mg/mmol；男性为 2.5 ～ 25 mg/mmol。

·蛋白尿：ACR 女性 $>$ 35 mg/mmol；男性 $>$ 25 mg/mmol。

"三重保证"

·非甾体类抗炎药（NSAIDs）/ 环氧化酶 2（COX2s）。

·ACE 抑制药。

·利尿药。

超过 50% 的医源性肾衰竭病例与这 3 种药物单独或联合使用有关。

表 K1　慢性肾病阶段的分类

| 慢性肾病阶段 | GFR（mL/min） | 临床计划 |
| --- | --- | --- |
| 1.超声有肾损伤证据( 如瘢痕 )<br>蛋白尿 / 血尿 | ＞ 90 | |
| 2.肾损伤的证据<br>轻度肾衰竭 | 60 ～ 89 | 对于风险因素的进一步评估：<br>蛋白尿的评估<br>血压心血管疾病风险低<br>血压、胆固醇、血糖、吸烟、肥胖是风险因素 |
| 3.中度肾衰竭 | 30 ～ 59 | 如上所述，再加<br>避免肾毒性药物<br>监控 eGFR 长达 3 个月<br>给予患者抗蛋白尿的药物；血管紧张素转换酶抑制药或 A II RA（如适用）<br>纠正贫血、酸中毒、甲状旁腺功能亢进等症状<br>确保药物剂量适合肾功能水平<br>考虑转诊至肾脏科 |
| 4.重度肾衰竭 | 15 ～ 29 | 如上所述，再加<br>转诊至肾脏科<br>准备透析或移植（如适用） |
| 5.终末期肾衰竭 | ＜ 15 | 如上所述，再加<br>实施透析或移植（如适用） |

**目标：治疗目的**

以下是慢性肾病患者的最佳目标。

- 血压　　　　　＜ 130/85 mmHg，如果蛋白尿＜ 1 g/d
　　　　　　　　≤ 125/75 mmHg，如果蛋白尿＞ 1 g/d

- 胆固醇　　　　总＜ 4.0 mmol/L
　　　　　　　　LDL ＜ 2.5 mol/L

- 血糖　　　　　餐前 4.4 ～ 6.7 mmol/L
　　　　　　　　HbA1c ≤ 7%

- 血红蛋白　　　110 ～ 120 g/L

- 血清钾　　　　≤ 6 mmol/L

- 体重指数　　　25 kg/m$^2$

- 蛋白尿　　　　比基线值降低 ≥ 50%

- 酸中毒　　　　碳酸盐→ 22 mmol/L

- 磷酸盐                  碳酸盐 ≤ 1.75 mmol/L
- 禁止吸烟
- 酒精                      ≤ 2 SD

# 膝关节疼痛（Knee pain）

重要资料和检查点

- 前十字韧带撕裂（ACL）是最常见的膝盖损伤。
- 受伤后很快出现膝肿胀疼痛（几分钟至 1 ～ 4 小时）表明关节内有积血，即关节积血。主要病因是十字韧带撕裂、关节囊撕裂伴副韧带撕裂、周围半月板撕裂、骨折脱位。
- 受伤后肿胀 1 ～ 2 天表明关节内积液过多（创伤性滑膜炎）。
- 膝关节急性自发性炎症可能是一种全身性疾病，如类风湿关节炎、风湿热、痛风、假痛风（软骨钙质沉着症）、脊柱关节病（银屑病、强直性脊柱炎、莱特尔综合征、炎症性肠病）、莱姆病、结节病。
- 青春期前的孩子（特别是 10 ～ 14 岁的男孩）出现膝关节疼痛，考虑胫骨结节骨骺炎。
- 腰骶部脊椎（尤其是 $L_3 \sim S_1$ 神经根的问题）和髋关节（$L_3$ 神经支配）的疾病会引起膝关节区域的疼痛。
- 髋关节骨性关节炎往往表现为膝关节疼痛。

膝盖：诊断策略模型（Knee：diagnostic strategy model）

可能的诊断

- 韧带拉伤和扭伤 ± 创伤性滑膜炎：
  - 骨关节炎。
  - 髌股综合征。
  - 髌前滑囊炎。

不容漏诊的严重疾病

血管疾病：

- 深静脉血栓形成。
- 表浅性血栓性静脉炎。

瘤 / 癌症：

- 原发性骨癌。
- 转移性癌。

感染：

- 化脓性关节炎。
- 肺结核。

风湿热。

类风湿关节炎。

急性十字韧带撕裂。

青少年慢性关节炎。

诊断陷阱（经常漏诊）

· 牵涉痛：背部或臀部。

· 异物。

· 关节内游离体。

· 骨软骨炎剥离。

· 骨坏死。

· 滑膜软骨瘤病。

· Osgood-Schlatter 病。

· 半月板撕裂。

· 膝盖周围骨折。

· 假性痛风（软骨钙质沉着症）。

· 痛风→髌骨滑囊炎。

· 腘窝囊肿破裂。

· 少见病：

　—结节病。

　—佩吉特病。

　—脊椎关节病。

Osgood–Schlatter 病（Osgood–Schlatter disorder）

最常见于 10 ～ 14 岁儿童；男 ：女 = 3 ： 1。

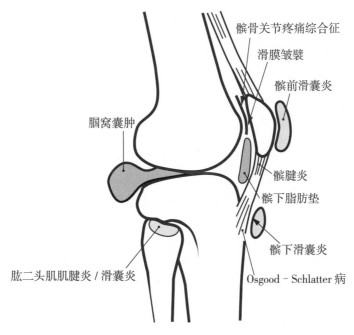

图 K1　膝盖侧位片显示膝关节疼痛各种病因的典型位置

处理

· 因为是一种自限性疾病，进行保守治疗（6～18 个月：平均 12 个月）。

· 如果急性发作，使用冰袋和镇痛药。

· 主要方法是避免或减轻剧烈的运动。

· 避免类固醇注射和石膏制动。

· 如果胫骨结节长期发炎，可进行手术（很少）。

· 物理治疗：轻柔地伸展股四头肌。

### 膝关节软骨钙质沉着症（假性痛风）[ Chondrocalcinosis of knee（pseudogout）]

· 焦磷酸钙沉积。

· 在 60 岁以上老年人中发病。

· 关节可出现热、红、肿胀等症状。

· 抽取膝关节积液寻找晶体。

· 使用非甾体类抗炎药（NSAIDs）或 IA 类固醇注射进行治疗。

· 可使用秋水仙碱。

### 半月板撕裂（Meniscal tears）

· 与所叙述外伤（扭曲引起的外展力或内收力作用于常用的负重弯曲的膝盖上）共同发生。

· 关节局限性疼痛 ± 交锁是主要症状。

标志

· 关节局部压痛。

· 关节过度伸展和过度屈曲引起疼痛。

· 小腿旋转引起疼痛。

治疗

关节镜半月板切除（部分或完全）。

### 前交叉韧带断裂（Anterior cruciate ligament rupture）

· 突然剧烈疼痛。

· 关节血肿 / 大量积液。

· 韧带测试：

  —前抽屉试验：阴性或阳性。

  —轴移试验：阳性（仅不稳定时）。

  —Lachman 试验（屈曲 15°～20°）：没有止点。

转诊进行手术。

### 内侧副韧带断裂（Medial collateral ligament rupture）

机制（主要）：膝关节外侧承受强大暴力（如橄榄球运动中从侧面受到碰撞），导致膝关节内侧疼痛；扭曲会加剧疼痛。通常在使用护膝器具（限制膝关节活动）6 周后，病情会好转，然后康复。

### 髌股疼痛综合征（Patellofemoral pain syndrome）

是膝关节最常见的过度使用损伤（通常是由于软骨损伤）。

· 髌骨后或膝关节深层的疼痛。

· 在有负重情况下伸屈、活动膝关节疼痛加重（如爬楼梯）。

治疗

· 通过使用矫形器和穿合适的鞋子来纠正潜在的生物力学异常。

· 安抚和支持治疗。

· 积极进行股四头肌锻炼（非常有效）。

### 髌腱炎（"跳跃膝"）[ Patellar tendonopathy（"jumper's knee"）]

· 逐渐发生的腿前部疼痛。

· 膝盖下方局部疼痛。

· 疼痛休息后缓解，活动会使疼痛复发。

处理

早期的保守治疗有效，如缓解压力，适当休息，避免对膝关节产生冲力的运动。慢性病例需要手术治疗。

### 局部肌腱炎或滑囊炎（Localised tendonopathy or bursitis）

（如髌前滑囊炎、髌下滑囊炎、股二头肌肌腱炎、鹅足肌腱炎 / 滑囊炎）

一般来说（除了髌腱炎），治疗方案主要是局部注射麻醉药和长效皮质类固醇激素至压痛的局部区域。此外，限制触发疼痛的活动是很重要的，并询问理疗师做伸展运动的方法。另外，需要注意生物力学因素和鞋的舒适程度。

### 骨性关节炎（Osteoarthritis）

处理

· 保持相对静止。

· 减肥。

· 镇痛药和（或）审慎使用非甾体类抗炎药（NSAIDs），包括 COX-2 抑制药（14 ～ 21 天）。

· 考虑口服氨基葡萄糖。

· 使用助行器和其他支持设备。

· 物理治疗（如：水疗、股四头肌练习、制动和拉伸技术）。

· 一般不推荐糖皮质激素关节内注射，但对于剧烈疼痛进行单次注射可能非常有效。

· 考虑关节内使用海兰 G-F20，3 次注射为 1 个疗程。

· 手术：适用于重度疼痛和僵硬，包括全关节置换或半关节成形术；通常疗效很好。

# |L|

## 喉炎（Laryngitis）

大多数急性病例是由呼吸道病毒引起的。

·在家进行休息，包括不发声（最好的治疗方法）。

·避免说话，控制音量（声音嘶哑持续 3 ～ 14 天）。

·用温和的催涎剂（如热柠檬饮料）。

·避免耳语。

·饮用足够的液体，特别是水。

·禁止吸烟和避免被动吸烟。

·使用蒸汽吸入器（5 分钟，每日 3 次）。

·潮湿的环境有利于康复，尤其是热蒸汽淋浴。

·使用止咳药，尤其是黏液溶解药。

·使用简单的镇痛药，如对乙酰氨基酚或阿司匹林。

## 铅中毒（Lead poisoning）

所有澳大利亚人的血液铅水平应 < 10 mcg/dL。高于此水平与不良的神经认知缺陷相关。

导致儿童血铅含量升高的危险因素：

·年龄在 9 ～ 48 个月，居住或去过油漆脱落的老房子。

·有异食癖。

·生活在铅污染的地区（如交通繁忙，电池处理区）。

症状包括：

·口中有异味。

·嗜睡 / 疲劳。

·肌肉骨骼疼痛。

·腹部不适。

·易怒 / 异常行为。

·肠功能紊乱。

在患儿呈现发育迟缓或行为问题，以及不明原因的缺铁性贫血，考虑铅中毒。如果血铅水平 > 40 mcg/dL（15 g/dL）则需要积极治疗。医院采用的治疗方法是使用螯合剂，这些螯合剂包括依地酸钙钠和二巯丁二酸或二巯丙醇。青霉胺或二巯丁二酸为口服制剂，可以应用。

# 腿部疼痛（Leg pain）

表 L1　腿部疼痛：诊断策略模型

| 问：可能性诊断 | 感染性 |
|---|---|
| 答：抽筋 | ·骨髓炎 |
| 　　神经根"坐骨神经痛" | ·化脓性关节炎 |
| 　　肌肉损伤（如抽搐） | ·丹毒 |
| 　　骨关节炎（髋、膝） | ·淋巴管炎 |
| 　　过度使用导致损伤（如跟腱炎） | ·气性坏疽 |
| 问：不容忽视的严重症状 | 问：经常漏诊的疾病 |
| 答：血管性 | 答：髋关节骨性关节炎 |
| 　·周围性血管疾病 | 　　Osgood-Schlatter 病 |
| 　·动脉闭塞（栓塞、血栓） | 　　椎管狭窄 |
| 　·腘动脉瘤血栓形成 | 　　带状疱疹（早期） |
| 　·深静脉血栓形成 | 　　神经卡压 |
| 　肿瘤性 | 　　"股外侧神经"病：感觉异常性股痛 |
| 　·原发（如骨髓瘤） | 　　周围神经病变 |
| 　·转移（如从乳腺转移至股骨） | 　　粗隆部滑囊炎 |
| | 　　椎管狭窄：神经性跛行 |

## 腿痛的脊柱性原因（Spinal causes of leg pain）

脊柱问题是腿部疼痛的重要病因，但有时很复杂。重要的病因是：

·神经根性疼痛（详见本书 54 页），来自于直接压迫，尤其是坐骨神经痛（$L_4 \sim S_3$）。

·牵涉痛来自：

　—椎间盘对脊髓前部的压迫。

　—关节突关节。

　—骶髂关节。

椎管狭窄引起跛行。

## 腿痛的血管性原因（Vascular causes of leg pain）

### 闭塞性动脉疾病（Occlusive arterial disease）

**急性下肢缺血**

栓塞或血栓引起的血管突然闭塞是重大事件，需要立即进行诊断和处理，并尽量保肢。

症状和体征（6P）

·疼痛（Pain）。

·苍白（Pallor）。

·感觉异常或麻木（Paraesthesia or numbness）。

· 无脉（Pulselessness）。

· 麻痹（Paralysis）。

· 极度寒冷（"Perishing" cold）。

### 急性缺血的处理原则

黄金法则：如果在 4 小时内接受治疗（即保肢），闭塞通常是可逆的。如果 6 小时后处理（即截肢）往往是不可逆的。

### 治疗

· 静脉注射肝素 5000 U（立即执行）。

· 紧急取栓（理想情况下在 4 小时内）。

· 如果在有慢性病变的动脉中形成急性血栓，进行动脉旁路手术。

· 或血管支架植入术（现代选择）。

· 如果有不可逆的缺血性改变，进行截肢（早期），需要终身服用华法林抗凝药。

### 慢性下肢缺血（Chronic lower limb ischaemia）

慢性缺血是由渐进动脉闭塞引起的，并可表现为间歇性跛行或足静息痛。

### 治疗

· 一般措施（如适用）：控制肥胖、糖尿病、高血压、高脂血症、心力衰竭。

· 减重至理想体重。

· 绝对禁止吸烟（危险因素）。

· 锻炼：每日进行梯度锻炼至疼痛水平。约 50% 通过步行锻炼得到改善，因此建议患者尽可能多走路。

· 尽量保持腿部温暖和干燥。

· 进行最适宜的足部护理（足部治疗）。

· 药物治疗：每日服用阿司匹林 150 mg。

注：血管扩张药和交感神经切除术价值不大。约 1/3 的患者治疗有效，而其余的患者则加重或无改善。

### 需转诊至血管外科医生

· 最近起病的"不稳定"跛行；日益恶化。

· 严重跛行—无法维持生活。

· 静息痛。

· 足部"组织损失"（如足跟皲裂、足趾之间溃疡、干性坏疽斑块、感染）。

### 静脉回流障碍（Venous disorders）

#### 静脉曲张

### 静脉曲张及疼痛

即使静脉曲张严重且弯曲，也可能是无痛的。疼痛是从胫后静脉通过比目鱼肌到体表的穿静脉功能不全的特点。

严重病例可出现下肢静脉高压综合征，表现为站立后疼痛加重，夜间腿部抽搐，皮肤敏感和皮肤色素沉着，脚踝肿胀，以及丧失皮肤功能，如毛发脱落。

### 预防

· 保持理想体重。

·高纤维饮食。

·如果处于高风险环境（怀孕，工作中多站立），多休息和穿静脉曲张弹力袜。

治疗

·尽可能少站立。

·取坐位，双腿放在脚凳上。

·使用静脉曲张弹力袜（早上在下床之前使用）。

·避免搔抓静脉上的瘙痒皮肤。

硬化剂注射压迫疗法

·使用小剂量的硬化剂（如 5% 乙醇胺油酸和十四烷硫酸钠）。

·适用于较小的孤立的静脉。

手术结扎和剥离

·当严重的静脉曲张出现症状（大隐静脉瓣功能不全），手术结扎和剥离是最好的治疗方法。

·清除明显的静脉曲张和结扎穿孔。

血栓性浅静脉炎（Superficial thrombophlebitis）

治疗

其目的是防止静脉不均匀的压力引起的血栓延伸。

·用薄海绵垫覆盖整个条索病变区。

·用结实的弹性绷带（最好是绉布）固定，用绷带将足部一直到大腿部全部裹住（包裹范围最好要超过条索病变区）。

·持续使用海绵垫和绷带，治疗 7 ~ 10 天。

·建议卧床休息，同时腿抬高。

·开处方药，即非甾体抗炎药，特别是对于静脉输液引起的并发症（如吲哚美辛或双氯芬酸,75 mg，口服，每日 2 次），或 1% 双氯芬酸凝胶局部使用，每日 3 次，持续使用 14 天。

注意：

·如果是自发的，考虑每日皮下注射低分子肝素，治疗 4 周。

·如果问题是在膝盖以上，可能需要在隐股交界处进行静脉结扎。

下肢深静脉血栓形成［Deep venous thrombosis］

深静脉血栓形成可能无症状，但通常会导致小腿压痛。可能存在下列一个或多个特征（参考 Wells' diagnostic algorithm：www.mdcalc.com wells-criteria-for-dvt）：

临床特点

·小腿疼痛或紧张感。

·急性弥漫性腿部肿胀。

·凹陷性水肿。

·触诊时有柔软的"面团状"感觉。

·体温增加（可能是低热）。

·伸展足部时疼痛。

·触痛（轻轻挤压小腿）。

诱发条件

· 血栓形成（详见本书 439 ～ 440 页）。

· 血小板增多症（血小板升高）。

· 红细胞增多症。

检查

· 多普勒超声检测：准确诊断膝部以上的血栓；对小腿远端部位的诊断能力正在提高（如果初始测试正常应该在 1 周内复查）。

· 静脉造影，尤其是当超声结果为阴性时。

· MRI 是非常准确的检查手段。

· D- 二聚体检测（在某些情况下考虑）：当深静脉血栓形成的可能性非常低时，D- 二聚体正常通常可以排除诊断。

· 凝血障碍筛查，是否有血栓形成倾向。

处理

预防（存在风险情况下）：

· 早期开始，频繁活动。

· 分级加压弹力袜。

· 物理治疗。

· 气囊压迫。

· 在外科处置中对小腿肌肉进行电刺激。

· 外科治疗：普通肝素 5000 U（皮下注射）每日 2 ～ 3 次（低分子肝素用于矫形手术）。

· 长时间飞行 / 久坐：在飞行前和抵达时使用低分子肝素。

治疗

· 到医院就医（通常为 5 ～ 7 天），可以门诊治疗。

· 进行 APTT、INR 和血小板计数等检查（检查肾功能）。

· 应用弹性绷带（缠双侧腿部至膝盖以上）或使用 II 级加压弹力袜，尤其是发生肿胀时。

· 皮下注射低分子肝素（如依诺肝素），一天 1 次。

· 或皮下注射未分级肝素，一天 2 次，第一次注射剂量 330 U/kg，第 2 次注射剂量 250 U/kg。

· 或快速大量静脉输注 5000 U 未分级肝素，然后输注生理盐水。

· 或皮下注射磺达肝癸（剂量按体重计算）。

· 口服抗凝血药（华法林），持续使用 6 个月（用 INR 进行监测）。

· 在处置疼痛、压痛和肿胀的情况下进行康复训练。

对广泛性和栓塞性病例，必须行手术治疗。

腿部蜂窝织炎和丹毒（Cellulitis and erysipelas of legs）

· 卧床休息。

· 抬高肢体（床上和床下）。

·阿司匹林用于治疗疼痛和发热。

·寻找患有糖尿病的证据。

治疗

化脓性链球菌（常见的病因）：

·重度：双氯西林/氟氯西林（儿童：50 mg/kg，最高至 2 g 静脉注射），6 小时 1 次。

·中度：普鲁卡因青霉素 1 g，肌内注射，每 12 小时 1 次，或青霉素 V 500 mg，口服，每 8 小时 1 次。

·如果对青霉素敏感：克林霉素 450 mg，口服，每 8 小时 1 次

### 骨髓炎和化脓性关节炎（Osteomyelitis and septic arthritis）

脓毒症可能发生在主要关节，如髋关节和膝关节。骨髓炎通常发生在长骨中，如胫骨，症状表现为疼痛、发热、不适和不愿意移动受累部位。通常找不到感染的原始部位，如伤口或皮肤脓肿，可进行关节抽吸和血培养 + 成像。致病菌：金黄色葡萄球菌、大肠杆菌、金氏菌、假单胞菌等。

通常通过静脉给予双氯西林（或氟氯西林）进行治疗。

### 夜间抽筋（Nocturnal cramps）

详见本书 151 页。

# 虱子（Lice infestation）

### 头虱（Head lice）

治疗

·使用含 0.165% 除虫菊酯和 2% 增效剂胡椒基丁醚［如虱崩（Lyban）］的泡沫物或洗发水。

·或 1% 二氯苯醚菊酯或 1% 马拉硫磷溶液。

方法

·浸湿头发后进行按摩。

·除了马拉硫磷外的其他物质最少保持 20 分钟，马拉硫磷须保持 8 小时（通常过夜）。

·彻底洗掉（避免接触到眼睛）。

·用细齿梳梳理。

·7 天后重复并用梳子梳理。

注意：

·没有必要剪短头发。

·如果检查时发现虱或虱卵，要对家庭中所有儿童接触者进行治疗。

·治疗后洗涤衣物和床上用品（正常机洗）。

·如果有耐药性，使用氯菊酯 + 复方新诺明（口服），持续治疗 10 天。

波及睫毛

·使用凡士林每日 2 次治疗 8 天，然后摘去剩余虫卵。

去除虫卵的小技巧

· 在干发上使用护发素，用细齿梳梳理。

· 应用水和醋 1 ∶ 1 混合物，保持 15 分钟后再梳理。

阴虱（Pubic lice）

可以使用与头虱相同的外用药物。

*方法*

· 适用于阴毛。

· 根据制造商的说明书将药物在患处保留一段时间［如虱崩（Lyban）和二氯苯醚菊酯 1% 保持 10 分钟，马拉硫磷保持 12 小时］。

· 彻底洗掉。

· 治疗后清洗内衣和床上用品。

· 7 天后重复（也许还要进行第 3 次治疗）。

· 对性伴侣进行治疗。


# 扁平苔藓（Lichen planus）

扁平苔藓是一种病因不明的疾病，其特点为瘙痒的紫罗兰色平头丘疹，主要见于手腕和腿部。

*临床特点*

· 发生于青年和中年人。

· 4P：丘疹（Papule）、紫色（Purple）、多边形（Polygonal）、瘙痒（Pruritic）。

· 小的、有光泽的、苔藓状斑块。

· 对称性，扁平。

· 发生于手腕、前臂、足踝的屈面。

· 可影响口腔黏膜（白色条纹或丘疹或溃疡）。

· 可影响指甲和头皮。

*处理*

· 向患者解释病情和安慰患者。

· 通常用几个月时间可以治愈，留下变色的痕迹，但不留瘢痕。

· 复发罕见。

· 无症状的病灶不需要治疗。

· 如果有症状（如瘙痒）：

　—塑料封包外用含氟类固醇。

　—肥厚病变病灶内使用类固醇。

· 如果上述治疗无效，可口服泼尼松龙。

# |M|

## 黑色素瘤（Melanoma）

早期诊断对预后至关重要。黑色素瘤被清除时的垂直厚度是确定预后的主要因素：对厚度较小的黑色素瘤的检测是至关重要的，因为它看起来像不寻常的雀斑。不规则边界是肿瘤的特征。

临床特征

·典型发病年龄在 30 ～ 50 岁（平均 40 岁）。

·可以发生在身体任何部位。比较常见的有：

　—女性下肢。

　—男性上背部。

·常无症状。

·可能出血或瘙痒。

改变

具有重大意义的标志是近期"雀斑"或痣有了改变：

·大小改变：边缘扩张或增厚。

·形状改变。

·颜色改变：棕色、蓝色、黑色、红色、白色，包括组合型。

·表面改变。

·边界改变。

·出血或溃疡。

·其他症状（如瘙痒）。

·卫星型结节。

·累及淋巴结。

·留意无色素型黑色素瘤，尤其是位于足底部位的。

诊断陷阱

·结节性黑色素瘤。

·小黑色素瘤。

·无色素型黑色素瘤。

·退化性黑色素瘤。

·快速增长性黑色素瘤。

早期结节性黑色素瘤问题

一般的 ABCD 规则通常并不适用。早期结节性黑色素瘤往往是对称的，无色素沉着，肤色均匀，直径小，坚硬并向垂直方向增长，即隆起样增长。往往被误认为是血管瘤或化脓性肉芽肿。如果可疑请进行转诊。

处理

·早期诊断并转诊至专科是至关重要的。

·对窄小但边缘清晰的黑色素瘤行手术切除治疗。

·切除边缘指南：

　—可疑病变：边缘切除 2 mm。

　—原位黑色素瘤：边缘切除 5 mm。

　—黑色素瘤厚度＜ 1 mm：边缘切除 1 cm。

　　　　　　　　　＞ 4 mm：边缘切除 2 cm。

·根据肿瘤厚度进行随访：

　—≤ 1 mm：2 年，每 6 个月随访一次。

　—＞ 1 mm：常规随访 10 年。

　—每年进行胸部 X 线检查。

表 M1　黑色素瘤各亚型的特征与相互联系

| 黑色素瘤亚型 | 比例（%） | 位置 | 一般年龄 |
| --- | --- | --- | --- |
| 浅表扩散 | 70 | 躯干（背部）和肢体（腿部） | 中年人 |
| 结节 | 20 | 躯干和四肢 | 中年人 |
| 恶性雀斑样痣 | 7.5 | 头部和颈部 | 老年人 |
| 肢端雀斑样痣 | 2.5 | 手掌、足底和黏膜 | 不详 |

经 J. 凯利的许可进行转载。

# 黄褐斑［Melasma（chloasma）］

使用含 2% 对苯二酚的舒博伦软膏进行治疗（病程长）。

限制阳光暴晒。

# 梅尼埃综合征（Ménière syndrome）

详见本书 186 页。

# 更年期综合征（Menopause syndrome）

更年期是指月经停止时间超过 12 个月的阶段。

对有些女性有不良影响。

症状

·血管舒缩性，如：

　—潮热（80%）。

——夜间盗汗（70%）。

——心悸（30%）。

·心理因素，如：

——流泪/抑郁症。

——烦躁。

——焦虑/紧张。

·泌尿生殖道（60%），如：

——萎缩性阴道炎。

——阴道干燥（45%）。

——性交疼痛。

·肌肉骨骼性，如非特异性肌肉疼痛。

·皮肤和其他组织的变化（如皮肤干燥）。

·其他，如：

——异常的疲倦。

——头痛。

检查

除宫颈刮片检查外，请考虑以下检测：

·尿液分析。

·全血检查，包括高密度脂蛋白的脂类检查。

·肝功能检查。

·乳房 X 线检查（适用于所有女性，最好在激素替代治疗后 3 个月）。

·如有未确诊的阴道出血，进行宫腔镜及子宫内膜活检。

·骨密度检查（如存在风险因素）。

如果诊断有疑问（如有其他疾病的更年期妇女；< 45 岁的年轻患者；子宫切除术患者）：

·血清 FSH
·血清雌二醇 } 用于诊断

**激素替代疗法**

激素替代疗法必须根据患者的具体情况进行调整，取决于几个因素，包括是否有子宫、个人喜好和耐受性。目标是进行最长 3 ～ 5 年的治疗，再进行复查（考虑风险）。

表 M2　定义某些类型的 HRT 方案术语

| 方案 | 雌激素 | 孕激素 |
| --- | --- | --- |
| 循环型 | 第 1 ～ 28 天 | 周期的后 12 ～ 14 天 |
| 联合型 | 第 1 ～ 28 天 | 第 1 ～ 28 天 |
| 连续型（序列） | 每日 | 每个月的第 12 ～ 14 天 |
| 连续型（联合型） | 每日 | 每日 |

表 M3　激素替代疗法（选择）

| 子宫完整 | 子宫切除术后 |
| --- | --- |
| 口服雌激素 + 口服孕激素 | 口服雌激素 |
| 口服雌激素 + 释放左炔诺孕酮的宫内节育器 | 雌激素透皮贴片或凝胶 |
| 雌激素 + 孕激素透皮贴片 | 甲异炔诺酮 |
| 雌激素透皮贴片或凝胶 + 口服孕激素或释放左炔诺孕酮的宫内节育器 | |
| 甲异炔诺酮 | |

### 阴道干涩

一线治疗为非激素类药物，如雷波仑（Replens）阴道润滑剂或强生 K-Y 润滑剂。二线治疗是低剂量的雌激素阴道栓剂。

# 月经过多（Menorrhagia）

子宫异常出血是一个常见的问题。月经失血量通常 < 80 mL（平均为 30 ～ 40 mL）。月经过多是指月经失血量 > 80 mL。

月经过多症状特点：

· 大量出血可能伴有血凝块。

· 如果痛经，怀疑为子宫内膜异位症或盆腔炎性疾病。

· 最常见的病因是功能失调性子宫出血，尤其是排卵期出血。

· 最常见的器质性病变是肌瘤和子宫腺肌症（子宫肌层内子宫内膜）。此外，还有子宫内膜异位症、子宫内膜息肉和盆腔炎性疾病，必须排除肿瘤和异位妊娠。

可能由于多种药物的使用（如激素治疗，抗凝药，大麻，各种类固醇，某些抗高血压药，大量吸烟）。

月经过多：诊断策略模型（Menorrhagia：diagnostic strategy model）

可能的诊断

· 功能失调性子宫出血（DUB）：排卵。

· 肌瘤。

· 子宫颈或子宫内膜息肉。

· 激素治疗的并发症。

· 子宫腺肌病 / 子宫内膜异位症。

不容漏诊的严重疾病

· 怀孕障碍：

　—异位妊娠。

　—流产。

· 瘤形成 / 癌症：

　—宫颈癌。

　—子宫内膜癌。

　　—产生雌激素的卵巢肿瘤（癌症）。

　　—白血病。

　　—良性肿瘤（息肉等）。

·子宫内膜增生。

·感染：

　　—盆腔炎性疾病（PID）。

　　—结核性子宫内膜炎。

诊断陷阱（经常漏诊）

·生殖道创伤。

·宫内避孕器（IUCD）。

·子宫腺肌病 / 子宫内膜异位症。

·盆腔淤血综合征。

·系统性红斑狼疮（SLE）。

·出血性疾病。

**功能失调性子宫出血**（Dysfunctional uterine bleeding）

　　功能失调性子宫出血（DUB）是排除性诊断，因此需要进行缜密的检查以排除其他病理因素。它可能伴有排卵（峰值发病率 35 ～ 45 岁）或无排卵，发生在生殖期的极端（月经初潮或围绝经期）。

　　症状

·大量出血：月经垫吸收饱和更换频繁，"意外来月经""血液涌出""有血凝块"。

·出血时间延长

　　—月经＞ 7 天。

　　—或大量出血＞ 4 天。

·月经周期短于 21 天。

　　一般治疗规则

＜ 35 岁：药物治疗。

＞ 35 岁：宫腔镜及子宫内膜直接取样。

　　药物治疗方案

见表 M4 和表 M5。

表 M4　治疗月经过多的方法

| 方案 | 平均失血量减少 80 mL / 周期% |
|---|---|
| 左炔诺孕酮（IUCD）曼月乐 52 mg（每隔 5 年更换一次） | 94 |
| 口服孕激素 排卵周期： | |
| ·甲羟孕酮 10 mg，口服，每日 1 ～ 3 次，在第 1 ～ 21 天（28 天周期），持续 6 个月 | 87 |
| ·或炔诺酮 5 mg，口服，每日 2 ～ 3 次，每周期第 1 ～ 21 天，持续 6 个月 | |

| 方案 | 平均失血量减少<br>80 mL / 周期% |
|---|---|
| 无排卵周期：<br>·甲羟孕酮 10 mg，每日 1 次，每个周期相同的 12 天<br>·或炔诺酮 5 mg，口服，每日 1 次，每个周期相同的 12 天 | 87 |
| 氨甲环酸<br>在月经周期的第 1～4 天，每 6 个小时口服 1 g | 47 |
| 联合口服避孕药 | 43 |
| 非甾体类抗炎药（口服）<br>·布洛芬 400 mg，每日 3 或 4 次<br>·或萘普生 500 mg，然后每 6～8 小时 250 mg<br>·或甲芬那酸 500 mg，每日 3 次 | 29 |

表 M5　急、慢性大量子宫出血典型的治疗方案

| 急性大量出血 | 慢性出血 |
|---|---|
| ·刮宫 / 宫腔镜<br>·静脉注射雌激素（倍美力 20 mg）<br>注意：急性涌出血液时：<br>·或氨甲环酸，10 mg/kg 静脉输注，每 8 小时一次，或 1～1.5 g，口服，每 6～8 小时一次，直至出血停止，或<br>·口服大剂量孕激素，如炔诺酮 5～10 mg，每 4 小时 1 次，使用 4 次，或直至出血停止，然后 5 mg，每日 2～3 次（或 10 mg/d），持续治疗 14 天 | ·对于无排卵的女性<br>—周期性孕激素的口服治疗，14 天<br>—氨甲环酸·对于排卵期女性<br>—周期性前列腺素抑制药(如甲芬那酸)，或口服避孕药<br>—释放孕激素的宫内节育器（曼月乐）<br>—抗纤维蛋白溶解药（如氨甲环酸，剂量同上） |

# 男性健康：概述（Men's health：an overview）

男性的健康更易受到侵害，在相同的医疗状态下有些疾病的发病率更为显著，如心血管疾病、意外死亡、自杀、肥胖、酒精中毒、HIV 和高血压。

主要事实和检查点
·男性平均寿命比女性少 5 年。
·至 14 岁时，男性因事故死亡的人数是女性的 2 倍。
·15～24 岁，男性因机动车交通事故死亡的人数是女性的 3 倍，因自杀死亡的人数是女性的 4 倍。
·25～65 岁，男性因冠状动脉疾病死亡的人数是女性的 4 倍；因机动车交通事故死亡的人数是女性的 3 倍；因自杀死亡的人数是女性的 4 倍；因其他事故死亡的人数是女性的 4 倍；因癌症死亡的人数是女性的 2 倍。
·至少 4/5 的海洛因成瘾者是男性。

·90% 因暴力行为而被定罪的人是男性；80% 的受害者为男性。

## 代谢综合征（Metabolic syndrome）

留意这种致命的综合征（X 综合征），是导致 2 型糖尿病和动脉粥样硬化性血管疾病的危险因素。

·躯干上部肥胖（腰围增加），另加任意两项或更多。
·三酰甘油增高 > 1.7 mmol/L。
·高密度脂蛋白胆固醇下降 < 1.03 mmol/L（男性）；< 1.29 mmol/L（女性）。
·空腹血糖 ≥ 5.6 mmol/L。
·血压 ≥ 130/85 mmHg。

## 偏头痛发作（Migraine attack）

详见本书 273 页。

## 挤奶工结节（Milker's nodules）

接触奶牛的乳房或牛犊的口部 1 周后，挤奶工的手部出现 2 ~ 5 处丘疹，具有自限性，可在 5 ~ 6 周内自行缓解。可以向病灶内注射皮质类固醇进行治疗。

## 传染性软疣（Molluscum contagiosum）

·可以因搔抓传播，使用类固醇进行治疗。
·注意不要过度治疗，增加留下瘢痕的风险。
·安慰患儿父母，等待症状自然缓解。
·避免洗澡，尤其是与兄弟姐妹一同洗澡。
治疗方案
·液氮治疗（处理患处几秒钟）。
·使用含有 15% 鬼臼树脂的香脂（复方安息香酊）。
·使用 30% 的三氯乙酸。
·采用乙醚皂和摩擦法。
·用消毒针侧面插入（平行于皮肤），刺破疣体尖端，并且点上 10% 聚维酮碘（优碘）溶液（可以向家长展示这个方法，对于多发性软疣可继续在家里使用）。
·使用透明指甲油 / 丙酮涂抹。
·用一块微孔通气型医用胶带覆盖，每日沐浴后进行更换（可能需要几个月的时间）。

· 对于大面积软疣，使用醋酸铝溶液（布罗氏溶液，1∶30）可能有效，每日2次。

## 腓肠肌内侧头撕裂（"Monkey muscle" tear）

· 休息、冰敷、按压和抬高（RICE），治疗 48 小时（清醒时每 2 小时使用冰袋冷敷）。
· 使用结实的弹性绷带压迫（足趾到膝盖以下）。
· 对于重症病例，如果需要可使用拐杖。
· 提高足跟可增强活动性和舒适性。
· 休息 48 小时后，开始康复训练（包括主动练习）。
· 转诊至理疗师处进行柔和的伸展动作并听从理疗师的建议。

## 晨吐（Morning sickness）

孕吐，详见本书 365 页。

## 口腔疼痛（Mouth soreness）

### 主要事实和检查点
· 牙齿外伤或忽视保健是许多口腔黏膜疾病，如溃疡、牙龈出血和增生的重要病因。
· 非愈合性口腔溃疡需要进行活检，以排除鳞状细胞癌（SCC）。
· 如果怀疑为口腔黏膜癌，触诊病灶检查硬结或坚硬的不规则边缘，并检查区域性淋巴结。
· 持久红斑或白斑持续时间 > 3 周（如锋利的牙齿或局部义齿损伤后）应进行活检。
· 软腭的黏膜表层溃疡和点状出血，考虑 EB 病毒感染。
· 复发性口疮性溃疡（详见本书 36 页）是最常见的口腔黏膜疾病。

### 牙龈炎（Gingivitis）
#### 症状特征
· 邻近牙齿区域发红，牙龈肿胀（图 M1）。

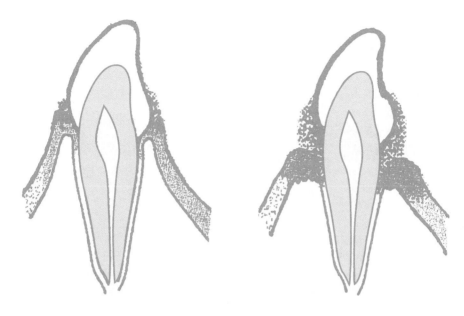

图 M1 牙龈炎（左侧）和牙周炎（右侧）

· 轻柔的探测可引发出血。
· 口臭。
· 一般无疼痛。
· 牙菌斑积聚，牙石形成（牙垢）。
· 均继发于局部因素（如口腔卫生不良，不正确的刷牙方式）。

表 M6　口腔溃疡：诊断策略模型

| | |
|---|---|
| 问：可能的诊断 | 扁平苔藓 |
| 答：复发性阿弗他溃疡 | 柯萨奇病毒：疱疹性咽峡炎，手足口病 |
| 　　创伤 | 红斑狼疮： |
| 　　急性疱疹性龈口炎 | • 免疫抑制病毒（巨细胞病毒溃疡） |
| 　　念珠菌 | • 少见疾病 |
| 问：不容忽视的严重疾病 | • 白塞综合征 |
| 答：癌症：鳞状细胞癌，唾液腺癌 | • 类天疱疮和天疱疮 |
| 　　白血病 | • 多形性红斑 |
| 　　粒细胞缺乏症 | • 放射性黏膜炎 |
| 　　艾滋病 | 问：七种不易察觉的疾病 |
| 　　梅毒（硬下疳或树胶肿） | 答：抑郁症 — |
| 　　肺结核 | 　　糖尿病 √念珠菌 |
| 问：经常忽略的疾病 | 　　药物　 √如细胞毒素，苯妥英 |
| 答：阿司匹林烧伤 | 　　贫血　 √缺铁性贫血 |
| 　　带状疱疹 | |
| 　　腺热（EBV） | |

表 M7　牙龈出血 / 疼痛：诊断策略模型

| 问：可能的诊断 | 问：经常漏诊，但不常见的疾病 |
|---|---|
| 答：牙龈炎 / 牙周炎（牙龈）疾病 | 答：自身免疫性疾病（如扁平苔藓，系统性红斑狼疮） |
| 　　外伤：匹配不适义齿或活动义齿 | 　　遗传性出血性毛细血管扩张症 |
| 　　人为：过度刷洗 | 　　吸收不良 |
| 　　药物：华法林过量 | 　　坏血病 |
| 问：不容忽视的严重疾病 | 　　急性溃疡性龈炎 [ 奋森氏感染（Vincent's infection）： |
| 答：口腔癌 | 　　战壕口炎 ] |
| 　　良性肿瘤（如牙龈瘤） | |
| 　　血恶病质（如白血病） | |
| 　　急性疱疹性龈口炎 | |

牙周炎（Periodontitis）

由牙龈炎发展而来，表现为牙周膜渐进性萎缩，或牙周袋形成和牙槽骨吸收。可能存在牙齿松动和牙周脓肿形成的症状（图 M1）。

必须怀疑是否有其他潜在的疾病。

牙龈炎和牙周炎的治疗

·细致的牙科治疗（如清除牙菌斑）。

·氯己定 0.1% ～ 0.2% 水溶液用于漱口，每 8 ～ 12 小时一次，持续使用 10 天。

·全身性抗生素疗法（不外用）用于治疗牙周脓肿形成选择药物（如阿莫西林 250 mg，口服，每日 3 次，持续治疗 5 天），但是此种治疗很少需要。

口腔感觉异常（Oral dysaesthesia）

口腔中的经典慢性灼热感似乎有神经性和（或）心因性基础。症状包括：

·灵敏度改变：烧灼痛或"原始"的感觉。

·味道改变：甜味、咸味或苦味。

·唾液改变（主观）：质量和数量。

·牙齿的感觉改变（如"幻牙痛"）。

考虑潜在的病因：

·血红素不足：铁，叶酸，维生素 $B_{12}$。

·自身免疫性疾病（如干燥综合征）。

·内分泌紊乱（如糖尿病）。

·心理因素。

治疗

考虑：

·氯硝西泮 0.5 ～ 1 mg，每日 2 次。

·或如果发生耐药，选择加巴喷丁 [ 新痒停（Neurontin，辉瑞公司生产的一种加巴喷丁药物）]。

口角炎和口角皲裂（Angular chelitis and fissures）

口角发红，疼痛，糜烂。

· 检查义齿和卫生状况。

· 使用二甲基硅油乳膏。

· 如果为持久性和（或）疑似念珠菌感染，使用抗真菌药膏。

· "金色"结痂表明为金黄色葡萄球菌感染。

口腔异味（Bad taste）

寻找病因（如牙齿、牙龈、抑郁症）。

考虑使用阿斯考片（Ascoxal，含环烷酸铜），将 1 ～ 2 片药片溶于 25 mL 温水中作为漱口水，冲洗 2 次，最多每日冲洗 5 次。

## 口腔溃疡（Mouth ulcers）

详见本书 36 页。

## 多发性硬化（Multiple sclerosis）

在 20 ～ 50 岁年龄组中，多发性硬化症是进行性神经系统残疾的最常见原因。早期诊断困难。诊断标准请参考 www.nice.org.uk。

一般临床特征

· 持续时间短暂的运动和感觉异常。

· 上运动神经元体征。

· 常见的初始症状包括：

　—视神经炎引起的视觉障碍。

　—复视（脑干病变）。

　—单侧下肢或双下肢无力（截瘫）或偏瘫。

　—下肢和躯体感觉障碍。

　—眩晕（脑干病变）。

· 随后症状缓慢和进行性加重。

症状和体征在时间和部位上都呈现多发性。

磁共振（MRI）是最好的检查手段，灵敏度为 90%。

处理

· 教育和支持：认知行为疗法或内观疗法。

· 转诊至神经科医师处。

· 对多发性硬化症无特殊药物。

· 皮质类固醇，如甲泼尼龙可以减少急性发作的严重程度，并且可用于复发病例。泼尼松龙用于 OP 康复治疗模式下的中度复发病理。

· β - 干扰素、格拉替雷和单克隆抗体那他珠单抗，可减少复发的次数（根据评估得到，但似乎是有效的）。

· 甲氨蝶呤和叶酸可用于减少进行性疾病的发生。

## 心肌梗死和非 ST 段抬高性急性冠状动脉综合征（Myocardial infarction and NSTEACS）

非 ST 段抬高性急性冠状动脉综合征（Non ST elevation acute coronary syndrome，NSTEACS）。

*临床指南*

·疼痛可变化；可能被误认为是消化不良。

·类似于心绞痛，但有更多的压迫感。

·非常严重，患者可能会担心死亡即将来临（"死亡恐怖"）。

·约 20% 的患者没有痛苦。

·在糖尿病患者、高血压患者及老人中会出现"无声梗死"。

·60% 的患者在到达医院前死亡，此时症状出现不到 2 小时。

·医院病死率为 8% ～ 10%。

*体征*

体征可能是：

·无异常体征。

·面色苍白 / 灰色，四肢湿冷，呼吸困难。

·不安和焦虑。

·血压可变：随疼痛而升高（心脏功能衰竭时下降）。

·脉搏可变：观察缓慢性心律失常。

·轻度心力衰竭：第三心音或第四心音，基底部啰音。

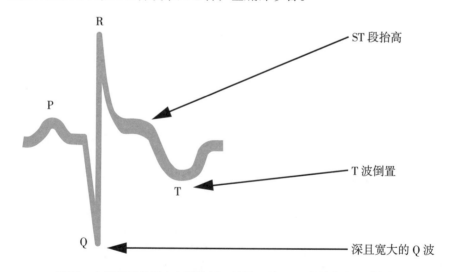

图 M2　心肌梗死典型心电图特征，显示 Q 波、ST 段抬高和 T 波倒置

检查

1. 心电图检查：可见有价值的特征性改变。其特征如上图所示。

2. 心肌酶：典型的心肌酶图谱见下图。肌钙蛋白 I 或肌钙蛋白 T，其在约 10 小时处达到顶峰，是目前首选的测试。根据酶升高可以帮助计算梗死的时间。

3. 焦磷酸锝扫描心肌成像：显示"热点"。

4. 超声心动图：适用于其他检查不能诊断时，可用于辅助诊断和评估心脏功能，如射血分数和心室壁运动。

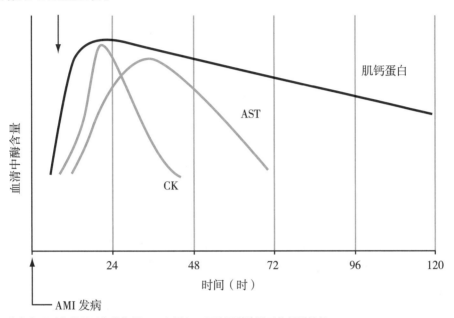

注：临床表现可能是最可靠的依据，心电图和心肌酶图谱检测可能是阴性的。

图 M3　心肌梗死后典型的心肌酶图谱

心肌梗死和非 ST 段抬高性急性冠状动脉综合征的处理

可遵循一般原则：

· 如果怀疑，应立即引起注意。

· 到医院前：做好诊断，评估风险，确保稳定。

· 呼叫流动冠心病监护病房，尤其是在疾病严重的情况下。

· 最佳治疗方法是在配备有冠状动脉介入治疗的现代化冠心病监护病房中救治（如果可能），持续进行心电监护（最开始的 48 小时），开通静脉通路和鼻内给氧。

· 需要特别注意减轻患者的疼痛和焦虑。关爱同情患者。

· 尽早给予阿司匹林（如果没有禁忌证）。

· 提前使用 β 受体阻滞药和 ACE 抑制药（如无禁忌证并且证状适当）。

· 通过监测和使用除颤器，在心室颤动的早期阶段防止可能发生的猝死。

一线处理（如在医院外）

做心电图（助理）并将急性心肌梗死（ACS）分类为 ST 段抬高性心肌梗死（STEMI）或非 ST 段抬高性急性冠状动脉综合征（NSTEACS），并通知医疗机构接收患者。

· 吸氧，流量为 4 ～ 6 L/min。

- 确保静脉通路。
- 硝酸甘油喷雾剂或 300 ～ 600 mcg（1/2 ～ 1 片）舌下含服（如果需要每 5 分钟 1 次，最大剂量为 3 剂）。
- 阿司匹林 150 ～ 300 mg：吞咽前咀嚼或溶解。

如果需要的话：

- 吗啡 2.5 ～ 5 mg 静脉推注，立即注射：1 mg/min，缓慢给药，直到疼痛缓解（最多 15 mg）。

（如果可行的话，静脉注射吗啡 1 mg/min，直至疼痛缓解是优先之选：此方法在医院较容易实施）

住院处理

- 参照一线处理。
- 确认心电图诊断：ST 段抬高性心肌梗死（STEMI）或非 ST 段抬高性急性冠状动脉综合征（NSTEACS）。
- 取血查心肌酶，尤其是肌钙蛋白水平、尿素和电解质水平的检测。
- 对于心脏病，进行风险分层，决定是否进行冠状动脉造影和经皮穿刺介入治疗（PCI）使冠状动脉再通，或冠状动脉旁路移植术（CABGS）或溶栓治疗。

ST 段抬高性心肌梗死（STEMI）管理

对于进行性的 STEMI 患者，在冠状动脉造影下进行经皮冠状动脉腔内成形术（PTCA）后，如果疼痛发作，最佳的一线治疗是 60 分钟内（黄金时间）紧急转诊至冠状动脉介入室进行评估。如果介入治疗可行，可以达到最好的结局（I 级证据）。其原理是利用支架进行初次血管成形术实现快速再灌注。

辅助治疗包括阿司匹林 / 氯吡格雷和肝素，可能还会使用血小板糖蛋白 IIb/IIIa 整合素受体抑制剂（如普拉格雷或阿昔单抗）。

表 M8　可接受的 PCI 时间延迟指南（从第 1 次医疗接触到球囊扩张）

| 症状时间 | < 1 h | 1 ～ 3 h | 3 ～ 12 h | > 12 h |
|---|---|---|---|---|
| 接受的时间延迟 | 60 min | 90 min | 120 min | 不推荐 |

非 ST 段抬高性急性冠状动脉综合征（NSTEACS）的处理

- 所有 NSTEAC 患者应该评估其风险分层，以便做出治疗决策。

溶栓治疗

如果由于时间所限或服务所限（如农村地区），无法实现血管成形术，溶栓治疗是 STEMI 的适应证，而且越快越好，但最好是在胸痛开始后的 12 小时内。需要有经验的医生做决定，因为一旦采取溶栓治疗方案，PCI 通常不再可能实施。

第二代纤维蛋白特异性药物（瑞替普酶、阿替普酶或替奈普酶）是首选药物。也可以使用链激酶，但在原住居民患者和之前使用过该药物的患者中不建议使用。对于纤维蛋白溶解药还有其他一些使用禁忌证。

- 全肝素化治疗 24 ～ 36 小时（在使用阿替普酶后，不能在使用链激酶后），特别是对于有栓塞风险的前壁大面积透壁性心肌梗死，可以辅助使用华法林。

· 使用低分子肝素，如依诺肝素 1 mg/kg，皮下注射，每日 2 次或普通肝素 5000 ～ 7500 U，皮下注射，每 12 小时 1 次。

· 尽快使用 β 受体阻滞药（如未进行溶栓治疗和无禁忌证）：

　—阿替洛尔 5 ～ 10 mg，静脉注射，或 25 mg，口服，立即使用 → 25 ～ 100 mg/d，口服。

　—或美托洛尔 5 ～ 10 mg，静脉注射，或 25 mg，口服，立即使用 → 50 mg，口服，每日 2 次（如果 β 受体阻滞药是禁忌的，使用非二氢吡啶类钙拮抗药）。

· 如果疼痛复发，考虑静脉滴注三硝酸甘油酯。

· 对于具有显著的左心室（LV）功能障碍（及其他指征）的患者，尽早开始用 ACE 抑制药（24 小时内）。

日常处理

· 教育及辅导。

· 卧床休息 24 ～ 48 小时。

· 检查血清钾和镁。

· 早期活动，7 ～ 12 天后进行充分的活动。

· 清淡饮食。

· 保持镇静。

· 口服 β 受体阻滞药，阿替洛尔或美托洛尔。

· 有指征时使用华法林（如果超声心动图证明有血栓，则确定使用）。

· 左心室衰竭使用 ACE 抑制药并防止心脏重塑。

· 继续使用 ACE 抑制药。

· 阿司匹林 100 ～ 150 mg/d，或氯吡格雷 75 mg/d。

· 有指征则使用华法林（至少 3 个月）。

---

**心肌梗死后的药品管理**

已证实有效的药物：

· β 受体阻滞药：12 小时内

· ACE 抑制药：24 小时内

· 阿司匹林 75 ～ 150 mg+ 氯吡格雷（或其他，如替卡格雷）

· 降脂药物（如他汀类）

· 华法林（用于特异指征，如心房颤动）

· 目标：血压 ≤ 130/80 mmHg；总胆固醇 ≤ 4 mmol/L；低密度脂蛋白 ≤ 2 mmol/L；三酰甘油 < 2 mmol/L

---

# 心电图和心肌梗死（The ECG and myocardial infarction）

心电图导联和方向如图 M4 所示。急性心肌梗死的典型心电图改变（AMI）为病理性 Q 波、ST 段抬高和 T 波倒置，急性下壁梗死时在导联 III 和 aVL 中较典型地显示出来

（图 M5）。导联 aVL 与下壁方向相反，显示 ST 段压低。

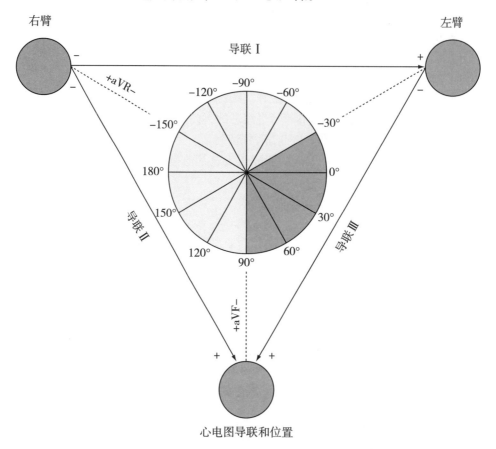

图 M4　心电图导联和位置（基于 Einthoven 三角形）

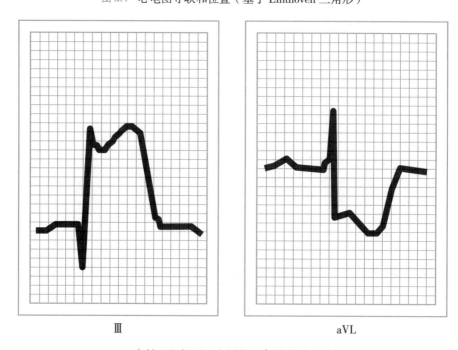

图 M5　急性心肌梗死心电图的两条导联（下壁梗死）

左侧视图

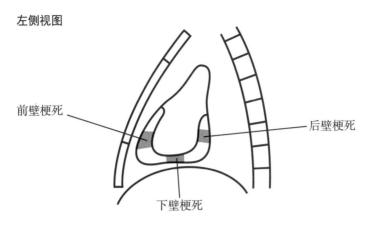

前壁梗死 　　　　　　　　　　　　　　　后壁梗死

下壁梗死

横切面

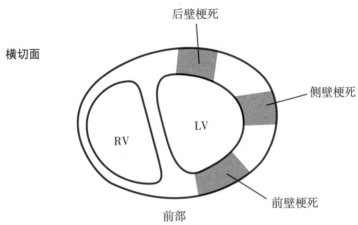

后壁梗死

侧壁梗死

RV　　　LV

前壁梗死

前部

图 M6　急性心肌梗死影响心脏壁区

从图 M6 可以明显看出：

1. 覆盖在左心室的前表面的导联是 V2 ～ V5，这些导联可为前壁梗死提供证据。

2. 覆盖侧面的导联是胸导联 V5 ～ V6。

3. 无导联直接覆盖在心脏下方或膈面。然而，尽管距离远，左下肢导联与该区域相关，可显示这个区域梗死的证据。

4. 没有导联直接覆盖在心脏后表面。

表 M9　心肌梗死部位与心电图的关系

| 心脏壁区 | 动脉闭塞 | 心电图改变的导联 |
| --- | --- | --- |
| 前部 | 左前降支 | V2 ～ V5，Ⅰ，aVL |
| 侧面 | 旋支，左冠状动脉分支 | V5 ～ V6，Ⅰ，aVL |
| 前间壁 | 左冠状动脉 | V1 ～ V4 |
| 下部 | 右冠状动脉 | Ⅱ，Ⅲ，aVF，aVL（相反） |
| 后部 | 右冠状动脉或旋支 | V1 ～ V2（不详） |

## 肌跃型抽搐（周期性肢体运动障碍）［Myoclonic jerks（periodic limb movement disorder）］

肌跃型抽搐主要是指腿部肌肉抽搐，通常开始于青春期或成年早期；通常在醒来后第1个小时发作，尤其是在前一天晚上"睡得很沉"的情况下。

*治疗*

· 氯硝西泮 0.5 ～ 1 mg（口服）夜间使用，如果有必要增加至 3 mg（口服）夜间使用。

· 或丙戊酸钠 100 mg（口服）夜间使用。

· 或地西泮，2 ～ 5 mg，口服，最多每日 3 次。

# |N|

## 指甲疾病（Nail disorders）

全科医疗中遇到的主要指甲问题有外伤、甲癣、感染、脚趾甲向内生长、甲沟炎和银屑病。外伤或疾病引起的指甲损坏会导致指甲营养不良。由于剔甲癣引起的指甲改变的问题，可能由过度啃咬、剪修或清洗指甲造成，应该从病史和检查结果中得到提示。询问手部是否经常处于潮湿的工作或污垢中。寻找相关的皮肤病（如银屑病、特应性皮炎、扁平苔癣）。

表 N1　指甲异常：诊断策略模型（改良版）

| | |
|---|---|
| **问：可能的诊断** | 心内膜炎：指甲裂开出血 |
| **答：** 真菌感染：灰指甲 | 慢性肾衰竭：白色条纹，一半对一半的指甲 |
| 甲床损伤 | 血管球瘤 |
| 啃咬引起的创伤 | 鲍温病 |
| 习惯性修剪引起的创伤 | **问：经常漏诊的疾病** |
| 甲弯曲 | **答：** 特应性皮炎 |
| 甲沟炎 | 扁平苔藓 |
| 银屑病 | 化脓性肉芽肿（通常伴有脚趾甲向内生长） |
| **问：不容忽视的严重疾病** | 药物作用（如四环素） |
| **答：** 黑色素瘤 | 假单胞菌感染 |
| 缺铁：反甲 | 结缔组织疾病（如系统性红斑狼疮） |
| 肝脏疾病：白甲症 | 砷中毒（斑马样条纹） |

### 甲脱离（Onycholysis）

指甲剥离指的是指甲板与底层甲床分离，这是一个体征，而不是一种疾病。这种分离形成一个甲下的空间，隐匿了一些不必要的杂物，如污垢和角质等。

强迫性操控引发的自身原因造成的创伤是常见原因，包括细致的清洗和频繁修指甲。

与银屑病和体癣等病因不同，甲脱离基部通常出现线状的变色条带。体癣时手指近端指甲出现白色或黄色条纹，可与其他病因区别。

指甲变为绿色提示假单胞菌或曲霉感染。

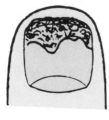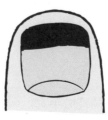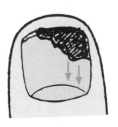

| 银屑病 | 创伤 | 灰指甲 |

图 N1　甲脱离

处理

首先排除银屑病、手足癣（检查趾间）和外伤（查看病史）。

手指甲

· 保持指甲尽可能短。

· 清洗时避免指甲下插进尖锐物体。

· 应用胶带（微孔或类似）缠在边缘持续几个月，直至痊愈。

· 避免使用不必要的肥皂和洗涤剂，戴手套做家务、园艺等。

· 保持双手尽量远离水。

· 使用温和的肥皂和洗发水。

· 一线治疗，尤其是可以用比较温和的醋浸泡 10 分钟，每日 2 次。

脚趾甲

· 排除真菌感染（临床足癣），做真菌培养。

· 提高鞋的舒适程度，以避免摩擦。

药物治疗

· 每日使用咪唑类抗真菌药物（如克霉唑）或烯丙胺类抗真菌药（如特比萘芬）。

· 对于假单胞菌感染，将足趾浸泡在醋或次氯酸钠溶液（Milton 溶液）和（或）使用硫酸庆大霉素软膏。

### 灰指甲（Onychomycosis）

这是指甲的真菌感染，主要影响脚趾甲。最常见的是由毛癣菌属引起的远端甲下病变。具有鲜明边缘的浅表白色灰指甲很常见。白色念珠菌和其他霉菌并不是常见的病原体。通过经福尔马林处理远端指甲板剪切的样本进行培养和组织学检查进行诊断。有关甲癣治疗的详细信息，请参阅本书 445 页。所有类型灰指甲均可通过口服特比萘芬（治愈 70% ～ 80%）进行治疗，持续应用 6 周。

### 甲弯曲（Onychogryphosis）

趾甲弯曲或不规则增厚及趾甲过度生长，在中老年人的趾甲中较常见，可能与鞋类压力有关。这是一种持续性症状。用撕脱法或简单去除趾甲，几个月后仍复发。

根本治疗方法是去除趾甲后进行甲床消融术。

趾甲消融术的两种方法是：

· 手术切除整个趾甲。

· 使用苯酚烧灼（小心处理）。

### 指甲脆裂（Brittle nails）

指甲脆裂与年龄相关，通常是由局部物理因素引起，如反复浸泡、暴露于化学品，如洗涤剂、碱和指甲油去除剂中。也可能与局部因素有关，如铁和维生素缺乏，但不常见。

处理

· 避免过度水化和创伤。

· 进行潮湿工作时，戴上棉衬里的橡胶手套。

· 将凡士林或指甲软膏［奥肤保（Eulactol）或芯丝翠（Neostrata）］涂抹于指甲，每日多次涂抹。

· 指甲油和固化剂（最好无福尔马林）具有良好的美容效果。

### 指甲黑色素瘤（Nail apparatus melanoma）

#### 症状特征

· 占到所有黑色素瘤的 2% ～ 3%。

· 所有年龄组均有发生，尤其是在 70 多岁老年人中。

· 指甲中呈现纵向条纹色素。

· 通常确诊晚。

· 死亡率＞ 50%。

· 早期识别可能会得到治愈。

#### 处理

· 做病理时均需要进行纵向指甲活检。

· 如果确诊，依据布雷斯洛厚度（Breslow thickness）和浸润程度选择治疗方法。

· 1 级或原位癌需要去除整个指甲器官。

· 侵袭性黑色素瘤需要截去末节指骨。

### 甲沟炎（Paronychia）

详见本书 382 页。

### 嵌甲（Ingrowing toenails）

详见本书 309 页。

### 甲下血肿（Subungual haematoma）

急性损伤阶段可使以下方法来释放血液，包括：

· 通过扭动标准的皮下注射针进行钻孔。

· 使用拉直的、加热至红的曲别针尖端。

· 使用电灼热的导线刺入。

必须尽可能穿透至脓肿浅表部位。

告知患者指甲最终会分离，6 ～ 9 个月后将会长出正常的指甲。

### 尿布疹（Nappy rash）

主要病因是由尿液和粪便引起的潮湿。检查是否有粪便嵌塞 / 假性腹泻。最常见的类型是刺激性皮炎，但还需要考虑：

· 白色念珠菌感染（总是存在）。

· 脂溢性皮炎。

· 特应性皮炎。

· 银屑病。

出牙时期往往更严重（8 ～ 12 个月）。

#### 刺激性皮炎

· 保持好发部位干燥。

· 经常更换湿的和已污染的尿布，最好使用一次性尿布。

· 用温水洗净臀部及周围皮肤，并轻轻拍干（不要擦）。

· 避免过度洗澡和使用肥皂。

· 避免使用粉剂和塑料性裤子。

· 使用润肤剂保持皮肤润滑（作为屏障），如氧化锌、蓖麻油膏或凡士林，交替着使用。

· 对于持续性或广泛皮疹的标准治疗为使用 1% 氢化可的松加制霉菌素或克霉唑霜，如水溶胶（改变后使用频率为每日 4 次）。可以使用不同的类固醇和抗真菌的药膏，应用之前混匀。如果为脂溢性皮炎，使用 1% 氢化可的松和酮康唑软膏。

# 麻醉品依赖（Narcotic dependence）

麻醉品依赖人群的典型特征

· 男性或女性：16 ～ 30 岁。

· 家族病史：通常患者家庭有严重的问题（如父母的问题，父母早亡、分居、离婚、酗酒或药物滥用、性虐待、精神疾病、缺乏亲情）。

· 个人病史：容忍度低、情绪低落、学习成绩不良、没有能力履行责任、自尊心差。

许多严重的问题是由停药引起的。

戒断反应

戒断反应常于停止使用常规药物 12 小时之内出现。

最严重的戒断症状通常在停止药物 36 ～ 72 小时后出现：

· 焦虑和恐慌。

· 烦躁。

· 发冷和颤抖。

· 出汗过多。

· 起"鸡皮疙瘩"（突然完全停止使用毒品时的不适反应）。

· 食欲减退，恶心（可能呕吐）。

· 流泪 / 流涕。

· 疲劳 / 失眠。

· 肌肉疼痛和痉挛。

· 腹部绞痛。

· 腹泻。

处理

治疗很复杂，不但包括对身体依赖和戒断的医疗管理，还包括对个人复杂的社会和情感因素的管理。还要预防人类免疫缺陷病毒感染。患者应转诊到戒毒中心治疗。治疗包括药物支持达到"突然完全戒毒"，以及针灸，大剂量维生素 C，美沙酮替代治疗和无毒品社区教育计划。

美沙酮维持治疗方案包括被广泛用于海洛因依赖者的心理咨询。

纳曲酮是一种口服阿片类药物拮抗剂，目前首选药物为布普雷吗啡，在治疗中占有一席之地。

适当地使用美沙酮可以挽救生命，但如果使用不适当可能会致命。

· 如果有自主神经体征，使用可乐定。

· 如果出现焦虑，使用地西泮。

# 颈部疼痛（Neck pain）

## 颈部功能障碍（Cervical dysfunction）

**病因**

轻微损伤引起的功能障碍，包括关节突关节僵硬。

**症状特征**

· 颈部深层疼痛。

· 疼痛可放射至头部或肩胛上区。

· 颈部运动受到可改变的限制。

· X线检查通常是正常的。在没有预警信号和严重创伤的情况下没有进行普通X线检查的指征时应该谨慎地选择影像学检查。磁共振成像是神经根病、脊髓病、疑似脊柱感染和肿瘤的首选检查方法。

**处理**

· 进行咨询教育，如良好的姿势。

· 基本的镇痛药（如对乙酰氨基酚）。

· 颈部锻炼计划（关键）。

· 由治疗师进行适当的颈椎康复训练。对于顽固性颈部"锁定"考虑专科手术（慎用）。

表N2 颈部疼痛：诊断策略模型（改良版）

| 问：可能的诊断 | 问：经常漏诊的疾病 |
|---|---|
| 答：颈椎功能障碍 | 答：椎间盘脱出 |
| 　　创伤性"应力"或"扭伤" | 　　脊髓病（双臂 ± 双腿无力） |
| 　　颈椎病 | 　　颈淋巴结炎 |
| 问：**不容忽视的严重疾病** | 　　纤维肌痛综合征 |
| 答：血管 | 　　甲状腺炎 |
| 　　·心绞痛 | 　　胸廓出口压迫综合征（如颈肋） |
| 　　·蛛网膜下腔出血 | 　　风湿性多肌痛 |
| 　　严重感染 | 　　强直性脊柱炎 |
| 　　·骨髓炎 | 　　类风湿关节炎 |
| 　　·脑膜炎 | 　　抑郁症 |
| 　　肿瘤 | |
| 　　脊椎骨折或脱位 | |

## 颈椎病（Cervical spondylosis）

**病因**

老年人中的退行性疾病。

**特征**

钝痛，伴有僵硬的颈部疼痛。

**处理**

· 转诊进行物理治疗，包括温水疗。

· 定期使用温和的镇痛药（如对乙酰氨基酚）。

· 非甾体类抗炎药：试用 3 周再进行复诊（慎用）。

· 尽早进行柔和的康复运动。

· 被动康复运动。

· 制订应遵守的生活注意事项。

急性斜颈（Acute torticollis）

斜颈（急性歪脖子）指颈部的横向变形，通常是具有一过性和自限性的肌肉痉挛，肌肉紧张度可变，常伴随急性发作的疼痛。最有可能是由中部颈椎关节突关节的急性功能障碍所致。

处理

· 缓解疼痛考虑应用解痉药（如地西泮）。

· 轻柔的康复训练。

· 肌肉能量技术（非常有效）。

鞭击损伤综合征（Whiplash syndrome）

治疗

· 给予适当的安抚和患者教育。

· 与脚踝扭伤相类似。

· 告知患者愤怒、沮丧和短暂的抑郁等情绪反应是常见的（约持续 2 周）。

· 推荐进行 X 线检查。

· 最初阶段进行休息，但可尽快行康复训练。

· 使用颈套（限 2 天）。

· 镇痛药（如对乙酰氨基酚）；避免使用可致依赖性药物。

· 非甾体类抗炎药治疗 2 周。

· 镇静药，轻度症状最多可用 2 周。

· 转诊进行物理治疗。

· 颈部练习（尽早开始）。

· 热敷和按摩；"喷雾和拉伸"。

· 被动康复运动（不进行手术）。

# 针扎和锐器伤（Needlesticks and sharps injuries）

处理

· 挤压伤口，并在流动的自来水下用肥皂冲洗。

· 建议让伤口出血。

· 确保患者感染病毒的风险非常低。

· 从锐器受害者和血液来源人（体液来源）获取有关信息，乙型和丙型肝炎或 HIV 病毒检测是否为阳性。

· 在讨论治疗的风险和益处（包括不良反应）后，考虑暴露者的治疗意愿。

艾滋病病毒血清转换期长达 3 个月。

已知的乙肝病毒携带者

如果受伤的人已经有免疫力，不采取进一步行动。

如果没有接种和没有免疫力的：

·给予高效价乙型肝炎丙种球蛋白（48 小时内）。

·24 小时内开始进行乙肝疫苗接种。

已知的丙型肝炎携带者

在 4 ～ 6 周进行后续丙型肝炎的 RNA 检测，在 4 ～ 6 个月检测抗丙型肝炎抗体和谷丙转氨酶水平。

已知的 HIV 阳性来源者

转诊至专科，因其具有药物预防和血清学监测的相对优势。

治疗选项：在 1 ～ 2 小时内用两种或三种的抗反转录病毒药物预防（专科检查），或在 0、4、6、12、24 和 52 周内进行血清学监测。

未知风险的来源者

取来源者的血（如果同意给予）和锐器受害者的血液进行乙型肝炎（HBsAg 和抗 –HBs）、丙型肝炎（丙型肝炎抗体）、艾滋病抗体和谷丙转氨酶基线水平检测。如果之前没有接种疫苗，开始进行乙肝疫苗接种。

注意：测试和告知测试结果都应得到参与人的知情同意。

网址：www.cdc.gov/mmwr/preview/mmwrhtml。

# 噩梦（梦魇焦虑）[ Nightmares ( dream anxiety ) ]

成年人

·检查是否是因药物、停药或创伤后应激障碍等引起，如果是就针对原因治疗。

·试用苯妥英钠，持续 4 周。

·夜间可使用地西泮或氯硝西泮。

儿童

·对于儿童梦魇、梦吃或梦游，通常不需要积极治疗。

·通常为自限性。

·如果为持续性或严重性：试用苯妥英钠或丙咪嗪，持续 6 周。

# 鼻部（Nose）

### 鼻骨骨折 ( Nasal fractures )

鼻骨骨折可单独发生，也可合并上颌骨或颧弓骨折。请务必检查是否有复合性骨折或头部受伤，如果有请保持患者处于原状态并转诊。

表 N3　鼻部疾病：典型症状

| 疾病 | 症状 |
|------|------|
| 异物 | 单侧分泌物，单侧堵塞 |
| 急性鼻窦炎 | 面部疼痛，牙痛，流鼻涕，鼻后滴流 |
| 过敏性鼻炎 | 打喷嚏，流涕，痒，眼部刺激 |
| 传染性鼻炎 | 鼻腔堵塞，脓性分泌物，鼻后滴流 |
| 鼻中隔偏曲 | 鼻腔堵塞，鼻后滴流 |
| 鼻息肉 | 鼻腔堵塞，味觉下降 |
| 鼻腔肿瘤 | 鼻腔堵塞，单侧分泌物，鼻出血 |
| 腺样体肥大 | 双侧鼻腔堵塞，打鼾，口臭 |
| 鼻前庭炎 | 局部疼痛，结痂，恶臭 |

实践经验

· X 线检查的作用有限，仅可用于排除其他面部骨骼损伤。

· 如果存在畸形，请在 7 天内对患者进行转诊，理想时间是 3 ～ 5 天。

· 皮肤裂伤，即复合性骨折通常需要早期修复。

· 减少鼻骨骨折的最佳时间是伤后 10 天。愈合前的窗口期是 2 ～ 3 周。

· 在局部麻醉或全身麻醉下进行闭合复位是首选的治疗方法。

· 切开复位更适合有显著鼻中隔偏曲的双侧鼻骨骨折：双侧骨折明显移位或软骨三角骨折。

鼻息肉（Nasal polyps）

起源于鼻腔或鼻窦黏膜所产生的圆形、柔软、苍白色、有蒂的突起。它们基本上是脱垂并形成堵塞的水肿黏膜，也被形容为"水袋"。除了过敏性鼻炎外，所有其他类型的鼻炎患者中都可能出现。症状包括鼻塞和嗅觉的丧失。

治疗

· 药物治疗"息肉"：口服类固醇，如泼尼松 50 mg/d，持续服用 7 天，加上类固醇喷鼻药，持续至少 3 个月。

· 出现脓涕可使用抗生素治疗。

· 手术：需转诊进行，过程可能很复杂。

鼻前庭炎（Nasal vestibulitis）

包括：

· 低度感染和毛囊炎→疼痛、痂皮和出血，尤其是如果有"手挖鼻习惯"。使用杆菌肽或莫匹罗星软膏进行治疗，持续 14 天。

· 疖病，通常是金黄色葡萄球菌感染，可能会导致扩散性蜂窝织炎。采取最少的治疗措施，如用热浸泡、全身性抗生素（如双氯西林）等进行治疗，但是需要从前庭采拭子。

· 皲裂：由皮肤黏膜交界处疼痛性皲裂发展而来。用凡士林进行保持湿润，如果有必要，热敷和使用抗生素或抗菌药膏进行治疗。

鼻子中有臭味（Offensive smell from the nose）

确保无异物存在。

· 2% 莫匹罗星软膏，进行灌洗治疗，每日 2 ~ 3 次，持续 5 天（尤其是如果鼻孔中有金黄色葡萄球菌存在）。

· 或复方康纳乐霜，进行灌洗治疗，每日 2 ~ 3 次。

### 肥大性酒渣鼻（Rhinophyma）

鼻子出现毁容性肿胀，是由于鼻皮脂腺肥大，与酒精没有特定关联，多见于 45 岁以上的男性中，可能与酒渣鼻相关联。

治疗

· 有效治疗酒渣鼻可以降低风险。

· 如果手术矫正是必要的，咨询专科医生。

· 二氧化碳激光治疗是可选择的治疗方法。

· 切除术是另一种有效的治疗方法。

### 老年性流涕（Senile rhinorrhoea）

在中老年人中，这是一个普遍存在且令人苦恼的问题，可能是由于黏膜的血管舒缩难以控制而引起。除了鼻部有液体分泌物，很少有其他体征。治疗方法是使用油状制剂保持鼻腔润滑，如吹入油性混合物［诺柔（Nozoil）是以合适芝麻油为基础的制剂］或凡士林。

### 鼻塞及流鼻涕（Stuffy and running nose）

· 将鼻涕擤到一次性纸巾或手帕上，直到鼻腔中无鼻涕。

· 鼻部使用减充血药，仅持续 2 ~ 3 天。

· 吸入含复方安息香酊或薄荷制剂的蒸汽，将 1 茶匙上述物质溶于 500 mL 白开水中制备成产生蒸汽的溶液。

### 婴儿鼻塞（Snuffling infant）

婴儿鼻塞通常是由并发病毒感染引起的鼻炎。出现黄色或绿色鼻涕通常不应该成为关注的焦点。

治疗

· 安抚患儿家长。

· 对于显著不适者，可使用对乙酰氨基酚的混合物或滴鼻药。

· 让患儿家长使用盐溶液（1 茶匙盐溶于适量白开水中）进行鼻腔清理；用棉签，轻轻地清除鼻腔分泌物，清醒时每 2 小时清理一次。

· 一旦鼻腔干净，可以使用生理盐水滴鼻药或喷雾药［如那利（Narium）鼻喷雾剂］。

· 不建议使用更强的减充血药，除非阻塞造成显著的喂养问题，最长可使用 4 ~ 5 天。

## 营养建议（Nutrition advice）

澳大利亚营养基金会对心脏健康饮食计划的建议如下：

· 应当尽量多食用的食物：蔬菜、干豌豆、蚕豆和扁豆、谷类、面包、水果和坚果。

· 应该适度食用的食物：瘦肉、鸡蛋、鱼、鸡肉（不带皮）、牛奶、酸奶、奶酪。

·应该少量食用的食物：油、低脂糊状物、黄油、糖。

营养的基本成分可分为：

·大量营养素：蛋白质，脂肪和碳水化合物（所有可互换的能量来源）和水。

·大分子：钠、氯、钾、钙、磷酸镁。

·微量营养素：水溶性维生素，如维生素 C 和维生素 B；脂溶性维生素，即维生素 A、维生素 E、维生素 D、维生素 K；和必需的微量元素，如 Cu、I、Fe、Zn、Mn、Se。

蛋白质

在植物和动物组织中，蛋白质是含量较高的组成部分，并提供了组织生长和修复所必需的氨基酸。完整的蛋白质需要含有所有 9 种必需的氨基酸，即组氨酸、异亮氨酸、亮氨酸、赖氨酸、甲硫氨酸、苯丙氨酸、苏氨酸、色氨酸和缬氨酸。

在动物食品（肉和奶）中，蛋白质很优质，然而在蔬菜产品中，蛋白质是低效价的，这是因为赖氨酸供应有限（谷物中）和甲硫氨酸和半胱氨酸供应有限（豆科植物中）。婴幼儿和儿童蛋白质需要量每日应为 2 ～ 2.2 g/kg。

·蛋白质含量高的食物：牛瘦肉、羊肉、鸡肉、鱼肉、蛋、牛奶、乳酪、大豆。

·蛋白质含量适中的食物：面包、面条、玉米、马铃薯（煮熟）、米饭（煮熟）、卷心菜、花菜。

碳水化合物

膳食能量的主要来源。碳水化合物可从以下食物中获得：

·糖中获得蔗糖、乳糖、麦芽糖、葡萄糖、果糖。

·多元醇中获得山梨糖醇、木糖醇、麦芽糖醇、乳糖醇。

·淀粉中获得直链淀粉、支链淀粉。

·右旋葡萄糖。

只要饮食能够提供的足够的能量和蛋白质，则不需要对膳食中的碳水化合物有特殊要求。少量的碳水化合物（100 g/d）是防止酮症酸中毒所必要的。

脂肪

食物中的脂肪主要是由脂肪酸和膳食胆固醇组成，是食物能量最集中的来源。脂肪酸根据不饱和双键的数目进行分类：

·无双键为饱和脂肪酸（如丁酸和硬脂酸）。

·一个双键为单不饱和脂肪酸（如油酸）。

·多于一个双键为多不饱和脂肪酸［如亚油酸、二十碳五烯酸（EPA）、二十二碳六烯酸（DHA）］。

具有 18 个或更多碳原子的 n-3 和 n-6 多不饱和脂肪酸被称为必需脂肪酸，因为它们是重要的身体功能所必需的。因为动物，包括人类无法合成这类脂肪酸。

饮食中饱和脂肪酸、单不饱和脂肪酸与多不饱和脂肪酸的比例是健康和疾病的重要决定因素。目前的策略是减少总脂肪的摄入量，减少饱和脂肪酸摄入量，增加不饱和脂肪酸摄入量，尤其是 n-3 多不饱和脂肪酸。

**澳大利亚成人膳食指南（NHMRC）**

*享受各种营养食品*

· 多吃蔬菜、豆类和水果。

· 多吃谷物（包括面包、米饭、面食和面条），最好是全谷物食品。

· 包括瘦肉、鱼、家禽和（或）替代品。

· 包括牛奶、酸奶、奶酪和（或）替代品。应该尽可能选择减脂食物。

· 摄入足够多的水。

*注意*

· 限制饱和脂肪和适量的总脂肪摄入量。

· 限制盐摄入量（选择低盐食物）。

· 如果饮酒，要限制摄入量（一天最多摄入 2 个标准杯的量）。

· 建议仅消耗适量的糖和含有添加糖的食物。

预防体重增加：积极运动，根据您的能量需求进食。

保证食物安全：安全地准备和储存。

**澳大利亚儿童和青少年膳食指南（NHMRC）**

鼓励和支持母乳喂养。

儿童和青少年需要足够的营养食品才能正常生长和发育。

· 应定期检查幼儿的生长发育情况。

· 体育锻炼对所有儿童和青少年都很重要。

享受各种营养食品。

应鼓励儿童和青少年：

· 多吃蔬菜、豆类和水果。

· 多吃谷类食品（包括面包、米饭、面食和面条），最好是全谷物食品。

· 包括瘦肉、鱼、家禽和（或）替代品。

· 包括牛奶、酸奶、奶酪和（或）替代品。

　　—由于能量需求较高，减脂奶不适合 2 岁以下的幼儿，但应鼓励年龄较大的儿童和青少年食用减脂奶。

· 选择水作为饮料。

　　—不建议儿童饮酒。

*注意*

· 限制饱和脂肪和适量的总脂肪摄入量。

　　—低脂饮食不适合婴儿。

· 选择低盐食物。

· 建议仅消耗适量的糖和含有添加糖的食物。

· 照顾好孩子的食物：安全地准备和储存。

# |O|

## 肥胖（Obesity）

世界卫生组织对肥胖的定义是一种可能损害健康的体内脂肪的异常或过度积累。外源性肥胖体重增加的显著原因是摄入热量过多，加上缺乏运动。有用的测量工具包括：

体重指数（BMI）：BMI 的正常范围健康在 20～25［BMI= 体重（kg）÷ 身高的平方（m$^2$）］。

腹部肥胖也用腰臀比（W/H 比值）进行定义，女性＞ 0.85、男性＞ 0.95 就可判断为腹部肥胖，W/H 比 BMI 更能预测心血管风险和其他肥胖并发症。

腰围：男性＞ 94 cm、女性＞ 80 cm 有伴发合并症的风险。

单层皮褶厚度（＞ 25 mm 提示体内脂肪增加）。

表 O1　肥胖的分类

| BMI | 分级 | 建议的治疗 |
|---|---|---|
| ＜ 18.5 | 体重过轻 | 饮食及辅导 |
| 18.5～25 | 正常体重 | |
| 25～30 | 超重 | 多运动，节食，包括少饮酒等 |
| 30～35 | Ⅰ级：肥胖 | 综合措施：<br>·行为矫正<br>·运动<br>·节食 |
| 35～40 | Ⅱ级：肥胖 | |
| ＞ 40 | Ⅲ级：病态肥胖症 | 综合措施加药物治疗<br>考虑减肥手术 |

*处理原则*

1. 减少能量的摄入。
2. 改变饮食结构。
3. 增加体育活动［如每日散步 30 分钟或每日步行 10 000 步（使用计步器）］。
4. 行为疗法。

**一般原则**

·需要密切的社会支持关系。

·向目标推进（慢慢减肥）。

·遵循低脂肪、高纤维、减少热量摄入的饮食。

·允许正常进食食物，但要减少饮食的数量和次数（如吃的比平常少 1/3）。

·支持性辅导（不要评判）。

·提供应对困难时的"技巧"清单。

·建议坚持写记录食物、运动和行为的日记。

· 严格随访（如每两周 1 次，然后每个月 1 次），直到实现目标重量，然后 3 个月后再问诊。

*药物治疗（辅助治疗）*

副作用可能是个问题。

BMI > 30 和没有受到良好监督的生活方式的患者应考虑应用。

药物：

· 局部性，作用于消化道：

　—增量剂（如甲基纤维素）。

　—脂肪酶抑制药：奥利司他（赛尼可）120 mg，口服，每日 3 次，饭前服用（与低脂肪饮食计划一起使用）。

· 中枢作用药物：

　—苯丙胺衍生物（减少饥饿感）。

　—芬特明 15 ～ 40 mg/d，口服（限制使用）。

· 5- 羟色胺类似物（增强饱腹感）：

　—氟西汀 20 ～ 40 mg/d，口服。

· 西布曲明（诺美婷）10 ～ 15 mg/d，口服（需要监测血压）。

· 舍曲林 50 ～ 100 mg/d，口服。

*减重手术*

手术干预（如束胃带手术、袖状胃切除术和胃旁路手术）也许是最有效的肥胖治疗方法。推荐用于 BMI > 40 的患者或 BMI > 35 且有严重合并症的患者，特别是糖尿病患者。

# 强迫症（Obsessive–compulsive disorder）

· 心理干预，特别是认知行为治疗。

· 转诊进行团体治疗。

· 任何选择性 5- 羟色胺再吸收抑制药类抗抑郁药（如氟西汀 20 mg/d，口服）都是一线药物。

· 二线药物：氯米帕明 50 ～ 75 mg/d，口服，夜间使用，每 2 ～ 3 天增加一次剂量，最高至 100 ～ 250 mg。

# 产科护理（Obstetric care）

## 基本的产前护理（Basic antenatal care）

产前保健是提供疾病预防的最佳机会，是和准妈妈发展最佳治疗关系的理想时间。

*孕前护理*

· 一般的营养或生活方式建议。

· 对吸烟、酗酒、药物滥用等行为进行劝阻（注：胎儿酒精综合征是智力发育迟缓的主要原因）。

· 检查风疹免疫状况。

· 考虑遗传问题

　—家庭和个人问题。

· 叶酸

　—受孕前 3 个月 0.5 mg/d，口服；有神经管缺陷风险的患者 5 mg/d，口服；妊娠
　　头 3 个月继续使用。

*初次就诊*

· 仔细询问病史，进行身体检查。

· 建立分娩日期。

· 检查（表 O2）。

*怀孕期间就诊*

在 12 周复诊，但有些医生建议在 6 周或 8 周复诊。

· 第 1 次复诊在妊娠的前 3 个月：8 ～ 10 周。

· 到 28 周：每 4 ～ 6 周 1 次。

· 到 36 周：每 2 周 1 次。

· 36 周到分娩：每周 1 次。

表 O2　推荐的标准产前检查

| 第一次就诊 | 后续门诊 |
| --- | --- |
| · 全血检查和铁蛋白<br>· ABO 血型及 Rh 血型检查<br>· 风疹抗体检查<br>· 宫颈涂片检查（如果以前 > 12 个月）<br>· HBV 和 HCV 血清学检查<br>· 梅毒血清学检查<br>· 艾滋病血清学检查（心理辅导后）<br>· 尿微量培养与灵敏度检查<br>· 考虑进一步检查：<br>· 维生素 D<br>· 水痘血清学<br>· 血红蛋白电泳（如果提示有需要） | · 超声检查，18 ～ 20 周（尤其是如果对胎儿成熟度有怀疑）<br>· 葡萄糖筛查，28 ～ 30 周（糖尿病排查试验）<br>· 全血检查，36 周<br>· 宫颈拭子检查（B 组溶血性链球菌），36 周<br>· 最佳的胎儿胎盘功能检查，32 ～ 38 周 |

每次门诊应记录：

· 体重增加情况。

· 血压。

· 尿液分析（尿蛋白质和尿糖）。

· 子宫大小和宫底高度。

· 胎儿心脏（通常用听诊器在 25 周可听到胎心，并在 28 周得到肯定）。

· 胎动（如果存在的话），患者需要记录第 1 次胎动的日期。

· 胎儿的表现和位置（第三孕期）。

· 是否存在水肿。

孕早期联合筛查试验（MSST）

（识别唐氏综合征及其他胎儿异常的风险）

· 血清学试验（9 ～ 13 周，11 周较为理想）：

—游离性 β -hCG。

—妊娠相关血清蛋白 A（PAPP-A）。

· 颈部透明带超声检查（12 ～ 13 周）。

游离的胎儿 DNA 测试（用于染色体和遗传异常）是一项新型测试，在 10 ～ 12 周的母体血液样本上完成，现在可用但价格昂贵。

孕中期 MSST

在怀孕 15 ～ 16 周进行的血液检验：为一种三联或四联筛查。对发现染色体异常不太有用，但血清甲胎蛋白可以评估定义神经管缺陷的风险。

## 具体问题的处理（Management of specific issues）

妊娠呕吐（Pregnancy sickness）

· 孕早期结束的时候消失。

· 解释和安慰。

· 一般措施：

—少食多餐。

—碳酸饮料，尤其是姜饮料。

—确保水摄入量要足够，包括冰类摄入。

—避免刺激，如烹调气味。

—避免口服铁剂。

—仔细清洁牙齿。

药物治疗（重症病例）：维生素 $B_6$（吡哆醇）25 ～ 50 mg，每日 2 ～ 3 次。

如果仍然无效，加甲氧氯普胺 10 mg，每日 3 次。

抽筋（Cramps）

· 将枕头垫在脚下，脚背弯曲。多加锻炼（详见本书 151 页）。

静脉曲张（Varicose veins）

穿具有支撑作用的静脉曲张袜（而不是用弹性绷带）。保持理想体重。

妊娠期间补充矿物质（Mineral-supplements in pregnancy）

对于饮食合理且血液检测结果正常的健康孕妇，不建议常规补充铁。有风险的人（如营养不良）需要补充至少 150 mcg。目的是保持维生素 D 水平 > 70 nmol/L。增加碘摄入量，如碘盐。

妊娠低血压综合征（Pregnancy-induced hypotension）

病因是外周循环和静脉湖血液淤积。建议避免突然站立和洗热水澡，可能会导致晕厥。在妊娠的后半期，昏厥可能会发生在卧床时（仰卧位低血压），所以鼓励左侧卧位。

妊娠高血压综合征（Pregnancy-induced hypertension）

常用药物：

· β 受体阻滞药，如拉贝洛尔、氧烯洛尔和阿替洛尔（严密监管下使用，并且是在胎龄 20 周后 )。

　　· 甲基多巴：持续控制血压效果较好。

　　利尿药和 ACE 抑制药是禁忌服用的药物。

　　妊娠期生理性呼吸困难（Physiological breathlessness of pregnancy）

　　在孕中期出现的持续性不明原因的呼吸困难，并因运动而加重。不需要特殊治疗方法，也没有有效的治疗方法。

　　急性膀胱炎（Acute cystitis）

　　· 头孢氨苄 250 mg，口服，每 6 小时 1 次，持续 10 ～ 14 天。

　　· 或阿莫西林克拉维酸（250/125 mg），口服，每 8 小时 1 次。

## 妊娠期传染性疾病（Transmissible infections in pregnancy）

　　风疹（Rubella）

　　孕 19 周前宫内感染可引起胎儿的异常。筛查风疹 IgG 抗体应为阳性。如果为阴性，则有潜在风险。

　　诊断：IgG 抗体上升 4 倍或 IgM 阳性（近期感染）。

　　疫苗接种：常规接种→可使 95% 的孕妇的胎儿获得保护。妊娠期间不要接种疫苗。如果在怀孕初期不慎接种疫苗，对胎儿的风险可以忽略不计。在产褥期，给 IgG 阴性的女性接种疫苗。

　　水痘［Varicella（Chickenpox）］

　　胎儿风险最大的时期是胎龄＜ 20 周及妊娠末期。

　　诊断：IgG 抗体测试阳性。

　　接触：如果 IgG 抗体阴性，在 3 ～ 4 天内给水痘 – 带状疱疹免疫球蛋白（VZ-Ig）。

　　母体感染（孕早期）：给予规范疗程的抗病毒治疗（如伐昔洛韦），尤其是对于胎龄＜ 20 周的患者。

　　母体感染（妊娠后期）：最大的风险是在产前 5 天和产后 4 周。如果感染会造成 30% 的胎儿死亡。

　　对于婴儿，如果＜ 7 天，直到产后 4 周，考虑注射 VZ 抗体。将母亲与婴儿隔离开，直到没有传染性。

　　细小病毒 B-19（Parvovirus B-19）

　　非免疫患者处于危险之中。＜ 20 周时的流产率是 4%。

　　胎儿细小病毒感染症状包括胎儿贫血、水肿，甚至死亡。

　　如果在怀孕期间感染（IgM 抗体阳性），转诊进行胎儿超声监测。

　　如果水肿及早考虑输血。

　　巨细胞病毒（Cytomegalovirus）

　　巨细胞病毒是出生缺陷最常见的致病性病毒。1% 的感染通常是无症状的。对胎儿产生从轻度到重度（高达 30% 的患者智力低下）的影响。目前还没有治疗或预防策略。如果胎儿可能感染或怀疑感染，考虑转诊并进行羊膜穿刺术。

　　乙型肝炎（Hepatitis B）

　　分娩过程中，需要注意被感染的母亲可发生垂直传播，尤其是 e 抗体阳性时。90%

受感染的婴儿会成为乙肝病毒携带者。

分娩时或条件允许时尽快给予母亲是携带者的新生婴儿注射乙肝疫苗和免疫球蛋白（乙肝免疫球蛋白），能起到 90% ～ 95% 的疗效。

### 丙型肝炎（Hepatitis C）

在第一次产前检查时筛查高危人群。如果丙肝结果呈阳性，则垂直传播给胎儿的与能性达 5% 或更高。是否会经母乳喂养传播还不清楚。在 12 个月时对高危婴儿进行筛查，并且在专科对阳性患儿进行治疗。

### 艾滋病（HIV）

携带艾滋病病毒母亲传播给婴儿的概率是 15% ～ 25%。如果筛查检测到 HIV，母亲和新生婴儿需要接受抗反转录病毒疗法，早期进行转诊。母亲产前和分娩时进行治疗会使传播的风险降低，对于选择性剖宫产的新生儿在出生后 6 个月给予治疗，并避免母乳喂养。

### 生殖器疱疹（Genital herpes）

1 型生殖器疱疹（尤其是）和复发性疱疹是引起新生儿传播的主要风险因素。1 型疱疹感染对 > 28 周的胎儿的风险最大。主要的风险是分娩过程中母婴垂直传播。

处理

· 对既往感染患者和妊娠期明显感染患者进行单纯疱疹病毒（HSV）感染的宫颈拭子检查。考虑预防性应用抗病毒药物，如阿昔洛韦，母亲从孕 38 周直至分娩期间使用，尽量避免怀孕后期疱疹复发。

· 如果有以下情况，安排剖宫产：

　—分娩时或在之前 4 天存在活动性病灶（宫颈 / 外阴）。

　—胎膜破裂 < 4 小时。

· 如果经阴道分娩，给予新生儿阿昔洛韦（请儿科医生一同检查）。

### 尖锐湿疣（Genital warts）

虽然人乳头状瘤病毒（HPV）具有较高的社会传播率，但是传播给胎儿的风险非常低，因此无须干预。

### 梅毒（Syphilis）

如果感染，通常在妊娠中期传播，可能导致胎儿死亡或先天性感染引起弱智。母亲肌内注射苄星青霉素。

### 衣原体 / 淋病（Chlamydia/gonorrhoea）

值得关注的是新生儿结膜炎及衣原体新生儿肺炎（通常在 2 ～ 3 个月发病）。应进行孕妇尿液的 PCR 检测，建议采取新生儿眼部拭子，应进行必要的治疗。

## 产后护理（Postnatal care）

### 产后疼痛（After pains）

在开始 2 周内会出现下腹绞痛，尤其是对于母乳喂养的患者。如果之后出现令人恶心的恶露、发热和子宫复旧不良，则怀疑为子宫内膜炎。如果没有上述症状，给对乙酰氨基酚 1 g，必要时每 4 小时 1 次。

口服避孕药（Oral contraception）

延迟至 21 天后。

· 小剂量口服避孕药（仅为孕激素）：

— 炔诺酮 350 mcg/d。

— 或左炔诺孕酮 30 mcg/d，晚上用药。

· 母乳喂养结束，改为复合口服避孕药。雌激素可以抑制泌乳。

（如果使用宫内节育器，≥ 6 周适合）。

**哺乳闭经避孕法（Lactation amenorrhoea method，LAM）**

LAM 是前 6 个月内有效的避孕方法，但仅限于有闭经的情况下。如果担心怀孕，可以使用其他方法（如避孕套）。

奶水供应不足（Insufficient milk supply）

这主要是由于哺乳期管理不善引起的，如进食时间不规律、进食次数少和母婴之间接触不良。泌乳反射的建立是乳汁供应量充足的基础，它受疼痛、紧张、害羞、缺乏信任等因素的影响。

重要的因素是乳房的定位和附着，并且经常给宝宝喂食（根据供给和需求）。

乳房肿胀（Engorged breasts）

定期喂养和按需求喂养是最好的治疗方法。

对母亲的建议

· 从第 1 天开始按需求给婴儿喂食，直到婴儿吃饱为止。

· 将一侧乳房完全排空。也可以每次只用一侧乳房喂养，而不是用两侧乳房同时喂养。如果宝宝仍表现出饥饿，则使用另一侧乳房喂养。

· 喂养前可用温水洗或淋浴使乳房尽量柔软，这将有助于奶水流出。

· 避免给予宝宝其他流食。

· 在宝宝吸吮乳房之前，挤出少许奶水（如果宝宝有乳头衔接困难，则必须做这项工作），如果喂养后另一侧乳房感觉异常不适，需要从感觉不适这侧乳房挤出一些奶水。

· 喂养时轻轻向乳头方向按摩乳房肿块。

· 喂养完后使用冰袋冷敷，或使用洗净的凉白菜叶冰敷（保存在冰箱中，两次喂养期间）。

· 佩戴舒适的胸罩。喂养前需要完全脱掉胸罩。

· 严重不适者定期服用对乙酰氨基酚或布洛芬。

泌乳抑制（Lactation suppression）

· 避免刺激乳头。

· 避免挤奶。

· 使用合身的胸罩。

· 使用冰袋冷敷和镇痛药。

涨奶会在 2 ～ 3 周后得到缓解。

激素抑制（对于重度乳房涨奶的患者）

· 卡麦角林［乳降锭（Dostinex）］1 mg，口服单剂量，产后第 1 天。

· 避免使用雌激素。

乳头皲裂（Nipples：cracked）

· 让婴儿充分且正确地含住乳头。

· 不要使用皲裂的乳房喂奶，让乳头休息 1～2 个喂奶期。

· 用手将奶水从乳房挤出。

· 开始短时间的逐步性喂奶。

· 喂奶之前服用对乙酰氨基酚 1 g，以减轻疼痛。

· 避免引起干燥的制剂，如酒精、乳膏和软膏。

乳头疼痛（Nipples：sore）

· 学习令人放松的喂奶技术。

· 尝试使用"胸对胸，下巴在乳房上"的喂奶位置。

· 如果一侧乳头非常疼，从疼痛较轻微的一侧开始进行喂奶。

· 挤出一些奶水以软化和"润滑"乳头。

· 切勿将乳头从婴儿口中拉出：用手指轻轻打断婴儿吸吮。

· 对乳头进行冰敷以减轻疼痛。

· 保持乳头干燥（暴露在空气中或吹风机下）。

· 晚上不要穿胸罩。

· 如果白天穿戴胸罩，尝试佳能（Cannon）文胸。

产后抑郁症（Postnatal depressive disorders）

**1. 产后忧郁**

· 在 80% 的女性中发生。

· 第 3～10 天（持续 4～14 天）。

· 感情淡漠或情绪低落。

· 多愁善感，流泪。

· 情绪波动，主要是淡漠。

*治疗*

· 支持和安慰。

· 亲人和朋友的帮助。

**2. 产后适应障碍**

· 在前 6 个月发生。

· 与"忧郁"有类似的症状。

· 处理婴儿时的焦虑感。

· 心因性主诉。

· 害怕受到批评。

*治疗*

· 支持和安慰。

· 认知疗法。

· 家人等的支持。

· 随着时间的推移会得到缓解。

### 3. 产后抑郁症

- 使用爱丁堡产后抑郁量表。得分 ≥ 12 分可判断为显著的产后抑郁症。
- 发生于 10% ~ 30% 产妇。
- 发生于产后头 6 ~ 12 个月（尤其头 6 个月）。
- 常见焦虑和易激惹症状。
- 情绪易波动。
- 记忆力下降，注意力不集中。
- 典型的抑郁症状。

*治疗*

- 支持、安慰、劝导。
- 团体性心理治疗。
- 婚姻治疗。
- 产后抑郁支持群体。
- 必要时收入院进行治疗。
- 药物治疗（选择性 5- 羟色胺再摄取抑制药，如舍曲林、帕罗西汀、阿米替林、度硫平）。

注：产后精神病多在产后前 4 周发生。症状包括过激行为、愤怒、幻觉、妄想、躁狂和自杀倾向。要求立刻收入院。检查甲状腺功能。

### 产后甲状腺功能减退症（Postpartum thyroid dysfunction）

产后甲状腺功能减退症（产后甲状腺炎）可被误诊为产后抑郁症，在产后最开始的 6 个月内，对易疲劳、抑郁的女性应考虑产后甲状腺炎。它必须与抗体检测所表明的新发或复发性弥漫性毒性甲状腺肿（Graves 病）相区别。

### 脱发（Hair loss）

头发脱落（休止期脱发）在产后 4 ~ 6 个月常见。梳理头发和洗头过程中容易有带有白色发根的大团头发脱落。对该症状请放心，会在 3 ~ 6 个月恢复正常。详见本书 267 页。

# 油性头发（Oily hair）

- 每日使用"适合油性头发"的洗发水。
- 在洗发过程中按摩头皮。
- 洗发水滋润头发至少保持 5 分钟。
- 避免使用护发素。
- 避免过度清洗头发。
- 注意生活方式：心情放松和饮食均衡是很重要的。

# 阿片类物质（海洛因）用药过量 [Opioid（heroin）overdosage]

已知用药过量的患者应该首先使用双倍剂量的纳洛酮治疗：

· 纳洛酮 0.8 mg，肌内注射或皮下注射（如有必要重复进行）。
· 或 0.2 ～ 0.4 mg 静脉注射，根据临床效果调整剂量。

# 羊口疮（Orf）

羊口疮是由痘病毒引起，表现为羊接触者的手部出现单个丘疹或成簇丘疹。
· 3 ～ 4 周自发性痊愈。
· 为了快速缓解症状，可注射曲安奈德或其他长效类固醇，以 50 ∶ 50 稀释于生理
盐水中。

# 骨质疏松（Osteoporosis）

骨质疏松是指衰老和很多疾病导致的骨骼脆性增加的一种疾病。骨质酥松的字面
意思是骨有多孔特征，实际上的意思是单位体积内骨量减少。光密度可以预测骨质疏
松症的危险性。骨质疏松是指骨质密度低。双能 X 线吸收法（DEXA）是目前的黄金
标准，用于评估骨质密度（BMD）。BMD "T 分数" 是与 30 岁成年人平均骨密度数值
相差的标准差的数值；而 "Z 分数" 是与年龄及性别匹配者的骨密度相差的标准差的
数值。

*治疗*

下列药物对于防止进一步的骨质流失可能是有价值的，可能逆转骨质疏松的过程，
并防止进一步发生骨折。
· 激素替代治疗（目前不推荐长期使用）。
· 或双膦酸盐（减少骨质吸收）：
　—阿仑膦酸钠 10 mg，口服，每日 1 次，或 70 mg，口服，每周 1 次（针对潜在
　　的食管炎副反应进行护理）。
　—依替膦酸钠 400 mg，口服，每日 1 次，持续治疗 14 天，之后持续补钙治疗
　　76 天（如 1.25 g 碳酸钙）。
　—利塞膦酸钠 5 mg，口服，每日 1 次，或 35 mg，口服，每周 1 次。
　—唑来膦酸，每年静脉注射 1 次。
· 或雷洛昔芬，选择性雌激素受体调节药，60 mg，口服，每日 1 次。
· 雷奈酸锶 2 g（口服），将粉末溶解在水中，每日 1 次。
· 或特立帕肽（合成甲状旁腺激素）2 mg，皮下注射，每日 1 次。
· 当钙摄入量和维生素 D 水平最佳时，狄诺塞麦（一种单克隆抗体）60 mg 皮下注
　射，每 6 个月 1 次。

合成代谢药，如癸酸诺龙可能减少进一步的骨质流失，但其副作用是亟待解决的
问题。

表 O3　T 分数的解释

| T 评分 | 解读 |
|---|---|
| ≥ -1.0 | 正常 |
| -1 ~ -2.5 | 骨质减少 |
| ≤ -2.5 | 骨质疏松 |
| < -2.5 伴发骨折 | 严重骨质疏松 |

预防建议：包括常规补充钙和维生素 D

·膳食中钙的摄入量充足：

　—男性和女性都需要补充 1200 ~ 1300 mg/d。

注：500 mL 高钙牛奶中含有 1000 mg 的钙。

·运动（如快步走 30 分钟，每周 4 次）。

·生活方式因素：戒烟和限制酒精和咖啡因的摄入量。

·暴露于阳光下：面部、胳膊和手（如气候温热时 5 ~ 15 分钟 / 天；温带气候冬天时 25 ~ 50 分钟 / 天）。

·以血清中维生素 D 水平为参考指标，补充维生素 D（保持 ≥ 75 mmol/L）。

·充足的营养：保持 BMI > 19。

·注意预防跌倒，避免使用镇静药。

# 外耳炎（Otitis externa）

详见本书 211 页。

# 中耳炎（Otitis media）

详见本书 208 ~ 210 页。

# |P|

## 佩吉特病（变形性骨炎）［Paget disease（osteitis deformans）］

特点

· 95% 的患者无症状（男：女 = 2：1）。

· 症状可能包括关节疼痛和僵硬（如髋关节、膝关节）、骨骼疼痛（通常是脊柱、畸形、头痛、耳聋）。

· 骨骼疼痛通常是深部疼痛：可能夜间尤甚。

· 体征可能包括畸形、颅骨增大，如"帽子不合适了"及胫骨弯曲、步态蹒跚。

· 最常见的受累的骨骼（按顺序）：骨盆、股骨、颅骨、胫骨、椎骨。

诊断

· 血清碱性磷酸酶升高（通常非常高，> 1000 U/L）。注意：钙、磷正常。

· 普通 X 线检查：致密骨扩张，尤其见于颅骨和骨盆。注意：可能与继发性前列腺疾病混淆，所以每个佩吉特病男性患者应进行直肠和前列腺特异抗原测试。

· 骨放射性核素扫描：在局部特定区域有用。

治疗

两个主要目标是缓解疼痛和预防长期并发症（如耳聋、畸形）。

局灶性疾病及无症状的疾病不需要治疗。

现有的三组药物：

· 双膦酸盐（如依替膦酸盐、帕米膦酸盐、阿仑膦酸盐、替鲁膦酸盐）：一线药物，但是血清钙、维生素 D 以及 eGFR 必须正常。

· 降钙素（鲑鱼、猪、人来源）：如果有双膦酸盐使用禁忌（如不良反应）时使用。

· 各种抗肿瘤药（如普卡霉素）。

双膦酸盐是一线药物（空腹口服），可使用下列药物之一：

· 阿仑膦酸钠 40 mg/d（口服），持续 6 个月（可能会有食管炎问题）。

· 帕米膦酸二钠 60 mg，静脉输注 4 小时以上（通常为优先选项），可以根据疾病活动性的情况重复剂量，一般很少需要。

· 利塞膦酸钠 30 mg/d（口服），持续 2 个月。

· 替鲁膦酸 400 mg/d（口服），持续 3 个月。

· 唑来膦酸 5 mg 静脉注射，每年 1 次。

## 疼痛及管理（Pain and its management）

疼痛是人类的一种最常见的症状，是疾病最重要的标志，向患者和医生提示身体状况不佳。总体而言，有疼痛意识的起源可以分为三个大的类型：伤害性疼痛、神经性疼痛或心因性疼痛。

1. 伤害性疼痛是疼痛来自于组织损伤或炎症刺激表浅或深部组织的疼痛感受器。它需要以完整的神经系统为基础。它感受的是周围伤害性感受器的刺激（即神经末梢对有害刺激敏感）。

2. 神经性疼痛指疼痛是由周围神经系统或中枢神经系统的原发灶或功能障碍（即损伤）引起的。可分为中枢性疼痛（原发病灶位于中枢神经系统）和外周性疼痛（如带状疱疹后遗神经痛、周围神经病、三叉神经痛）。

3. 心因性疼痛是指没有任何明显的伤害引起疼痛，主要的病因是心理上的或是精神性的。

常用的镇痛药

· 对乙酰氨基酚：口服。

· 阿司匹林：口服。

· 其他的非甾体类抗炎药：

　—非选择性的 COX-1 和 COX-2 抑制药（如口服和肌内注射剂型的布洛芬、萘普生、吲哚美辛和酮咯酸）。

　—选择性的 COX-2 抑制药（如塞来昔布、依托昔布）。

· 阿片类镇痛药：

　—丁丙诺啡：舌下含服片，肌内注射或静脉注射。

　—可待因：口服。

　—右旋丙氧芬：口服。

　—芬太尼：透皮贴剂、鼻腔喷雾、肌内注射、皮下注射、静脉注射。

　—氢吗啡酮：口服、肌内注射、皮下注射、静脉注射。

　—美沙酮：口服。

　—吗啡：口服、肌内注射、皮下注射、静脉注射。

　—羟考酮：口服、栓剂。

　—曲马多：口服、肌内注射、皮下注射。

· 镇痛药联合应用。

· 甲氧氟烷：一种吸入性镇痛药［使用潘斯洛（Penthrox）吸入剂］，在紧急情况下，如在路边。进行 8 ～ 10 次吸入，约 10 分钟可缓解。

辅助用药

· 抗癫痫药：卡马西平、加巴喷丁、丙戊酸钠、普瑞巴林。

· 苯二氮䓬类：作为骨骼肌松弛药。

· 巴氯芬。

· 可乐定。

· 氯胺酮：肌内注射或静脉注射。

· 三环类抗抑郁药。

神经性疼痛（Neuropathic pain）

临床特点

· 烧灼样疼痛、射痛、搏动性疼痛、电击感、刺痛或冰凉刺骨感。

· 疼痛不合并组织损伤。

· 感觉减退区域的疼痛。

· 异常的疼痛（接触光时疼痛）。

· ± 痛觉过敏。

· ± 感觉迟钝（如"蚂蚁在皮肤上爬"）。

· 通常单独应用镇痛药及非甾体类抗炎药无效。

· 对阿片类药物反应不佳。

*治疗*

· 一线用药：阿司匹林、对乙酰氨基酚或非甾体类抗炎药。

· 辅助用药

  ——一线用药是抗抑郁药，三环类（TACs）和选择性去甲肾上腺素再摄取抑制剂（SNRIs），如阿米替林 10 ～ 25 mg，睡前口服，逐渐加量至 75 ～ 100 mg。

  ——二线用药属于抗癫痫药，如：

· 卡马西平。

· 或加巴喷丁。

· 或丙戊酸钠。

· 或普瑞巴林。

*系统地收集疼痛病史*

两种有助于记忆的方法（SOCRATES 及 SROT-SARA）：部位（Site）、起病（Onset）、特点（Character）、放射（Radiation）、缓解因素（Alleviating factors）、持续时间（Timing）、加重因素（Exacerbating factors）、严重程度（Severity）及部位（Site）、放射（Radiation）、症状发作和中止（Onset and offset）、类型或性质（Type or quality）、严重程度（Severity）、加重因素（Aggravating factors）、缓解因素（Relieving factors）、相关症状（Associations）。

# 姑息治疗（Palliative care）

姑息治疗的基本原则是：

· 护理质量最优。

· 良好的沟通，包括提供信息。

· 管理规划，包括改进规划。

· 控制症状。

· 情感、社会及精神支持。

· 医疗咨询及患者宣教。

· 患者参与决策的制定。

· 为照顾者提供支持。

· 为工作人员提供支持。

*常见的症状*

· 无聊。

· 寂寞 / 隔离。

·恐惧。

·不适：

　—身体上的。

　—情感上的。

　—精神上的。

　—社会相关的。

·厌食症。

·恶心以及呕吐。

·便秘。

疼痛控制（Pain control）

步骤1：轻度疼痛

从基本的非阿片类镇痛药开始：

·阿司匹林600～900 mg，口服，每4小时1次（首选）。

·或对乙酰氨基酚1 g，口服，每4小时1次。

步骤2：中度疼痛

使用低剂量或效力弱的阿片类药物与非阿片类镇痛药（考虑非甾体类抗炎药）合用，添加：

·吗啡5～10 mg，口服，每4小时1次（剂量应符合年龄）；接下来的剂量应按着30%～50%逐渐增加至15～20 mg。

·或羟考酮最大剂量10 mg，口服，每4小时1次，或控释片10 mg，每12小时1次，或30 mg，经直肠给药，每8小时1次。

步骤3：重度疼痛

维持非阿片类镇痛药。

应使用较大剂量的阿片类药物，可选择使用吗啡：

·吗啡10～15 mg，口服，每4小时1次，如果需要的话可增至30 mg。

·或吗啡控释片/缓释片或胶囊，口服，每12小时1次，或每日1次。

注意：

·适当的剂量是指足以减轻疼痛的剂量。

·通常吗啡首剂量为10 mg，之后需要的话给予"补救剂量"。

吗啡的应用指南

先确定患者对阿片类药物敏感。

·如果镇痛不足，接下来的剂量应增加50%直至达到疼痛控制。

·按照常规给药，通常为4小时1次，即疼痛再次出现之前。

·如果可能的话口服用药（避免肌内注射吗啡）。

·许多患者发现服用合剂比吞服药片更容易（如，10 mg/10 mL溶液）。

·给予缓泻药进行预防性治疗（见下文）。

·最初就备用止吐药（如氟哌啶醇，必要时）。

·向患者以及家属解释吗啡的安全性和有效性（阿片类恐惧症往往是一个问题）。

·如果需要肠道外应用吗啡，进行皮下注射。

阿片类药转换非常有用，因为不同的阿片类药物在与阿片类受体结合时有差异。吗啡可与羟考酮、氢吗啡酮、美沙酮、芬太尼等进行交替使用。

芬太尼透皮贴剂或含片能够替代肠外吗啡（10 mg 吗啡，皮下注射 = 150 mcg 芬太尼，皮下注射）。

### 症状控制（Symptom control）

#### 厌食症

· 甲氧氯普胺 10 mg，每日 3 次。

· 或糖皮质激素（如地塞米松 28 mg，每日 3 次）。

· 提供高能量饮料。

#### 便秘

如果需要维持阿片类药物时，那么同时使用泻药作为肠蠕动兴奋药，而不应使用增加大便体积药物。用药可以促进排出坚硬的粪便，约每 3 天排 1 次。如乳果糖 20 mL 口服 每日 2 次，或默维可，1 ～ 2 小袋溶于 125 mL 水，每日 1 ～ 3 次。可能需要直肠栓剂、微型灌肠药或灌肠药（如微泻（Microlax）宝宝灌肠剂）。

#### 呼吸杂音和分泌物（喘鸣）

氢溴酸东莨菪碱 0.4 mg，皮下注射，每 4 小时 1 次，或 0.8 ～ 1.6 mg/d，皮下注射，可以用来干燥分泌物，使得"喘鸣"停止。或阿托品 0.4 ～ 0.6 mg 皮下注射，每 4 ～ 6 小时 1 次，尤其是昏迷的情况下。意识清醒时，丁溴东莨菪碱 20 mg 皮下注射，每次 4 小时 1 次，或格隆溴铵。

#### 呼吸困难

考虑原因：

· 轻叩胸腔积液（考虑胸腔置管）。

· 有肿瘤肺转移时应用糖皮质激素。

· 有顽固性呼吸困难时应用吗啡 + 氟哌啶醇。

· 吸氧。

#### 恶心及呕吐

如果是由于吗啡：

· 氟哌啶醇 1.5 ～ 5 mg/d，可在 10 天后减量。

· 或丙氯拉嗪（Stemetil）5 ～ 10 mg，口服，每日 4 次，或 25 mg，经直肠给药，每日 2 次。

#### 肿瘤脑部转移

常见的症状是头痛以及恶心。

考虑糖皮质激素治疗（如地塞米松 4 ～ 16 mg/d）。应用镇痛药及止吐药（如氟哌啶醇）是有效的。

#### 打嗝

尝试下列药物，开始剂量：

· 氯丙嗪 0.25 ～ 1 mg，口服，每日 2 次。

· 或氟哌啶醇 2.5 mg，每日 2 次。

#### 临终窘迫 / 躁动

·排除可逆性因素（如药物因素、恐惧）。

·氯硝西泮 0.25 ～ 0.5 mg（口服）每 12 小时 1 次（片剂或溶液滴剂）。

·或咪达唑仑，皮下注射或输液。

伤口包扎

·为了减少疼痛，局部应用浓度为 10 mg/mL 的吗啡，溶于 8 g（mL）的清得佳凝胶。

# 心悸（Palpitations）

心悸是指自觉心脏跳动的不适感，包括漏跳、心律不齐、心动过速或心跳过缓。心悸症状提示心律失常，但可能是由非心脏原因引起的。最常见的原因是症状性心室期前收缩（室性异位起搏）。

管理策略

·治疗潜在的病因。

·向患者进行适当的心理安慰。

·向患者提供耐心的宣教。

·解释疲劳、压力及情绪问题对症状的影响。

·建议适当节制茶、咖啡、含咖啡因的软饮料及酒精的摄入。

·建议戒烟以及戒断其他药物。

·对于心房和心室期前收缩以及窦性心动过速者应尽量避免用药，但是如果患者对症状感到困扰，可以给予 β 受体阻滞药（阿替洛尔或美托洛尔）。

·大部分心律失常需要转诊。

表 P1　心悸：诊断的策略模型（修订版）

| 问：可能的诊断 | ·低镁血症 |
|---|---|
| 答：焦虑 | 甲状腺毒症 |
| 期前收缩（异位心律） | 问：经常漏诊的疾病 |
| 窦性心动过速 | 答：发热 / 感染 |
| 药物（如兴奋药） | 怀孕 |
| 问：不应漏诊的严重疾病 | 更年期（血管突然舒张） |
| 答：心肌梗死 / 心绞痛 | 药物 |
| 心律失常 | ·社会性（如咖啡因、可卡因、安非他明、酒精、尼古丁） |
| ·室性心动过速 | ·处方（如拟交感神经药） |
| ·心动过缓 | ·二尖瓣脱垂 |
| ·病态窦房结综合征 | ·低血糖 |
| ·尖端扭转型室性心动过速 | ·嗜铬细胞瘤 |
| 预激综合征（WPW syndrome） | |
| 电解质紊乱 | |
| ·低血钾 | |

对阵发性室上性心动过速的管理

1. 尝试迷走神经刺激：

· 颈动脉窦按摩。

· 或瓦萨尔瓦捏鼻鼓气法。

· 或自我诱发呕吐。

2. 如果以上方法无效：

· 腺苷静脉注射，首先 5 ～ 10 秒内应用 6 mg，2 分钟后 12 mg，然后 2 分钟内 18 mg（如果前面的剂量无效）。

· 维拉帕米（静脉注射）是二线治疗方法。

请专科会诊，以防治发作。

表 P2　心律失常治疗指南汇总

| 心律失常 | 一线治疗 | 二线治疗 |
| --- | --- | --- |
| 窦性心动过速 | 治疗病因<br>减少咖啡因的摄入 | 如果无病因：<br>美托洛尔或阿替洛尔或维拉帕米 |
| 心动过缓<br>病态窦房结综合征<br>一度房室传导阻滞<br>二度：<br>· 莫氏 I<br>· 莫氏 II<br>三度：<br>· 急性（如心肌梗死）<br>· 慢性 | 如果有症状应永久起搏<br>不进行治疗<br><br>不进行治疗<br>考虑起搏<br><br>临时起搏<br>永久起搏 | <br><br><br><br><br><br>肾上腺素静脉注射 |
| 房性心动过速<br>阵发性室上性心动过速<br>心房颤动 *<br>心房扑动<br>房性期前收缩 | 瓦萨尔瓦捏鼻鼓气法<br>颈动脉窦按摩<br>β 受体阻滞药或维拉帕米（慎重使用）<br>以控制心率<br>用电复律或药物复律<br>治疗病因<br>检查生活方式 | 腺苷（静脉注射）或维拉帕米（静脉注射）<br><br>添加地高辛（如果有必要的话） |
| 心室快速性心律失常 **<br>心室期前收缩<br><br>室性心动过速<br>非持续性<br>持续性<br><br>心室颤动 | 治疗病因<br>检查生活方式<br><br>β 受体阻滞药如普萘洛尔，胺碘酮或利多卡因静脉注射<br>如果稳定，那么利多卡因静脉注射；<br>如果不稳定，直流电复律<br>直流电复律 | <br><br><br>利多卡因静脉注射<br><br><br>如果确定为心室纤维性颤动，静脉注射肾上腺素，然后直流电复律 |

注：* 考虑使用华法林或阿司匹林抗凝血。

　　** 可能需要三线治疗，通常直流电复律或第三类抗心律失常药物（索他洛尔，氟卡尼或胺碘酮）。

心房颤动

部分患者不需要治疗，可能是自限性的（如在大量饮酒狂欢后）。如果心室率过快：
· 维拉帕米 1 mg/min 静脉注射，增至最大剂量 15 mg，或静脉注射美托洛尔。
口服 β 受体阻滞药或钙离子拮抗剂（CCB）用以维持和持续控制病情。
地高辛适用于老年患者，尤其是合并慢性心衰的患者。
若异常心律需要控制：
· 可能需要直流电复律（最好在 3 天内）以恢复窦性心律（或使用索他洛尔或其他药物来进行药物电复律）。
其他问题
· 与专科医师合作进行管理。
· 建议超声心动图：检查是否存在二尖瓣疾病或心肌病。
· 预防栓塞：通常年轻患者及无风险因素的患者应用阿司匹林，其他患者应用华法林或新型口服抗凝剂（NOACs）。

# 惊恐发作（Panic attack）

一次惊恐发作与惊恐症是不一样的。利用心理干预治疗。
· 一般支持、解释及心理安慰。
· 压力管理。
· 如果有通气过度，那么在成杯状双手或纸袋中进行呼吸。
· 急性发作的初始治疗（如有必要）：
　　—奥沙西泮 15 ～ 30 mg，口服。
　　—或地西泮 5 mg，口服。
为预防反复发作（惊恐症）
考虑：
· 选择性 5- 羟色胺再摄取抑制剂（SSRI）抗抑郁药，或文拉法辛缓释片 75 ～ 225 mg。

# 帕金森病（Parkinson disease）

帕金森病经典的四联征：
· 震颤（静止性震颤）。
· 僵硬。
· 运动迟缓（运动减少）。
· 姿势不稳。
肌力、反射以及感觉通常是正常的。
药物管理（Pharmacological management）
不要推迟用药（尽快开始用药，图 P1）。

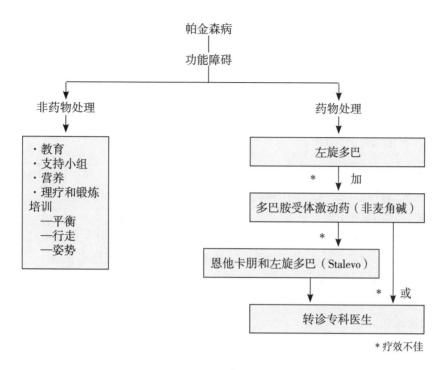

图 P1　早期帕金森病的管理（一种可能的途径）

转诊以接受全方位护理。

轻度

生活自理能力受影响较轻：

· 左旋多巴制剂（低剂量），如左旋多巴 100 mg+ 卡比多巴 25 mg（半片），口服，每日 2 次逐渐增至 1 片，每日 3 次。

替代方案：

· 金刚烷胺 100 mg，口服，每日 1 次。

· 或司来吉兰（如疗效不佳，可加用此药联合治疗）。

中度

能自理但是能力障碍（如写作、运动、步态）：

· 左旋多巴制剂。

· 如果需要加药物，如多巴胺激动药，优先选择非麦角类多巴胺受体激动药（如普拉克索或罗替戈汀）。

重度

残疾，依赖别人：

· 左旋多巴（至最大耐受剂量）+ 非麦角类多巴胺受体激动药。

· 左旋多巴加恩他卡朋。

· 考虑抗抑郁药。

注意：对患者及其家人的宣教及支持是必要的。

阿仆吗啡（+ 止吐药）对重度僵直有效。

如果有精神病性认知障碍：

·缓慢增加左旋多巴剂量至最大的耐受剂量，如 450 ～ 600 mg/d。

·去除其他药物。

·在夜间添加喹硫平或奥氮平。

# 甲沟炎（Paronychia）

### 急性（Acute）

无合并症的局灶性脓肿（手指神经麻醉阻滞）：

1. 脓液在侧面聚积：切开、探查及引流，插入引流条。

2. 脓液毗邻指甲：甲缝里塞入一缕聚维酮碘药棉；干燥后重复（如果需要）。

3. 脓液在中央聚积：简单掀起甲襞或穿刺接近指甲的甲襞来排出脓液。

·注意卫生。

·很少需要抗生素。

·排除糖尿病。

### 慢性（Chronic）

·角质层缺失是诊断的基本依据。

·通常是由于角质层受损（如习惯性抽动，过度修指甲）。

·微生物培养。

·排除糖尿病。

### 预防及护理措施

·尽量减少与水、肥皂、洗涤剂、脂溶剂和其他刺激物的接触。

·保持双手干燥（如果可能的话，避免潮湿的工作）。

·佩戴棉质内衬的手套最长时间为 15 分钟。

·使用温和的肥皂及洗发水。

### 治疗

甲襞的外用药物：

4% 麝香草酚乙醇（SVR），每日 4 次，或 10% 磺胺醋酰乙醇。如果培养出念珠菌：

·咪康唑酊（如达克宁，每日 2 次），或外用克霉唑制剂。

可能需要口服治疗。

注意：当患处干燥且无渗出物时，可以经常在患处涂抹凡士林和（或）类固醇软膏。

# 盆腔炎（女性）［Pelvic inflammatory disease（females）］

盆腔炎（PID）可造成严重后果，如输卵管阻塞、不孕以及异位妊娠。盆腔炎性疾病可以通过性传播，通常与沙眼衣原体和（或）奈瑟淋球菌有关，或是由于对生殖器官进行手术操作（如宫内节育器、扩张和钳刮术或流产后）引起内源性感染。

临床特点（Clinical features）

急性盆腔炎性疾病

·发热 ≥ 38 ℃。

·中度至重度下腹部疼痛。

慢性盆腔炎性疾病

·腰部疼痛。

·轻度下腹部疼痛。

急性和慢性盆腔炎性疾病

·性交疼痛。

·月经问题（如疼痛、月经量大或月经不调）。

·经间期出血。

·白带异常，可能是脓性白带。

·排尿疼痛或尿频。

检查（Investigations）

通过腹腔镜检查明确最终诊断，但是并不是所有怀疑盆腔炎性疾病的病例都进行腹腔镜检查。

·宫颈拭子革兰染色及培养（奈瑟淋球菌）。

·宫颈拭子及特殊的技术查找沙眼衣原体。

·PCR 技术查找奈瑟淋球菌及沙眼衣原体。

性传播盆腔炎的治疗［Treatment of PID（sexually acquired）］

注意：在治疗开始之前应去除宫内节育器或为避孕保留的其他物品。患有盆腔炎的女性的性伴侣应该同时服用对抗沙眼衣原体或奈瑟淋球菌有效的药物。

轻度到中度感染（门诊治疗）

·阿奇霉素 1 g（口服），为 1 次剂量 +（对于淋病）头孢曲松 250 mg 肌内注射或静脉注射 ×1。

·加（所有患者）甲硝唑 400 mg，口服，每 12 小时 1 次，与食物同服，服用 14 天。

严重感染（住院治疗）

静脉注射头孢菌素以及甲硝唑，加口服阿奇霉素。

非性传播盆腔炎（Non-sexually acquired PID）

对于轻度至中度感染，使用多西环素加阿莫西林 / 克拉维酸 875 mg，口服，每日 2 次，服用 14 天。

对于严重感染者，使用与性传播盆腔炎相同的治疗方法。


# 盆腔疼痛（Pelvic pain）

盆腔疼痛意味着疼痛来自于盆腔内的内脏和软组织结构，以及来自于封闭的骨性结构。盆腔疼痛也包括牵涉性疼痛和下腹部及腹股沟累及耻骨上区的疼痛（表 P3）。

表 P3　盆腔疼痛：诊断的策略模型

| 问：可能的诊断 | 肠易激综合征 |
|---|---|
| 答：妇科病 | 与脊柱相关的牵涉性疼痛 |
| ·子宫内膜异位症 | 问：经常漏诊的疾病 |
| ·痛经 | 答：子宫内膜异位症 |
| 问：不应漏诊的严重疾病 | 便秘 / 粪便嵌塞 |
| 答：瘤 / 癌 | 佩吉特病 |
| ·低位肠道 | 应力性骨折，包括股骨头骨骺滑脱 |
| ·子宫颈和子宫 | 前列腺炎、前列腺痛 |
| ·卵巢 | 宫内节育器错位 |
| 血管 | 疝（如腹股沟） |
| ·髂内动脉（跛行） | 进行性神经卡压 |
| 严重感染： | 问：有伪装性的疾病 |
| ·骨髓炎 | 答：抑郁症 |
| ·盆腔炎性疾病 | 脊髓功能障碍 |
| ·盆腔脓肿 | 尿路疾病包括感染 |
| 异位妊娠 | 问：功能性障碍 |
| ·盆腔粘连 | 答：性心理功能障碍 |
| 肌肉骨骼疾病 | |

## 女性慢性盆腔疼痛（Chronic pelvic pain in women）

**特点**

·在 18 ～ 50 岁的人群中患病率为 15%。

·33% 是由子宫内膜异位症引起的，24% 是由盆腔粘连引起的。

·高达 40% 的患者需要行妇科腹腔镜手术治疗。

·15% 的患者行子宫切除术治疗。

·可以是周期性的（如子宫内膜异位症的间痛）或持续性的。

**盆腔疼痛的检查**

从下列中选择：

·宫颈拭子。

·微生物培养 ± 衣原体 PCR。

·普通 X 线片。

·经阴道超声 ± 下腹部超声。

·彩超。

·结肠镜检查 / 可屈性乙状结肠镜检查。

·皮肤疼痛测绘。

## 口周皮炎（Perioral dermatitis）

临床特点

· 下面部痤疮样皮炎。

· 通常发生在年轻女性。

· 在口周以及下颌，相邻的其他部位少见（图 P2），如口周围区域。

· 经常开始于鼻唇沟处。

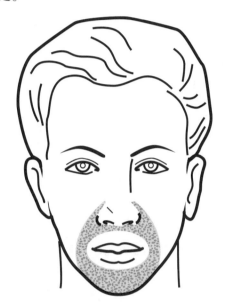

图 P2　口周皮炎：典型分布

治疗

· 全身应用抗生素（首选）：

　—多西环素 100 mg，口服，每日 1 次，减至 50 mg/d，服用 8 周。需要 10 ～ 14 天起效。如果有四环素禁忌证，则使用红霉素。

· 外用药物（考虑是否耐受）：

　—2% 酮康唑霜和洗发水，使用 10 ～ 14 天，或 0.75% 甲硝唑凝胶，每日 2 次，或 1% 克林霉素乳液，每日 2 次。

避免使用糖皮质激素及所有的油性制剂，包括润肤霜及化妆品。

## 周围神经病变（Peripheral neuropathy）

多神经病变的特点

· 下运动神经元疾病。

· 四肢远端感觉减退，有刺痛、烧灼痛或麻木感。

· 四肢对称性手套样和袜套样感觉损害（所有类型）± 远端运动损害。

· 反射减弱或消失。

原因有很多，包括代谢性（如糖尿病、肾衰竭）、急性卟啉病、毒素、维生素缺乏（如酒精、叶酸缺乏）、各种药物（如胺碘酮、苯妥英）、结缔组织病（如类风湿关节炎、系统性红斑狼疮）、恶性疾病以及感染（如 HIV）。

早期准确地诊断获得性特发性（炎性）多神经病变是很重要的，关键是分辨急性（格林 – 巴利综合征）及慢性（缓慢并且更持久的）类型。急性型可能会导致致命的呼吸麻痹。

格林 – 巴利综合征（Guillain-Barre syndrome）

急性进展：

· 四肢无力。

· 近端和远端肌肉均受累。

· 面瘫（50%）。

· 外展神经麻痹或延髓麻痹（罕见）。

· 反射抑制或消失。

· 四肢感觉异常或疼痛。

感觉丧失很轻微或无感觉丧失。

诊断：

· 脑脊液检查（蛋白升高，细胞数正常）。

· 运动神经传导异常。

转诊进行住院治疗：对于更严重的病例，采取血浆置换或静脉注射免疫球蛋白治疗。

预后：80% 的病例完全康复；高达 10% 的病例死亡；10% 的病例结局致残；5% 的病例出现复发。

# 人格障碍（Personality disorders）

建议家庭医生熟悉各种类型的人格障碍，因为人格障碍往往代表了"心情沉重"的患者或"脂肪"综合征（表 P4）。人格障碍的医学 / 精神科显著特征：

表 P4　主要的人格障碍的总结

| 主要的群组 | 疾病的主要特征 |
| --- | --- |
| **A. 以退缩为主** | |
| 偏执 | 多疑、过度敏感、追根究底、防御、高度警觉、冷漠及缺乏幽默感 |
| 精神分裂样 | 害羞、情感冷漠、内敛、独立、避免密切的关系 |
| 精神分裂型 | 古怪、敏感、多疑、迷信、社会隔离。不符合精神分裂症的标准 |

续表

| 主要的群组 | 疾病的主要特征 |
|---|---|
| **B. 以反社会为主** | |
| 反社会 | 冲动、敏感、自私、冷酷、注重外表、缺乏内疚、人际关系问题（如滥交） |
| 表演型（歇斯底里） | 自我戏剧化、以自我为中心、不成熟、虚荣、依赖、操控性、容易厌倦、爱演感情戏、诱惑 |
| 自恋（"女主角"） | 病态的孤芳自赏、暴露狂、不敏感、渴望和要求注意、攻击他人、对权力斤斤计较、对外物缺乏兴趣和感受 |
| 临界（"引起喧闹的人"） | 自我迷茫、冲动、鲁莽、不稳定的关系、破坏性和鲁莽的行为、充满了愤怒和内疚、缺乏自我控制 ± 无节制的赌博、消费等 注意：自杀和准自杀的发生率高；滥用药物 |
| **C. 依赖** | |
| 回避（焦虑） | 焦虑、自我意识、恐惧排斥、胆小和谨慎、自卑、对拒绝和失败反应过度 |
| 依赖 | 被动、意志薄弱、缺乏活力、缺乏自力更生和自信、过度接受、逃避责任、寻求支持 |
| 强迫（强迫观念与强迫行为） | 刻板、完美主义者、迂腐、优柔寡断、自我中心 |
| **D. 其他（非官方分类）** | |
| 被动攻击型 | 拖延、幼稚固执、混时间、生闷气、好辩、死守、故意低效以及对权威人物过分挑剔 |
| 疑心病 | 健康意识过强、担心疾病、对症状立即治疗 |
| 抑郁症（心境恶劣、循环型） | 悲观、无能、自卑、沮丧、慢性轻度抑郁症 |

· 对医生及在人群中和在社会中适应不良。
· 性生活失调。
· 有物质滥用及自毁行为的风险。
· 容易出现抑郁和焦虑（通常是低度）。
· 在压力下容易"崩溃"。

管理

最好的治疗是有一个支持性的"治疗性"团体和家人以及能够理解和支持的医生。合作性的"问题型"患者可能对心理干预反应良好，包括认知行为疗法及行为技术。自尊心的问题需要细致的支持。药物治疗有一定的局限性，但是有助于治疗任何对症的精神病、焦虑或抑郁。

# 排汗过多（多汗症）[ Perspiration: excessive( hyperhidrosis ) ]

多汗症通常是特发性的，且迁延不愈。详见本书 71 ~ 72 页。

使用止汗除臭剂或 20% 六水合氯化铝物溶液或喷雾［洁可露（Driclor）止汗露］（也适合手掌以及足底）。

· 减少咖啡因的摄入量。

·避免已知的肥胖因素。

·如果是腋窝多汗症，那么可转诊进行腋窝楔形切除术。

## 包茎（Phimosis）

·包茎是阴茎包皮过紧。

·可以黏附于龟头长达 5 ～ 6 年。

·通常到 6 岁前"分离"。

·不鼓励强迫性回缩。

·如果到 7 岁时无法缩回及出现问题（如龟头炎、膨胀），应进行包皮环切。

·治疗轻度龟头炎的病例，可以外用 0.05% 倍他米松戊酸酯乳膏，每日 3 次，持续 4 周（用于包皮紧张发亮的部分）。

## 光老化 / 皱纹（Photoageing/wrinkles）

预防

·避免吸烟。

·避免长时间暴露在阳光下。

·在白天使用 SPF15 或 SPF 值更高的防晒品。

·使用"中性"温和的肥皂（如露得清，最多每日 2 次）洗脸，并且拍干。

治疗

·外用橄榄油。

·维 A 酸（Retin-A）乳膏：每日睡前应用 1 次（干性皮肤）；通过逐渐暴露测试对皮肤的刺激（如起初 5 分钟，洗掉，然后 15 分钟，直到可以整夜使用）。

·乳酸铵（Lac-Hydrin，USA）：该 12% 乳酸铵溶液可能有效；其他乳酸制剂可能有帮助。

·α - 羟基酸制剂。

物理方法

·注射胶原蛋白。如，对于细纹应用：1 代再得萌（Zyderm I）（如在眶周皮肤处），对于更深的皱纹应用 2 代再得萌（Zyderm II）（如在眉间、前额、皮肤处），对于凹槽应用再倍丽（Zyplast）（如在鼻唇沟处）。

·对于深沟以及深皱纹，A 型肉毒毒素注射（如眉间纹、鱼尾纹）。

·对于细到中度皱纹可采用激光磨皮（如口周、眶周）。

## 玫瑰糠疹（Pityriasis rosea）

管理

·使用宣教材料向患者解释并进行心理安慰。

·像往常一样洗澡和淋浴，使用中性肥皂（如露得清、多芬）。

·使用润肤沐浴油（如 QV 沐浴油、汉密尔顿沐浴油）。

·止痒，使用尿素霜剂或炉甘石洗剂，其含 1% 酚或 1% 薄荷醇的水霜。

·让皮疹暴露在阳光下（避免晒伤）或使用紫外线疗法（如果病变发红），每周 3 次。

·对于严重的瘙痒，可使用强效的外用皮质类固醇，每天 1 ～ 2 次或口服糖皮质激素。

预后

本病是轻度的自限性疾病，在 2 ～ 10 周（平均 2 ～ 5 周）自发缓解。无传染性。

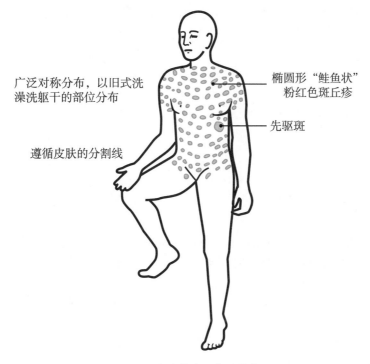

广泛对称分布，以旧式洗澡洗躯干的部位分布

椭圆形"鲑鱼状"粉红色斑丘疹

先驱斑

遵循皮肤的分割线

图 P3　玫瑰糠疹：典型分布

## 汗斑（花斑癣）[ Pityriasis versicolor（tinea versicolor）]

有两个显著的表现：

1.呈红色、棕色，躯干上部有少许鳞屑斑片。

2.可发展为不会晒黑的色素减退区，尤其是在整体晒黑的皮肤中更明显。

- 可能累及颈部、上臂、面部及腹股沟。
- 通过搔刮去掉鳞屑，显微镜下可见特征性的带有孢子且发育迟缓的短菌丝，呈"意大利面条和肉丸"样。

治疗

- 硫化硒［潇洒（Selsun）洗发水］。清洗患处，保留 5 ～ 10 分钟，然后洗掉，每日 1 次，持续 2 周(在晚上)，然后每 2 天清洗 1 次，持续 2 周，继之每个月清洗 1 次，持续 12 个月。洗去鳞屑，每周 2 次。
- 和（或）1% 益康唑［保宁（Pevaryl）］泡沫型溶液——涂抹于淋湿的身体（淋浴后）：
  —从头部到足部。
  —不要冲洗，晾干。
  —第 2 天早上冲洗掉。
  —连续 3 天，然后每周 1 次，持续 3 周。
- 或克霉唑、咪康唑或益康唑霜剂 / 乳液，每晚使用，持续 10 天。
- 对于严重或难治性病例，酮康唑霜或 1% 特比萘芬乳膏，每日 2 次，持续 14 天。
- 酮康唑，每日口服 200 mg，7 ～ 10 天，或 400 mg，口服，单剂量（检查肝功能）。

## 足底疣（Plantar warts）

详见本书 249 页。

## 肺炎（Pneumonia）

社区获得性肺炎（community-acquired pneumonia，CAP）的定义为个人生活中获得的肺炎，而不是在医院（或住院时间< 48 小时）获得的，并且无免疫抑制。

### 典型肺炎（Typical pneumonia）

最常见的社区获得性肺炎是由肺炎链球菌（大多数）或流感嗜血杆菌感染引起的。

临床特点

- 快速起病，伴有高热、寒战、盗汗、干咳、胸膜疼痛。
- 1 ～ 2 天后可能会出现铁锈色痰。
- 继之出现快而浅的呼吸。
- X 线及检查：实变（斑片状或大叶）。

### 非典型肺炎（The atypical pneumonias）

常见的临床特点

- 发热、全身乏力（流感样疾病）。
- 头痛。
- 呼吸道症状轻微，无痰性咳嗽。

·缺乏实变的体征。

·胸部 X 线（弥漫性浸润）与胸部体征不一致。

原因

肺炎支原体最常见：

·青少年和年轻人

·治疗：罗红霉素 300 mg，口服，每日 1 次，或多西环素 100 mg，每日 2 次，持续14 天。

军团菌肺炎（军团病）：

·与大型建筑的冷却系统有关。

·潜伏期 2 ～ 10 天。

诊断标准包括：

·前驱流感样疾病。

·干咳、意识障碍或腹泻。

·高热（可能是相对缓脉）。

·淋巴细胞减少伴有中度白细胞增多。

·低钠血症。

·患者可能会因并发症而变得非常虚脱。

　—使用阿奇霉素静脉注射（一线用药）或红霉素静脉注射或口服，如果很严重，加环丙沙星或利福平治疗。

肺炎衣原体：

·处理类似于支原体感染。

鹦鹉热衣原体（鹦鹉热）：

·治疗：使用多西环素 200 mg 立即口服，然后 100 mg/d，口服，持续 14 天，或罗红霉素。

立克次体（Q 热）：

·治疗：多西环素 200 mg 立即口服，然后 100 mg/d，口服，持续 14 天。

根据病情轻重使用抗生素治疗。

社区获得性肺炎（Antibiotic treatment for CAP according to severity）

轻度肺炎（不需要住院治疗）

·如果，肺炎链球菌孤立感染或可疑感染，阿莫西林 / 克拉维酸 875/125 mg，口服，每日 2 次。

·尤其是如果怀疑非典型肺炎，在阿莫西林 / 克拉维酸基础上，增加罗红霉素，300 mg/d，口服，持续 7 天。

中重度肺炎（需要住院治疗）

·首选青霉素 1.2 g 静脉注射，每 4 ～ 6 小时 1 次，持续 7 天（肺炎链球菌感染的用药选择），或普鲁卡因青霉素 1.5 g/d，肌内注射，持续 7 天。

·阿莫西林克拉维酸 875 mg，每日 2 次（如果不是那么严重，并且能够耐受口服药）。

·或头孢噻吩 1 g 静脉注射，每 4 ～ 6 小时 1 次，持续 7 天（对于青霉素过敏的患者）。

·加多西环素（剂量同上）。

表 P5　肺炎：住院治疗指南

| | |
|---|---|
| ·新生儿 | ·重症肺炎的临床特点 |
| ·年龄 65 岁以上 | ·累及多个肺叶 |
| ·有其他共患疾病 | ·不能耐受口服治疗 |
| ·体温＞ 38 ℃ | |

重症肺炎

诊断标准见表 P6。

表 P6　重症肺炎的诊断标准（死亡风险增加）

| | |
|---|---|
| ·精神状态改变 | ·体温＜ 35 ℃或≥ 40 ℃ |
| ·病程迅速恶化 | ·血压＜ 90/60 mmHg |
| ·呼吸频率≥ 30 次 / 分钟 | ·缺氧 $PO_2$ ＜ 92% |
| ·脉率≥ 125 次 / 分钟 | ·白细胞＜ $4 \times 10^9$/L 或＞ $20 \times 10^9$/L |

治疗

·红霉素 500 mg 缓慢静脉注射，每 6 小时 1 次（支原体、衣原体和军团菌等）。

·加头孢噻肟 1 g 静脉注射，每 8 小时 1 次。

·或头孢曲松钠 1 g 静脉注射，每日 1 次。

儿童肺炎（Pneumonia in children）

特点

·呼吸急促，心动过速，呼气呼噜声，间歇性呼吸暂停。

·可能有局灶性胸部体征。

·只能通过胸部 X 线检查进行诊断。

病毒感染是婴儿肺炎最常见的原因。

支原体感染常见于 5 岁以上的儿童。

肺炎链球菌感染见于所有年龄组。

病原体难以分离，可能需要血培养。

治疗

·住院治疗，最小干预原则。

·仔细监测，包括脉搏血氧仪。

·注意水化。

·所有病例均应使用抗生素。

轻度（只是一般指导）：

·阿莫西林（口服）+ 罗红霉素（口服），持续 7 天。

中度：

·青霉素（静脉注射）+ 罗红霉素（口服），持续 7 天。

严重（特别是金黄色葡萄球菌）：

·氟氯西林（静脉注射）+ 头孢噻肟（静脉注射）± 罗红霉素。

## 多囊卵巢综合征（Polycystic ovary syndrome）

多囊卵巢综合征常见，有 5%～10% 的女性受累。超声检查发现一侧增大卵巢至少有 10～12 个小卵泡。50% 的患病女性没有其他症状或体征。

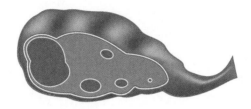

正常卵巢

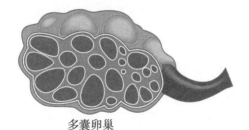

多囊卵巢

图 P4　正常卵巢与多囊卵巢

特点

4 个主要特点：

·月经量少或闭经。

·70% 的患者有多毛症。

·50% 的患者肥胖。

·低生育力。

其他：

·代谢综合征：胰岛素抵抗、糖耐量异常、高脂血症、缺血性心脏病、血压升高。

·痤疮。

·流产率增加。

诊断：阴道超声；LH 升高，FSH 正常。

建议早期转诊。

管理的关键是控制好体重及持续规律运动。建议的治疗包括腹腔镜下卵巢电疗。

# 风湿性多肌痛和巨细胞动脉炎（Polymyalgia rheumatica and giant cell arteritis）

此类重要的疾病综合征的基本病理是巨细胞动脉炎（别名：颞动脉炎；颅动脉炎）。临床综合征是风湿性多肌痛和颞动脉炎。

*风湿性多肌痛的临床特点*

· 肩部以及骨盆肢带、颈椎近端肌肉疼痛和僵硬。

· 对称分布。

· 典型年龄 60～70 岁（< 50 岁罕见）。

· 男女均可发病：多见于女性。

· 晨僵。

· 可能有全身症状：消瘦、全身乏力、食欲减退。

*颞动脉炎的临床特点*

· 头痛：单侧，搏动性。

· 颞区触痛。

· 颞动脉搏动消失。

· 下颌间歇性运动停顿。

· 动脉（5 cm）活检以确诊。

*检查*

· 对于风湿性多肌痛无特异性检查。

· 血沉：极高，约 100 mm/h；C-反应蛋白升高。

· 轻度贫血（正细胞正色素）。

*治疗*

泼尼松龙：

· 起始剂量：颞动脉炎 60 mg；风湿性多肌痛 15 mg。

· 2 周后，逐渐减量（每周减量最多 10%）至最小剂量。根据临床反应和血沉。
  确定有效剂量（通常< 5 mg/d）。2 年治疗目标：复发常见。

硫唑嘌呤或甲氨蝶呤可作为备用类固醇制剂。

# 早泄（Premature ejaculation）

这是阴茎在进入阴道之前，正在进入或之后不久发生的射精，持续性或复发性射精。16～60 岁男性的患病率为 24%。

*治疗*

席曼斯（Semans）提出的"停 – 动疗法"，马斯特斯和约翰逊（Mastersand Johnson）提出的"挤捏技术。

药物治疗：
- 选择性 5- 羟色胺再摄取抑制剂：达泊西汀 30 mg 或舍曲林 50 mg 或帕罗西汀 20 mg，每日 1 次或性交前约 3 小时使用。试用 3 ～ 6 个月。

外用：
- 利多卡因 2.5% + 丙胺卡因 2.5% 乳膏在性交前 10 ～ 20 分钟薄薄地涂在龟头和远端轴上。要注意局部超敏反应。

## 经前期紧张综合征（Premenstrual tension syndrome）

管理
- 对患者进行解释、支持、心理安慰及压力管理。认知疗法（充分证据支持）。
- 建议记录每日症状日记，记录 2 ～ 3 个月。
- 注意生活方式因素：饮食、运动、放松。

药物治疗
- 中度剂量复方口服避孕药与 20 mcg 炔雌醇 + 屈螺酮 3 mg（如果需要避孕）在 28 天周期的第 1 ～ 24 天服用，但这种疗法在经前期紧张（PMT）中的应用证据微弱，另外应用。
- 吡哆醇（维生素 $B_6$），50 ～ 100 mg/d（可能高剂量 > 200 mg/d →可引起不可逆的周围神经病）。
- 中度至重度经前期紧张、氟西汀 20 mg/d 或舍曲林 50 mg，每日早晨，在预测月经前 14 天，直到每个月经周期的第 1 天。

考虑其他抗抑郁药，或氯米帕明 25 mg，口服，每晚，2 个周期。

替代疗法：使用维生素 $B_6$、圣约翰草（St John's wort）、圣洁莓草本（Vitex angus castus）的循证依据是合理的，但有时相互冲突（证据较弱）。选择性 5- 羟色胺血清再摄取抑制药、氯米帕明、促性腺激素释放激素激动剂、达那唑的应用具有最有力的循证依据。

## 痱子（汗疹 / 热疹）［Prickly heat（miliaria/heat rash）］

- 保持皮肤干爽、凉爽（如用风扇、空调）。
- 穿着宽松的棉质衣物。
- 减少活动。
- 避免频繁的洗澡以及肥皂的过度使用。

洗剂：含 2% 水杨酸、1% 薄荷醇、0.5% 氯己定的乙醇溶液，或 Egozite 宝宝护肤液（婴幼儿）、Isophyl 护肤液（成年人）。

预防：Ego 痱子粉。

# 前列腺疾病（Prostate disorders）

前列腺炎综合征（Prostatitis syndromes）

前列腺炎综合征包括引起疼痛的前列腺疾病，伴有下尿路症状（Lower urinary tract symptoms，LUTS）以及发热，可能发展为急性或慢性细菌感染，通常是由大肠埃希菌引起的。前列腺痛是指存在典型前列腺炎的症状，但是没有炎症或感染的客观证据。

治疗

急性前列腺炎

· 阿莫西林或氨苄青霉素 2 g，静脉注射，每 6 小时 1 次。

· 庆大霉素 120 ～ 160 mg，静脉注射，每 12 小时 1 次，至最大剂量 55 mg/（kg·d），直至有实质性的改善，可以转为合适的口服药剂，根据药物对病原体的灵敏度，继续治疗 14 天。

对于轻度感染，适宜口服阿莫西林/克拉维酸钾、甲氧苄啶或诺氟沙星治疗。

慢性细菌性前列腺炎

治疗是困难的。建议洗热水澡，正常进行性生活，避免咖啡因摄入，养成良好的饮食习惯。

· 多西环素 100 mg，口服，每日 1 次，持续 1 个月。

· 或甲氧苄啶 300 mg，口服，每日 1 次，持续 1 个月。

· 或诺氟沙星 400 mg，口服，每 12 小时 1 次，持续 1 个月。

· 或环丙沙星 500 mg，口服，每 12 小时 1 次，持续 1 个月。

非细菌性前列腺炎/前列腺痛

这是前列腺疼痛最常见的原因。建议如上。管理是指缓解症状（如非甾体类抗炎药）。强调良好的排尿习惯。考虑哌唑嗪 0.5 mg，每日 2 次或特拉唑嗪（按说明书）。考虑应用地西泮。

良性前列腺增生症（Benign prostatic hyperplasia）

检查

包括：

· 尿培养。

· 肾功能。

· 前列腺特异性抗原。

· 如果怀疑肿瘤，进行前列腺穿刺活检（通过或不通过经直肠超声）。

· 测尿流量率，以确认有无反映梗阻而不是膀胱易激惹的症状：

　　—测量排出 200 mL 尿液的时间。

　　—如果 < 10 mL/s，为显著梗阻。

管理

一般建议：

· 避免咖啡因，尤其是咖啡的摄入。

· 减少酒精的摄入。

· 睡觉前避免饮水。

· 有尿意时即去排尿（不憋尿）。

· 排尿后等待 30 秒，以确保膀胱已排空。

药物治疗

对于轻度症状：

· α - 肾上腺素能阻断药（如特拉唑嗪、坦索罗辛及哌唑嗪），如：

 —特拉唑嗪 1 mg，口服，每晚，持续 4 天，然后 1 mg，每日早晨，持续 3 天→ 2 mg，每日早晨，持续 7 天→ 5 mg，每日早晨，持续 7 天，然后 5 ～ 10 mg/d 维持。

 —或坦索罗辛 0.4 mg/d，口服。

 —或哌唑嗪 0.5 mg，口服，每晚，持续 3 天，然后 0.5 mg，每日 2 次，持续 14 天（注意直立性低血压），然后增加至所需的最大剂量 2 mg，每日 2 次（可能推迟手术长达 2 ～ 5 年）。

· 5 α - 还原酶抑制药，如非那雄胺 5 mg/d。口服，至少服用 6 ～ 12 个月。

· 本草药"锯叶棕提取物（Saw palmetto）"已被证明与非那雄胺疗效等同，但是不及 α - 肾上腺素能受体阻断药。

手术治疗

经尿道前列腺切除术是目前治疗的金标准。

前列腺癌（Carcinoma of the prostate）

风险：微观癌生存至预期寿命者为 40%，临床生存至预期寿命者为 10%，死亡率 4%。

危险因素：年龄 > 75 岁，非裔美国人，一级亲属发病 < 60 岁。

直肠指检（Digital rectal examination, DRE）是一个重要的检查，可以发现硬结节（50% 不是肿瘤）。

表 P7　风险分层：前列腺癌

|  | 低 | 中 | 高 |
| --- | --- | --- | --- |
| PSA（ng/mL） | < 10 | 10 ～ 20 | > 20 |
| Gleason 评分 | < 7 | 7 | 8 ～ 10 |
| 临床分级 | < T2b | T2b/2c | T3 |

肿瘤的实验室检查

血液分析：

· 前列腺特异性抗原（Prostate specific antigen，PSA），为关键标志物：

 —正常水平低于 4 ng/mL（但有 15% ～ 25% 的肿瘤患者在正常范围）。

 —非肿瘤患者可以升高。

 —水平在 4 ～ 10 ng/mL 为模糊界限。

 —水平 > 10 ng/mL 提示肿瘤。

 —水平 > 20 ng/mL，可进一步确定为癌症，且提示发生转移，不可治愈。

活检：

如果直肠指诊为阳性或如果 PSA 升高，考虑活检（考虑应用经直肠超声检查）。

*治疗*

许多患者，特别是老年人，没有症状，不需要治疗。治疗取决于患者的年龄及疾病的阶段。

对于可能治愈的肿瘤，可以选择根治性前列腺切除术或放射治疗。

对于转移性或局部晚期疾病，雄激素阻断治疗是基本疗法，方案是：

· 双侧睾丸切除术。

· 或每口服用抗雄激素片，如醋酸环丙孕酮（安得卡锭）、氟他胺（Eulexin）、比卡鲁胺（Cosudex）。

· 或每个月给予黄体激素释放激素激动药、如戈舍瑞林（Zolodex）、醋酸亮丙瑞林（Lucrin）。

# 皮肤瘙痒（全身性）[Pruritus（generalised）]

鉴别诊断有：

· 皮肤疾病。

· 全身性疾病。

· 心理疾病及情绪障碍。

*治疗*

治疗的基本原则是确定引起瘙痒的原因，并治疗病因。心理疾病引起的瘙痒如采取合适的治疗是有效的，如抗抑郁药来治疗抑郁症。

表 P8　全身性瘙痒：诊断的策略模型

| 问：可能的诊断 | 热带传染病 |
|---|---|
| 答：心理 / 情绪 | 真性红细胞增多症 |
| 皮肤干燥 | 全身过敏（如玻璃纤维、泡沫浴） |
| 特应性皮炎（湿疹） | 疥疮和臭虫 |
| 接触（过敏） | 扁平苔藓 |
| 皮炎 | 问：七种易混淆的疾病 |
| 水痘 | 答：抑郁症　√ |
| 问：不应漏诊的严重疾病 | 糖尿病　√ |
| 答：肿瘤 | 药物　√（严重） |
| · 淋巴瘤 / 霍奇金淋巴瘤 | 贫血　√ 缺铁 |
| · 白血病：慢性淋巴细胞白血病 | 甲状腺疾病 √ 甲亢以及甲减 |
| · 其他癌 | 脊柱 |
| 艾滋病 | 功能障碍 （背痛） |
| 慢性肾衰竭 | 感觉异常 |
| 原发性胆汁性肝硬化 | 问：患者想告诉我什么？ |
| 问：经常漏诊的疾病 | 答：很可能是考虑焦虑、寄生虫恐惧症 |
| 答：妊娠 | |

如果没有找到原因：

· 采用降温措施（如空调、凉爽地游泳）。

· 避免穿粗糙的衣服。
· 避免已知的刺激。
· 避免过热。
· 避免血管扩张（如酒精、热水浴 / 淋浴）。
· 用适当的保湿药治疗皮肤干燥（如丙二醇水霜）。
· 局部治疗：
　　—润肤剂润滑皮肤。
　　—局部舒缓洗剂，如炉甘石洗液，含薄荷醇或酚（避免局部用抗组胺药）。
　　—松焦油制剂（如皮得露配制剂）。
　　—克罗米通乳膏。
· 镇静性抗组胺药（对于全身瘙痒不是非常有效）。
· 在白天应用非镇静性抗组胺药。
· 抗抑郁药或镇静药（如果是心理原因且咨询无效）。

## 肛门瘙痒症（Pruritus ani）

*治疗病因*

引起瘙痒的全身性疾病可能会引起肛门瘙痒。然而，除了局部的肛门疾病，如银屑病、皮炎、接触性皮炎及扁平苔藓等各种原发性皮肤疾病也可能会导致肛门瘙痒。

*一般措施*

· 停止搔抓。
· 洗澡注意：避免热水、过度擦洗及肥皂。
· 使用温和的水霜、丝塔芙洗液或露得清肥皂。
· 保持该区域干燥和凉爽。
· 保持大便规律，用在温水浸泡过的脱脂棉擦拭。
· 穿着宽松的衣服及内衣。
· 避免局部麻醉药及杀菌药。

如果仍然存在问题并且可能有皮肤病，使用：

· 1% 氢化可的松霜。
· 或 1% 氢化可的松乳膏，含 0.5% ～ 3% 氯碘羟喹或 1% 克霉唑（最有效）。

如果单纯肛门区域并且难治：皮内给予曲安奈德 0.5 mL 浸润。

如果症状严重：分次 X 线放射疗法。

## 外阴瘙痒（Pruritus vulvae）

管理取决于病因（如念珠菌病、肛门疾病）。

*一般措施（对患者的建议）*

· 注意卫生及过度出汗。

·保持外阴部位干燥，每日至少彻底清洗一次。

·避免过度清洗。

·淋浴不超过 5 分钟。

·不要穿着连裤袜、紧身牛仔裤或紧身内裤，或使用卫生棉条。

·不要进行阴道冲洗，不要使用粉末或除臭剂。

·使用水性乳膏或丝塔芙洗液，而不使用香皂。

·在如厕后使用柔软无色无香味的手纸或婴儿用的手纸（如多芬）轻轻擦拭。

·使用良好的保湿［如舒博伦（Hydraderm）润肤霜或含 5% 花生油的水性乳膏］。

*治疗*

·当有搔抓的冲动时，应用凉凉的保湿霜（存放于冰箱内）。

·皮疹应用皮质类固醇激素软膏。

# 银屑病（Psoriasis）

银屑病是一种病因不明的慢性皮肤疾病，在人群中发病率为 2% ～ 3%。虽然银屑病可以发生在从婴儿到老年的任何时期，但最常发病年龄为 10 ～ 30 岁。

*管理原则*

·向患者进行宣教，给予心理安慰以及支持。

·提倡一般措施，如休息、节假日，最好沐浴在阳光下。

·建议预防，包括尽可能避免皮肤损伤及受压。

·根据病情轻重程度及疾病的范围进行个体化治疗（包括转诊）。

·最佳方法是与咨询师共同进行护理。

*治疗方案*（Treatment options）

*1. 局部治疗*

一般辅助治疗

·焦油沐浴露［如皮得露（Pinetarsol）或保丽娜（Polytar）沐浴露］。

·焦油洗发水［如保丽娜（Polytar）和艾诺特（Ionil-T 洗发水）］。

·晒太阳（适度）。

对于四肢或躯干的慢性稳定斑块

**方法 1**

·在夜间于患处应用 0.1% 地蒽酚乳膏，停留 20 ～ 30 分钟，淋浴冲洗掉，并且每 5 天增加浓度至 1%（最长时间为 2 小时）。

·然后在早晨外用氟化糖皮质激素。

**方法 2（组合法）**

·0.1% 地蒽酚。

·3% 水杨酸。

·10% 煤焦油溶液（焦油）。

以上三种物质混合于软的白色石蜡中。

涂于患处，停留一夜（注意污渍，可使用旧睡衣及床单）。3 周以后复查，逐渐增加地蒽酚的强度至 0.25%，然后 0.5%，然后至 1%。频率可以减少到 2 ～ 3 次 / 周。

·在早晨淋浴，然后应用外用氟化皮质类固醇。

注意有关地蒽酚：

·可将浅色头发染为紫色，所以不要在头皮上使用。

·开始使用时为低浓度，根据耐受性及效果逐渐增加浓度。

·使用的浓度为 0.1%、0.25%、0.5%、1.0% 及 2.0%。

·可以从 0.25% 较高的浓度开始，但接触时间缩短（30 分钟后进行淋浴）。

·刺激皮肤引起烧灼感。不要在面部、生殖器或皱褶部位使用。

### 新方法（仅限成年人）

·卡泊三醇软膏或霜剂，每日 2 次，最少持续 6 周。

注意：可能会刺激脸部及皱褶部，应在使用后清洗双手。价格昂贵。用于局部斑块。可以与强效的皮质类固醇联用。

### 对于较轻度的稳定斑块

3% 水杨酸和 8% 煤焦油溶液（liquor picis carbonis，LPC）溶于山梨烯醇，每日 2 ～ 3 次。

或外用氟化皮质类固醇激素。

### 对于难治性斑块

·外用氟化皮质类固醇激素（Ⅱ～Ⅲ级的较高强度），应用封闭性敷料。

·局部注射曲安奈德与水杨酸或生理盐水混合物（50 ：50）（图 P5）。

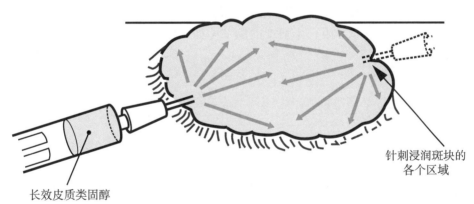

长效皮质类固醇

针刺浸润斑块的各个区域

需要注射 2 次，小斑块仅需要浸润 1 次。

图 P5　银屑病斑块病灶内类固醇注射技术

### 对于局部治疗失败的

·转诊应用补骨脂素 + 长波紫外线（psoralen+UVA，PUVA）或其他有效疗法。

### 一般要点

·用于轻度银屑病的局部用药包括焦油、二乙醇、水杨酸、卡泊三醇、皮质类固醇和他扎罗汀（类视黄醇）。

·糖皮质激素：针对小斑块及控制皮疹的主要治疗方法；对于更敏感的部位（生殖

器、腹股沟、面部）使用1%氢化可的松，其他部位可应用效度或浓度更大的药物。

· Bland 制剂和润肤剂：可用于干燥脱屑和瘙痒的部位［如溶于山梨醇烯的 LPC 和薄荷醇（或水杨酸）］。添加 5% 水杨酸的乳化软膏可以很好地去除斑块。

### 2. 全身治疗

· 甲氨蝶呤：对于严重的病例可有显著的效果。

· 环孢素（仅在医院使用）。

· 口服糖皮质激素（仅用于红皮病型银屑病），撤药时可能使银屑病不稳定。

· 生物制剂是非常有效的。如抗 TNF-α（英夫利昔单抗）（专科医师监督）。

### 3. 物理疗法

· 光疗（窄带或宽带 UVB 紫外线）。

· UVB 加煤焦油（Goeckerman 方案）：用于严重银屑病患者。

· 光化学疗法（PUVA）：用于对紫外线治疗或其他疗法无效的患者（限制使用）。

· 局部注射皮质类固醇激素：对于单独的小斑块或中等大小的斑块是一种很好且有效的治疗方法，可以由家庭医生进行治疗。

#### 注射方法

将 10 mg/mL 的曲安奈德（或其他类固醇）与普通的水杨酸或生理盐水以相等的比例混合，并用 25 g 或 23 g 针，浸润银屑病斑块皮内，覆盖几乎整个斑块。

### 儿童银屑病（Psoriasis in children）

焦油的治疗效果是优于糖皮质激素。

#### 点滴状或小斑块型银屑病

· 含 4% LPC 和 4% 水杨酸的乳膏，每日 2 次。

· 在面部以及皱褶部可用一半强度的制剂（如不能耐受，可选择 1% 氢化可的松软膏）。


# 紫癜（Purpura）

详见本书 77 页。

#### 主要病史

包括家族史、药物史和紫癜的特征，如创伤后出血或自发性出血、反复发作出血以及出血是否与创伤不成比例。

#### 诊断提示

· 血小板异常表现为创伤后的早期出血。

· 初始止血后出现延迟出血的凝血因子缺乏是通过正常血小板实现的。

· 对先前凝血应激（如拔牙、包皮环切或妊娠）的正常反应表明是获得性疾病。

典型三联征

·淤伤 + 口腔出血 + 鼻出血→特发性血小板减少性紫癜。

·月经过多 + 淤伤 + 出血增多（切口、牙齿、口腔）→血管性血友病。

·自发性关节僵硬 + 肌肉出血 + 延迟出血→血友病 A。

·关节痛 + 紫癜性皮疹 + 腹痛→过敏性紫癜（H-SP）。

# |R|

## 直肠出血（Rectal bleeding）

患者表现为任何程度的出血，包括从大便带血到严重出血。图 R1 给出了各种原因。

局部出血的原因包括擦破皮肤、肛裂、肛周血肿和肛门癌。出血为鲜红色提示为痔。会发生出血的痔通常是较小的非脱垂性痔。

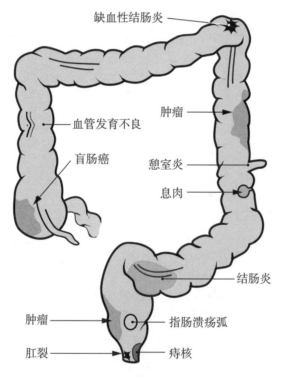

图 R1　导致直肠出血的各种原因

黑色柏油便（黑便）提示上消化道出血，回肠以及远端出血罕见柏油便。

直肠出血：诊断策略模型（Rectal bleeding：diagnostic strategy model）

可能的诊断

·痔疮 / 肛周血肿。

·肛裂。

·结直肠息肉。

·憩室炎。

·皮肤磨破（肛门瘙痒）。

不容漏诊的严重疾病

·血管：

—缺血性结肠炎。

—血管发育不良（血管扩张）。

—抗凝治疗。

·感染：

—肠炎（如弯曲杆菌，沙门氏菌）。

·癌症／肿瘤：

—结直肠，盲肠。

—淋巴瘤。

—绒毛状腺瘤。

其他：

·炎症性肠病（结肠炎／直肠炎）。

·肠套叠。

诊断陷阱（经常漏诊）

·直肠脱垂。

·肛门创伤（意外／非意外）。

·绒毛状腺瘤。

少见病：

·迈克尔憩室（Meckel 憩室）。

·直肠孤立性溃疡。

关键病史

出血的性质，包括在马桶或内衣上的血液是鲜红的们还是已经发生氧化的，是否混有粪便或黏液。出血量：轻微、中等或大量。相关症状（如体重减轻、便秘、腹泻、疼痛、虚弱、肿块、尿急、排便不满意、排便习惯改变）。

重点检查

·一般检查（贫血证据）和生命体征。

·腹部检查、肛门检查、直肠指检、直肠镜和乙状结肠镜检查。

主要检查

·全血检查和血沉。

·粪便检查及培养。

·粪便隐血。

·结肠镜检查。

·考虑腹部 X 线、CT 结肠造影、血管造影、小肠灌肠（取决于临床发现）。

# 难民健康（Refugee health）

常见问题

心理和行为障碍，贫血尤其是缺铁、口腔牙齿疾病、热带病（如蠕虫、疟疾、血吸虫病）、幽门螺杆菌感染、维生素缺乏尤其是维生素 D，特殊感官（皮肤、耳、眼）病变、慢性疾病。

不容忽视的"重要疾病"包括疟疾、结核病、血吸虫病、艾滋病、伤寒、乙型肝炎和丙型肝炎、血红蛋白病（如镰状细胞贫血）、葡萄糖 -6 磷酸脱氢酶缺乏症、脑膜脑炎和严重的心理疾病（如精神病、重性抑郁症，尤其是自杀风险）。

主要建议

应向所有难民提供全面的健康评估，最好在抵达后 1 个月内进行较为理想。其中应包括筛查和治疗结核病、疟疾、血源性病毒感染，如登革热、乙型肝炎和丙型肝炎、血吸虫病，寄生虫感染尤其是线虫感染、钩虫感染。

难民应该符合出发前的筛查标准（申请永久签证）：包括胸片（如果 ≥ 11 岁），HIV（如果 ≥ 15 岁），乙型肝炎，梅毒（如果 ≥ 15 岁），疟疾（快速抗原检测），粪便筛查肠道蠕虫。

# 不宁腿综合征（Ekbom 综合征）［Restless legs（Ekbom syndrome）］

排除糖尿病、尿毒症、甲状腺功能减退症、贫血、各种药物等因素后才可诊断。主要是一种影响老年人的功能性障碍。

饮食：戒除咖啡因并遵循健康的饮食习惯。

练习：温柔地伸展双腿，尤其是舒展腘绳肌和小腿肌肉，至少练习 5 分钟再休息（图 R2）。

药物治疗

第一选择：对乙酰氨基酚 1000 mg（口服），夜间使用，或氯硝西泮 1 mg，睡觉休息前使用。

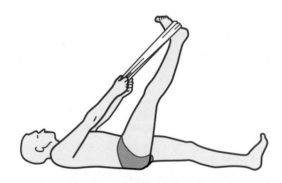

图 R2　不宁腿综合征的伸展运动

第二选择：地西泮 5 mg ± 对乙酰氨基酚。

可能会有帮助的药物：可待因、左旋多巴、巴氯芬、普萘洛尔。

一般无益的药物：卡马西平、奎宁，抗精神病药和抗抑郁药。

# 赖氏综合征和阿司匹林（Reye syndrome and aspirin）

·流感、水痘和其他病毒性疾病等的一种罕见的并发症（如柯萨奇病毒）。

· 使用阿司匹林治疗儿童发热性疾病与赖氏综合征之间有疑似的因果关系。
· 快速发展：
　—脑病发作。　⎫
　—肝功能衰竭。　⎬ 突然发作，昏迷。
　—低血糖昏迷。　⎭
· 30% 的致死率和较高的发病率。
· 支持性治疗，直接针对脑水肿。

建议：幼儿发热应避免使用阿司匹林，使用对乙酰氨基酚。

# 鼻炎（Rhinitis）

### 急性上呼吸道感染性鼻炎（Acute URTI rhinitis）
病毒感染，尤其是普通感冒。

*治疗*
· 增加液体摄入量。
· 盐水吸入或蒸汽吸入（详见本书 359 页）。
· 如果感到疼痛，使用简单的镇痛药（少见）。
· 如果肿胀和发炎，使用皮质类固醇喷剂。
· 如果二重感染，鼻部使用 2% 莫匹罗星软膏。
· 一般无口服抗生素的指征。

*过敏性鼻炎*
花粉热，详见本书 359 页。

### 药物性鼻炎（Rhinitis medicamentosa）
要警惕这种由于长期使用（＞2～4 天）自购的减充血滴鼻剂或喷雾剂引起的血管舒张反应。

### 血管运动性鼻炎（Vasomotor rhinitis）
通常是由于使用化学或环境刺激物（如烟雾和有毒气体、喷雾剂、化妆品）。情绪低落、天气寒冷潮湿、使用空调等会加重症状。

*治疗*
· 患者教育。
· 避免触发因素（如果可能）。
· 吸入糖皮质激素。
· 抗胆碱能药物（如异丙托溴铵喷鼻剂）。
· 如果必要进行鼻部手术（如电灼，冷冻）。

# 癣（Ringworm）

体癣，详见本书 446 页。

# 酒渣鼻（Rosacea）

处理

· 如果严重进行冰敷。

· 避免会引起面部潮红的因素（如过度日晒、风吹、过热、酒精、辛辣食品、热饮——茶水和咖啡）。

· 防晒。

全身性应用抗生素（首选）

· 美浓霉素或多西环素（优先选择）：

　—50 ～ 100 mg/d，口服，至少持续 8 ～ 10 周。

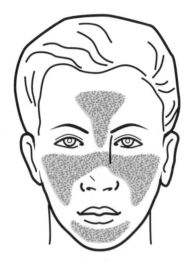

图 R3　酒渣鼻典型的面部分布

为避免复发可重复使用，但避免持续用药。

· 红霉素（第二选择），或对于应用美浓霉素或多西环素 250 mg 以上，每日 2 次效果不佳者（口服）。

· 甲硝唑（对于耐药病例）：

　—200 mg/d，持续使用 10 天。

　—或参见口服异维 A 酸治疗。

外用制剂

· 症状轻微的情况下：轻轻涂抹含 2% 硫黄的冷霜，每日 3 次。

· 严重的情况：甲硝唑凝胶或霜剂，外加薄膜护理，每日 2 次；或壬二酸凝胶，每日 2 次；或 1% 克林霉素，每日 2 次；或 2% 红霉素凝胶，每日 2 次。

· 新外用药物如 0.5% 布里莫尼定（血管收缩剂）治疗皮肤发红。

注：1% 氢化可的松霜有效，但最好避免使用类固醇。因为可导致严重的血管弹性改变，所以不应该使用强效的外用类固醇。

激光治疗适用于毛细血管扩张、红斑和鼻瘤。

# 罗斯河病毒和巴尔马森林病毒感染（Ross River and Barmah Forest infection）

蚊子传播的 α - 病毒感染具有相似的表现。

主要症状：发热、多发性关节炎、斑丘疹（75%）、肌肉痛。

通常为自限性，在 2 ～ 4 周自发缓解。

偶尔病情比较严重。

由特定血清学检查进行诊断。

对症治疗：可能需要应用阿司匹林，对乙酰氨基酚或类固醇（尽可能避免）。

# |S|

## 疥疮（Scabies）

临床特点

· 剧烈瘙痒（在温暖环境和夜间加重）。

· 皮肤丘疹性红斑。

· 通常出现在手部和手腕。

· 男性生殖器常见。

· 也发生在女性的手肘、腋下、足部及脚踝、乳头。

· 通过皮肤鳞屑镜检确诊。

治疗：适用于所有类型的疥疮

· 5% 氯菊酯乳膏（成年人和 6 月龄以上的儿童）。

· 或 25% 苯甲酸苄酯乳剂。

（如果患者未满 10 岁，与水进行 50∶50 稀释，如果患者小于 2 岁按照 1∶3 稀释）。

使用方法

· 从下颌向下涂抹于整个身体干爽的皮肤（最好是在夜间）。包括甲下、褶皱处和外阴部位。如果累及面部及头发，也可使用。

· 应用氯菊酯静置一夜（最少 8 小时），应用苯甲酸苄酯静置 24 小时，然后洗掉。

· 在 1 周后重复一次。

· 彻底更换衣服和床上用品：在治疗后洗净并在阳光下晾晒。洗干净所有毛绒玩具。

· 治疗所有家庭成员以及接触者，即使无症状。

· 外用止痒剂（如克罗米通乳膏）可用于持续性瘙痒（通常最多 3 周）。

· 对于 2 岁以下的儿童，可以每日使用 5% 硫黄乳膏或 10% 克罗米通乳膏，持续 3 天。

注意：可以用 1% 林丹（Lindane）洗液替代，尤其对生殖器疥疮。

**挪威疥疮（感染严重，有结痂）**

· 添加伊维菌素 200 mcg/kg（口服），单剂量。咨询皮肤科医生。

## 阴囊疼痛（Scrotal pain）

严重的问题包括睾丸扭转、腹股沟阴囊疝绞窄、睾丸肿瘤及阴囊血肿，均需要手术干预。精索静脉曲张可导致不适——此病需采取站立体位进行检查。

阴囊疼痛 / 不适：诊断策略模型（Scrotal pain/discomfort：diagnostic strategy model）

可能的诊断

· 创伤导致淤血和阴囊积血。

· 睾丸附件扭转。

·精索静脉曲张。

**不可忽视的严重疾病**

·血管：

　—睾丸扭转。

·感染：

　—急性附睾炎 / 睾丸炎。

　—大面积坏死性蜂窝织炎。

　—腰大肌脓肿。

　—结核病。

·肿瘤

　—睾丸肿瘤。

**其他**

·腹股沟阴囊绞窄性疝。

·急性阴囊积液。

**易漏诊的疾病**

·牵涉性疼痛。

**罕见：**

·特发性阴囊积液。

·丝虫病。

**关键检查**

·有意义的检查包括：

·全血检查。

·尿常规、镜检及培养。

·衣原体检测。

·超声检查。

·锝 -99 m 扫描。

睾丸扭转与附睾睾丸炎（Torsion of the testis versus epididymo-orchitis）

　　睾丸扭转会出现突发性疼痛，患者主诉腹股沟区有剧烈疼痛，可伴有恶心及呕吐。附睾睾丸炎最初症状一般为全身乏力及发热。睾丸很快肿胀，并有剧烈触痛。阴囊抬高通常能够减轻附睾睾丸炎的疼痛，而阴囊抬高可能会加重睾丸扭转时的疼痛。

**睾丸扭转的关键因素**

·为儿童急性阴囊疼痛最常见的原因。

·腹股沟区剧烈疼痛及呕吐症状的男孩或年轻男性可以诊断为睾丸扭转，除非证实为其他疾病。

·必须在 4～6 小时进行纠正，以防止睾丸坏疽。

·超声检查和扫描是有用的，但是通常时间上不允许，手术探查是最安全的。谨防延误。

急性附睾睾丸炎（Acute epididymo-orchitis）

唯一准则：

·＜ 35 岁：通常为性病病原体——衣原体，淋病球菌。

·＞ 35 岁：泌尿系统致病菌——大肠杆菌，其他肠源性革兰阴性菌（G- 菌）。

治疗

·卧床休息。

·阴囊抬高和支撑。

·镇痛药。

·抗生素（持续 10 ～ 14 天）。

性传播获得

·阿奇霉素 1 g，口服，每周 1 次，共用 2 次。

·加多西环素 100 mg，口服，每日 2 次。

·加上头孢曲松，肌内注射，单剂量，以覆盖淋病球菌。

伴有泌尿系统感染时所有药物持续应用 2 周

·头孢氨苄 500 mg，口服，每日 4 次。

·或阿莫西林 / 克拉维酸 875/125 mg，口服，每日 2 次，或甲氧苄啶 300 mg，口服，每日 1 次。

·或诺氟沙星 400 mg，口服，每日 2 次。

·如果病情较重使用氨苄青霉素，静脉注射 + 庆大霉素，静脉注射。

# 脂溢性皮炎（Seborrhoeic dermatitis）

脂溢性皮炎常见于身体毛发生长的部位，尤其是头皮及眉毛区域，也可以累及面部、颈部、腋下及腹股沟、眼皮（眼睑炎）、外耳道及鼻唇沟，胸骨前区通常受累。

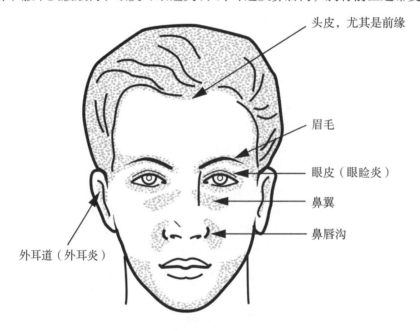

图 S1　脂溢性皮炎：成年人面部分布

治疗原则

· 外用硫黄、水杨酸、焦油制剂是首选疗法，能够去除皮屑，杀死致病的孢子菌。

· 酮康唑是最有效的局部（首选）或口服治疗用药。

· 外用皮质类固醇激素对炎症和瘙痒症状有效，最好联合使用。尽量避免使用糖皮质激素。

药物治疗：儿童

头皮：

· 含 1% 硫黄和 1% 水杨酸的舒博伦软膏。

· 或婴儿乳痂头垢软化霜（6% 水杨酸）。

· 涂于头皮，保持过夜，翌日使用温和的洗发水冲洗掉。

· 每周使用 3 次；使用婴儿润肤油或白凡士林将皮屑擦除。

面部、皱褶部以及躯干：

· 含 2% 硫黄和水杨酸的水性乳膏或舒博伦软膏。

· 1% 氢化可的松（用于面部以及皱褶部的刺激症状）。

· 0.02% ～ 0.05% 倍他米松（如果躯干有严重刺激症状）。

· 颈胸部（餐巾部位）：

· 等份 1% 氢化可的松与制霉菌素或 2% 酮康唑或 1% 克霉唑乳膏混合。

药物治疗：成年人

头皮：

· 酮康唑洗发水（在药用洗发水后立即使用），每周 2 次。

· 地塞米松凝胶用于头皮（如果非常痒）。

面部以及身体：

· 定期用温和的肥皂清洗。

· 2% 水杨酸 +2% 硫黄（± 焦油）的水性乳膏。

· 2% 酮康唑乳膏，每日 1 次，持续 4 周。

· 1% 氢化可的松，每日 2 次（如果有炎症及瘙痒症状）。

# 败血症［Septicaemia（sepsis）］

血液中的细菌或真菌的繁殖，通常引起全身性炎症反应综合征（Systemic inflammatory response syndrome，SIRS）。全身性炎症反应综合征的定义为符合下列的2个或2个以上（成年人）的指标：

· 温度 > 38 ℃或 < 36 ℃。

· 呼吸频率 > 20 次 / 分。

· 心率 > 90 次 / 分。

· 白细胞计数 > $12 \times 10^9$/L 或 < $4 \times 10^9$/L。

感染性休克可见急性循环衰竭：低血压及外周循环衰竭（四肢发凉、皮肤斑驳、发绀）。败血症患者需要紧急转诊。

# 性传播疾病（Sexually transmitted infections）

表 S1　性传播疾病：致病微生物及治疗

| 性传播疾病 | 致病微生物 | 治疗 |
|---|---|---|
| 细菌 | | |
| 淋病 | 奈瑟淋球菌 | 头孢曲松肌内注射 + 多西环素（口服）， |
| 衣原体尿道炎 宫颈炎及盆腔炎性疾病 | 沙眼衣原体 奈瑟淋球菌 沙眼衣原体 混合"阴道"菌群 | 阿奇霉素（口服） 轻度：多西环素 + 甲硝唑 （如果有奈瑟淋球菌加上阿奇霉素） 重度：加入头孢菌素（在医院内静脉注射） |
| 梅毒 | 梅毒螺旋体 | 苄星青霉素：最好转诊 |
| 细菌性阴道炎 | 阴道加德纳菌 其他厌氧菌 | 甲硝唑或克林霉素 2% 乳膏 |
| 腹股沟肉芽肿 （第五性病：杜诺凡病） | 肉芽肿荚膜杆菌 | 阿奇霉素或多西环素 |
| 软下疳 | 杜克雷嗜血杆菌 | 阿奇霉素：最好转诊 |
| 性病淋巴肉芽肿 | 沙眼衣原体 | 多西环素或阿奇霉素：最好转诊 |
| 病毒 | | |
| 艾滋病 | HIV-1，HIV-2 | 三联抗病毒治疗 |
| 生殖器疱疹 | 单纯疱疹病毒 | 阿昔洛韦或类似药物 |
| 尖锐湿疣 | 乳头状瘤病毒 | 鬼臼毒素涂膜剂或咪喹莫特 |
| 肝炎 | 乙型肝炎病毒，丙型肝炎病毒 | 干扰素 / 抗病毒 |
| 传染性软疣 | 痘病毒 | 各种简单的方法（如冷冻疗法） |
| 真菌 | | |
| 阴道鹅口疮 龟头包皮炎 （可能） | 白色念珠菌 | 任何抗真菌制剂，如克霉唑 |
| 原虫 | | |
| 阴道炎，尿道炎 龟头包皮炎 | 阴道毛滴虫 | 替硝唑或甲硝唑 |
| 节肢动物 | | |
| 生殖器疥疮 | 疥螨 | 5% 氯菊酯乳膏 |
| 阴虱病 | 阴虱 | 1% 氯菊酯洗液 |

梅毒（Syphilis）

通常表现为一个原发病灶或偶然发现血清学检测阳性（隐性梅毒）。可能合并艾滋病毒感染。

必须警惕二期梅毒的多种症状（全身症状 + 广泛的非瘙痒性皮疹）。

诊断：反应素试验、密螺旋体试验和快速血浆反应素试验。

管理

梅毒的管理十分复杂，因此推荐将患者转诊到专科医疗机构进行诊断、治疗及随访。

推荐的抗微生物治疗

病程不超过 1 年时间的早期梅毒（原发性、继发性或隐性梅毒）：

· 苄星青霉素（长效青霉素）1.8 g 肌内注射，单剂量。

· 或普鲁卡因青霉素 1 g 肌内注射，每日 1 次，持续 10 天。

对于对青霉素过敏的患者：

· 多西环素 100 mg，口服，每 12 小时 1 次，持续 14 天。

· 或红霉素 500 mg，口服，每 6 小时 1 次，持续 14 天。

晚期梅毒：病程超过 1 年或病程不确定：

· 苄星青霉素 1.8 g 肌内注射，每周 1 次，一共用 3 次。

尿道炎（Urethritis）

详见本书 462 页。

原则

· 所有 15 ~ 29 岁性生活活跃的年轻人都属于高危人群，即使没有症状，也要每年
检测一次是否有衣原体感染，留取晨尿或外阴拭子做检查。

· 任何年龄的患者要求行"性病检查"，予以以下检查：

　—尿液 PCR 或外阴拭子检测有无衣原体和淋病球菌。

　—血清学检查排除乙型肝炎（如果没有接种过乙肝疫苗或没有成功免疫）。

　—检测梅毒和艾滋病毒。

# 带状疱疹（Shingles）

详见本书 291 页。

# 肩部疼痛（Shoulder pain）

表 S2　肩部疼痛、诊断的策略模型（不包括外伤）

| 问：可能的诊断 | 重度感染 |
|---|---|
| 答：颈椎功能障碍：第四椎间盘 | · 化脓性关节炎（儿童） |
| 　肩袖肌腱病，尤其是冈上肌肌腱病 | · 骨髓炎 |
| 　粘连性囊炎（盂肱联合关节） | 　类风湿关节炎 |
| 问：不应漏诊的严重疾病 | 问：经常漏诊的疾病 |
| 答：心血管系统 | 答：风湿性多肌痛 |
| 　· 心绞痛 | 　颈椎功能障碍 |
| 　· 心肌梗死 | 　肩锁关节骨性关节炎 |
| 　肿瘤 | 　肩峰下滑囊炎 |
| 　· 肺上沟瘤 | 　下腹部病变（如内脏穿孔、出血） |
| 　· 肱骨原发性或继发性肿瘤 | |

表 S3　肩袖疾病与关节囊炎鉴别

|  | 肩袖疾病 | 关节囊炎 |
|---|---|---|
| 疼痛 | 通常剧烈，夜间痛，患侧侧卧时无法入睡 | 通常十分剧烈，夜间痛，患侧侧卧时无法入睡 |
| 发病 | 缓慢起病或突然发作，突发提示钙化性肌腱炎 | 通常缓慢起病 |
| 活动 | 疼痛弧征，某些动作可加重疼痛 | 所有方向上的动作均显著僵硬受限 |

> **肩部疼痛的警示标示：**
> 外伤史（脱臼、骨折、肩袖撕裂）。
> 发热（化脓性关节炎、骨髓炎）。
> 皮肤发红或肿胀。
> 炎性关节炎病史。
> 癌症病既往史。
> 手臂运动能力或触觉丧失。

肌腱炎综合征、肩峰下滑囊炎及粘连性关节囊炎（Tendonopathy syndromes, subacromial bursitis and adhesive capsulitis）

*指南*

这些疾病大部分转为慢性并且至少持续 12 个月。但是部分患者最终可自行缓解。

·肌腱炎综合征（肩袖肌腱病）通常主动活动不受限，但是做被动动作（如冈上肌肌腱炎外展动作）时疼痛。

治疗：在急性期休息，应用镇痛药，肌腱周围注射 1 mL 糖皮质激素和 2～5 mL 1% 利多卡因混合液。

·有时可能需要手术来分离增厚的喙肩韧带 ± 肩峰成形术。

·肩峰下滑囊炎可表现出不同程度的症状，从"冻肩"到"外展受限（肩关节疼痛弧）"均可。

治疗：向滑囊内及滑囊周围注射 5 mL 局部麻醉药，然后注射 1 mL 糖皮质激素。

·粘连性肩关节囊炎或盂肱关节的创伤性关节炎疼痛剧烈，导致主动运动和被动运动活动受限，尤其是旋转运动。

·治疗方法是在影像学引导下注射关节内类固醇或关节液压力扩张术。建议进行转诊咨询，进行先进的治疗，包括关节镜检查，具有很好的效果。

*处理规则（一般治疗）*

·疼痛，僵硬，"冻住"应行关节镜分离粘连。

·活动时疼痛应行关节液压力扩张术或类固醇注射。
　。

# 鼻窦炎（Sinusitis）

*急性*

管理

·查找鼻腔病变，如息肉病，关注牙齿问题。

· 镇痛药。

· 雾化吸入。

· 伪麻黄碱片。

如果是细菌性鼻窦炎（高热、脓涕）：

· 排除牙根感染。

· 控制诱发因素。

抗生素治疗指南

严重的病例考虑使用抗生素，至少具有下列中的三项。

· 面部疼痛。

· 持续性黏液脓性鼻涕。

· 减充血药效果差。

· 鼻窦压痛。

· 上颌骨、磨牙和前磨牙叩诊痛。

抗生素（第一选择）：

· 阿莫西林 500 mg，口服，每日 3 次，持续 7 天。

· 或（如果对青霉素敏感）多西环素 200 mg，口服，立即，然后每日 100 mg，持续 7 天。

· 或头孢克洛 375 mg，口服，每日 2 次，持续 7 天。

· 或阿莫西林 / 克拉维酸钾 875/125 mg，口服，每日 3 次，持续 7 天。

（如果对上述药物反应欠佳，表明为耐药性流感嗜血杆菌）

如果症状严重而持久，可能需要通过鼻窦灌洗或额窦钻孔术进行手术引流。

**慢性**

尽管经过多次抗生素和减充血药治疗，鼻窦炎持续时间仍超过 2 周，这在临床上很常见。鼻后滴流伴有咳嗽是一个特征表现，尤其见于夜间。有效的经验性治疗是：

· Friar 香脂或薄荷醇雾化吸入（最好是薄荷醇与 APP 联合吸入合用）。

· 维生素 C（抗坏血酸钠），每日 2 ～ 4 g（用维生素 C 粉末与橙汁混合）。

如果有过敏性基础病（面色苍白，黏膜肿胀）、那么鼻内应用皮质类固醇。

# 皮肤癌（Skin cancer）

三个主要的皮肤癌是非黑色素细胞皮肤癌（基底细胞癌，Basal cell carcinoma，BCC；鳞状细胞癌，Squamous cell carcinoma，SCC）和黑色素瘤。基底细胞癌占三种皮肤癌的 80%，鳞状细胞癌占 15% ～ 20%，而黑素瘤＜ 5%。约 80% 的皮肤癌患者死于黑色素瘤，其余死亡主要是由于鳞状细胞癌。

类型

· 基底细胞癌。

· 鳞状细胞癌。

· 鲍温病。

· 恶性黑色素瘤。

· 卡波西肉瘤。

· 继发性肿瘤（肺癌、肠癌、黑色素瘤）。

### 基底细胞癌（Basal cell carcinoma）

· 大多发生在暴露于阳光的部位：面部（主要）、颈部、上躯干、四肢（10%）。

· 容易形成溃疡（"侵蚀性溃疡"）。

· 数年生长缓慢。

· 有各种形式：结节状、色素样、溃疡状等。

· 如果在鼻周围或耳部周围，可以向深处扩展。

**处理**

· 单纯椭圆形切除术（距边缘 3 mm）为最佳。

· 如果不切除，在其他治疗之前先进行活检。

· 放射疗法、光动力疗法和咪喹莫特是可以选择的治疗方案。

### 鳞状细胞癌（Squamous cell carcinoma）

往往出现在癌前病变部位，如日光性角化病、烧伤、慢性溃疡、白斑以及鲍温病，也可以直接由正常皮肤转化而来。

耳部、口唇、口腔、舌部及生殖器部位的鳞状细胞癌是很严重的，需要进行专科治疗。

**处理**

· 小于 1 cm 的肿瘤早期切除，切缘距肿瘤 4 mm。

· 如果肿瘤较大，在切除困难部位或淋巴结肿大，应转诊进行专科手术和（或）放疗。

· 对于大部分肿瘤，外科手术是首选治疗方法，而不是冷冻治疗、咪喹莫特治疗或刮除术。

### 鲍温病（皮内癌）[ Bowen disorder（intradermal carcinoma）]

鲍温病为鳞状细胞癌的皮肤原位癌。

**处理**

· 首先进行活检以确诊。

· 如果肿瘤较小，进行手术扩大切除。

· 可能需要植皮。

注意：怀疑银屑病或皮炎，但外用类固醇无效时，应采取一块斑片进行活检。

### 恶性黑色素瘤（Malignant melanoma）

详见本书 333 页。

# 皮疹（Skin eruptions）

### 幼儿急疹（Acute skin eruptions in children）

· 下列儿童传染病常见皮疹（其中一些也可发生于成年人，详见本书 106 页）：

· 麻疹。

· 风疹。

· 病毒疹（第四种病）。

· 传染性红斑（第五种病）。

· 玫瑰疹（第六种病）。

· 川崎症。

· 水痘。

**皮肤急疹：诊断策略模型**（Acute skin eruption：diagnostic strategy model）

可能的诊断（尤其是儿童）

· 水痘。

· 麻疹。

· 风疹。

· 传染性红斑（"拍面"病），详见本书 106 页。

· 幼儿急疹，详见本书 107 页。

· 其他病毒疹（如肠道病毒）。

· 手足口病。

· 玫瑰糠疹，详见本书 389 页。

· 带状疱疹。

· 药物疹。

· 脓疱疮。

· 单纯疱疹。

· 过敏性皮疹（包括接触性皮炎）。

不可忽略的严重疾病

· 血管：

　—过敏性紫癜。

　—史蒂文斯 - 约翰逊综合征（多形性红斑）。

　—其他血管炎。

· 感染：

　—脑膜炎所致紫癜，其他败血症。

　—艾滋病毒急性感染。

　—毛囊炎（如假单胞菌、葡萄球菌感染等）。

　—二期梅毒。

　—猩红热。

· 其他：

　—结节性红斑。

易漏诊

· 银屑病。

· EB 病毒单核细胞增多症。

· 虫媒感染（如登革热、罗斯河热、巴马森林病毒、乙型脑炎）。

· 疥疮。

· 川崎病。

· 疱疹性湿疹。

· 人畜共患病（如李斯特菌病、Q 热）。

罕见

· 丝状病毒疾病（如埃博拉病毒、马尔堡病毒）。

· 多形性红斑。

关键检查

大多数诊断均为临床诊断。考虑：

· 全血检查 / 血沉 /C- 反应蛋白。

· EB 病毒检测。

· HIV 检测。

· 血清学检查明确有无风疹、细小病毒、梅毒以及其他可以感染。

· 病毒及细菌培养。

### 二期梅毒（Secondary syphilis）

皮疹通常在发生原发性硬下疳 6 ~ 8 周后出现。皮疹相对粗糙并且无症状。可以累及全身，包括手掌及足底。

### 艾滋病毒急性感染（Primary HIV infection）

艾滋病毒急性感染的常见表现是红斑、斑丘疹。如果患者出现这样的皮疹，伴有类似腺热的疾病时，那么应高度怀疑 HIV 感染，并进行特异性检测。

### 点滴状银屑病（Guttate psoriasis）

点滴状银屑病是躯干突然出现小的（< 5 mm）圆形，非常密集，红色银屑病性丘疹。通常见于咽痛之后的儿童和青少年。皮疹可能会蔓延至四肢，很快进展为银白色鳞屑。点滴状银屑病的皮疹可能自发缓解或增大形成斑块，病程往往持续 6 个月。治疗时应用紫外线及焦油制剂。

### 药物疹（Drug eruptions）

皮疹是药物治疗最常见的不良反应之一，药物可以诱发许多不同类型的皮疹，最常见的是毒性红斑。如抗生素，尤其是青霉素，此外还有利尿剂、抗癫痫药物、别嘌呤醇、非甾体类抗炎药。

### 多形性红斑（Erythema multiforme）

多形性红斑是累及皮肤和黏膜表面的急性皮疹，主要发生于手背、手掌及前臂，亦可累及脚、脚趾、口部。多形性红斑是一种血管炎，原因很多但大多未知（50%）及单纯疱疹病毒。多见于儿童及年轻成人。

#### 史蒂文斯 - 约翰逊综合征

非常严重，常有致命性症状。突然发病伴有发热及全身症状。

#### 治疗

找出并消除病因（如停药）。对症治疗（如用抗组胺药止痒）。严重病例转诊，通常需要住院治疗，给予高剂量的类固醇。

### 结节性红斑（Erythema nodosum）

特点是小腿出现鲜红色突出皮肤表面的触痛性软结节，有时出现在大腿及手臂。

原因 / 相关

·结节病（最常见的已知的原因）。

·感染（如结核菌、链球菌）。

·炎症性肠病。

·药物（如磺胺类、抗癫痫药、青霉素）。

·未知（50%）。

检查

测试包括全血检查、血沉、胸片（最重要）、结核菌素试验。

治疗

如果可能的话找出病因。急性期应休息并应用镇痛药或非甾体类抗炎药治疗。如果症状严重的话，应用全身类固醇加速症状缓解。

预后

经过 3～4 周有自发缓解的趋势。

### 手足口病［Hand, foot and mouth（HFM）disease］

手足口病可发生于儿童及成年人，但是主要累及 10 岁以下的儿童。皮损出现在手、手掌及足底（通常是侧缘），囊泡导致颊黏膜、牙龈和舌部浅溃疡。手足口病是感染 A 型柯萨奇病毒所致。

管理

对患者进行心理安慰，解释病情（皮损 3～5 天内缓解）。对症治疗：注意卫生。

# 睡眠障碍（Sleep disorders）

大约一半的人口在 12 个月内报告有与睡眠有关的问题。健康青年人正常理想的睡眠是 7.5～8 小时，潜伏期＜30 分钟。

表 S4　睡眠障碍的分类（修订版 DSM-5，附关键例子）

| 睡眠障碍 | ·昼夜节律睡眠障碍 |
|---|---|
| ·失眠 | ·非快速动眼睡眠唤醒障碍 |
| ·嗜睡 | ·梦魇症（梦魇焦虑） |
| ·发作性嗜睡 | ·快速动眼行为障碍 |
| ·呼吸相关的睡眠障碍： | ·不宁腿综合征 |
| —阻塞性睡眠呼吸暂停 | ·物质或药物引起的睡眠障碍 |
| —中枢性睡眠呼吸暂停 | |
| —中央肺泡通气不足综合征 | |

原发性失眠（Primary insomnia）

详见本书 310 页。

周期性肢体运动（Periodic limb movements）

周期性肢体运动也被称为夜间肌阵挛或"腿抽搐"，往往发生在小腿的胫前肌。大部分患者是无症状的，而诊断往往是在睡眠研究中得到。如果患者感到困扰，转诊至睡眠门诊为宜。

药物治疗（如果有症状）

·左旋多巴＋卡比多巴（如息宁 100/25 mg，睡前服用 2 片）。

·或氯硝西泮 1 mg，口服，每晚服用，增加至 3 mg，口服，每晚服用。

·或丙戊酸钠 100 mg，口服，每晚服用。

### 多动腿综合征（Restless legs syndrome）

详见本书 406 页。

### 发作性嗜睡（Narcolepsy）

详见本书 447 页。

### 睡眠呼吸暂停（Sleep apnoea）

睡眠呼吸暂停是指通气（呼吸）周期性短暂的中断，导致低氧血症及相关生化指标变化，在睡眠觉醒时终止，患者往往不能察觉。主要类型是阻塞性睡眠呼吸暂停，指夜间睡眠时出现呼吸暂停及低度通气，同时伴有日间功能障碍，尤其是白天易瞌睡。

诱发原因包括：

·呼吸道狭窄（如肥胖、扁桃体－腺样体肥大）。

·上呼吸道肌肉张力减退（如酒精作用、神经系统疾病）。

·鼻塞。

临床表现包括白天嗜睡及神经精神障碍（如抑郁症、人格改变）。

另一种类型是中枢性睡眠呼吸暂停，以夜间睡眠时出现周期性呼吸动力丧失为特征。

管理

建议转诊至睡眠障碍中心。一般原则和方法：

1. 生活方式改变（如减肥、戒烟）。

2. 经鼻罩（或面罩）持续气道正压通气（Continuous positive airway pressure，CPAP）。

3. 矫正手术（如扁桃体切除术、鼻塞矫正术）。

4. 口腔矫治器（如下颌前移夹板）。

5. 药物治疗（如阿米替林）。

### 异态睡眠（Parasomnias）

异态睡眠是与睡眠、睡眠阶段或部分觉醒相关的发作性功能失调。多见于儿童。

梦魇症（梦魇焦虑）

在睡眠期后段发生，伴随着无意识的身体动作，与创伤性应激障碍、服用某些药物或停药有关。心理评估与认知行为疗法是适当的治疗方法。药物可能有帮助，如用苯妥英钠、氯硝西泮或地西泮进行 6 周的试验性治疗详见本书 350 页。

夜惊症

主要特点是尖锐的叫声、剧烈的拍打动作，以及过度活动不受意志支配。患者可能醒来或可能不会醒来，通常不能回忆事件。需要对患者进行心理评估和治疗。药物治疗与梦魇症类似。

梦游症

患者在床上进行一些重复的活动或走动自如。通常无须进行治疗，但是如果患者的症状重复，造成困扰，应确保患者的睡眠环境安全。可以使用苯二氮䓬类药物（需慎重）。

快动眼睡眠行为失调

典型特征为做梦时伴有复杂且细微的动作（可能为带有侮辱性语言的暴力行为）。多见于患有中枢神经系统退化性疾病的老年男性。

诊断：睡眠研究。

治疗：氯硝西泮。

儿童睡眠障碍（Sleep disorders in children）

详见本书 113 页。

# 吸烟 / 尼古丁（Smoking/nicotine）

在澳大利亚，吸烟是最大的可预防的致死和致病因素。

使患者戒烟的方法

几项研究都强调了由家庭医生进行适当干预的价值。重要的是应鼓励人们戒烟，制订戒烟的项目计划并进行随访。

干预：5A 框架

· 任何时候都要询问并记录患者吸烟情况。

· 评估患者戒烟的动力和是否有信心："你对戒烟感兴趣吗？"

· 建议所有吸烟者戒烟（语气委婉）。

· 通过咨询和药物疗法帮助患者戒烟。

· 安排随访以维持戒烟建议以及保证未再吸烟（非常重要）

· 如果患者打算戒烟，那么签订一个合约（如下图所示）。

· 尼古丁替代疗法：尼古丁可以用来帮助戒除对香烟尼古丁的依赖。这是一项临时措施，不应长于 6 个月。

**戒烟合约**

我_____同意在_____年_____月_____日开始停止吸烟

我知道戒烟对身体有好处，为了我的健康，我要戒烟，戒烟是一件非常了不起的事情，并且我的医生强烈建议我戒烟。

（患者签字）

（医生签字）

尼古丁替代疗法

剂型：

· 尼古丁口香糖。

· 尼古丁吸入器。

· 尼古丁离子交换树脂（含片）。

· 尼古丁透皮贴剂（可能是最好的方法）使用 12 周。

　　——低度到中度依赖（10～20支/天）：14 mg/24 h 或 10 mg/16 h 贴剂，每日；
　　4～6周后改为7 mg 贴剂；目标是在12周内停止使用贴剂。

　　——高度依赖（＞20支/日）21 mg/24 h 贴剂每日→4～6周后改为14 mg 贴剂→
　　4～6周后改为7 mg 贴剂；目标是在12周内停止使用贴剂。

注意：持续给予支持及咨询（包括预期指导）是必不可少的。患者在使用贴剂期间一定不要吸烟。

其他药物：

· 安非他酮［耐烟盼（Zyban SR）］每日150 mg，口服，服用3天，然后每日2次，服用7周。不建议安非他酮和尼古丁替代疗法联合使用。

· 酒石酸伐尼克兰片（畅沛）每日0.5 mg，7天内逐渐加量至1 mg，每日2次，直到12周疗程结束。此方法效果好，但是有部分副作用，尤其是恶心。

· 去甲替林每日75 mg，口服，从戒烟之日前14天开始，持续12周。

· 注：所有方法中定期随访至关重要。

· 推荐支持小组给予鼓励和帮助。

· 快速戒掉坏习惯：完全戒烟是最好的选择，但是在取得最终突破前，可以通过改变为尼古丁含量少的香烟品牌，少吸入，早些熄掉香烟或减少吸烟数量等方法，使戒烟变得更容易。最好避免更改为雪茄或烟斗。

*戒烟技巧（对患者的建议）*

· 确定戒烟的明确日期（如在长假期间）。

戒烟后：

　　——多吃水果和蔬菜（如用力咀嚼胡萝卜、芹菜及干果）。

　　——诸如柑橘类水果等食物可以降低烟瘾。

　　——咀嚼低热量口香糖和吃糖果。

　　——增加你的活动（如进行规律散步，而不是看电视）。

　　——避免进入吸烟的场合，寻求非吸烟者一起相互监督。

　　——对不吸烟的决定毫不动摇，下定决心并且坚决执行。

　　——培养业余爱好以忘掉吸烟（如水上运动）。

*戒断反应（DSM-5，心理健康参考手册第5版）*

最初的症状是烦躁、食欲增加、易怒、注意力不集中、头痛、心动过速、失眠、咳嗽加重、焦虑、紧张、抑郁、疲劳、出汗增加。经过10天左右这些反应会消退。

## 弹响髋（Snapping or clinking hip）

有些患者主诉髋部弹响。虽无疼痛症状，但却是令人烦恼的问题。

通常的原因是绷紧的髂胫束（肌腱或阔筋膜张肌）在大粗隆上前后滑动或关节松弛。

*治疗*

治疗有两个基本要点：

· 向患者解释并进行心理安慰。

·练习伸展髂胫束。

# 打鼾（Snoring）

如果是病理性打鼾，那么应转诊至睡眠实验室进行阻塞性睡眠呼吸暂停综合征及其他疾病的评估和管理。

如果是功能性打鼾，以下建议供考虑。

·治疗鼻塞（包括花粉热）。

·减重并维持理想的体重。

·避免使用药物等（如镇静药、安眠药、酗酒及吸烟）。

·尝试侧卧位睡眠。

·避免仰卧位睡眠。如果夜间你有仰卧位睡眠的倾向，那么可以考虑在睡衣背部缝上网球或乒乓球，或反戴胸罩，胸罩内放上网球。

·在夜间使用柔软的颈垫以保持颈部伸展。

·向伴侣提供适当的耳塞。

·考虑试用鼻内设备，如呼吸奇迹（Breathing Wonder®）——鼻的塑料插件。药剂师可以提供此类器件使用类型的建议。

# 咽痛（Sore throat）

关键查体

·在视诊时，注意五官的大体外观，寻找有无中毒迹象，有无白血病所致的黏膜贫血苍白，传染性单核细胞增多症所致的鼻塞，或咽峡链球菌感染所致的口臭。

·触诊颈部，检查喉痛和淋巴结情况，检查各个鼻窦区域有无压痛等。

·然后检查口腔和咽喉部。

关键实验室检查

考虑：

·咽喉拭子。

·全血检查。

·单核细胞增多症检查。

·血糖。

·可疑病灶的活检。

表 S5　咽痛：诊断的策略模型

| 问：**可能的诊断** | 问：**不应漏诊的严重疾病** |
|---|---|
| 答：病毒性咽炎（主要原因） | 答：心血管系统 |
| 　链球菌扁桃体炎 | 　·心绞痛 |
| 　慢性鼻窦炎伴有鼻后滴流 | 　·心肌梗死 |
| 　口咽念珠菌感染 | 　肿瘤 |

| | |
|---|---|
| ·口咽癌，舌癌 | 念珠菌感染 |
| 血质不调（如粒细胞缺乏症，急性白血病） | ·常见于婴幼儿 |
| 重度感染 | ·类固醇吸入剂使用者 |
| ·急性会厌炎（儿童＜4岁） | 性传播疾病 |
| ·扁桃体周围脓肿（扁桃体周脓肿） | ·淋菌性咽炎 |
| ·咽后壁脓肿 | ·单纯疱疹（Ⅱ型） |
| ·白喉（非常罕见） | ·梅毒 |
| ·HIV/AIDS | 反流性食管炎→咽炎 |
| 问：**经常漏诊的疾病** | 刺激物（如香烟烟雾、化学品） |
| 答：异物 | 长期张口呼吸 |
| EB病毒感染引起的单核细胞增多症（易漏诊） | 口腔溃疡 |
| | 甲状腺炎 |

咽痛的对症治疗

大部分急性咽痛是由病毒感染引起的，下面是对症治疗。

· 足够的舒缓液，包括冰棒。

· 镇痛：成年人选用2片水溶性阿司匹林或对乙酰氨基酚；儿童选用对乙酰氨基酚酏剂（非乙醇溶剂）。

· 休息并保证充足的水分摄入。

· 舒缓漱口液（如用于镇痛的可溶性阿司匹林）。

· 不鼓励过度使用非处方的润喉糖和外用喷剂，会引起咽喉敏感。

链球菌性扁桃体炎咽炎（Streptococcal tonsillopharyngitis）

A组β型溶血性链球菌性（Group A beta-hemolytic streptococci, GABHS）咽炎的四个主要特点

· 发热＞38℃。

· 颈部淋巴结肿大触痛。

· 扁桃体有渗出。

· 无咳嗽。

如果存在咽部感染临床症状，那么咽拭子检测从受感染的咽部分离出链球菌的有效性约为90%。应该用青霉素或一种可替代的抗生素进行治疗。

抗生素治疗的适应证

· 出现上述链球菌感染症状的重度扁桃体炎。

· 合并有风湿性心脏瓣膜病的任何年龄段患者。

· 猩红热。

· 扁桃体周围蜂窝织炎或扁桃体周围脓肿。

· 来自急性风湿热患病率很高的特殊群体（如偏远的土著居民）的3～25岁患者，推断为链球菌感染。

一项循证医学的研究建议，如果感冒以自然进程发展，则不需要使用抗生素治疗。如果患者咽痛不伴有咳嗽，但是发热＞38℃，颈部淋巴结触痛，以及咽喉有白色斑点，则建议应用抗生素。

治疗链球菌咽部感染（确诊或怀疑感染）

儿童

- 青霉素 V 25 ～ 50 mg/（kg·d），口服，分 2 ～ 3 次，持续 10 天（至最大剂量 1 g/d）。
- 或（如果对青霉素敏感）罗红霉素 4 mg/kg，最大至 150 mg，口服，每日 2 次，持续 10 天。

成年人

- 青霉素 V 500 mg，口服，每 12 小时 1 次，持续 10 天。
- 或罗红霉素 300 mg/d，口服，持续 10 天。

如果患者依从性差

- 单剂量肌内注射苄星青霉素，注射剂量为 900 mg。

注意：虽然症状及大部分检查结果会在治疗后 1 ～ 2 天变得正常，但是应进行 10 天的全程治疗，以彻底消除鼻咽部化脓性链球菌，从而减少复发或并发症如风湿热的风险。

扁桃体周围脓肿（Quinsy）

扁桃体周围脓肿可应用抗生素治疗（如普鲁卡因青霉素肌内注射或克林霉素），如果脓肿形成突起可在局部麻醉下引流。口服青霉素治疗很可能效果不佳。治疗后通常建议进行扁桃体切除术。

白喉（可见于近期海外旅行者）[Diphtheria（may be seen in recent overseas travellers）]

管理：转诊

- 咽部拭子。
- 抗毒素。
- 青霉素或红霉素 500 mg，每日 4 次，持续 10 天。
- 隔离患者。

念珠菌咽炎（Candida pharyngitis）

管理

- 确定潜在的病因（如糖尿病、HIV 感染、应用皮质类固醇）。
- 用制霉菌素混悬液冲洗并吞咽，每日 4 次。

注意：不要忘记考虑常被误诊的 Epstein-Barr 单核细胞增多症。


# 脊柱功能障碍（Spinal dysfunction）

脊髓或椎体功能障碍可以被视为一个多种疾病的综合体，因为在医疗培训中并未强调脊柱作为各种疼痛综合征的起源。

如果患者任何地方有疼痛，那么均有可能的是脊柱来源的，临床医师应该始终牢记这一点。

颈椎功能障碍（Cervical spinal dysfunction）

如果忽视颈椎作为疼痛（如头部、肩部、手臂、上胸部——前部和后部，以及耳部周围或面部的疼痛）的来源，那么就会掩盖症状的原因并且会处理不当。

胸椎功能障碍（Thoracic spinal dysfunction）

胸椎脊髓功能障碍（亦有下颈髓）是与脊髓功能障碍相关的最常见、最难以识别的发生在胸椎的疾病，可能会导致胸部模糊的疼痛，包括前胸部疼痛。

这种牵涉痛会与内脏疾病的症状混淆，如心绞痛和胆绞痛。

腰椎功能障碍（Lumbar spinal dysfunction）

腰椎功能障碍和疼痛综合征之间的关系通常是较容易联系在一起的。疼痛通常位于腰背并向臀部或下肢背侧放射。也会在骨盆区、腹股沟区及腿部前侧出现牵涉痛。

来自脊柱不同节段的牵涉痛和神经根性疼痛的模式图见图 S2。

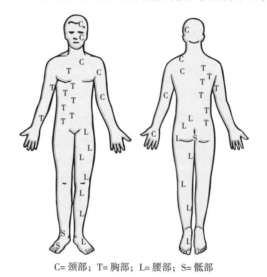

C= 颈部；T= 胸部；L= 腰部；S= 骶部

图 S2 来自脊柱的牵涉痛和根性疼痛模式的例子（仅显示一侧的节段性分布）

# 脾切除术患者（Splenectomy patients）

主要适应证：特发性血小板减少性紫癜、脾功能亢进、创伤、霍奇金/非霍奇金淋巴瘤、溶血性贫血。脾切除术后可能短期内出现血小板增多，但无脾和脾功能减退的患者，长期风险是致命性的重度感染。

预防

· 对各种风险及感染，尤其是疟疾感染的宣教。

· 肺炎球菌免疫接种：术前 2～3 周，5 年后重复接种。

· 嗜血杆菌 B（如果未免疫仅 1 次——术前 2 周）。

· 脑膜炎球菌疫苗，首剂免疫后，每 3～5 年接种 1 次。

· 流感疫苗，每年 1 次，首剂于术前 2 周接种。

· 长期给予青霉素：每日阿莫西林，或青霉素 V，每日 2 次；如果对青霉素过敏，每日服用罗红霉素或红霉素。

·如果出现感染，那么应紧急入院治疗（参考：免疫指南）。资源：维多利亚脾脏服务，www.spleen.org.au。

## 踝关节扭伤（Sprained ankle）

踝关节韧带扭伤的治疗取决于扭伤的严重程度。大部分 I 级（轻度）、II 级（中度）扭伤对标准的保守措施反应良好，并在 1～6 周内完全恢复，运动无疼痛，但是对于 III 级扭伤（完全撕裂）最合适的处理仍存在争议（手术或石膏固定哪种较好）。

谨防潜在的骨折，如果怀疑骨折应进行 X 线检查。

*I 级和 II 级扭伤*

R（Rest）受伤部位休息 48 小时，取决于受伤程度。

I（Ice）在受伤的前 48 小时内清醒时，每隔 3～4 小时用冰袋敷 20 分钟。

C（Compression）绷带压迫（如给布绷带）。

E（Elevate）抬高至髋关节水平面，以尽量减少肿胀。

A（Analgesics）镇痛药（如对乙酰氨基酚）。

R（Review）在 48 小时后复查，然后在 7 天后复查。

S（Special）特殊方法包扎患肢。

在第一个 48 小时使用部分负重扶拐，或直至站立时不再感到疼痛前均使用，然后鼓励早期完全负重和进行全范围等长收缩运动练习。在第一个 48 小时后用温水浸泡，避免用冰袋敷。目标是 2 周后能够完全充分地活动。

## 鱼刺伤（Stinging fish）

受伤原因主要是锐刺（如石鱼）。

将受伤部位在很温暖到热（45 ℃，非滚烫）的水中浸泡或沐浴。

考虑局部麻醉浸润。

## 胁部剧痛（肋间肌肉痛性痉挛）［Stitch in side（precordial catch，Texidor twinge）］

上腹部或季肋部疼痛是由膈肌绞痛引起的单侧锐痛。在儿童和青少年常见，持续 1/2～3 分钟。

·在活动过程中出现疼痛发作时应停下来并休息，尤其是在长跑过程中。然后走，不要跑。通过挺直身体来缓解症状并进行非常缓慢的深呼吸，然后进行浅呼吸。

·用中间 3 个手指指腹对疼痛部位进行深层按摩。

·进行缓慢的深呼吸。

预防：活动之前进行腹式呼吸。

## 应激障碍（Stress disorders）

详见本书 35 页。

## 脑卒中及短暂性脑缺血发作［Stroke and TIAs（transient ischaemic attacks）］

卒中是一种持续时间超过 24 小时的局灶性神经功能障碍，由一种血管病变所致。

短暂性脑缺血发作是一种由大脑局部或视网膜局部缺血所致的神经系统功能瞬间障碍，无局部梗死发作。

进展性卒中是一种进行性加重的神经功能障碍，推测是由梗死所致，24 ～ 48 小时内逐渐加重。

脑卒中的常见原因是原发性脑出血（10%）、蛛网膜下腔出血（5%）以及缺血性卒中（85%）。

### 脑卒中（Stroke）

#### 关键信息

· 所有的短暂性脑缺血发作及脑卒中均应紧急治疗，转诊至配有 CT 和（或）MRI 影像学设备的专业卒中专科治疗，如果卒中专科能够为缺血性卒中提供溶栓治疗就更好。

· 卒中发作 4.5 小时内，进行溶栓治疗是有效的。

· 助记符 FAST：让患者微笑（Face），举起双臂（Arms），说一个简单的句子，理想情况下干预时间在 3 ～ 4 小时内（Time）。

三个已证实能够改善急性卒中预后的策略（1 级证据）：

· 在缺血性卒中发生 4 ～ 4.5 小时内静脉注射纤溶酶原激活药（rtPA）。

· 在缺血性卒中发生 48 小时内给予抗血小板药物。

· 在卒中专科治疗。

#### 医疗实践要点

· 对所有卒中患者安排 CT（或如果可行，首选 MRI 检查）扫描：如果正常，在 7 ～ 10 天后复查。非增强 CT 检查是首选的紧急检查。

· 心脏疾病是栓子的常见来源。

· 对于较年轻的患者应考虑卵圆孔未闭的可能性（占人群的 20%）（反常栓塞：静脉→脑部）。

· 突发卒中是典型的栓塞。

· 颈动脉超声和经颅超声（或 MRI）用于检查颈动脉及后循环（图 S3）。

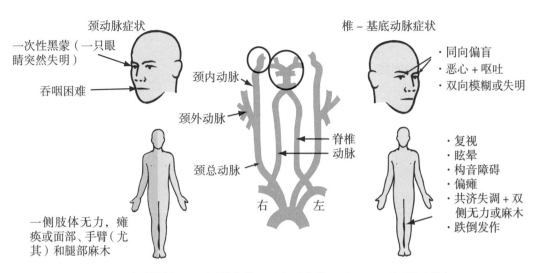

颈动脉症状　　　　　　　　　　　　　椎 – 基底动脉症状

一次性黑蒙（一只眼睛突然失明）

吞咽困难

颈内动脉

颈外动脉

脊椎动脉

颈总动脉

右　　　左

·同向偏盲
·恶心 + 呕吐
·双向模糊或失明

·复视
·眩晕
·构音障碍
·偏瘫
·共济失调 + 双侧无力或麻木
·跌倒发作

一侧肢体无力，瘫痪或面部、手臂（尤其）和腿部麻木

图 S3　脑动脉循环，颈动脉与椎 – 基底动脉供血不足一些重要临床特征

管理（最好在卒中专科）

·检查并找出风险因素。

·积极治疗高血压及其他危险因素，如胆固醇升高。

·静脉给予液体、电解质及营养支持。

·物理治疗和言语安慰。

·用多学科团队进行积极康复。

·脑内出血（往往"生长"）：考虑手术清除小脑和大脑白质的出血。

·蛛网膜下腔出血：尼莫地平 ± 手术。

·梗死：

　　—用阿替普酶（爱立通）进行溶栓治疗。

　　—应用抗血小板药物，如阿司匹林。

　　—不推荐应用肝素（避免使用类固醇、甘露醇和抗凝剂）。

## 短暂性脑缺血发作（Transient ischaemic attacks）

部分缺血症状

·一过性单眼失明（一过性黑蒙）。

·短暂性半球发作。

·"闭锁"综合征。

·椎 – 基底动脉（VBI），如：

　　—双侧运动丧失。

　　—交叉性感觉和运动丧失。

　　—复视。

　　—双侧视物模糊或失明。

检查

·CT 扫描或 MRI 检查。

·全血检查。

·12 导联心电图和颈动脉成像是第一个小时的重要检查。

·血糖、肌酐、胆固醇。

·甲状腺功能检查。

·颈动脉多普勒超声（有颈动脉供血区域症状）。

·考虑心电图检查。

·经食管超声心动图和动态心电图或床边心脏监测可能会改善诊断。

·CT 扫描（非增强）/MRI 检查。

**管理（表 S6）**

·目标是最大限度地减少严重卒中的风险（表 S7）。

表 S6　CHADS$_2$ 标准和卒中风险

| CHADS$_2$ 标准 | 得分 | 卒中风险 | 推荐治疗 |
|---|---|---|---|
| 既往卒中史或 TIA 病史 | 2 | 高（2～6） | 华法林（INR2～3）或新型口服抗凝药（NOACs） |
| 年龄 ≥ 75 岁 | 1 | 中（1） | 华法林或阿司匹林 |
| 高血压 | 1 | 低（0） | 阿司匹林（100～300 mg/d） |
| 糖尿病 | 1 | | |
| 心力衰竭 | 1 | | |

表 S7　评估卒中风险的工具：ABCD

| 这个筛查工具有助于预测短暂性脑缺血发作的 7 天内的卒中风险。 |
|---|
| A（Age）= 年龄 ≥ 60 岁（1 分） |
| B（Blood pressure）= 收缩压 ≥ 140 mmHg 或舒张压 ≥ 90 mmHg（1 分） |
| C（Clinical features）= 临床特点：任何单侧肢体无力（2 分），言语功能受损不伴有无力症状（1 分） |
| D（Duration）= 持续时间：≥ 60 分钟（2 分），10～59 分钟（1 分） |
| D（Diabetes）= 糖尿病：1 分 |
| 最高分 7 分 |
| ＞ 4 分 = 高风险 |
| ≤ 4 分 = 低风险 |

·确定原因并纠正（如果可能的话）。

·戒烟和治疗高血压（如适用）。

·给予他汀类药物治疗高胆固醇血症。

·抗血小板治疗：

　—阿司匹林 100～300 mg/d。

　—或双嘧达莫 + 阿司匹林 200 mg/25 mg（Asasantim 缓释剂）口服，每日 2 次。

　—或（如果有阿司匹林禁忌证）氯吡格雷 75 mg/d，口服。

·抗凝血治疗——华法林或新型口服抗凝药（New oral anticoagulants，NOACs）：

　—椎 - 基底动脉灌注不足（短暂性脑缺血发作频率增加）。

　—抗血小板治疗失败。

—心房颤动（特定病例），尤其是患者 > 65 岁。

· 颈动脉内膜切除术：虽然颈动脉内膜切除术的治疗效果尚不确定，但是对于有颈动脉狭窄的患者有一定的治疗作用，能否治疗取决于医疗机构的专业技能。没有证据表明手术适合狭窄程度 < 60% 的无症状患者或狭窄程度 < 30% 的有症状患者，但是对于狭窄超过 70% 的患者（并且可能对狭窄程度 > 60% 的无症状患者）有显著益处。

· 颈动脉支架置入需要确定置入位置，最好在卒中专科进行确认。

颈动脉狭窄的规则：

· 70 ~ 99%：干预。

· 50 ~ 69%："灰色区域"，参考。

· < 50%：观察。

**心房颤动与短暂性脑缺血发作（Atrial fibrillation and TIAs）**

管理

· 瓣膜病：华法林。

· 非瓣膜病（单纯房颤）：

—无风险因素：无须治疗或阿司匹林 100 ~ 300 mg/d。

—有风险因素：华法林：INR2 ~ 3 或口服新型抗凝药。

—如果有华法林禁忌：口服新型抗凝药或阿司匹林。

**颈动脉多普勒超声检查的适应证**

· 颈部杂音，因为此症状的卒中率非常高。

· 短暂性脑缺血发作。

· 短暂性脑缺血发作逐渐严重（更频繁，更持久）。

· 椎 – 基底动脉供血不足的症状。

· 大脑半球卒中。

· 大血管手术前（如冠状动脉搭桥术）。

**转诊时机**

· 大部分病例考虑转诊。

· 怀疑蛛网膜下腔出血。

· 颈动脉狭窄。

· CT 检查提示小脑出血。

· < 50 岁的年轻患者发生卒中，考虑卵圆孔未闭和其他少见的原因。

# 口吃（Stuttering）

详见本书 113 页。

# 睑腺炎（Stye in eye）

· 闭眼用热水瓶的蒸汽直接热熏，或热敷（有助于自发引流）。

· 进行睫毛脱毛术以引流（如果脱毛术不起作用，那么可使用 $D_{11}$ 的刀片去除）。

· 如果感染局部扩散，只使用外用抗生素软膏（如氯霉素）；如果感染远端扩散形成耳前淋巴结炎，则需全身应用抗生素。

## 结膜下出血（Subconjunctival haemorrhage）

· 向患者进行耐心的解释和心理安慰。
· 高血压与其有较低的相关性。
· 2 周后，出血吸收。
· 虽然无须进行局部治疗，但是推荐用温和的盐溶液清洗，每日 2 次。

## 婴儿猝死综合征（Sudden infant death syndrome，SIDS）和明显威胁生命的事件（apparent life-threatening episode）

### 预防建议
在婴儿出生后：
· 让宝宝仰卧位睡觉，不使用枕头（除非有特殊原因需要放置在肚子上）。
· 确保头部未被遮盖。
· 母乳喂养。
· 确保婴儿不暴露于吸烟环境（出生之前和之后）。
· 确保婴儿没有过热（头部和颈部出汗表示婴儿太热）。
· 床上覆盖物不超过成年人需要的厚度。
· 在婴儿床上无任何其他物品（如毛绒玩具），最好独自睡觉。
· 如果宝宝身体不适，就诊寻求医生的建议。

### 婴儿猝死综合征的管理
· 让父母看望宝宝或抱着宝宝。
· 向患儿家属进行解释，包括验尸官参与的原因。
· 提供哀伤咨询。
· 提供早期接触并给予持续的支持。
· 与婴儿猝死综合征的支持小组联系。
· 进行家访。
· 提供催眠药（有限的）。
· 提供回乳方面的建议。
· 请记住兄弟姐妹也会经历悲伤反应。
· 必须通知警察和验尸官。

### 明显威胁生命的事件（Apparent life-threatening episode）
明显威胁生命的事件（ALTE）或"侥幸脱险的婴儿猝死综合征"被定义为呼吸暂停、皮肤颜色变化或窒息的可怕病情。至少有 10% 患儿会发生再次发作。管理包括入院接受检查及监测。

在家进行呼吸暂停监测指南（针对怀疑对象）：
明显威胁生命的事件（ALTE）。

· SIDS 患儿的弟弟妹妹。
· SIDS 患儿的双胞胎。
· 极度早产儿。

## 晒斑（Sunburn）

*治疗*

· 阿司匹林（疼痛）。
· 异丙嗪（镇静 / 瘙痒），仅应用于需要时。

外用：

· 对于非起疱的重症病例（早期）用 1% 氢化可的松软膏或霜剂，2 ～ 3 小时后和第二天（不是 24 小时后）重复使用。
· 或涂抹小苏打糊剂（碳酸氢盐），每 2 小时 1 次。
· 或油性炉甘石洗剂。

*预防*

在上午 10 点至下午 3 点期间（或上午 11 点至下午 4 点，夏令时间）避免暴露在夏季阳光下。建议自然遮阳，谨防沙子、水和薄云的反射光。使用 SPF30 或以上防晒霜。戴宽边帽并穿防护服。

## 出汗（Sweating）

出汗，（过量）出汗。
详见本书 387 页。

### 全身性多汗症（General hyperhidrosis）

· 向患者进行解释并给予心理安慰。
· 如果是局部多汗，可试用 20% 普鲁本辛氯化铝乙醇溶液。

### 腋窝多汗症（Axillary hyperhidrosis）

*治疗*

· 向患者进行解释并给予心理安慰。
· 治疗参考狐臭详见本书 68 页。
· 20% 氯化铝酒精溶液［洁可露（Driclor）止汗露和汗锁尔（Hidrosol）止汗露）］；每晚一次，持续 1 周，然后每周 1 ～ 2 次或按需应用。

### 手术（Surgery）

从腋下楔形切除一小块皮肤和皮下组织。使用在需要切除的汗腺部位撒上可待因粉剂。切除大小通常约 4 cm × 2.5 cm。

## 梅毒（Syphilis）

详见本书 414 页。

# |T|

## 卫生棉条中毒性休克综合征（Tampon toxic shock syndrome）

通常由感染葡萄球菌外毒素引起，与使用高吸水性卫生棉条有关。化脓性链球菌也可以导致此病。该综合征较为少见，通常在月经开始后 5 天内发作。

临床特点包括突然发热、呕吐和腹泻、肌肉酸痛、皮肤出现红斑、低血压、进展为意识模糊、昏迷甚至死亡。

### 管理

积极治疗，根据疾病的严重程度决定治疗方案。应该从阴道、宫颈、会阴及鼻咽部取分泌物进行培养。如果出现休克症状，患者应转诊至大型医院。另外，阴道必须清空，确保没有卫生棉条遗留，使用聚维酮碘溶液清洗，每日 3 次，持续 2 天，应用双氯西林 / 氟氯西林或万古霉素等抗生素，治疗 8 ～ 12 天。

## 儿童（鼻泪管）堵塞 ［Tearduct（nasolacrimal duct）blockage in child ］

详见本书 230 页。

- 如果存在结膜炎：抗生素软膏或氯霉素眼药水。
- 从内眦向鼻根部进行定期按摩（教会患儿母亲），至少每日 2 次。
- 如果婴幼儿持续存在症状：需要在 4 ～ 6 月龄时进行鼻泪管探测，如非持续存在，则可保守治疗至 6 月龄或以上，因为可能会自发缓解。

## 出牙（Teething）

婴儿通常在 6 月龄到 2 ～ 3 岁期间萌出牙齿，伴有不适感，通常是由臼齿(1 ～ 3 岁)引起的。

注意事项：对于正在出牙的孩子应排除其他可能引起烦躁的原因（如尿路感染、脑膜炎、中耳炎）。出牙不会引起发热。

### 治疗

- 请家长放心，这个问题将很快得到解决。
- 对乙酰氨基酚。
- 异丁嗪（酒石酸异丁嗪）或其他抗组胺药（口服）每晚按需服药。

} 很少需要。

### 咀嚼舒缓方法

- 婴儿长牙时咬的橡皮环（在冰箱中冷藏）。
- 或将干净的洗脸毛巾稍微沾湿，并让其变冷（在毛巾里可包裹一片苹果），让宝宝

咬该毛巾

· 或家长可以用包裹柔软的布或纱布垫的示指按摩牙龈 [ 如果孩子反应很强烈，可将口痛消（Oro-Sed）凝胶涂抹到牙龈处，每 3 小时 1 次 ]。

## 颞下颌关节功能紊乱（Temporomandibular joint dysfunction）

参考本书 237 页提到的技术。最有效和最简单的方法是将一块软木板（如木匠的铅笔）紧紧地放在磨牙上，牙齿做研磨运动，有节奏地咬软木板，持续 2 ～ 3 分钟，每日至少 3 次。

## 网球肘（Tennis elbow）

详见本书 37 页。

## 紧张型头痛（Tension–type headache）

详见本书 272 页。

## 睾丸肿瘤（Testicular tumours）

睾丸实质性肿块提示可能是肿瘤。

临床特点

· 15 ～ 40 岁的青年男性。

· 睾丸无痛性肿块（最常见特征）。

· 睾丸感觉丧失。

· 伴随表现可能导致肿瘤不易被发现，如睾丸鞘膜积液、附睾睾丸炎。

黄金准则

· 所有的实质性阴囊肿块均应考虑恶性的可能，除非有其他证据证明不是恶性肿块，否则必须进行手术探查。

· 青年男性要警惕鞘膜积液。

· 超声检查。

· 避免阴囊穿刺，因为有肿瘤植入阴囊壁的风险。在手术中，通过腹股沟切口进行睾丸切除。

大部分睾丸肿瘤预后较好，5 年治愈率为 90% ～ 95%。

早期转诊至专科病房。

表 T1　常见睾丸肿瘤的比较

|  | 精原细胞瘤 | 非精原细胞瘤 |
| --- | --- | --- |
| 典型年龄 | 25 ～ 40 岁 | < 35 岁 |
| 发病率 | 40% | 60% |
| 增长速度 | 缓慢 | 快速 |
| 性质 | 实质性 | 混合（实质性 + 囊性） |
| 就诊时的阶段 | 精原细胞瘤<br>90% 为第 1 阶段 | 非精原细胞瘤（NSGCT）<br>60% 为第 1 阶段 |
| 肿瘤标志物 |  |  |
| α FP | 从来没有 | 常见 |
| β -hCG | 偶尔 | 常见 |
| 治疗 | 腹股沟睾丸切除 + 放射治疗 | 第 1 阶段：睾丸切除<br>复发：化疗 |
| 对化疗敏感程度 | +++ | +++ |
| 对放射治疗敏感程度 | +++ | ± |
| 预后 | 第 1 阶段 5 年生存率：99%<br>总体 5 年生存率：> 85% | 第 1 阶段：手术方法治愈率 93%<br>其他疗法，疗法不同，治愈率也不同 |

# 破伤风（Tetanus）

高达 20% 的患者无可视伤口。

临床特点

· 前驱症状：发热，全身不适，头痛。

· 牙关紧闭（患者无法闭嘴）。

· 痉笑（由于面肌痉挛而引起的笑一样咧嘴为特征的一种面部表情）。

· 角弓反张（躯干弓形与颈部过伸）。

· 痉挛，可由最小刺激诱发。

鉴别诊断：吩噻嗪中毒，士的宁中毒，狂犬病。

立刻转诊至专科病房。

必要时应进行插管通气。

预防

成年人免疫接种：

· 前两次间隔 6 周。

· 6 个月后打第三针。

如果伤口较大，每 10 年或 5 年给予一次加强针。

创面处理见表 T2。

表 T2 预防破伤风指南

| 接种时间 | 伤口类型 | 破伤风类毒素 | 破伤风免疫球蛋白 |
|---|---|---|---|
| 曾给予破伤风类毒素的 3 次或以上 | | | |
| ＜ 5 年 | 所有伤口 | 否 | 否 |
| 5 ～ 10 年 | 清洁的小伤口 | 否 | 否 |
| | 其他伤口 | 是 | 否 |
| ＞ 10 年 | 所有伤口 | 是 | 否 |
| 不确定疫苗接种史或破伤风类毒素免疫少于 3 剂 | | | |
| | 清洁的小伤口 | 是 | 否 |
| | 其他伤口 | 是 | 是 |

# 血栓性疾病和抗凝血（Thrombotic disorders and anticoagulation）

易发生血栓栓塞的疾病：
· 血栓形成倾向。
· 血小板增多症。
· 红细胞增多症。
· 弥散性血管内凝血（DIC）。

## 血栓形成倾向（Thrombophilia）

血栓形成指的是原发性凝血疾病形成的止血障碍而导致的血栓形成倾向。对于大型静脉血栓栓塞 ± 家族性高胆固醇血症的患者应考虑本病。

遗传因素包括因子 V Leiden 基因突变、凝血酶原基因突变、蛋白 C 缺乏、蛋白 S 缺乏和抗凝血酶缺乏。

后天因素包括抗磷脂白蛋白、同型半胱氨酸和狼疮抗凝物升高，均可在实验室检查中进行测量。对于有风险的患者应进行深静脉血栓筛查，尤其是旅行者中的高危人群。

表 T3 用于血栓性疾病的药物

| |
|---|
| **抗血小板** |
| 阿司匹林 |
| 氯吡格雷 |
| 双嘧达莫 |
| 噻氯匹定 |
| 糖蛋白 IIb/IIIa 受体阻断剂（如阿昔单抗） |
| **抗凝血药** |
| 肝素： |
| · 未分离 / 标准 |
| · 低分子量 |

- 达肝素

- 依诺肝素

- 达那肝素

维生素 K 拮抗剂：

· 苯茚二酮

· 华法林

凝血因子抑制剂：

· 阿哌沙班（口服）*

· 比伐卢定（静脉注射）

· 达比加群（口服）*

· 磺达肝素（皮下注射使用）

· 重组水蛭素（静脉注射）

· 新型口服抗凝药（NOACs）

· 利伐沙班（口服）*

**血栓溶解剂**

阿替普酶（Alteplase）

瑞替普酶（Reteplase）

链激酶（Streptokinase）

替奈普酶（Tenecteplase）

尿激酶（Urokinase）

　　* 均属于新型口服抗凝药。

# 华法林（Warfarin）

华法林作用

· 拮抗维生素 K。

· 3 ～ 4 天后达到最佳抗凝效果。

· 凝血酶原时间（INR 比）为正常对照的 2 倍即为达到治疗效果。

· 效果持续时间为 2 ～ 3 天。

· 解毒剂是维生素 K。

华法林治疗的开始

最开始需估计患者的最终稳定剂量。患者开始服用该剂量，每日监测 INR，并相应地调整剂量。

· 首先测量 INR 以建立基线。

· 通常华法林在肝素开始使用后的同一天或延迟一天开始服用。

· 当连续 2 天 INR ＞ 2 时，肝素可以停用。

· 典型的负荷剂量为 5 ～ 10 mg/d，口服，持续 2 天（在没有监测 INR 的情况下，在 3 天内避免剂量 ＞ 30 mg）。

· 自第 3 天开始，根据治疗指南（见下文）调整剂量。

· 达到在治疗范围内的国际标准化比值（INR），通常为 2 ～ 3。

·维持剂量通常于第 5 天达到。

·INR 反映了 48 小时前给予的华法林剂量。

·杜绝 INR > 5.0。

INR 测量时间表

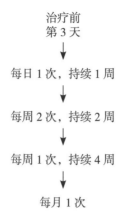

注意：

·如果有主要危险因素，华法林应持续 3 ～ 6 个月或更长时间。

·注意潜在的药物相互作用。

> **推荐的 INR 目标值**
>
> 预防 DVT：2.0 ～ 3.0
>
> 治疗 DVT 或 PE：2.0 ～ 3.0
>
> 预防全身性栓塞：2.0 ～ 3.0
>
> 机械人工心脏瓣膜：2.5 ～ 3.5
>
> 预防心肌梗死复发：2.0 ～ 3.0
>
> 有关华法林剂量调整表，请参阅您的病理实验室或 Therapeutic Guidelines
> Ltd eTG complete（www.tg.org.au）。

## 新型口服抗凝剂［New oral anticoagulants（NOACs）］

NOACs 包括直接凝血酶抑制剂达比加群和凝血因子 Xa 抑制剂阿哌沙班和利伐沙班。作为华法林的替代品，它们目前适用于非瓣膜性房颤和髋关节及膝关节置换术后的血栓预防。利伐沙班还被批准用于治疗和二级预防深静脉血栓（详见本书 329 页）与肺栓塞。与华法林相比，NOACs 需要更少的监测，但目前没有有效的解毒剂。肾衰竭者禁用。

## 鹅口疮（念珠菌病）［Thrush（candidiasis）of mouth］

婴幼儿：给予制霉菌素口服滴剂或咪康唑口腔凝胶，在口腔内含尽可能长的时间，1 mL，每日 4 次。

成年人：

· 两性霉素，1 片含片（10 mg），在口中慢慢溶解，每 6 小时给予 1 次，持续 10 天。

· 或咪康唑口腔凝胶 50 mg，每 6 小时滴在舌部，在口腔内含尽可能长的时间。

## 吸吮拇指（Thumb sucking）

基本上是 4 岁以下孩子的一种习惯，可以延长至 12 岁。仅在恒牙萌生时期（6 ~ 7 岁）造成损害（"龅牙"），但通常在那时已经缓解。如果孩子和家长之间没有因为这个问题引发困扰，通常自发停止。

管理

· 可以利用奶嘴等物品来阻止。

· 没有特殊的饮食或药物治疗。

· 避免引起注意。

· 使孩子关注其他事物。

· 帮助孩子探索其他解决方案。

· 如果长时间过度吸吮手指可以转诊。

## 甲状腺疾病（Thyroid disorders）

在家庭诊疗中，甲状腺疾病可能是一个诊断陷阱。甲状腺功能检测是诊断的基础。血清 TSH 是甲状腺功能最敏感的指标，是关键检测指标。各种甲状腺抗体有助于做出具体诊断。相对值汇总于表 T4。

甲状腺功能减退症（黏液性水肿）[ Hypothyroidism（myxoedema）]

典型三联症：疲倦 + 声音沙哑 + 不耐寒冷。

· 通常动作和思维迟缓、嗜睡、便秘、不耐寒冷以及出现特征性体征（如皮肤干燥、皮温低）。

· $T_4$ 低于正常；TSH 升高（> 10 是明显的减退）。

· TSH 升高；$T_4$ 正常→亚临床甲状腺功能减退症。

甲状腺药物

甲状腺素 100 ~ 150 mcg，每日 1 次。

注意：对于老年患者以及缺血性心脏病患者，从低剂量开始给予（25 ~ 50 mcg/d）。

起初每个月监测 1 次 TSH 水平，然后每 2 ~ 3 个月监测 1 次 TSH 水平，当 $T_4$ 稳定在最佳剂量时，每 2 ~ 3 年监测 1 次 TSH 水平。

表 T4　甲状腺功能检查概要

| | TSH（促甲状腺激素） | 游离 $T_4$（甲状腺素） | $T_3$（三碘甲状腺原氨酸） |
|---|---|---|---|
| 正常范围 | 0.4 ~ 4.5 mU/L | 10 ~ 20 pmol/L | 3.3 ~ 8.3 pmol/L |

续表

| | TSH(促甲状腺激素) | 游离 T$_4$(甲状腺素) | T$_3$(三碘甲状腺原氨酸) |
|---|---|---|---|
| 甲状腺功能减退症 | | | |
| 原发性 # | ↑ * | ↓ * | 正常或↓　无诊断意义 |
| 继发性（垂体功能障碍） | 正常或↓ | ↓ | 正常或↓ |
| 甲状腺功能亢进症 # | ↓ * | ↑ * | ↑ * |
| 甲状腺功能正常的病态 | 正常或↓ | 正常或↓ | 正常或↓ |

注意：急性精神疾病可出现类似于甲亢的检测结果。

\* 主要检测指标：正常值范围因实验室而异。

# 抗甲状腺抗体可能升高。

### 桥本甲状腺炎（Hashimoto's thyroiditis）

一般表现为产后甲状腺功能减退症（甲状腺炎）：

· 双侧甲状腺肿，质硬，有橡胶的触感。

· 可能是甲状腺功能低下或甲状腺功能正常（早期可能有甲状旁腺功能亢进）。

抗甲状腺抗体滴值强阳性和（或）细针穿刺细胞学检查强阳性确诊。

### 新生儿甲状腺功能低下（Neonatal hypothyroidism）

新生儿甲状腺功能低下要求早期诊断，以避免智力残疾（克汀病）：在第 14 天开始甲状腺素替代治疗。

### 甲状腺功能亢进症（甲状腺毒症）[ Hyperthyroidism（thyrotoxicosis）]

典型三联症：焦虑 + 体重减轻 + 无力。

典型的高代谢症状，包括怕热、易激动、焦虑、手心出热汗，老年患者可能会缺少代谢亢进的典型症状。避免误诊为焦虑症。

· T$_3$（和 T$_4$）升高，TSH 抑制。

· 可能存在抗甲状腺过氧化物酶抗体。

· 放射性核素扫描是一个非常有用的检测。

转诊至内分泌科进行治疗。

### 亚急性甲状腺炎（Subacute thyroiditis）

通常是一过性的，往往继发于病毒感染性疾病。可能有甲状腺肿痛及发热。

# 蜱叮咬（Tick bites）

蜱的有些品种是非常危险的，因此应强制移除嵌入的蜱，并且要完全去除，包括口器。应注意 5 岁以下儿童，通常蜱在头皮和耳朵后面叮咬。不要试图抓捏和拖拉蜱的身体。

#### 室外紧急去除方法

· 紧贴皮肤，用一根结实的细线（如牙线）环绕蜱的头部（如半挂式套索），尽可能靠近皮肤，然后用扭转的手法迅速拉起。主要成分为除虫菊酯的喷雾剂可能有助于抑制蜱虫。

**诊室去除方法**

- 用少量局部麻醉药浸润患处的皮肤。
- 使用 11 号或 15 号手术刀刀片做必要的、非常小的切口，包括蜱口器的叮咬部位，以确保完全去除。
- 小的切口通常可以使用创可贴［或无菌长条（Steri-Strips）］。
- 移除后需要仔细观察。

## 抽动症（Tics）

运动抽动和发声抽动是 Tourette 综合征的特点（详见本书 114 页）。

如果影响患者的社会活动，那么可以每晚口服氟哌啶醇 0.25 mg，逐渐增加剂量至每日 2 g（最大剂量）。

眼睑抽动可能是一种局限性肌张力异常（眼睑痉挛，详见本书 205 页）。

## 癣（Tinea infections）

癣，或癣感染，主要是由三大类皮肤真菌引起的。最常用的方法是刮取皮肤脱屑并在显微镜下寻找侵害的有隔菌丝。可通过真菌培养明确诊断。

**头癣**（Tinea capitis）

**临床特点**

- 通常发生在儿童。
- 局部斑片状脱发。
- 脱屑。
- 小的断裂的毛干。
- 用乌氏（Wood）光照射毛发可呈现黄绿色荧光（约 60%）。

**治疗**（局部用药效果差，从口服用药开始治疗）

- 特比萘芬（口服）
  - 成年人：250 mg/d，4 周或直至临床缓解。
  - 儿童：62.5 ～ 125 mg/d。
- 或灰黄霉素（口服）
  - 成年人：500 mg/d。
  - 儿童：10 mg/（kg·d）（最多 500 mg），4 ～ 8 周为 1 个疗程。
  - 或其他选择，如氟康唑或酮康唑。

另外：取毛发和鳞屑进行培养；Selsun 或酮康唑洗发液，每周 2 次。

**股癣**［Tinea cruris（jock itch）］

- 与腹股沟擦伤（如紧身裤，尤其是尼龙"裤裆"）有关。
- 脱屑，尤其是在边缘。

· 边界清晰。

诊断辅助

· 应取脱屑区域的皮肤鳞屑镜检。

· Wood 光可以帮助诊断，特别怀疑是红癣时。

治疗

· 温水清洗患处，并彻底干燥。

· 每日应用 1% 特比萘芬乳膏或凝胶，持续 7 天，或咪唑局部制剂（如 1% 克霉唑或 2% 咪康唑）；症状缓解后，擦薄薄一层，每日 2 次，持续 14 天。

· 当基本愈合时，适用托萘酯爽身粉，每日 2 次，持续 3 ～ 4 周。

· 如果瘙痒严重：加用 1% 氢化可的松霜。

· 如果有渗液：应用布罗氏溶液敷料。

· 对于持续性或复发性皮损，口服特比萘芬 2 ～ 4 周，或灰黄霉素 4 周，或伊曲康唑 7 天。

足癣（脚气）[ Tinea pedis（athlete's foot）]

症状

最常见的症状是瘙痒和脚臭。在第 4 和第 5 脚趾之间有脱屑、浸渍及皮肤靴裂，也常见于在第 3 和第 4 脚趾之间。

管理

· 对患者进行健康教育。

· 保持足部清洁、干燥。

· 在干燥后足趾之间用抗真菌粉末。

· 穿着吸水的天然纤维袜子、棉质和羊毛袜（避免穿合成材料的袜子）。

· 穿着沙滩鞋或鞋底和鞋面多孔的鞋子（如果可能的话）。

· 公共淋浴使用专用拖鞋。

· 如果在趾间有病变，那么趾间保留空隙。

治疗

同股癣，每日应用 1% 特比萘芬乳膏，持续 1 周（患处干燥时应用）再行复查。其中一种咪唑类药物也适宜。如果病变广泛或有异味水疱（取鳞屑），每日应用灰黄霉素（细颗粒）500 mg，口服，持续 6 周，或特比萘芬 250 mg，口服，持续 2 ～ 6 周。

趾甲和指甲癣（甲癣）[ Tinea of toenails and fingernails（tinea unguium）]

· 通常与足癣有关。

· 指甲呈现白色斑点；也可能是黄色并有缺损。

· 开始在外围边缘，向基底部扩散。

· 对放置在福尔马林中的指（趾）甲板远端进行培养和组织学检查以确诊。

治疗

局部治疗：

· 剪掉受累的指（趾）甲，在边缘稍抬高指（趾）甲，并应用：

— 咪康唑酊（Daktarin），涂抹在指（趾）甲上面以及底面，每日 2 次，8 ～ 12 周。

— 或特比萘芬乳膏，每日 2 次，持续 8 ～ 12 周。

  —或锉平后涂 5% 阿莫罗芬指甲油（罗每乐），每周 1 ～ 2 次，直到症状缓解（指
   甲 6 个月，趾甲 9 个月）。

对于足癣考虑长期应用茶树油，每日 2 次。

全身治疗（通常需要口服治疗）：

· 特比萘芬 250 mg/d，口服：

 —指甲持续 6 周。

 —趾甲持续 12 周。

这是治疗甲癣的首选方案。

· 或伊曲康唑（斯皮仁诺）200 mg，口服，每日 2 次。脉冲疗法：用 1 周，停 3 周，
 指甲感染做两个循环，趾甲感染做三个循环。

### 体癣（Tinea corporis）

**管理**

· 确保不接触豚鼠（面部损伤）。

· 取皮肤鳞屑化验。

治疗：1% 克霉唑或 2% 咪康唑，每日 2 次，持续 2 ～ 4 周，或 1% 特比萘芬乳膏或
凝胶，每日 1 次，持续 1 周。如果没有效果或病变波及范围广，口服特比萘芬或灰黄霉
素 6 周。

### 隐匿癣（Tinea incognito）

隐匿癣是用于描述不能确认的癣感染的术语，由应用皮质类固醇所致。病变扩大并
且症状持续，尤其见于腹股沟、手部以及面部。

应用药物后瘙痒的初始症状缓解，停用软膏或霜剂后会复发。

# 耳鸣（Tinnitus）

### 注意事项（Precautions）

· 排除耳垢、药物〔如大麻、非甾体类抗炎药（包括阿司匹林）和抗抑郁药等〕、血
 管疾病、静脉杂音（颈静脉）、梅尼埃综合征、抑郁症、动脉瘤、听神经瘤及血管
 瘤等疾病。

· 谨防孤独的独居老年患者的自杀风险。

注意：年轻患者耳硬化症导致耳鸣、耳聋。

### 检查（Investigations）

· 由专科医生进行听力测试。

· 鼓室图检查以及语音识别。

· MRI 检查（如果怀疑严重疾病）。

**管理**

· 治疗任何潜在的原因及诱发因素。

· 对患者进行宣教并进行心理安慰、心理咨询。

**尽量减轻症状的综合治疗方法（选择）**

· 放松技巧。

· 认知行为疗法。

· 背景 "噪声"（如在夜间播放音乐）。

· 或耳鸣掩蔽器。

· 或助听器（基于听觉测验）。

· 考虑催眠。

· 参考 www.tinnitus.asn.au。

*考虑药物试验性治疗（疗效有限）*

· 氯硝西泮 0.5 mg，每晚服用。

· 矿物质（如锌和镁）。

**急性重度耳鸣**（Acute severe tinnitus）

缓慢静脉注射 1% 利多卡因。最多约 5 mL 可以很有效。

**待检查的情况**（Those for investigation）

· 非对称听力损失（检查是否有听神经瘤）。

· 真性搏动性耳鸣。

· 严重听力丧失。

# 劳累 / 疲劳（Tiredness/fatigue）

疲劳可以是多种严重疾病及不常见疾病的症状，包括恶性疾病。要考虑的最可能的诊断分别是：

· 紧张，压力和焦虑。

· 抑郁症。

· 病毒感染或病毒感染后。

· 睡眠相关的疾病，如睡眠呼吸暂停。

重要的是不要忽视药物原因，不论是自服的还是医源性的。其他容易漏诊的是内分泌失调和贫血。

主要筛查检查包括全血细胞计数、血沉 /C- 反应蛋白、血糖、血清电解质、肝功能、铁、甲状腺功能检查、胸片。

**睡眠相关疾病**（Sleep-related disorders）

白天疲劳的一个重要原因是睡眠障碍，如阻塞性睡眠呼吸暂停，从而导致睡眠时周期性低通气。阻塞性睡眠呼吸暂停发生于所有年龄组总体人口的 2%，约占中年男性的10%。打鼾史可提示存在睡眠相关疾病。

如果怀疑这一疾病，那么应转诊到综合性的睡眠障碍中心。

**发作性睡病**（Narcolepsy）

发作性睡病是一种在不适当环境下出现不可抗拒的睡眠发作的疾病，包括四联症：

· 突然短暂的睡眠发作（15 ～ 20 分钟）。

· 猝倒，下肢肌张力突然丧失时可能跌倒。

· 睡眠瘫痪。

·入睡时有（可怕的）入睡幻觉。

治疗

·哌醋甲酯（利他林）或安非他明（右苯丙胺）。

·三环类抗抑郁药（小剂量）来治疗猝倒症状。

慢性疲劳综合征（Chronic fatigue syndrome

慢性疲劳综合征的定义是虚弱乏力，持续或反复发作超过 6 个月，与活动水平显著下降至少 50% 有关，但没有找到其他原因。患病率为 1%；男女比例为 3：2。

慢性疲劳综合征可能是一种真正的疾病，可能是由病毒感染引起。标准筛选：全血细胞计数、血沉、电解质、尿素、肌酐、钙、肝功能、卵泡刺激素（FSH）、尿检。

管理

·识别慢性疲劳综合征。

·持续给予营养等支持。

·休息和逐渐增加活动；避免加重因素，如饮酒。

·制订一个在监督下执行的自我行为管理计划。

·认知疗法、冥想及团队支持。

·最佳证据表明来自有经验的治疗师进行的认知行为疗法和运动锻炼是有益的。

用药方案：

·抗抑郁药试验性治疗（如果有抑郁症的迹象，但证据不足）。

·用非甾体类抗炎药（NSAIDs）治疗红肿疼痛。

# 舌部疾病（Tongue disorders）

引起舌部酸痛或疼痛的原因与引起口腔疼痛或咽痛的原因相似。经检查通常可以明确病因，但也有一些不易识别的原因。检查可能包括全血细胞计数、血清维生素 $B_{12}$、叶酸和铁、拭子，或对可疑病变进行活检。

表 T5　舌部疼痛：诊断的策略模型

| 问：可能性诊断 | 裂纹舌（很少引起酸痛） |
|---|---|
| 答：地图舌 | 正中菱形舌炎 |
| 　念珠菌感染 | Crohn 病以及脂肪泻 |
| 　创伤（咬伤，牙齿致伤，热的食品 / 饮料） | 白塞综合征 |
| 　阿弗他溃疡 | 问：**七种易混淆的疾病** |
| 　单纯疱疹（儿童） | 答：抑郁症 √ |
| 问：**不应漏诊的疾病** | 　糖尿病 √念珠菌感染 |
| 答：癌，HIV | 　药物 √漱口水，阿司匹林 |
| 问：**经常漏诊的疾病** | 　贫血 √多种疾病合并 |
| 答：贫血：铁、维生素 B6、维生素 B12、叶酸缺乏 | 问：**患者想告诉我什么？** |
| 　舌咽神经痛 | 答：可能有舌痛 |
| 　扁平苔藓 | |

舌部诊疗的技巧

· 寻找受伤的证据，尤其是由锋利牙齿造成的。

· 儿童口腔及舌部疼痛，可能患有急性原发性疱疹性龈口炎。

· 在病史采集的过程中，要注意患者的用药史，尤其是阿司匹林服用史，还要注意皮损等（如扁平苔藓）既往史，并考虑潜在的糖尿病或免疫抑制。

· 长期与辛辣食物或其他食物有关的舌部疼痛的病史，提示良性游走性舌炎（地域性舌）或正中菱形舌炎。

· 任何不愈合的溃疡或慢性溃疡，均需要紧急转诊。

· 舌部疼痛典型表现为舌尖部烧灼样疼痛。这可能就是真正的"心沉下来"的展示。抑郁症是需要考虑的潜在原因。

· 巨舌（舌大）：考虑肢端肥大症、黏液性水肿、淀粉样变性病、淋巴管瘤。

· 草莓舌：考虑猩红热、川崎病。

游走性红斑（Erythema migrans）

地图舌，详见本书 258 页。

黑舌或毛舌（Black of hairy tongue）

这种疾病会导致糟糕的味觉及口腔恶臭。基本上是无健康损害的一种情况，可能与吸烟、口腔卫生不良或抗生素的使用有关。

治疗

· 使用碳酸氢钠牙膏刷牙。

· 或吸吮新鲜菠萝片：将菠萝片切成八段，放在舌部后面，慢慢地吸吮 40 秒，然后慢慢地咀嚼。

# 斜颈（急性颈部僵硬）［Torticollis（acute wry neck）］

应用肌肉能量技术治疗，应用简单并且非常有效，推荐使用。详见本书 356 页。

# 旅行医学与热带感染（Travel medicine & tropical infections）

· 国际旅游者面对的主要疾病是旅行者腹泻（相对温和）和疟疾，尤其是耐氯喹的恶性疟。

· 由蚊子传播的传染病包括疟疾、黄热病、裂谷热、日本脑炎和登革热。预防蚊媒叮咬是极好的预防措施。

· 在某些区域，要注意性传播疾病，包括 HIV。

预防疾病是综合内科的关键作用之一（表 T6）

疟疾（Malaria）

预防

遵循两个简单的原则：

· 避免蚊虫叮咬。

·定期服用抗疟疾药物。

考虑：

·在身体暴露部位涂抹驱虫剂。

·使用蚊帐。

·用氯菊酯［阿姆布斯（Ambush）］或溴氰菊酯浸渍蚊帐。

药物预防

旅行期间突发疟疾（无法得到药物治疗）。

·甲氟喹 500 mg（2 片），立即；6 ～ 8 小时后重复。

·或蒿甲醚 / 苯芴醇片——诺华抗疟药复方蒿甲醚［诺华抗疟药复方蒿甲醚（Riamet）］，4 片，在第 0、8、24、36、48、60 小时给予。

表 T6　旅行的预防措施和疫苗接种汇总

| 所有的旅行者，所有目的地 | 伤寒 |
|---|---|
| 白喉、破伤风类毒素和百日咳菌苗联合制剂 | 蜱传脑炎 |
| 乙型肝炎 | 脑膜炎双球菌 |
| 流感嗜血杆菌 | 流行性乙型脑炎 |
| 轮状病毒 | 狂犬病 |
| 水痘 | 瘟疫 |
| 破伤风类毒素加强针（如需要） | 霍乱 |
| 脊髓灰质炎免疫 | **一些国家法律要求：** |
| 麻疹、腮腺炎、风疹 | 流行性脑脊髓膜炎 |
| 流感和肺炎球菌（高风险人群） | 黄热病 |
| **到发展中国家以及其他感染高风险国家的旅行者** | **采取预防措施：** |
| **如前所述另加：** | ·疟疾 |
| 甲型肝炎：疫苗或免疫球蛋白 | ·胃肠道感染 |
| 结核病（卡介苗，如果结核菌素阴性） | ·性传播感染 |
|  | ·蚊虫叮咬 |

表 T7　用于疟疾预防常用药物

| | 成年人剂量 | 儿童剂量 |
|---|---|---|
| 氯喹（易感部位） | 300 mg 基础量（2 片），同一天应用，暴露前 1 周、期间、暴露后 4 周，每周 1 次 | 5 mg/kg，最大剂量至成年人剂量 |
| **耐氯喹的疟疾** | | |
| 多西环素 | 100 mg/d，暴露前 1 ～ 2 天、期间、之后 2 ～ 4 周应用 | 仅用于 > 8 岁，2 mg/（kg·d），最大剂量 100 mg |
| | 或 | 或 |
| 甲氯喹：诺华抗疟药复方蒿甲醚［诺华抗疟药复方蒿甲醚（Riamet）］ | 250 mg（1 片），同一天应用，暴露前 1 周、期间、之后 4 周每周 1 次 | < 45 kg 不推荐<br>> 45 kg 同成年人 |

| | 成年人剂量 | 儿童剂量 |
|---|---|---|
| | 或 | 或 |
| 马拉隆 | 250 mg+100 mg（成人配方）每日；1～2 天前，中间，和 7 天后 | 62.5 mg+25 mg 片剂；剂量根据年龄（与成人相同的时间跨度） |

> **推荐总结**
> 1.CSFM 区域：氯喹 300 mg/wk。
> 2.CRFM 区域：甲氟喹 250 mg/wk 或多西环素 100 mg/d。
> 3. 多药耐药区域：多西环素 100 mg/d。
> 对于在区域 2 或 3 停留＞8 周的旅行者：氯喹 300 mg/wk，加多西环素 50～100 mg/d。
> 过路的旅行者处理：复方蒿甲醚 / 苯芴醇片或马拉隆。
> CSFM（Chloroquine-sensitive falciparum malaria）＝氯喹敏感的恶性疟疾。
> CRFM（Chloroquine-resistant falciparum malaria）＝耐氯喹的恶性疟疾。

## 旅行结束后出现的发热（Fever in the returned traveller）

可能性诊断：疟疾，呼吸道感染如细菌性肺炎、肠胃炎、登革热、甲型肝炎。

严重疾病：包括上述疾病和肺结核、伤寒、乙型脑炎、流行性脑脊髓膜炎、类鼻疽、阿米巴病（肝脓肿）、所有出血热、血吸虫病、非洲锥虫病。

检查（如果不明确病因）

全血细胞计数（嗜酸性粒细胞）、血沉 /C- 反应蛋白、厚血涂片及薄血涂片、血培养、肝功能试验、尿检及培养、大便检查及培养、新疟疾测试、胸部 X 线检查。

### 腹泻疾病

#### 旅行者腹泻（Traveller's diarrhoea）

症状通常较轻微，持续时间仅 2～3 天，持续时间超过 5 天并不多见。主要是由大肠埃希菌引起的。

治疗

**轻度腹泻**

·保证一定量液体的摄入（兴奋性或稀释的软饮料）。

·抗动力药（如果大便不带血，可以选择使用）：洛哌丁胺（易蒙停）2 粒，立即。然后在每次排未成形的大便后应用各 1 粒（最大加量：8 粒 / 天）。

**中度腹泻**

·水化治疗。

·患者可自行用抗生素，如单剂量诺氟沙星 800 mg，立即口服；阿奇霉素（尼泊尔、印度、泰国）。

·成人使用易蒙停。

**重度腹泻**（患者中毒以及发热）

·住院治疗。

- 水化治疗：使用口服水合溶液〔如胃电解质溶液（Gastrolyte）或世界卫生组织配方〕。
- 成人使用易蒙停。
- 抗生素：氟哌酸或环丙沙星。

迁延性腹泻 > 2 ～ 3 周

- 考虑贾第鞭毛虫病和阿米巴病。
- 取 3 次大便标本进行分析。

还需考虑空肠弯曲菌、沙门菌、耶尔森菌、隐孢子虫、圆线虫、血吸虫。

预防建议（在高风险国家）

- 通过煮沸 10 分钟净化所有可能被污染的水。2% 碘酒是可用的。
- 不要食用冰块或沙拉。
- 喝热饮或信誉良好的瓶装饮料。

伤寒（Typhoid fever）

潜伏期 10 ～ 14 天。

特点："呈阶梯形上升型"发热、腹痛、头痛（经典）、"豌豆汤"样腹泻、相对心动过缓。

典型三联症："阶梯样"发热 + 腹痛 + 心动过缓→伤寒（早期）。

诊断：疑诊→血培养。

治疗：环丙沙星 500 mg，口服，每日 2 次，7 ～ 10 天。

霍乱（Cholera）

潜伏期数小时至 5 天。通常是轻度的、单纯的发作性腹泻。暴发性致死性霍乱表现为严重水、电解质紊乱，强烈口渴，少尿。

典型三联症：发热 + 呕吐 + 急性起病"米汤"样腹泻→霍乱。

诊断：大便检查及培养（霍乱弧菌）。

治疗：住院治疗，静脉输液和电解质、阿奇霉素或环丙沙星。

阿米巴病（Amoebiasis）

对于从疫区回来出现严重腹泻伴有血便和黏液便的患病旅行者考虑阿米巴病。

诊断：大便镜检，粪便抗原。

治疗：甲硝唑，600 mg，口服，每日 3 次，持续 7 ～ 10 天。

贾第鞭毛虫病（Giardiasis）

通常无症状；症状包括腹部绞痛、腹胀、胀气及排气、恶臭的腹泻。

诊断：3 次粪便标本镜检，ELISA/PCR。

治疗：甲硝唑或替硝唑，严格的卫生监督管理措施。

**特殊的获得性热带性感染**

登革热和基孔肯雅热〔Dengue（"breakbone"）fever and chikungunya〕
经蚊媒传播的病毒性感染疾病。
发热性疾病伴有肌肉和关节严重疼痛（肌痛 +++）。
可能出现特征性红斑样皮疹，疹间有岛形正常皮肤。
典型三联症：发热 + 严重的肌痛 / 关节炎 + 皮疹→登革热。

诊断：临床上怀疑→特异性抗体。

治疗：对症治疗及支持性随访。给予液体及单纯的镇痛药。抑郁症对患者是隐患。

### 类鼻疽（Melioidosis）

类鼻疽是由革兰阴性菌引起的。可能表现为局灶性感染，或败血症伴有肺、肾、肝或脾脓肿。有发热、咳嗽、肌痛症状。

典型三联症：发热＋肺炎＋肌痛→类鼻疽。

诊断：血培养，病灶部位拭子，血凝试验。

治疗：头孢他啶 2 g，静脉注射，每 6～8 小时 1 次，或美罗培南或亚胺培南，共 14 天，然后口服复方新诺明＋多西环素，每日 3 次＋叶酸 3 个月。

### 疟疾（Malaria）

·潜伏期：恶性疟原虫 7～14 天；其他 12～40 天。

·在从热带地区归来 2 个月以内，大部分有临床表现。

·病情可持续 2 年或以上。

症状

·高热、寒战、僵硬、出汗、头痛。

·通常起病急骤。

·可以有非典型表现（如腹泻、腹痛、咳嗽）。

其他特点

·谨防隐匿性感染。

·必须在 4 天内进行治疗。

·通常无典型的复发模式。

·厚血涂片可以检测寄生虫。

·薄血涂片有助于诊断疟疾类型。

如果高度怀疑，重复血涂片（"无疟疾证据"＝厚血涂片每日连续 3 次阴性）。单核细胞增多是一个有用的诊断线索。脑型疟疾以及黑尿病发热是严重的和突发性的。特殊的测试如 PCR、结核病快速免疫色谱测试卡现已在临床应用。

治疗

·在有感染性疾病专科的医院进行住院治疗。

·支持治疗，包括静脉输液。

·间日疟原虫、卵形疟原虫、三日疟原虫（根据患者的国家）：

　—蒿甲醚 / 苯芴醇［诺华抗疟药复方蒿甲醚（Riamet）］。

　—或氯喹＋伯氨喹：14 天（首先检查 G-6-PD）。

·恶性疟原虫：

—蒿甲醚 / 苯芴醇。

—单服：奎宁（口服）＋多西环素或克林霉素。

—或阿托伐醌 / 氯胍（马拉隆）。

·严重而且病情复杂的患者：奎宁静脉注射继之奎宁口服，或青霉素静脉注射，然后苯芴醇（口服）。

注：检查是否有低血糖。注意是否在前 48 小时内使用过抗疟药。

预防：详见本书 449 页。

**流行性乙型脑炎和流行性脑脊髓膜炎（Japanese B encephalitis and meningococcal meningitis）**

对于出现头痛、发热和全身乏力继之出现神经系统症状，如谵妄、抽搐或进展为昏迷的患者，需考虑这些严重感染。应尽快住院治疗。

**血吸虫病 [ Schistosomiasis（bilharzia）]**

·第一个体征是局部皮肤反应（"游泳时瘙痒"）。

·数天后出现全身性过敏反应（发热、全身乏力、荨麻疹）。

·其他症状（如恶心，呕吐，咳嗽）。

诊断：特异性血清学指标、排泄物中也有虫卵。

治疗：吡喹酮。

预防：应警告旅行者不要饮用来自堤坝、河道或灌溉渠道的水，或在堤坝、河道或灌溉渠道游泳以及涉水，尤其是在埃及和非洲。

**非洲锥虫病（昏睡病）[ African trypanosomiasis（sleeping sickness）]**

·发热、头痛及皮肤硬下疳或结节。

可能有两个阶段：

·血淋巴阶段：淋巴结肿大、肝脾大。

·脑膜脑炎阶段：包括嗜睡等。

诊断：血液涂片或硬下疳分泌物查锥虫成虫。

治疗：苏拉明静脉注射。

预防：避免蚊蝇叮咬。

**鼠疫（"黑死病"）[ Plague（"black death"）]**

由鼠疫耶尔森菌引起，由跳蚤传播。

基本为以下 3 种形式：

1.腹股沟淋巴结鼠疫：疼痛的化脓性淋巴结炎（腹股沟淋巴结炎）。

2.肺鼠疫：流感样症状、败血症、出血。

3.败血症鼠疫。

诊断：血清学检查和涂片 / 培养腹股沟淋巴结标本；快速试纸检测。

治疗：链霉素和多西环素。

**狂犬病（弹状病毒感染）[ Rabies（a rhabdovirus infection）]**

起初全身乏力、头痛、咬伤处疼痛或发痒、发热、激动。然后发展为麻痹性"哑型狂犬病"，或发展为脑炎性"狂躁型狂犬病"，后者有恐水症状（因咽部肌肉痉挛而害怕喝水）。

典型三联征：疼痛 / 发痒咬人 + 激动 + 恐水症→狂犬病。

诊断：病毒检测 PCT（唾液或脑脊液）。

治疗方法：狂犬病免疫球蛋白（48 小时内）；狂犬病疫苗（未免疫的）。

**Hansen 病（麻风病）[ Hansen's disease（leprosy）]**

有下列症状之一或多个可诊断（WHO）：

·皮损：麻木，色素减退或发红的斑丘疹或环形皮损。

· 周围神经增厚→神经病变。

· 皮肤涂片或活检检出抗酸杆菌。

它可以表现为局灶性（结核样）或全身性（瘤型）。

诊断：活检、麻风菌素试验、PCR 和皮肤涂片。

治疗：多种药物（见 www.who.int/lep）。

### 利什曼病（Leishmaniasis）

· 皮肤利什曼病（红斑性丘疹）。

· 内脏利什曼病（黑热病）：

　　—发热、消瘦、肝脾大、淋巴结肿大。

　　—皮肤色素沉着（黑热病）。

诊断：血清学检查和组织活检。

治疗：复杂，征求专科医生意见。

### 皮肤蝇蛆病（Cutaneous myiasis）

如果旅行者出现疖疮发痒，考虑身体组织受到苍蝇的幼虫（蛆）的侵扰（如瘤蝇、马蝇、新世界螺旋虫）。

治疗：将凡士林涂抹于肿块上，然后挤压，用镊子取出蛆。

### 寄生虫（蠕虫）感染［Helminth（worm）infections］

分为线虫、绦虫和吸虫。线虫包括蛲虫、鞭虫、人蛔虫、人蛲虫（粪类圆线虫）、钩虫（Ankylostomiasis），丝虫病和幼虫移行症在世界范围内最普遍。

### 蛲虫（也称为线虫）［Pinworms（also called threadworms）］

· 蠕虫是最普遍存在的寄生虫。

· 引起瘙痒症。

· 睡觉约 1 小时后检查孩子的肛门。

· 在肛周皮肤上用胶带收集虫卵。

治疗

· 严谨的卫生：每日早上淋浴；剪短指甲。

· 每日在非常热的水中洗涤睡衣、内衣和床上用品，持续清洗几天。

· 家庭宠物的兽医检查。

· 使用吡喃、阿苯达唑、吡喹酮或甲苯咪唑中的任何一种作为单剂量（如噻吩，口服，10 mg/kg ～ 1000 mg/kg）。在 2 ～ 3 周重复：患者和家庭接触。

### 人类蛔虫（Human roundworm）

• 基本上轻度感染很少引起疾病，通常在粪便中观察到。

• 诊断：在粪便中找到虫卵。

• 单独使用噻嘧啶或阿苯达唑治疗。

### 鞭虫

有 1 ～ 2 cm 长，鞭虫可以引起生长迟缓、贫血、腹痛、腹泻及直肠脱垂，有严重危害。

诊断：粪便镜检。

治疗：单一的大剂量甲苯咪唑或阿苯达唑或 3 天的疗程。

**人蛲虫（线虫）**

这些微小的寄生虫（2 mm 左右）是世界范围内很常见。如果有症状，特点是反复性（低度）腹痛、腹泻、荨麻疹（±）和呼吸道症状。血嗜酸性粒细胞增多。能够在体内生存和繁殖多年。类固醇治疗可加重病情导致败血症等。

典型三联症：轻度腹痛＋复发性腹泻＋血嗜酸性粒细胞增多症→类圆线虫感染。

诊断：粪便检出幼虫、十二指肠活检、酶联免疫吸附试验。

治疗方法：伊维菌素 200 mcg/kg，口服，两次剂量，2 周分服（不适用儿童）。

或丙硫苯咪唑 200 mg，每日 2 次，持续 3 天。抗组胺药治疗瘙痒。

**皮肤幼虫移行症（爬行疹）**

皮肤上的瘙痒、红斑匐行疹，尤其是在双手、腿和足部。幼虫（狗或猫钩虫）存在皮损的边缘。

诊断：临床表现、嗜酸性粒细胞增多。

治疗方法：通常是自限性的。可以使用单剂量伊维菌素或阿苯达唑。

**丝虫病**

1. 淋巴丝虫病：慢性淋巴水肿可表现为鞘膜积液，四肢、生殖器如阴囊和乳房象皮肿。

诊断：血涂片和血清学检测。

2. 盘尾丝虫病（河盲症）：皮肤疾病和慢性眼部疾病（葡萄膜炎以及视神经萎缩）。

诊断：PCR。

丝虫病的治疗：伊维菌素。

3. 罗阿丝虫病（由罗阿丝虫引起）

发生于非洲：血管性水肿主要表现是四肢疼痛肿胀、嗜酸性粒细胞增多，蠕虫可能在眼结膜下移行。

诊断：中午采集血液样品镜检。

治疗：乙胺嗪 6 mg/kg，口服，立即。

**包虫病**

寄生虫可从畜牧羊区传染至任何地方，通常在肺部形成囊肿。可无症状或出现皮肤囊肿和腹部不适。

诊断：血清学检查、超声检查。

治疗：手术剥除术，阿苯达唑。

**麦地那龙（几内亚蠕虫）**

引起局部症状，如在蠕虫迁移至皮肤后出现皮肤溃疡或水疱疼痛和剧烈瘙痒。

治疗：缓慢取出表浅的蠕虫，甲硝唑 ± 皮质类固醇。

**钩虫**

·第一个体征：在足部进入人体的部位出现"匐匐皮损"。

·1 ～ 2 周后：呼吸道症状，如肺炎。

·继之出现贫血。

·铁缺乏（世界上最常见的原因）。

诊断：粪便检出幼虫或虫卵。

治疗方法：单剂量甲苯咪唑或噻啶。

防治：在流行区穿着鞋子。

病毒性出血热（Viral haemorrhagic fevers）

属于热带医学领域，包括埃博拉病毒、拉沙病毒、黄热病毒、登革热病毒/基孔肯雅病毒（详见本书452页）和汉坦病毒。许多病毒名字基于首次描述病毒性出血热的区域而定，尤其是南美洲类型，如秘鲁的胡宁病毒、玻利维亚的马丘波病毒和巴西的萨比亚病毒。

表 T8  病毒性出血热（举例）

| 病毒（疾病） | 流行区域 | 主要宿主 | 潜伏期（天） |
|---|---|---|---|
| 埃博拉病毒 | 非洲 | 热带大蝙蝠 | 2～16 |
| 马尔堡病 | 非洲 | 热带大蝙蝠 | 2～16 |
| 拉沙病毒 | 非洲 | 啮齿动物 | 5～16 |
| 汉坦病毒 | 全球 | 啮齿动物 | 9～35 |
| 登革热和基孔肯雅热 | 热带和亚热带 | 蚊子 | 3～7 |
| 黄热病 | 非洲，中美洲 | 蚊子 | 3～6 |

**埃博拉病毒**

早期症状：发热、肌痛、头痛、腹部症状（厌食、恶心、呕吐、腹泻、疼痛）、上呼吸道症状（咳嗽、喉咙痛、胸痛）、皮肤泛红或皮疹。可能发展为血小板减少、贫血、弥散性血管内凝血伴有出血，包括持续性出血、低血压/休克和多器官衰竭。

传播：直接身体接触（感染者或死者的体液）；受污染的物体（针头、医疗设备）和受感染的动物。

诊断：PCR，组织病理学。

治疗：支持治疗，严格隔离和检疫措施；未来使用抗病毒药物、合成抗体。

**黄热病**

轻度病例表现为流感样症状、相对心动过缓（法盖氏黄热病）和白蛋白尿。严重病例发生突然发热，伴有虚脱、黄疸和异常出血。

诊断：病毒培养、血清学。

# 晕车、晕船（Travel sickness）

口服制剂：

· 茶苯海明（Dramamine，Travacalm）。

· 或茶氯酸异丙嗪（Avomine），或盐酸异丙嗪（Phenergan）。

· 或东莨菪碱（Kwells）。

在出发前30～60分钟服用。

在行程中内每4～6小时重复1次（24小时内最多4次剂量）。

皮肤用药：

·东莨菪碱贴剂（Scop）；出行前 5 ～ 6 小时贴于耳后无毛发的干燥皮肤区域，保留 3 天。

# 震颤（Tremor）

震颤是一种重要症状，需要正确评估。一个常见的失误是将原发性震颤误诊为帕金森病的震颤。

震颤：诊断策略模型（Tremor：diagnostic strategy model）

可能的诊断

·良性原发性（家族性）震颤。

·衰老。

·生理性。

·帕金森（包括药物诱发的帕金森病）。

·焦虑 / 情绪化。

·酒精。

不容漏诊的严重疾病

·血管：

—脑梗死→帕金森病。

·感染：

—脑膜脑炎。

—三期梅毒。

·癌症 / 肿瘤：

—脑肿瘤（额叶）。

其他：

·器官衰竭引起的毒性（肾、肝、肺）。

诊断陷阱（经常漏诊）

·小脑疾病。

·多发性硬化症。

·阿尔茨海默病痴呆症。

·肾衰竭的尿毒症。

·呼吸衰竭，$CO_2$ 潴留。

·肝功能衰竭。

少见病：

·肝豆状核变性（Wilson 病）。

·中脑病变（红核）。

易漏诊的疾病

·特别是药物戒断反应，如阿片类药物。

·甲状腺 / 其他内分泌疾病尤其甲状腺功能亢进症。

患者试图告诉我什么吗？

焦虑（特别是过度换气）。

## 分类（Classification）

### 静止性震颤 / 帕金森病（Resting tremor/Parkinsonian）

帕金森病的震颤是在休息时出现。当手臂支撑在膝盖上以及在行走时手部震颤最为显著。特征性运动是"搓丸样动作"。详见本书 380 页。

### 动作性或姿势性震颤（Action or postural tremor）

这种细震颤在受检患者张开双臂并且手指分开时可观察到。病因包括：

·原发性震颤（又称家族性震颤或良性原发性震颤）。

·老年性震颤。

·生理性。

·焦虑 / 情绪。

·甲状腺功能亢进症。

·酒精。

·药物（如药物戒断：海洛因、可卡因、酒精、右苯丙胺、锂）。

### 意向性震颤（小脑疾病）[ Intention tremor（cerebellar disease）]

这种大幅度的振荡性震颤在静止时不出现，但是进行动作时加重并且随着逼近目标而增强。由"指鼻试验"来检查。

### 扑翼样震颤（代谢性震颤）[ Flapping（metabolic tremor）]

在伸展手臂以及手腕过度伸展时可观察到"扑翼样"震颤。通常由代谢紊乱引起，如尿毒症、肝衰竭、威尔逊综合征以及呼吸衰竭。

### 特发性震颤（Essential tremor）

又称良性、家族性、老年性或青少年性震颤。

三联征

·阳性家族史。

·震颤但是很少有残疾，包括头部移动（蹒跚）。

·正常步态。

管理

·向患者进行解释和安慰。

·一般不需要药物治疗。

·限制含酒精饮料的摄入。

如果需要：普萘洛尔（首选）10 ～ 14 mg，口服，每日 2 次或扑米酮。

## 热带耳病（Tropical ear）

详见本书 212 页。

在热带地区严重的疼痛性外耳炎：

· 泼尼松龙 15 mg，口服，立即，然后 10 mg，每 8 小时 1 次，6 次剂量。

· 其次是罗塞耳用止血引流线（Merocel ear wick）。

· 外用复方康纳乐乳膏或短杆新霉地塞（Sofradex）滴剂，持续 10 天。

# |U|

## 脐部分泌物（Umbilical discharge）

成人多见于真菌或细菌感染，常会出现有异味的分泌物。

注意事项：考虑脐瘘、肿瘤、脐结石。

处理

·使用棉签蘸取分泌物进行微生物培养。

·清洁（清除分泌物并清洁脐部）。

·保持干燥和清洁，每日换敷料。

·考虑使用复方康乐软膏。

## 婴幼儿脐部肉芽肿（Umbilical granuloma in infants）

每日用腐蚀性笔涂抹患处，持续 5 天。

## 睾丸未降（Undescended testes）

睾丸不在阴囊内，可能是异位、缺失、回缩或真正的隐睾。

### 睾丸未降所带来的问题（The problem of non-descent）

·睾丸发育不良。

·可能会受到直接的暴力打击（如果睾丸在腹股沟区，易被外力撞击）。

·恶性病变（精原细胞瘤）的风险比正常人高 5 ～ 10 倍。

### 最佳评估时间（Optimal time for assessment）

3 ～ 6 个月（提睾反射发育之前，但这样易与睾丸回缩混淆）。

2 岁半至 3 岁或长期定期复诊以排除后天性睾丸下降不全。

### 转诊（Refer）

·6 月龄时的睾丸未降。

·后天睾丸下降不全。

·父母十分担心。

·睾丸位置不定。

### 最佳手术时间（Optimal time for surgery）

进行手术的最佳时间为 6 ～ 12 月龄。在 2 岁以后的睾丸未降患者中，精子的产生会受到影响。对少见的睾丸未降及有必要进行手术探查。

### 性激素注射（Hormone injections）

一般不推荐注射绒毛膜促性腺激素。除了边缘性回缩睾丸外，这些激素是无效的。

## 失业（Unemployment）

导致心血管疾病发病率、死亡率和精神疾病发病率等增加。

治疗目的是为了防止辞职、绝望和健康恶化。鼓励患者培养积极的人生观，并且准备重新找工作。

弱势群体（Vulnerable groups）

· 离校生，尤其未获取学位的（注意预防过量服药）。
· 有心因性或身体残疾的病史。
· 失业者的孩子。
· 以前婚姻状况有问题。
· 有许多家属需要供养的男性。
· 有良好的工作记录的 > 50 岁的人群。

全科医生的作用

· 诊断意识。
· 预防问题。
· 关怀，支持性咨询（十分有效）。
· 与社会服务者联络。

## 尿道炎（Urethritis）

引起无症状（尤其是对于女性）尿道炎的重要的性传播疾病是淋病和沙眼衣原体。

收集标本

请向实验室检测人员咨询。常规方法如下所述。

· NAAT（PCR）衣原体尿液测试（95% 特异性）是首选试验（男女通用），一般是取早上第一次小便（不排尿长达 4 小时），取最开始的 10 mL 至一般的微生物培养瓶。然而，现在可以在任何时候取尿标本，没有距上次小便的间隔时间限制。
· 女性患者可以通过新方法随机收集尿样，新方法是使用微生物拭子［尿液采检棒（UriSwab）］收集尿样，如果是女性的话，还可以是自己用拭子从卫生棉条上取尿样。

这些试验也可用于诊断淋病。然而，对患淋病的女性来说，PCR 检测不如宫颈标本检测可靠。

采取拭子

· 淋球菌标准拭子（深入至尿道口）：置于斯图尔特（Stuart）运送培养基中。
· 女性患者要采取宫颈拭子。
· 对于与男子发生性关系的男性，进行初段尿检查，以及尿道、肛门和咽喉拭子检查。

对于有症状的患者的治疗，应依据革兰染色、培养和 PCR/LCR 衣原体诊断结果。

高危患者筛查标准

· 所有＜ 25 岁的性活跃的女性。

· 所有性活跃的青少年，尤其是女性和运输安全信息专业人员协会（ATSIP）中的人员。

· 那些未持续使用或没有使用安全套的人。

· 与男子发生性关系的男性。

衣原体非特异性尿道炎（Chlamydia non-specific urethritis）

· 阿奇霉素 1 g，单剂量口服（推荐）。

· 或多西环素 100 mg，口服，每 12 小时 1 次，持续 7 天。

如果症状持续存在或复发，可能需要第 2 个疗程（5 个病例中约有 1 例）。

· 相同方法治疗性伴侣（即使无症状）。

· 避免性交，直到症状缓解。

淋球菌感染（Gonococcal infection）

· 头孢曲松 500 mg，肌内注射（溶解在 2 mL 1% 的利多卡因中），单次给药，或加上以下一种药物（如果 PCR 结果没有排除衣原体感染可能）。

· 阿奇霉素 1 g，单剂量口服，或多西环素 100 mg，口服，2 次 / 天，持续治疗 10 天。

如果咽部或肛门直肠感染：头孢曲松 500 mg，肌内注射，单次给药。

在澳大利亚偏远地区（淋病病原体对青霉素耐药较少）。阿莫西林 3 g+ 丙磺舒 1 g+ 阿奇霉素 1 g，单剂量口服。

# 尿路感染（Urinary tract infection）

要注意非甾体抗炎药噻洛芬酸可能导致非感染性膀胱炎。

**尿路感染的基础诊治**
· 尿液试纸
· 微生物培养（干净的样本）：阳性指标
  —培养计数＞ $10^5$ CFU/mL
  —白细胞＞ 10/µL（ $10 \times 10^6$/L）
· 一线抗生素，甲氧苄啶或头孢氨苄
· 严重排尿困难，碱化处理
· 摄入大量液体
· 药敏试验（维持或改变抗生素治疗）
· 抗生素治疗 7 ～ 10 天后复测微生物培养
· 考虑进一步检查

治疗

· 对所有有症状的尿路感染患者进行治疗。

· 对下列无症状的细菌性尿路感染患者进行治疗：新生儿、学龄前儿童、孕妇、确诊或疑诊尿路异常和（或）肾功能不全的患者、< 60 岁的男性患者。

最佳治疗方法包括：

· 增加液体的摄入。

· 完全膀胱排空，尤其是在睡前或性交后（女性）。

· 对于严重排尿困难患者进行尿碱化（如枸橼酒石酸 4 g，口服，每 6 小时 1 次）。

**急性单纯性膀胱炎**（Acute uncomplicated cystitis）

抗菌治疗方案

首选多次给药疗法。

**单次给药法**

· 甲氧苄啶 600 mg，口服。

· 或庆大霉素 120 mg，肌内注射。

· 或呋喃妥因 200 mg，口服。

**多次给药疗法（基于非孕妇）——比单次给药效果好**

女性持续使用 5 天（甲氧苄啶为 3 天）抗生素。

已知尿路异常的女性妇女持续使用 10 天。

患有急性膀胱炎的男性持续使用 14 天。

· 甲氧苄啶 300 mg，口服，每日 1 次，持续使用 3 天。 ⎫

· 或头孢氨苄 250 mg，口服，每 6 小时 1 次，持续使用 5 天。 ⎬ 首选。

· 阿莫西林 / 克拉维酸钾，500/125 mg，口服，每 12 小时 1 次。

· 或呋喃妥因 50 mg，口服，每 6 小时 1 次。

· 或诺氟沙星 400 mg，口服，每 12 小时 1 次（如果对上述药物具有抗药性）。

随访：1 ～ 2 周后进行中段尿检测。避免将喹诺酮类药物作为一线药物，如诺氟沙星或环丙沙星。

所有尿路感染的男性患者都应该行相关检查，以排除潜在的尿路异常，比如前列腺炎或尿路堵塞。

12 个月龄以上的婴幼儿急性膀胱炎

治疗应持续 5 天：

· 甲氧苄啶 4 mg/kg（不超过 150 mg），2 次 / 天（悬浮液是 50 mg/5 mL）。

· 或头孢氨苄 12.5 mg/kg（不超过 500 mg），2 次 / 天。

· 或阿莫西林 / 克拉维酸 12.5/3.1 mg/kg（不超过 500/125 mg）（口服），2 次 / 天。

儿童禁用诺氟沙星。

3 周后检查中段尿。

妊娠期泌尿系统感染

使用下列抗生素中任一种治疗急性膀胱炎，持续治疗 10 天，头孢氨苄、阿莫西林 / 克拉维酸钾或呋喃妥因（如 β- 内酰胺类抗生素是禁忌）。剂量与其他组的相同。无症状性菌尿应进行为期 1 周的治疗。

老年人尿路感染

对于无并发症的有症状菌尿，采取与成年人相同的方法，但是无症状性菌尿可以暂不治疗。

急性肾盂肾炎（Acute pyelonephritis）

轻症病例：口服治疗（如膀胱炎），除了甲氧苄啶（相同剂量）外，可以剂量加倍

重度：

 —入院就诊。

 —采集尿液进行尿液细菌培养，并对血液进行培养。

 —阿莫西林 2 g，静脉注射，每 6 小时加用 1 次，

 —庆大霉素 4 ～ 6 mg/kg，静脉注射，每日 1 次，持续治疗 2 ～ 5 天，然后尽快
  采取口服治疗（共 14 天的治疗）。

检查所有的可能存在的下尿路异常。

*复发性或慢性泌尿道感染的治疗*

10 ～ 14 天的疗程：

·阿莫西林 / 克拉维酸钾（500/125 mg），口服，每 12 小时 1 次。

·或甲氧苄啶 300 mg，口服，每日 1 次。

·或诺氟沙星 400 mg，口服，每 12 小时 1 次（如果证实病原体对上述药物具有耐
 药性）。

*预防复发性尿路感染*

在一些女性患者中，性交后使用单剂量的合适药物就可以了，但是如果情况恶化，
疗程可能会长达 6 个月或更长：

·呋喃妥因（大晶体）50 ～ 100 mg，口服，夜间使用。

·或甲氧苄啶 150 mg，口服，夜间使用。

·或头孢氨苄 250 mg，口服，夜间使用。

儿童使用相同的抗生素，根据年龄决定使用剂量。

注：红莓产品（果汁或片剂）可减少女性尿路感染症状的发生率，但证据并不充分。

泌尿道感染辅助检查的适应证（Indications for investigation of UTI）

·所有婴儿和儿童。

·所有男性。

·所有患有下列疾病的女性：

  —急性肾盂肾炎。

  —反复感染每年 > 2 次。

  —确诊无菌性脓尿。

  —肾脏疾病的其他症状（如高血压）。

复发性尿路感染的辅助检查（Investigations for recurrent UTI）

基本检查包括：

·中段尿检查（MSU）：镜检和培养（治疗后）。

·肾功能检查：血浆尿素氮和肌酐，肾小球滤过率。

·静脉尿路造影（IVU）和（或）超声检查。

特别注意事项：

·儿童中：排尿性膀胱尿路造影。

· 成年男性中：如果静脉尿路造影静脉尿路造影正常，则考虑前列腺感染的检查。

· 严重的肾盂肾炎：超声检查或静脉尿路造影（紧急），用于排除梗阻。

· 孕妇：超声检查用于排除梗阻。

# 荨麻疹［Urticaria（hives）］

可被分类为：

· 丘疹性（如昆虫叮咬），有持续存在倾向。

· 巨细胞性：

　—分布广泛的风团：有快现快褪倾向。

　—表浅：真皮 = 荨麻疹。

　—深层：皮下 = 血管性水肿。

检查病因（Check causes）

· 食物：坚果，尤其是花生、巧克力、奶酪、鱼类、鸡蛋等。

· 药物（如阿司匹林、抗生素）。

· 感染［如病毒（儿童多见）、细菌、寄生虫、酵母菌］。

· 植物：荨麻、银桦、漆树。

· 物理：运动和热、冷环境。

大多数病例病因不明（高达 80%）。

治疗

· 避免接触任何已确认的病因。

· 抗组胺药，如赛庚啶 16～32 mg，口服，每日 1 次，无镇静作用的药物（如非索
　非那定 60 mg，口服，每日 2 次）。

· 使用皮得露（Pinetarsol）或舒缓沐浴油等进行温度适中的洗浴。

· 外用 0.5% 氢化可的松，每 4 小时使用 1 次，用于缓解瘙痒，或外用其他止痒制剂
　（如 10% 克罗米通溶液或 1% 苯酚炉甘油）。

如果严重的话：泼尼松龙 50 mg，口服，每日 1 次，持续治疗 10 天。

# 白带（Vaginal discharge）

表 V1　阴道分泌物：诊断策略模型（改良版）

| 问：可能的诊断 | 问：经常漏诊的疾病 |
|---|---|
| 答：正常生理性溢液 | 答：化学性阴道炎（如香水） |
| 　　阴道炎 | 　　异物残留（如卫生棉条、子宫环） |
| 　　·细菌性阴道炎 40%～50% | 　　子宫内膜异位症（棕色分泌物） |
| 　　·念珠菌阴道炎 20%～30% | 　　异位妊娠（"西梅汁"样分泌物） |
| 　　·滴虫阴道炎 10%～20% | 　　厕所卫生差 |
| 问：严重的不容忽视的疾病 | 　　生殖器疱疹（可能） |
| 答：肿瘤 | 　　乳头状瘤病毒感染 |
| 　　·癌症 | 　　乳胶过敏 |
| 　　·瘘 | 　　萎缩性阴道炎 |
| 　　性病/PID（即宫颈炎） | 　　单纯疱疹：1 型或 2 型 |
| 　　·淋病 | 问：易误诊 |
| 　　·衣原体感染 | 答：糖尿病 |
| 　　性虐待，尤其是儿童性虐待 | |
| 　　卫生棉中毒性休克综合征 | |
| 　　（金黄色葡萄球菌或链球菌感染） | |

关键病史

病史应包括：

· 分泌物性质：颜色、气味、数量、与月经周期的关系及相关症状。

· 确切的性质和刺激的位置。

· 性生活史：性兴奋、既往性传播感染、性伴侣数量、以及任何进入阴道内的物质等。

· 使用化学品，如肥皂、除臭剂、阴道栓和冲洗剂。

· 怀孕的可能性。

· 药物相关。

· 相关疾病（如糖尿病）。

关键查体

· 良好的光线下查体，包括观察外阴、阴道口、尿道、阴道和子宫颈。

· 寻找分泌物来源和特殊疾病，如息肉、疣、黏膜外翻、脱垂和瘘管。

· 绝经后妇女进行全面骨盆查体。

关键检查

· 选择 pH 值 4～6 的试纸进行 pH 测定。

· 胺试验或胺臭味试验。

· 阴道分泌物湿片显微镜检查。

完整的性传播感染（STI）检查，包括阴道拭子检查：

表 V2　分泌物特性

| 感染性微生物 | 颜色 | 性状 | 气味 |
|---|---|---|---|
| 白色念珠菌 | 白色 | 黏稠（奶油奶酪样） | |
| 滴虫 | 黄/绿 | 气泡状，大量（黏液脓性） | 恶臭，腥臭 |
| 细菌性阴道病 | 灰色 | 水样，大量，泡状 | 恶臭，腥臭 |
| 生理性 | 乳白色或透明（氧化为黄色或棕色） | 稀薄或黏液 | |
| 萎缩性阴道炎 | 黄色（可能带血） | 稀薄（轻微至中等） | |
| 宫颈炎 | 黄绿色（从子宫颈可见） | 黏稠（黏液脓性） | 恶臭多见 |

阴道念珠菌感染（念珠菌性阴道炎）[ Vaginal thrush（candida vaginitis）]

·洗澡时使用碳酸氢钠冲洗生殖器部位，每日 2～3 次（特别是治疗前使用）。

·彻底将感染区域擦干。

·穿宽松的棉质内衣。

·避免穿紧身的衣服或使用卫生棉条。

·避免阴道灌洗，避免使用粉剂和除臭剂。

*药物治疗*

可以使用唑类药物（克霉唑、益康唑、异康唑、咪康唑、酮康唑或氟康唑）、两性霉素、制霉菌素。

示例：

·一线用药：克霉唑 500 mg 阴道片单用，或 100 mg 连续用 6 天和（或）克霉唑 2% 软膏涂于阴道和外阴（缓解症状）。

·或（尤其是如果症状反复发作）制霉菌素栓剂，每日 1 次，持续使用 7 天，和（或）制霉菌素阴道乳膏，4 g，每日 1 次，连续使用 7 天。

·或（如果症状顽固）氟康唑 150 mg，口服，单次用药，或酮康唑 200 mg，口服，每日 2 次，持续使用 5 天。

男性性伴侣通常不需要治疗（根据目前证据而言）。如果男性有症状，使用克霉唑 1%+ 氢化可的松 1% 局部给药进行治疗，每日 2 次，直到症状消失 2 周后停药。

细菌性阴道病（Bacterial vaginosis）

由于阴道加德纳菌及其他厌氧菌（如活动弯曲杆菌属）的过度生长而引起。

*治疗*

·甲硝唑 400 mg，口服，每日 2 次，持续使用 5 天，夜间使用 75% 阴道凝胶剂，连用 5 天。

·或（适用于耐药菌感染和妊娠者）克林霉素 300 mg，口服，每日 2 次，持续使用 7 天，2% 或克林霉素乳膏，夜间使用，持续治疗 7 个夜晚。

·通过灌洗恢复阴道 pH[ 如外用酸性凝胶（Acigel）或醋，每升水使用 3～4 汤匙）]。

·与性伴侣保持安全性行为。

阴道毛滴虫（Trichomonas vaginalis）

*治疗*

·口服甲硝唑 2 g，单剂量（首选），或 400 mg，每日 2 次，持续治疗 7 天（如果复发），或替硝唑 2 g，单剂量。

· 如在怀孕期间，每日使用 2% 克霉唑阴道乳膏，持续治疗 3 晚。

· 注意个人卫生。

· 性伴侣必须同时治疗。

· 男性性伴侣应该在性交时戴安全套。

· 对于耐药菌感染，3 ～ 7 天的甲硝唑或替硝唑疗程可能是必要的。

萎缩性阴道炎（Atrophic vaginitis）

*治疗*

· 口服激素替代疗法。

· 局部外用雌激素软膏或片剂（如雌二醇）。该药为首选，因为它质量有保证。

# 静脉性溃疡（Venous ulcers）

通常受静脉曲张性湿疹和溃疡影响的区域是腿部"绑腿"的区域。治疗因慢性静脉功能不全所致溃疡的秘诀是正确处理物理因素，尤其是形成一个 20 ～ 40 mmHg 的压力梯度。同时必须消除水肿腿部的多余液体。

*治疗方法*

1. 使用生理盐水清洁溃疡。如果有蜕皮症状，使用保湿凝胶。

2. 使用石蜡纱布，然后使用海绵橡胶或其他合适的敷料进行伤口的包扎［如施乐会纱布敷料（Melolin）］。

3. 膝盖以下使用压缩绷带［如梯度加压弹力袜、爱乐弹性（Eloflex）绷带］。可用封闭黏附绷带［如维萨静脉黏附绷带（Viscopaste）或艾萨静脉绷带（Icthaband）］替代，可使用 7 天，从脚趾到膝盖以下，外加压力绷带。考虑外用条博（Tubigrip）弹力袜。

4. 若水肿出现，给予患者利尿药。

5. 鼓励患者尽早活动和进行功能锻炼。

6. 坚持尽可能地抬高患肢，尤其是休息时。

注：当敷料变得松动或脱落，或有分泌物渗出时，应该更换。患者可能会使溃疡变得潮湿和进行淋浴。

表 V3　创面处理原则

| 有益的 | 有害的 |
| --- | --- |
| 水化 | 干燥 |
| 使用水或盐水冲洗 | 过量的防腐剂 |
| 绝缘保护 | 暴露于空气中 |
| 敷料 | 结痂，痂皮，蜕皮 |
| 有弹性（静脉） | 干敷料 |
| 水凝胶 | 纱布填塞 |
| 变性小 | 水肿 / 淋巴水肿 |

伤口敷料（Wound dressing）

现代伤口敷料主要有五种类型：薄膜、水凝胶、水胶体、藻酸盐和泡沫，所有类型均较昂贵。薄膜、水凝胶和水胶体会增加伤口的水分，而藻酸盐和泡沫可以吸收分泌物。更传统的敷料，如纱布、非粘贴型垫性敷料，可用生理盐水浸泡。弹力绷带可用于将非黏附敷料固定在合适位置。

一般规则：

· 敷料大于伤口 2 ～ 3 cm。

· 放置在伤口 1/3 以上和 2/3 以下位置。

· 当发生"渗透"时，将其清除。

· 对老年患者需要小心清除。

· 如有必要，可以在淋浴下清除。

· 如果不知道该怎么做，起码不要造成损害：使用泡沫和凝胶复合剂。

表 V4　慢性溃疡的管理原则

| 溃疡类型 | 主要的管理原则 |
|---|---|
| 静脉型 | 控制静脉功能不全<br>· 加压包扎<br>· 改善小腿肌肉泵的功能（下床活动，练习）<br>· 腿部引流 |
| 动脉型 | 血管评估以决定是否手术干预 |
| 静脉 / 动脉混合型 | 血管评估以决定是否手术干预 |
| 压力型 | 消除或减小压力 |

# 视力丧失（Visual loss）

除了偏头痛，导致视力突然丧失的所有病因几乎均需要紧急治疗。

**重要的病因**

弱视（Amblyopia）

在儿童中，不常使用的眼睛视力下降。早期常为斜视。

视网膜母细胞瘤（Retinoblastoma）

儿童：白色瞳孔和"猫眼"反射。

白内障（Cataracts）

· 视力下降（有时使用针孔镜可改善）。

· 眼底镜检时红光反射减弱。

· 使用透镜会使视力变化

当病情严重影响患者生活自理能力时，建议进行白内障手术。

青光眼（Glaucoma）

急性：起病急骤，持续几天。

慢性：外周视野逐渐丧失。

眼压：22 mmHg 为正常上限。

· 可选择的药物（终身使用）。

　—噻吗洛尔或倍他洛尔（如有哮喘，则慎用）滴剂，每日 2 次。

　—拉坦前列素滴眼液，每日 1 次。

　—毛果芸香碱滴眼液，每日 4 次。

　—地匹福林滴眼液，每日 2 次。

　—乙酰唑胺（口服利尿药）。

· 对于药物治疗失败的患者，进行手术或激光治疗。

色素性视网膜炎（Retinitis pigmentosa）

· 在儿童患者中，最开始时表现为夜盲。

· 眼底检查——不规则的暗色素斑块。

无痛性视力突然丧失：诊断策略模型（Acute and subacute painless loss of vision : diagnostic strategy model）

可能的诊断

· 一过性黑蒙。

· 偏头痛。

· 视网膜脱离。

· 急性青光眼。

· "湿性"黄斑变性。

不能漏掉的严重疾病

· 心血管：

　—视网膜中心动脉闭塞。

　—视网膜中心静脉闭塞。

　—高血压（并发症）。

　—脑血管意外。

· 肿瘤：

　—颅内肿瘤。

　—眼内肿瘤。

· 原始黑色素瘤。

· 视网膜母细胞瘤。

· 转移瘤。

· 玻璃体积血。

· 艾滋病。

· 颞动脉（巨细胞性）动脉炎。

· 急性青光眼。

· 良性颅内高压。

少见病（常漏诊）

· 急性青光眼。

· 视盘水肿。

· 视神经炎。

· 眼内异物。

**一过性黑蒙（Amaurosis fugax）**

· 通常是由于颈动脉栓子脱落。

· 需要进一步检查，包括颈动脉多普勒超声。

**视网膜脱离（Retinal detachment）**

· 眼前突然出现漂浮物或闪光或黑点。

· 单侧眼视力越来越差。

· 需要立即转诊进行视网膜裂孔的缝合。

**玻璃体积血（Vitreous haemorrhage）**

· 突然出现飞蚊症或视野"斑点"，超声检查有助于诊断。

· 紧急转诊排除视网膜脱离。

· 对于持续性出血需进行玻璃体切割手术。

**视网膜中央动脉阻塞（Central retinal artery occlusion）**

· 视力突然丧失，好像眼前"帷幕降落"。

· 使用 1 mm 针孔镜，视力没有得到改善。

· 黄斑处出现经典"红樱桃点"。

处理

如果早期发现，应该在 30 分钟之内使用此程序：

· 眼睑闭合，使用手指进行全眼球按摩（使用手指进行有节奏的按压）可以挤走血栓。

· 再呼吸二氧化碳（纸袋）或吸入特殊的二氧化碳混合物（混合氧）。

· 静脉注射乙酰唑胺 500 mg。

紧急转诊。

**视网膜中央静脉血栓形成（Central retinal vein thrombosis）**

眼底镜检查显示视盘水肿和多发性视网膜出血。

立即进行治疗是无效的，需要紧急转诊。

**黄斑变性（Macular degeneration）**

有两种类型：渗出性（急性）和色素性（起病缓慢）。

急性视物变形，接着中心视力突然衰落。

通常视网膜出现白色渗出物和出血。

紧急转诊，可以的话在玻璃体内注射抗血管内皮生长因子。

**颞动脉炎（Temporal arteritis）**

· 单侧眼中心视力突然丧失（中心暗点）。

· 能迅速成为双侧性。

· 相关的颞部头痛。

处理

· 另外一只眼睛必须进行测试。

· 立即进行皮质类固醇治疗（60 mg 泼尼松，每日 1 次，至少持续使用 1 周。要注意股骨颈缺血性坏死）。

· 颞动脉活检。

玻璃体后脱离（Posterior vitreous detachment）

·突然发作的飞蚊症（也可能与视网膜剥脱有关）。

·视力通常是正常的。

·闪烁的亮光指示为视网膜牵拉。

进行紧急转诊。

球后视神经炎［Optic（retrobulbar）neuritis］

·通常在患有多发性硬化症的 20 ～ 40 岁的女性中发病。

·单眼视力丧失持续一段时间。

·眼球运动时眼后不适。

·视力可变。

·通常中心视野缺损（中央暗点）。

·视盘改变。

·立刻转诊。类固醇可以加速恢复。

# 白癜风（Vitiligo）

治疗困难。可考虑通过化妆来掩盖（如自晒黑制剂）。治疗方法包括 PUVA 疗法（光化学疗法）和口服补骨脂素（如甲氧沙林、三甲沙林）。据报道长时间外用皮质类固醇是有效的（如使用 1% 的氢化可的松，持续治疗 6 个月，之后使用 0.1% 的醋丙甲泼尼龙，持续治疗 6 个月）。

# 呕吐（Vomiting）

表 V5　呕吐：诊断策略模型

| 问：可能性诊断 | ·肠套叠 |
|---|---|
| 答：所有年龄段：急性胃肠炎 | 严重感染（如脑膜炎、败血症） |
| 　　　　　　晕车 | 糖尿病酮症酸中毒 |
| 　　　　　　药物 | 恶性肿瘤 |
| 　　　　　　各种感染 | 颅内病症（如颅内压升高） |
| 　　新生儿：喂养问题 | 急性心肌梗死（如无痛型） |
| 　　儿童：病毒感染 / 发热 | 问：经常漏诊的疾病（主要是成年人） |
| 　　　　中耳炎 | 答：妊娠（早期） |
| 　　　　尿路感染 | 复杂的疾病 |
| 　　成人：胃炎 | ·梅尼埃综合征等 |
| 　　　　酒精中毒 | 中毒（如食品、化学物质） |
| 　　　　怀孕 | 药物滥用，如鸦片类药物 |
| 　　　　偏头痛 | 高钙血症 |
| 问：不应漏诊的严重疾病 | 药物（多种类型） |
| 答：肠梗阻（如新生儿食管闭锁） | 肠道动力紊乱 |
| 　·幽门梗阻＜ 3 个月 | 先天性胃瘫 |

婴儿期呕吐（Vomiting in infancy）

新生儿重要的预警标志：

· 流涎过多，嘴中有泡沫分泌物。

· 胆汁颜色的呕吐物（通常为异常）。

· 胎粪延迟排出（＞24 小时）。

· 腹股沟疝气。

首先要置疑：是不是呕吐了胆汁？

· 绿色呕吐物＝紧急手术转诊？肠转位不良。

· 非胆汁性呕吐物？幽门狭窄、胃食管反流、喂养问题等。幽门狭窄和胃食管反流可引起呕吐。

食管闭锁

· 第一次喂养时发生呕吐。

· 流涎过多，并出现泡沫分泌物。

· 通过口腔插入直径 3.3 mm 的导管，以帮助诊断。

先天性肥厚性幽门狭窄

· 通常在 3 ～ 6 周突然发病。

· 喷射出呕吐物。

· 男∶女＝5∶1。

· 喂养测试中出现胃肠蠕动。

· 代谢性碱中毒，其中血 $Na^+$ 下降，血 $Cl^-$ 下降。

缓解呕吐症状（Symptomatic relief of vomiting）

一线处理确保体液和电解质紊乱得到改善，任何潜在的病因都需要进行鉴定并进行治疗。可给予各类止吐药对症缓解。

注意：由于儿童中易出现锥体外系不良反应，避免使用多巴胺拮抗药（如甲氧氯普胺和丙氯拉嗪）。

**药物引起的恶心和呕吐**

甲氧氯普胺 10 mg，口服或肌内注射，必要时每 8 小时 1 次。

应对化疗和放疗所致恶心、呕吐：

甲氧氯普胺 10 mg，口服或肌内注射，治疗前 1 ～ 2 小时使用，然后每 8 小时 1 次（如果症状轻）。

或恩丹西酮 4 mg（口服或舌下含服）每日 2 次 + 地塞米松 4 mg/d 口服。

对于严重的情况：

治疗前给予恩丹西酮 8 mg，口服或静脉注射，然后每 6 小时使用 1 次，再用 2 次。

加上：治疗前 30 分钟给予地塞米松 8 mg，静脉注射，然后每 6 小时使用 1 次，再用 2 次。

表 V6　常用的止吐药物

| 止吐药 | 拮抗受体 | 用药方式 |
| --- | --- | --- |
| 异丙嗪 | $H_1$（组胺受体） | O（口服），IM（肌内注射），IV（静脉注射） |

续表

| 止吐药 | 拮抗受体 | 用药方式 |
|---|---|---|
| 甲氧氯普胺 | D2（多巴胺受体）+5-HT3（5-羟色胺受体） | O，IV，IM |
| 丙氯拉嗪 | D2（中央） | O，IM，PR（必要时） |
| 多潘立酮 | D2（外周） | O |
| 氟哌啶醇 | D2（中央） | O，IM |
| 昂丹司琼 | 5-HT3 | O，IV |

重要的不良反应：肌张力失常、运动障碍、嗜睡、抗胆碱能反应、高泌乳素血症。

# 外阴疾病（Vulvar disorders）

外阴疾病的临床表现包括瘙痒、疼痛或不适、刺激症状、黏膜白色斑块、苔藓样变、糜烂和皮肤擦烂。皮肤病，尤其是皮炎、银屑病、扁平苔藓和硬化性苔藓，是外阴问题的主要病因。外因瘙痒在第 412 页（原著中）有提到。

硬化性苔藓（Lichen sclerosus）

病因不明的慢性炎症性皮肤病，表现为界限明显的、白色的、带细微皱纹斑块，常只累及肛周皮肤，而不累及阴道口。应与萎缩性阴道炎鉴别诊断。

症状特点

·外阴瘙痒（主要症状）+ 疼痛 + 白皱斑。

·发病年龄呈双峰型：青春期女孩，围绝经期。

·病灶处可见紫癜和溃疡。

·有 2% ～ 6% 发展为鳞状细胞癌。

处理

·通过活检确认诊断，最好咨询皮肤科医生。

·使用强效外用类固醇，持续使用 6 个月，接着长期使用 1% 氢化可的松外涂。

表 V7 外阴不适 / 刺激：诊断策略模型

| 问：可能的诊断 | ·链球菌外阴阴道炎 |
|---|---|
| 答：特应性皮炎 | ·单纯疱疹 |
| 慢性外阴阴道念珠菌病 | 外阴前庭综合征 |
| 过敏性接触性皮炎（如香水、外用杀菌剂） | 问：经常漏诊的疾病 |
| 上述皮肤病引起的裂隙 | 答：硬化性苔藓与扁平苔藓 |
| 创伤（粗暴性交） | 尿失禁→氨性外阴炎 |
| 问：严重的不容忽视的疾病 | 粪便污染 |
| 答：肿瘤 | 股癣 |
| ·鳞状细胞癌 | 滴虫性阴道炎 |
| ·黑色素瘤 | 萎缩性阴道炎 |
| ·淋巴瘤等→皮肤瘙痒 | 口疮性溃疡 |
| 感染 | 不明原因外阴痛 |

| | |
|---|---|
| 问：四种易混淆疾病 | 尿路感染　√ |
| 答：抑郁症　√ | 问：这个患者想告诉我什么？ |
| 　　糖尿病　√ | 答：常见心理性问题 |
| 　　药物　√ | |

### 慢性外阴阴道念珠菌病（Chronic vulvovaginal candidiasis）

该疾病与急性念珠菌病不同，可能表现为白色念珠菌的局部过敏反应。长达 6 个月的持续抗真菌治疗可以缓解症状。使用 1% 的氢化可松止痒。

### 链球菌外阴阴道炎（Streptococcal vulvovaginitis）

通常外阴或阴道表现为急性、暗红色、阴户或阴道疼痛或表现为轻度外阴炎。从外阴或阴道取拭子可以诊断。使用口服青霉素 V 治疗，持续使用 10 天，或根据药敏结果使用其他抗生素进行治疗。外用莫匹罗星可能有助于防止复发。

### 外阴痛（Vulvodynia）

该疾病描述为疼痛症状（烧灼感、疼痛感或刺痛感），并且这种不适没有明显的原因。包括前庭过敏（外阴前庭综合征）和外阴异常疼痛（中年到老年女性患者的神经性疼痛）。

**引发前庭痛（外阴前庭综合征）**

*症状特征*

·触碰前庭引起剧烈疼痛，阴道入口也可疼痛，如性交或放置卫生棉条。

·年轻女性通常在 20 ～ 30 岁发病。

·未产妇：家族史。

·浅表性性交疼痛。

·性功能障碍。

*诊断*

使用棉签轻轻一碰就会出现不当的触痛。

*处理*

对患者进行教育、咨询和支持，性交之前使用温和的润肤剂或 2% 利多卡因凝胶。可能需要病灶内治疗，或应用抗神经性疼痛的药物，或前庭切除术（作为最后手段）。

**外阴异常疼痛**

这种神经病理性疼痛问题的典型患者为中年到老年女性，阴唇出现持续性烧灼样疼痛。检查结果通常是正常的。病因包括阴部神经痛、后期单纯疱疹病毒感染、脊椎疼痛或特发性。治疗方案包括抗抑郁药和加巴喷丁。

# |W|

## 疣（Warts）

### 疣的类型
包括寻常疣、扁平疣、丝状疣（细长拉伸样生长，通常在脸部和颈部）、指状疣（指状突起，通常在头皮）、外阴疣和足底疣。

### 疣的治疗方案

#### 局部应用
·水杨酸（如 5% ～ 20% 水杨酸弹性火棉胶，每日 1 次或每日 2 次）。

·16% 水杨酸 +16% 乳酸的火棉涂膜剂。

·2% ～ 4% 甲醛单独或组合使用。

·0.5% ～ 1% 斑蝥素在等份的火棉胶中（美国可买到），小心使用和紧贴患处 12 小时。

·对于生殖器疣，以 0.5% 鬼臼毒素或咪喹莫特均匀地涂抹于黏膜表面，对黏膜表面疣效果好，很难渗透到角质层以下。

·细胞毒性药物（如 5- 氟尿嘧啶），对于具有抗药性的疣效果很好，如扁平疣和甲周疣。

#### 冷冻疗法
二氧化碳（-56.5 ℃）或液氮（-195.8 ℃）会破坏宿主细胞，并刺激免疫反应。

注意：冻结前，必须要对多余的角质层进行切削。结果往往令人失望。

#### 刮除术
在局部麻醉药的作用下，有些跖疣可以用锋利的匙形刮治器刮除。问题是可能会留下瘢痕，因此要承受压力的区域不要采用这种治疗方法，如脚底部位。

#### 电切除术
在局部麻醉药的作用下用高频电火花治疗小的、丝状或指状疣有效。刮除术和电剥离术的组合，适用于大型和持久性疣。

#### 维生素 A 及维 A 酸
·外用维 A 酸（如 0.1% 维 A 酸的乳剂、雷廷 -A）对扁平疣有效。

·全身性口服类维生素 A，阿维 A［新体卡松（Neotigason）］对顽固性疣有效。

### 疣的具体治疗
所选择的方法取决于疣的类型、疣的位置和患者的年龄。

足底疣：详见本书 249 页。

尖锐湿疣：0.5% 鬼臼毒素涂膜剂。详见本书 258 页。

丝状疣和指状疣：液氮治疗或电切除术。

扁平疣：液氮治疗；20% 水杨酸复合物［如疣杀（Wartkil）］；考虑 5- 氟尿嘧啶霜或雷廷 -A。

寻常疣：推荐的方法

1. 温肥皂水中浸泡疣体。

2. 用浮石擦疣体表面。

3. 使用涂膜剂（只对疣体；用凡士林保护周围皮肤）。涂膜剂：福尔马林 5%+ 水杨酸 12%+ 丙酮 25%，溶于火胶棉中。

按此疗法进行治疗，每日或每 2 天进行 1 次，在下一次应用前小心去除死皮。

·或（成年人）16% 水杨酸，16% 乳酸的火棉胶涂膜剂，每日 1 次。

·（儿童）8% 的水杨酸，8% 乳酸的火棉胶涂膜剂。

甲周疣（指甲）：

考虑使用 5- 氟尿嘧啶治疗或液氮治疗。

始终使用涂膜剂，而不是用手指涂抹软膏或糊剂。

# 体重减轻（Weight loss）

体重减轻是一个重要的症状，因为它通常意味着一系列严重的潜在疾病，无论是器质性疾病还是功能性疾病。

关键病史

仔细记录减轻的体重，评估患者的体重记录。测定食物摄入量，获得独立监督者的帮助，如配偶或父母（如果可以的话）。食物摄入可能因心理障碍和癌症等减少，但是因内分泌疾病如糖尿病和甲亢，以及脂肪痢等增加。

关键查体

考虑：

·重要参数［如体重指数、脉搏、血压、体温、尿液检查（试纸）］。

·甲状腺以及甲亢相关指标。

·腹部检查（如器官巨大症、腹部包块等）。

·肛门指检。

·注意上牙表面牙齿酸性腐蚀（暴食症）。

关键检查

考虑：

·全血检查。

·大便潜血。

·血沉 /C- 反应蛋白。

·胸部 X 片。

·甲状腺功能检查。

·上消化道胃镜。

·超声检查和心电图。

·特殊的影像学检查（如 CT 扫描）。

·艾滋病毒检查。

·血糖。

> **体重减轻的警示信号：**
> ·体重减轻本身就是一个十分重要的信号。
> ·体重快速下降同时伴有不适。
> ·牙釉质受到酸性腐蚀：考虑暴食症。
> ·年轻女性体重减轻合并体弱不适，考虑饮食障碍和低钾血症。
> ·孩子身上有受虐待的证据。

表 W1　体重减轻：诊断策略模式（除去故意节食，进食障碍或营养不良）

| | |
|---|---|
| 问：**可能的诊断** | 慢性肾衰竭 |
| 答：压力和焦虑 | 结缔组织疾病 |
| 抑郁症 | 问：**七类易混淆疾病** |
| 角色适应不良老年患者 | 答：抑郁症　　√ |
| 问：**严重的不容忽视的疾病** | 糖尿病　　　√ |
| 答：充血性心脏衰竭 | 药物　　　　√ |
| 恶性疾病（如胃部肿瘤） | 贫血　　　　√ |
| 慢性感染（如结核、潜在脓肿） | 甲状腺疾病　√甲亢 |
| 问：**经常漏诊的疾病** | 脊髓功能障碍　— |
| 答：药物依赖，尤其是酒精依赖 | 尿路感染　　　— |
| 吸收不良状态 | 问：**这个患者想告诉我什么？** |
| 乳糜泻 | 答：可能性。考虑压力、焦虑和抑郁。 |
| ? 肠道寄生虫 | 神经性厌食症和贪食症是特殊的考虑情况。 |
| 其他胃肠道问题 | |

**发育失败**（Failure to thrive）

详见本书 110 页。

**青少年进食障碍**（Eating disorders in the adolescent）

**神经性厌食症**

迷恋追求身材苗条，特征为通过过度节制饮食来极度减肥及干扰身体外形。在精神障碍中，此病患者的死亡率和自杀率最高。

典型特征

·发病于青少年和年轻成年女性。

·16 岁的女生中有高达 1% 的患病率。

·发病双峰年龄：13 ～ 14 岁和 17 ～ 18 岁。

·未知病因。

·闭经。

·皮肤干燥粗糙，头发掉落增多。

·体毛↑。

**贪食症**

贪食症是阵发性隐秘的暴饮暴食，然后自我诱发呕吐、禁食或使用泻药或利尿药。有两种类型：清除型和非清除型（空腹＋运动过度）。

典型的临床特征

·年轻女性。

· 开始于较晚年龄，一般 17 ～ 25 岁。

· 相关的精神神经疾病。

· 体重波动。

· 月经周期不规则，闭经罕见。

· 频繁呕吐的身体并发症（如龋齿、牙釉质受侵蚀、低钾血症的影响）。

**饮食失调的管理**

经常需要探索家庭关系存在的问题。

重要的目标是：

· 与患者建立良好的关怀的关系。

· 解决潜在的心理困境。

· 体重恢复到理想水平和患者理想体重之间的水平。

· 提供均衡的饮食，每日至少 3000 卡（12 600 kJ）（神经性厌食症）。

可能会尝试结构化的行为治疗、优势强化疗法和家庭治疗，但医生和专职医疗人员的支持治疗似乎是治疗最重要的方面。抗抑郁药可能对一些患者有帮助，如氟西汀可以治疗贪食症。如果患者有体重快速下降、呕吐以及自我认知不良等表现，考虑将患者转诊至专科门诊或住院诊治。

## 颈部扭伤（Whiplash）

详见本书 356 页。

## 以人为中心的管理方式（Whole–person approach to management）

以患者为中心的咨询不仅考虑到了疾病的诊断和处理，还增加了另一个层面——患者的心理特点（表 W2）。

以人为中心的诊断依据由两部分组成。

1. 以疾病为中心的诊断。

2. 以患者为中心的诊断。

表 W2　以人为中心的诊断和管理

| 以疾病为中心的诊断 | 以患者为中心的诊断 |
| --- | --- |
| 疾病的病因 | 疾病对患者的意义 |
| | 对家庭和人际关系的影响 |
| | 对工作和收入的影响 |
| | 对心理影响 |
| | ·压力和焦虑 |
| | ·异常的疾病 / 行为 |
| | ·睡眠 |
| | ·抑郁症 |
| | 对性行为的影响 |
| | 对态度和精神的影响 |

| 以疾病为中心的处理 | 以患者为中心的管理 |
|---|---|
| 休息 | 心理支持 |
| 药物 | 适当的安慰 |
| 介入 | 患者教育 |
| 手术 | 赋予自我责任 |
| 其他侵入性诊治技术 | 预期指导 / 特殊风险 |
| | 预防 |
| | 保健 |
| | 生活方式建议 / 改良 |
| | ·饮食 / 营养 |
| | ·运动 |
| | ·酒精 |
| | ·吸烟 |
| | ·压力管理 |
| | 家庭和社会支持 |
| | 自助团体 |
| | 替代方案 |
| | 咨询和转诊 |
| | 随访 |
| | 考虑冥想 |

以人为中心的处理方法或综合管理方法，是最佳的全科医疗实践基础。全科医生有责任为他或她的患者尽可能地采用自然愈合的方法，并且需要精心和保守地对待检查和药物处方。

患者偏爱自然疗法，尽可能和适当地为自己的处理承担责任。包括相对的休息、运动、游泳、压力管理、冥想、内省、抗氧化治疗（如维生素 C、维生素 E、硒）、体重控制、优化健康的营养、避免毒素（如毒品、尼古丁、咖啡因和酒精）和性满足。

激励是诊治成功的重要因素，并且医生作为激励者、教育者和引导者的治疗作用不应该被低估。

# 蠕虫（寄生虫）［Worms（helminths）］

详见本书 455 页。

# 伤口：非吸收性缝合线的拆除（Wounds： removal of non-absorbable sutures）

表 W3　拆除缝线的时间

| 区域 | 缝合之后的天数 |
|---|---|
| 头皮 | 6 |
| 面部 | 3（或第 2 天拆线，剩余的在第 3 ～ 4 天拆除） |

| 区域 | 缝合之后的天数 |
| --- | --- |
| 眼睑 | 3 ～ 4 |
| 耳 | 5 |
| 颈部 | 4（或第 3 天拆线，剩余的在第 4 天拆除） |
| 胸部 | 8 |
| 臂（包括手和手指） | 8 ～ 10 |
| 腹部 | 8 ～ 10（张力缝合 12 ～ 14） |
| 背部 | 12 ～ 14 |
| 腹股沟和阴囊 | 7 |
| 会阴 | 2 |
| 腿部 | 10 |
| 膝盖和小腿 | 12 |
| 足部（包括脚趾） | 10 ～ 12 |

## 皱纹（Wrinkles）

详见本书 388 页。

## 书写痉挛（Writer's cramp）

· 教育和安慰。

· 避免持笔太紧。

· 氯硝西泮 0.5 mg，每日 2 次（如果症状持续存在）。

# |Z|

## 人畜共患病（Zoonoses）

人畜共患病是指那些可以在脊椎动物和人类之间自然传播的疾病和感染（表 Z1）。以下为疾病的清单，它因国家而异，包括鼠疫、狂犬病、恙虫病、莱姆病和兔热病。

表 Z1　澳大利亚主要人畜共患病

| 动物传染病 | 病原体 | 动物宿主 | 传播方式 | 呈现的主要特点 | 诊断 | 治疗 |
|---|---|---|---|---|---|---|
| Q 热 | 立克次体 | 各种野生和家养动物 | 吸入性粉尘动物接触未经消毒的牛奶 | 发热、寒战、肌痛、头痛、干咳 | PCR 定量血清学 | 多西环素，如合并有心内膜炎，加用克林霉素 |
| 钩端螺旋体病 | 波摩那钩端螺旋体 | 各种家养动物 | 感染的尿液污染伤口或溃疡 | 发热、肌痛、剧烈头痛、红斑疹，结膜炎 | PCR 定量血清学 ± 培养 | 多西环素或苄基青霉素 IV 或头孢曲松 |
| 布鲁菌病（波状热） | 牛布氏杆菌 | 牛 | 被动物组织污染伤口或溃疡未经消毒的牛奶 | 发热（起伏性）出汗、肌痛、头痛、淋巴结肿大 | PCR 定量血培养 | 四环素＋利福平或庆大霉素 |
| 莱姆病 | 莱姆疏螺旋体 | 有袋类动物（可能） | 蜱或虱子叮咬 | 发热、肌痛、关节炎、背痛、圆环形的皮疹 | PCR 定量血清学 | 四环素或阿莫西林 |
| 鹦鹉热 | 鹦鹉热衣原体 | 鸟：鹦鹉、鸽子以及鸭等 | 吸入性粉尘 | 发热、肌痛、头痛、干咳 | PCR 定量血清学胸部 X 片 | 四环素或克拉霉素 |
| 牛结核病 | 牛分枝杆菌 | 牛 | 未经消毒的牛奶 | 发热、盗汗、消瘦、咳嗽（像人类肺结核） | 培养 | 与人类肺结核治疗相同 |
| 李斯特菌病 | 单核细胞增多性李斯特菌 | 各种野生和家养动物 | 未消毒的牛奶和奶酪受污染的蔬菜人与人之间传染 | 轻度发热性疾病（大多数）易感患者（新生儿、孕妇、老人等）发生脑膜脑炎 | PCR 定量血清学 | 阿莫西林 |
| 鼠疫 | 鼠疫耶尔森菌 | 野生啮齿动物 | 跳蚤 | 发热、肌痛、头痛、虚脱、淋巴结炎（腹股沟淋巴结炎） | 涂片、培养 | 四环素＋链霉素 |

# |附录|

## 附录一

### 1.皮节分布图

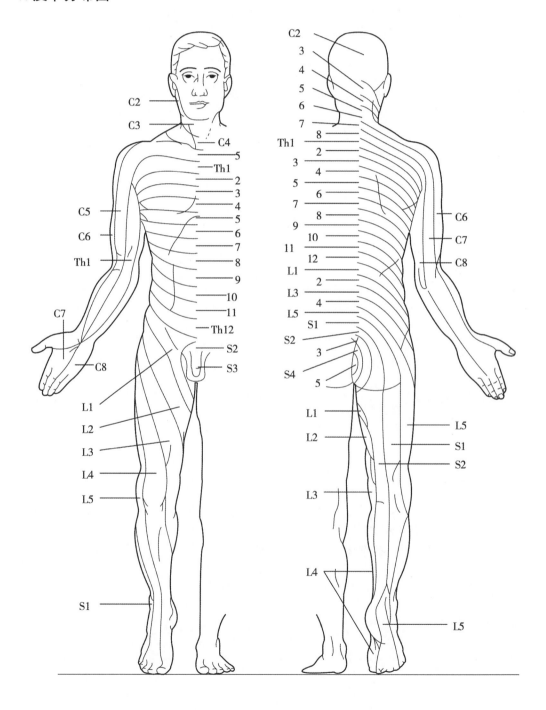

## 2. 简易精神状态检查量表

| 项目 | 得分 |
|---|---|
| **方向**（最高分 10 分） | |
| 什么是年、月、日、日期和季节？ | 5 |
| 我们现在在哪里？街道号、道路、郊区、城市、州。 | 5 |
| **注册**（最高分 3 分） | |
| 让患者记住您命名的 3 个项目。<br>命名 3 个对象（如橙子、骆驼、桌子）。<br>重复 5 次或直到所有人都学会了并且每次都要求他们回忆起来。<br>仅在第一次尝试时得分（每次标记 1 分）。 | 3 |
| **注意力和计算**（最高分 5 分） | |
| 让患者从 100 倒数几个 7 结尾的数字。<br>（5 次后停止）或向后拼写"WORLD"。 | 5 |
| **再次询问**（最高分 3 分） | |
| 要求患者回忆一下上面的 3 个对象。1 分 / 回忆一个单词。 | 3 |
| **语言**（最高分 3 分） | |
| 显示两个对象（用钢笔指向）。问这是什么？ | 2 |
| 要求重复"NO IFS，ANDS or BUTS" | 1 |
| **三个命令**（最高分 3） | |
| 给患者一张白纸，说"用右手拿这张纸，把它折成两半，放在地板上" | 3 |
| **阅读**（最高分 1 分） | |
| 在一张白纸上写上"闭上你的眼睛"<br>要求患者阅读并且按照说的去做。如果遵守记录 1 分 | 1 |
| **书写**（最高分 1 分） | |
| 要求患者写一个完整的句子。如果有名词和动词就记录 1 分。 | 1 |
| **复制**（最高分 1 分） | |
| 绘制相交的五边形并要求患者复制图纸。如果存在所有 10 个角度并且两个图形相交，则为 1 分。 | 1 |
| 复制这个设计 | 30 |

指导：18～24（可能是轻度痴呆）；10～17（可能的中度损伤）；< 10（严重损伤）。

**3. 斯内伦视力表（从距离 140 cm 读取）**

A

60

P O

36

T N H

24

F T I C

18

M S R N O

12

O H I C R O

9

M Y O E T L N

7.5

P F Z H M O E S

6

Y E B D O G I K

6

S W M P D E L B

5

## 4. 儿童传染病的学校排除：学校、学前和儿童保育中心的最低排除期

| | 潜伏期（天） | 患者排除（出现皮疹或症状的最短时间）（天） |
|---|---|---|
| 麻疹 | 10～14 | 5 |
| 单核细胞增多症 | 30～50 | 0 |
| 流行性腮腺炎 | 14～21 | 9 |
| 百日咳 | 7～14 | 5（使用抗生素后） |
| 细小病毒（感染红斑） | 4～21 | 0 |
| 幼儿急疹 | 7～17 | 0 |
| 风疹 | 14～21 | 5 |
| 猩红热 | 1～7 | 24 小时（使用抗生素后） |
| 脓疱病 | 1～3 | 治疗开始前（覆盖疮） |
| 脑膜炎球菌 | 1～10 | 直到清除疗法完成 |
| 水痘和带状疱疹 | 10～21 | 7 |
| 单纯性疱疹（唇疱疹） | 7～10 | 直到痊愈 |
| 肝炎 | | |
| A | 15～45 | 7 天或痊愈 |
| B | 40～180 | 0 |
| C | 14～180 | 0 |
| 感染性腹泻 | 变化 | 停止腹泻后 24 小时 |
| 手足口病 | 3～6 | 0（最好是水疱愈合时） |
| 接触传染性软疣 | 14～42 | 0 |
| 头虱 | 5～7 | 如果在治疗为 0 |
| 癣 | 7～14 | 如果在治疗为 0 |
| 疥疮 | 14～42 | 如果在治疗为 0 |

## 5. BMI 简便计算表

**BMI 简便计算表**
高度（m）

| 重量（kg） | 1.48 | 1.52 | 1.56 | 1.60 | 1.64 | 1.68 | 1.72 | 1.76 | 1.80 | 1.84 | 1.88 | 1.92 | 1.96 | 2.00 |
|---|---|---|---|---|---|---|---|---|---|---|---|---|---|---|
| 125 | 57 | 54 | 51 | 49 | 46 | 44 | 42 | 40 | 39 | 37 | 35 | 34 | 33 | 31 |
| 123 | 56 | 53 | 51 | 48 | 46 | 44 | 42 | 40 | 38 | 36 | 35 | 33 | 32 | 31 |
| 121 | 55 | 52 | 50 | 47 | 45 | 43 | 41 | 39 | 37 | 36 | 34 | 33 | 31 | 30 |
| 119 | 54 | 52 | 49 | 46 | 44 | 42 | 40 | 38 | 37 | 35 | 34 | 32 | 31 | 30 |
| 117 | 53 | 51 | 48 | 46 | 44 | 41 | 40 | 38 | 36 | 35 | 33 | 32 | 30 | 29 |
| 115 | 53 | 50 | 47 | 45 | 43 | 41 | 39 | 37 | 35 | 34 | 33 | 31 | 30 | 29 |
| 113 | 52 | 49 | 46 | 44 | 42 | 40 | 38 | 36 | 35 | 33 | 32 | 31 | 29 | 28 |
| 111 | 51 | 48 | 46 | 43 | 41 | 39 | 38 | 36 | 34 | 33 | 31 | 30 | 29 | 28 |
| 109 | 50 | 47 | 45 | 43 | 41 | 39 | 37 | 35 | 34 | 32 | 31 | 30 | 28 | 27 |
| 107 | 49 | 46 | 44 | 42 | 40 | 38 | 36 | 35 | 33 | 32 | 30 | 29 | 28 | 27 |
| 105 | 48 | 45 | 43 | 41 | 39 | 37 | 35 | 34 | 32 | 31 | 30 | 28 | 27 | 26 |
| 103 | 47 | 45 | 42 | 40 | 38 | 36 | 35 | 33 | 32 | 30 | 29 | 28 | 27 | 26 |
| 101 | 46 | 44 | 42 | 39 | 38 | 36 | 34 | 33 | 31 | 30 | 29 | 27 | 26 | 25 |
| 99 | 45 | 43 | 41 | 39 | 37 | 35 | 33 | 32 | 31 | 29 | 28 | 27 | 26 | 25 |
| 97 | 44 | 42 | 40 | 38 | 36 | 34 | 33 | 31 | 30 | 28 | 27 | 26 | 25 | 24 |
| 95 | 43 | 41 | 39 | 37 | 35 | 34 | 32 | 31 | 29 | 28 | 27 | 26 | 25 | 24 |
| 93 | 42 | 40 | 38 | 36 | 35 | 33 | 31 | 30 | 29 | 27 | 26 | 25 | 24 | 23 |
| 91 | 42 | 39 | 37 | 36 | 34 | 32 | 31 | 29 | 28 | 27 | 26 | 25 | 24 | 23 |
| 89 | 41 | 39 | 37 | 35 | 33 | 32 | 30 | 29 | 27 | 26 | 25 | 24 | 23 | 22 |
| 87 | 40 | 38 | 36 | 34 | 32 | 31 | 29 | 28 | 27 | 26 | 25 | 24 | 23 | 22 |
| 85 | 39 | 37 | 35 | 33 | 32 | 30 | 29 | 27 | 26 | 25 | 24 | 23 | 22 | 21 |
| 83 | 38 | 36 | 34 | 32 | 31 | 29 | 28 | 27 | 26 | 25 | 23 | 23 | 22 | 21 |
| 81 | 37 | 35 | 33 | 32 | 30 | 29 | 27 | 26 | 25 | 24 | 23 | 22 | 21 | 20 |
| 79 | 36 | 34 | 32 | 31 | 29 | 28 | 27 | 26 | 24 | 23 | 22 | 21 | 21 | 20 |
| 77 | 35 | 33 | 32 | 30 | 29 | 27 | 26 | 25 | 24 | 23 | 22 | 21 | 20 | 19 |
| 75 | 34 | 32 | 31 | 29 | 28 | 27 | 25 | 24 | 23 | 22 | 21 | 20 | 20 | 19 |
| 73 | 33 | 32 | 30 | 29 | 27 | 26 | 25 | 24 | 23 | 22 | 21 | 20 | 19 | 18 |
| 71 | 32 | 31 | 29 | 28 | 26 | 25 | 24 | 23 | 22 | 21 | 20 | 19 | 18 | 18 |
| 69 | 32 | 30 | 28 | 27 | 26 | 24 | 23 | 22 | 21 | 20 | 20 | 19 | 18 | 17 |
| 67 | 31 | 29 | 28 | 26 | 25 | 24 | 23 | 22 | 21 | 20 | 19 | 18 | 17 | 17 |
| 65 | 30 | 28 | 27 | 25 | 24 | 23 | 22 | 21 | 20 | 19 | 18 | 18 | 17 | 16 |
| 63 | 29 | 27 | 26 | 25 | 23 | 22 | 21 | 20 | 19 | 19 | 18 | 17 | 16 | 16 |
| 61 | 28 | 26 | 25 | 24 | 23 | 22 | 21 | 20 | 19 | 18 | 17 | 17 | 16 | 15 |
| 59 | 27 | 26 | 24 | 23 | 22 | 21 | 20 | 19 | 18 | 17 | 17 | 16 | 15 | 15 |
| 57 | 26 | 25 | 23 | 22 | 21 | 20 | 19 | 18 | 18 | 17 | 16 | 15 | 15 | 14 |
| 55 | 25 | 24 | 23 | 21 | 20 | 19 | 19 | 18 | 17 | 16 | 16 | 15 | 14 | 14 |
| 53 | 24 | 23 | 22 | 21 | 20 | 19 | 18 | 17 | 16 | 16 | 15 | 14 | 14 | 13 |
| 51 | 23 | 22 | 21 | 20 | 19 | 18 | 17 | 16 | 16 | 15 | 14 | 14 | 13 | 13 |
| 49 | 22 | 21 | 20 | 19 | 18 | 17 | 17 | 16 | 15 | 14 | 14 | 13 | 13 | 12 |
| 47 | 21 | 20 | 19 | 18 | 17 | 17 | 16 | 15 | 15 | 14 | 13 | 13 | 12 | 12 |
| 45 | 21 | 19 | 18 | 18 | 17 | 16 | 15 | 15 | 14 | 13 | 13 | 12 | 12 | 11 |

☐ BMI ＜ 18.5：体重过轻　　■ BMI 30 ～ 39.9：肥胖

■ BMI 18.5 ～ 24.9：理想体重范围　　■ BMI ＞ 40：病态肥胖

■ BMI 25 ～ 29.9：超重

## 附录二

### 1. 实验室参考值

本书列出常见实验室检查国际单位制（SI）的参考值和参考范围，在不同的实验室可能有所不同。

星号（*）表示儿科参考范围与给出的成年人范围不同。

| 电解质 / 肾功能 | |
| --- | --- |
| 钠 | 135 ～ 145 mmol/L |
| 钾 * | 3.5 ～ 5.0 mmol/L |
| 氯 | 95 ～ 110 mmol/L |
| 碳酸氢钠 | 23 ～ 32 mmol/L |
| 尿素 | 3 ～ 8 mmol/L |
| 肌酐 | 女性 50 ～ 110 μmol/L；男性 60 ～ 120 μmol/L |
| 肾小球滤过率估值 | $< 60$ mL/（min · 1.72 m²） |
| 钙 | 2.10 ～ 2.60 mmol/L（总量） |
| 磷酸盐 | 0.90 ～ 1.35 mmol/L |
| 镁 | 0.65 ～ 1.00 mmol/L |
| 尿酸 | 女性 0.12 ～ 0.40 mmol/L；男性 0.15 ～ 0.45 mmol/L |
| **肝功能 / 胰腺** | |
| 胆红素 * | $< 20$ μmol/L（总量） |
| | $< 3$ μmol/L（直接） |
| 天冬氨酸转氨酶 * | 40 U/L |
| 谷氨酰胺转移酶 * | 女性$< 30$ U/L；男性$< 50$ U/L |
| 碱性磷酸酶（ALP）* | 25 ～ 100 U/L |
| 总蛋白 | 60 ～ 80 g/L |
| 白蛋白 | 38 ～ 50 g/L |
| 淀粉酶 | 30 ～ 110U/L |
| 脂肪酶 | $< 100$ U/L |
| **心脏 / 脂类** | |
| 肌钙蛋白 I 或 T | $< 0.1$ mcg/L |
| 肌酸激酶总量 | 女性$< 200$ U/L；男性$< 220$ U/L |
| 肌酸激酶同工酶 | $< 25$ U/L |
| 胆固醇 * | $< 5.5$ mmol/L |

| 三酰甘油 * | < 1.7 mmol/L |
|---|---|
| 高密度脂蛋白胆固醇 | 女性：1～2.2 mmol/L；男性：0.9～2.0 mmol/L |
| 低密度脂蛋白胆固醇 | 2～3.4 mmol/L |
| **甲状腺测试** | |
| 游离状态 $T_4$ | 10.0～25.0 pmol/L |
| 超灵敏 TSH* | 0.4～5.0 mU/L |
| 游离状态 $T_3$ | 3.3～8.2 pmol/L |
| **其他内分泌测试** | |
| 皮质醇 | 8 am：130～700 nmol/L |
| | 4 pm：80～350 nmol/L |
| 滤泡刺激激素 | 1～9 U/L（成年人） |
| | 10～30 U/L（排卵） |
| | 4～200 U/L（绝经后） |
| 绝经后雌二醇 | < 200 pmol/L |
| 睾酮 | 女性< 3.5 nmol/L；男性 10～35 nmol/L |
| **肿瘤标志物** | |
| 前列腺特异性抗原 | 0～1.0 mcg/L |
| 癌胚抗原 | < 7.5 mcg/L |
| AFT | < 10 mcg/mL |
| CA-125 | < 35 U/mL |
| **铁元素研究** | |
| 铁蛋白 | 女性：15～200 mcg/L；男性：30～300 mcg/L |
| 铁元素 | 10～30 μmol/L |
| 铁元素结合力 | 45～80 μmol/L |
| 转铁蛋白 | 2～3.5 g/L |
| 转铁蛋白饱和度 | 女性15%～45%；男性 15%～55% |
| **动脉血气 / 动脉** | |
| pH* | 7.38～7.43 |
| 动脉血氧分压 * | 85～105 mmHg |
| 动脉二氧化碳分压 * | 36～44 mmHg |
| 碳酸氢盐 * | 20～28 mmol/L |
| 碱过量 * | -3～+3 mmol/L |
| **葡萄糖** | |
| 空腹血糖 | 3～5.4 mmol/L |

| 随机血糖 | 3 ～ 7.7 mmol/L |
| --- | --- |
| 糖化血红蛋白（HbA1c） | 4.7% ～ 6.1% |
| **血液病学** | |
| 血红蛋白 * | 女性 115 ～ 165 g/L；男性 130 ～ 180 g/L |
| 血细胞比容 * | 女性 37% ～ 47%；男性 40% ～ 54% |
| 平均红细胞体积 * | 80 ～ 100 fL |
| 网织红细胞 | 0.5% ～ 2.0% |
| 白细胞 | （4.0 ～ 11.0）× $10^9$/L |
| 血小板 | （150 ～ 400）× $10^9$/L |
| 红细胞沉降率 | < 20 mm；70 岁以上 < 35 mm |
| 环状中性粒细胞 * | 0.05 × $10^9$/L |
| 成熟中性粒细胞 * | （2.0 ～ 7.5）× $10^9$/L |
| 淋巴细胞 * | （1.0 ～ 4.0）× $10^9$/L |
| 单核细胞 * | （0.2 ～ 0.8）× $10^9$/L |
| 嗜酸性粒细胞 * | （0.0 ～ 0.4）× $10^9$/L |
| 叶酸 | 血清 7 ～ 45 nmol/L<br>红细胞 360 ～ 1400 nmol/L |
| 维生素 $B_{12}$ | 150 ～ 700 pmol/L |
| **凝血功能** | |
| 出血时间 | 2.0 ～ 8.5 分钟 |
| 纤维蛋白原 | 2.0 ～ 4.0 g/L |
| 凝血酶原时间 | 以秒（s）为单位 |
| 凝血酶厚比值 INR | 1.0 ～ 1.2 |
| 活化部分凝血酶时间 | 25 ～ 35 秒 |
| D - 二聚体 | < 500 mg/mL |
| **其他** | |
| 肌酸磷酸激酶 | < 90 U/L |
| 铅元素 | 2 mcg/L |
| C - 反应蛋白 | < 10 mg/L |
| 维生素 D | > 75 mmol/L |

## 2. 正常值：诊断指南

以下可以在日常实践和教学中用作模板的一个清单。

| 高血压 | 血压 | > 140/90 mmHg |
|---|---|---|
| 酒精：过度饮酒 | | 女性> 2 SDs/d；男性> 2 SDs/d |
| 贫血 | 血红蛋白 | 女性< 115 g/L；男性< 130 g/L |
| 身体质量指数 | 体重（kg）/ 身高的平方（m²） | 正常 20 ～ 25<br>超重 > 25<br>肥胖 > 30 |
| 黄疸 | 血清胆红素 | > 19 μmol/L |
| 发热 | 体温（早晨）[a] | 口腔> 37.2 ℃<br>直肠> 37.7 ℃ |

（a）温度有相当大的昼夜变化：晚上时体温会更高，高出 0.5 ～ 1 ℃。我会推荐 Yung 等人给出的定义。Yung 等人给出的定义见《传染性疾病：临床方法》（*Infectious Diseases：A Clinical Approach*）："发热是指早晨口腔温度＞ 37.2 ℃ 或在一天的其他时间温度＞ 37.8 ℃。"

| 糖尿病 | 随机血糖[b]<br>空腹血糖 | > 11.1 mmol/L<br>> 7.0 mmol/L[c] |
|---|---|---|
| 低钾血症 | 血钾 | < 3.5 mmol/L |
| 高钾血症 | 血钾 | > 5.0 mmol/L |

（b）1 表示有症状，2 表示无症状。

（c）或 OGTT 中的 2 个值。

| 关键体征（平均） | 小于 6 个月 | 6 个月～ 3 岁 | 3 ～ 12 岁 | 成人 |
|---|---|---|---|---|
| 脉搏（跳动 / 分钟） | 120 ～ 140 | 110 | 80 ～ 100 | 60 ～ 100 |
| 呼吸频率（呼吸次数 / 分钟） | 45 | 30 | 20 | 14 |
| 血压（mmHg） | 90/60 | 90/60 | 100/70 | ≤ 130/85 |
| 儿童体重的经验法则 | | | | |
| 1 ～ 10 岁 | 体重 =（年龄 +4）× 2 kg | | | |

## 3. 缩略语

三联体和四联体：这些是一组3或4个关键特征（症状），指向特定疾病的概率诊断。他们将本书作为一种"触发"学习策略。

| | |
|---|---|
| +ve | 阳性 |
| −ve | 阴性 |
| ↑ | 增加 |
| ↓ | 下降 |
| ♀ | 女性 |
| ♂ | 男性 |
| → | 导致 / 结果 |
| ± | 有或无 |
| AAA | 腹主动脉瘤 |
| ac | 饭前 |
| ACE | 血管紧张素转换酶 |
| ACR | 白蛋白肌酐比 |
| ACS | 急性冠状动脉综合征 |
| ACTH | 促肾上腺皮质激素 |
| ADT | 成年人白喉和破伤风疫苗 |
| AF | 心房颤动 |
| afb | 抗酸杆菌 |
| aka | 也称为 |
| ALL | 急性淋巴细胞白血病 |
| ALT | 谷丙转氨酶 |
| ALTE | 明显的危及生命的发作 |
| AMI | 急性心肌梗死 |
| AML | 急性髓细胞白血病 |
| ANA | 抗核抗体 |
| ANCA | 抗中性粒细胞胞质抗体 |
| anv | 厌食，恶心，呕吐 |
| AMO | 急性中耳炎 |
| APF | 澳洲药典 |
| APTT | 活化部分凝血活酶时间 |
| ARB | 血管紧张素 III 再摄取阻滞药 |
| ARC | AIDS 相关的复合体 |
| ASAP | 尽快 |
| ATSIP | 土著和托雷斯海峡岛民 |
| AV | 房室 |

BMD 骨密度

BOO 膀胱出口梗阻

BMI 体重指数

CABG 冠状动脉旁路移植术

CBT 认知行为疗法

CCB 钙通道阻滞药

CDT 白喉 / 破伤风疫苗

CHC 联合激素避孕

CHD 动脉心脏疾病

CJD 克雅病

CK 肌酸激酶

CLL 慢性淋巴细胞性白血病

CMC 腕掌的

CMV 巨细胞病毒

co 复合物

CNS 中枢神经系统

COC/COCP 复方口服避孕药

COPD 慢性阻塞性肺疾病

COX 环氧化酶

CPAP 持续气道正压

CPK 肌酸磷酸激酶

CR 控释

CRFM 耐氯喹的恶性疟

CSFM 氯喹敏感的恶性疟

CT 计算机断层扫描

CTD 结缔组织疾病

CXR 胸部 X 线胸透

DABC 除颤，气道管理，人工呼吸，人工循环

DDH 髋关节发育不良

DIC 弥散性血管内凝血

DIDA 己二酸二异癸酯

DIP 远侧指间

drug dosage（药物剂量） bd：每日 2 次；tid, tds：每日 3 次；qid, qds：每日 4 次

DRE 直肠指诊

DS 加倍强度、延迟超敏、脂溢性皮炎

dsDNA 双链脱氧核糖核酸

| DST | 脱敏试验、地塞米松抑制试验 |
|---|---|
| DTP | 白喉、破伤风、百日咳 |
| DUB | 功能失调性子宫出血 |
| DVT | 深静脉血栓形成 |

| EAR | 呼气复苏 |
|---|---|
| EBM | Epstein-Barr 单核细胞增多症 |
| EBV | Epstein-Barr 病毒 |
| ECT | 电休克治疗 |
| eGFR | 肾小球滤过率估值 |
| ELISA | 酶联免疫吸附试验 |
| esp. | 尤其是 |
| ESR | 血沉 |

| FBE | 全血细胞计数 |
|---|---|
| FEV1 | 在 1 s 内用力呼气量 |
| fl | $\times 10 \sim 15$ L |
| FOBT | 粪便隐血试验 |
| fna | 细针抽吸 |
| FSH | 滤泡刺激激素 |
| FTT | 生长迟缓 |
| FUO | 不明原因发热 |
| FVC | 肺活量 |

| GABHS | A 组乙型溶血性链球菌 |
|---|---|
| GGT | γ - 谷氨酰转移酶 |
| GIT | 胃肠道 |
| GORD | 胃食管反流病 |
| G-6-PD | 葡萄糖 -6- 磷酸脱氢酶 |

| HAV | 甲型肝炎病毒 |
|---|---|
| HBsAg | 乙肝表面抗原 |
| HBV | 乙型肝炎病毒 |
| HCG | 人绒毛膜促性腺激素 |
| HCV | 丙型肝炎病毒 |
| HDL | 高密度脂蛋白 |
| HDLC | 高密度脂蛋白胆固醇 |
| HIDA | 肝亚胺基乙酰乙酸 |
| HIV | 人类免疫缺陷病毒 |

HLA-B27 人类白细胞抗原
H MG 羟甲基戊二酰
HRT 激素替代疗法
HSV 单纯疱疹病毒

IA 关节内
ICT 免疫色谱试验
IGRA γ 干扰素释放试验
IHD 缺血性心脏疾病
IM/IMI 肌注
INR 国际标准化比值
IOFB 眼内异物
IR 内旋转
ITP 特发性血小板紫癜
IUCD 宫内节育器
IUD 宫内节育器
IV 静脉注射
IVF 体外授精
LA 局部麻醉
LAct 长效
LABA 长效 β 受体拮抗药
LAD 左前降支
LDLC 低密度脂蛋白胆固醇
LFTs 肝功能检查
LH 促黄体激素
LHRH 促黄体激素释放激素
LIF 左髂窝
LMW 低分子量
LRTI 下呼吸道感染
LUT 下尿路

MAOI 单胺氧化酶抑制药
mcg 微克（也是 μg）
MCU 排尿式膀胱尿道 X 线造影术
MCV 平均红细胞体积
MI 心肌梗死
MRI 磁共振成像
MSST 孕妇血清筛查试验
MSU 中段尿

MTP　　跖趾

NAAT　核酸扩增技术
NOACs　新型口服抗凝剂
NR　　正常范围
NSAIDs　非甾体抗炎药
NSTEACS　非 ST 段抬高急性冠状动脉综合征
NSU　　非特异性尿道炎

（O）　口服
OA　　骨关节炎
OGTT　口服葡萄糖耐量试验
OP　　门诊患者
OTC　　非处方药

PA　　后部前部
Pap　　巴氏染色法
PCOS　多囊卵巢综合征
PCR　　聚合酶链反应
PE　　肺栓塞
PET　　呼气流量峰值
PFT　　肺功能测试
PID　　盆腔炎
PPI　　质子泵抑制药
PR　　直肠
PRh　　风湿性多肌痛
PSA　　前列腺特异性抗原
PSVT　阵发性室上性心动过速

RAP　　复发性腹痛
RCA　　右冠状动脉
RIB　　卧床休息
RICE　休息，冰敷，压迫，抬高
RIF　　右髂窝
RSI　　重复使力伤害
RSV　　呼吸道合胞病毒

SABA　短效 β 受体拮抗药
SAH　　蛛网膜下腔出血

SARS 非典型肺炎急性呼吸窘迫综合征

SC/SCI 皮下 / 皮下注射

SCFE 股骨头骨骺滑脱

SCG 色甘酸钠

SD 标准差 / 标准杯

SL 舌下

SLE 系统性红斑狼疮

SSRI 选择性血清素再摄取抑制药

STEMI ST 段抬高性心肌梗死

STI 性传播感染

syn 代名词

TA 颞动脉炎

TC 总胆固醇

TENS 经皮神经电刺激

TFT 甲状腺功能测试

TG 三酰甘油

TIA 短暂性脑缺血发作

time s：秒；min：分钟；h：小时；d：天；wk：周；mth：月；y：年

TM 鼓膜

TMJ 颞下颌关节

TOF 气管食管瘘

TORCH 弓形体病，风疹，细胞巨化病毒，疱疹病毒

TSH 促甲状腺激素

T3 三碘甲状腺原氨酸

T4 游离甲状腺素

UC 溃疡性结肠炎

URTI 上呼吸道感染

US 超声

UT/UTI 尿路 / 尿路感染

VBI 椎 – 基底动脉供血不足

VF 心室颤动

vWD 血管性血友病

WCC 白细胞计数

WHO 世界卫生组织

WPW 预激综合征